URETERAL SURGERY

输尿管外科学

（第2版）

主　编　郭应禄　徐桂彬　董　诚　周四维
副主编　杨为民　梁丽莉

北京大学医学出版社

SHUNIAOGUAN WAIKEXUE

图书在版编目（CIP）数据

输尿管外科学 / 郭应禄等主编 .—2 版 .—北京：
北京大学医学出版社，2021.3
ISBN 978-7-5659-2314-2

Ⅰ.①输…　Ⅱ.①郭…　Ⅲ.①输尿管疾病 – 泌尿系统
外科手术　Ⅳ.①R699.4

中国版本图书馆 CIP 数据核字（2020）第 223792 号

输尿管外科学（第 2 版）

主　　编：郭应禄　徐桂彬　董　诚　周四维
出版发行：北京大学医学出版社
地　　址：（100191）北京市海淀区学院路 38 号　北京大学医学部院内
电　　话：发行部 010-82802230；图书邮购 010-82802495
网　　址：http://www.pumpress.com.cn
E－m a i l：booksale@bjmu.edu.cn
印　　刷：北京信彩瑞禾印刷厂
经　　销：新华书店
责任编辑：张凌凌　　责任校对：靳新强　　责任印制：李　啸
开　　本：889 mm×1194 mm　1/16　印张：18.5　字数：527 千字
版　　次：2021 年 3 月第 2 版　2021 年 3 月第 1 次印刷
书　　号：ISBN 978-7-5659-2314-2
定　　价：200.00 元

编著者名单

主　编　郭应禄　徐桂彬　董　诚　周四维
副主编　杨为民　梁丽莉

编委（按姓名汉语拼音排序）

董　诚　　　广州医科大学附属中医医院教授
范志璐　　　大连医科大学附属第二医院泌尿外科教授
高　新　　　中山大学附属第三医院泌尿外科教授
郭应禄　　　北京大学第一医院泌尿外科教授
李　平　　　解放军第263医院普外科主任医师
李　逊　　　广州医科大学附属第五医院泌尿外科教授
梁丽莉　　　北京大学第一医院泌尿外科教授
齐　范　　　中南大学附属湘雅医院泌尿外科教授
苏泽轩　　　暨南大学附属第一医院泌尿外科教授
王齐襄　　　湖北省第三人民医院泌尿外科主任医师
席志军　　　北京大学第一医院泌尿外科教授
徐桂彬　　　广州医科大学附属第五医院泌尿外科教授
杨为民　　　华中科技大学同济医学院附属同济医院泌尿外科教授
叶　敏　　　上海交通大学医学院附属新华医院泌尿外科教授
曾国华　　　广州医科大学附属第一医院泌尿外科教授
张传汉　　　华中科技大学同济医学院附属同济医院麻醉科教授
周四维　　　华中科技大学同济医学院附属同济医院泌尿外科教授

参编人员（按姓名汉语拼音排序）

蔡奕川　　　潮州市中心医院泌尿外科
程海涛　　　华中科技大学同济医学院附属东莞医院创伤外科
丁泓文　　　暨南大学附属第一医院泌尿外科
傅全胜　　　暨南大学附属第一医院泌尿外科
郭泽雄　　　暨南大学附属第一医院泌尿外科
韩　辉　　　中山大学附属肿瘤医院泌尿外科
何朝辉　　　中山大学附属第八医院泌尿外科
何永忠　　　广州医科大学附属第五医院泌尿外科

黄文涛　　中山大学附属第三医院泌尿外科

赖德辉　　广州医科大学附属第五医院泌尿外科

雷　鸣　　广州医科大学附属第一医院泌尿外科

李名钊　　中山大学附属第三医院泌尿外科

李文泽　　湘潭市第一医院泌尿外科

李协照　　广州医科大学附属第五医院泌尿外科

李永红　　中山大学附属肿瘤医院泌尿外科

刘义超　　华中科技大学同济医学院附属东莞医院麻醉科

刘永达　　广州医科大学附属第一医院泌尿外科

卢小刚　　广州医科大学附属第一医院泌尿外科

魏　彪　　中国科学院大学深圳医院泌尿外科

严泽军　　宁波市第一医院泌尿外科

杨　俊　　华中科技大学同济医学院附属同济医院泌尿外科

杨伟锋　　华中科技大学协和深圳医院

杨炜青　　广州医科大学附属第五医院泌尿外科

湛海伦　　中山大学附属第三医院泌尿外科

张泽广　　广州医科大学附属第一医院泌尿外科

赵海波　　广州医科大学附属第五医院泌尿外科

钟东亮　　广州医科大学附属第一医院泌尿外科

钟　文　　广州医科大学附属第一医院泌尿外科

彩图绘制　李　平

序

《输尿管外科学》是"十一五"国家重点图书，由国家科学技术学术著作出版基金和北京大学医学部科学出版基金资助出版。此书出版已经十年了。全书共 14 章，配有大量的插图，深入浅出，全面论述了国内外对输尿管疾病最新的诊断和治疗措施，详细地介绍了各种手术方法和并发症的预防措施，列举了输尿管相关数据和正常值，中英文名词对照及主要参考文献。出版十年来，本书已成为各级泌尿外科医师的专业参考书、必读书和工具书。2012 年经中国出版协会评审，荣获"第四届中华优秀出版物奖图书奖"。此书为我国泌尿外科事业在 2020 年达到国际先进水平贡献了一份微薄的力量。

《输尿管外科学》问世的十年，我国泌尿外科事业有了飞速的发展。随着新理论、新技术的不断涌现，出现各种类型和大小的新型内镜、软镜和手术机器人，临床实践经验不断丰富，95% 以上的患者可以通过微创手术技术进行治疗，极大地促进了腔内泌尿外科的发展。广东泌尿外科专家李逊、董诚、徐桂彬等教授对结石病的治疗提出："镜细鞘宽、负压冲吸、激光碎石、软硬兼施、双剑合璧"的原则，基本上一次取尽结石，同时使肾内压力不增高，并能预防感染扩散，保护肾功能。这些措施获得明显的临床疗效，使腔内泌尿外科技术更直观、不出血、更安全、更易于操作，图像更清晰，更便于临床教学。在本书第七章"输尿管结石"中作了较详细的介绍，对腔内泌尿外科结石治疗技术的发展和普及起到一定推动作用。

21 世纪进入人工智能、互联网、机器人时代。2010 年出版的《输尿管外科学》只有 14 章，现再版增加了"机器人辅助腹腔镜技术在输尿管手术中的应用""输尿管狭窄的临床诊疗"两章。并且补充和增加了目前国内外对输尿管疾病的最新诊断技术和治疗措施，使本书可以继续作为泌尿外科各级医师临床专业的参考书和必读书。

北京大学医学出版社对本书的再版给予了关怀和很大的支持，在此，谨向出版社的同志们致以最诚挚的谢意。

由于时间紧迫，关于输尿管外科学所能借鉴的资料有限，难免有所疏漏，敬请广大同道批评指正。

郭应禄

2020 年 6 月

第 1 版前言

近年来，随着新理论、新技术的不断涌现和临床实践经验的不断丰富与积累，泌尿外科学作为医学科学的一个重要分支，发展迅速。要跟上泌尿外科学飞速发展的步伐，唯有不断学习，不断研究，不断进取，不断创新。目前，泌尿外科学各种综合性的大型参考书层出不穷，但国内尚缺少新的、全面、系统地介绍输尿管疾病方面的临床参考书。

有鉴于此，我们共同撰写了《输尿管外科学》一书。参编人员大部分为全国知名医院的中青年专家，他们具有深厚的理论基础和丰富的临床经验，编撰时还参阅了大量的国内外文献，力求实用，把各自经验结合国内外最新进展写出来，以此推动输尿管疾病诊断和治疗水平的不断提高。本书凝聚了各位作者大量的心血，是他们教学和临床经验的精华。编委会在定稿会上对各章节的内容进行了认真的讨论，对个别问题存在不同观点时，只要该观点是合理的、可取的，就予以采纳，不强求完全一致，真正做到了集众家之长。

全书共分 14 章，同时还配有大量的插图，深入浅出，全面地论述了国内外对输尿管疾病最新的诊断技术和治疗措施，内容包括：输尿管的胚胎发生，输尿管的解剖结构、毗邻，输尿管的组织结构，输尿管的生理特点、功能，输尿管手术的麻醉选择及镇痛，输尿管检查方法，输尿管结石，输尿管炎性疾病，输尿管肿瘤，输尿管先天性疾病，输尿管损伤，其他输尿管疾病，肾移植后输尿管病变，输尿管相关数据及正常值，在附录中列出了与输尿管相关的常用中英文名词对照。为了便于读者进一步了解有关问题，拓展知识面，在各章节之后都列出了主要参考文献。因此，本书可以作为泌尿外科各级医生的专业参考书和必读书。出版本书的目的在于帮助读者更新知识，为力争使我国的泌尿外科事业在 2020 年达到国际先进水平贡献一份力量。为了体现各位作者的写作风格，本书试针对写作方法不作硬性规定，不求完全一致，前提是能清楚表达所表述的内容。

北京大学医学出版社对本书的编写、出版和发行给予了关怀和很大的支持，在此谨向出版社的领导、各位编辑以及所有在各个环节对本书给予支持的同志致以最诚挚的谢意。没有他们的辛勤工作，本书是不可能在短时期内与广大读者见面的。

由于时间紧迫，关于输尿管外科学所借鉴的资料有限，可能会遗漏某些最新的成果和进展，所以敬请广大同道批评指正，以便该书再版时由编者补充修正，使之更能符合临床实用的要求。

郭应禄
2010 年 1 月

目　　录

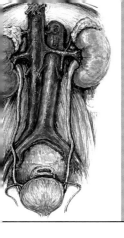

输尿管胚胎学

第一节　输尿管的发生

　　泌尿系统的主要器官发生于间介中胚层。人胚胎 3 周时，头侧的间介中胚层呈分节状生长，称为生肾节（nephrotome），其为前肾的原基。其余的间介中胚层呈索状增生，称为生肾索（nephrogenic cord），是中肾和后肾的原基。第 4 周末，生肾索继续增生，成为胚体后壁背主动脉两侧对称的一对纵行隆起，突向胚内体腔，成为尿生殖嵴（urogenital ridge），其为中肾、生殖腺和生殖管道的原基。随着尿生殖嵴的发育，中央出现一条纵沟，将其分为内侧的生殖腺嵴（gonadal ridge）和外侧的中肾嵴（mesonephric ridge）。

　　输尿管和肾的发生分为三个阶段，即前肾、中肾和后肾。在人胚胎第 4 周初，在生肾节内，从头至尾先后出现 7～10 条横行的细胞索，称为前肾小管（pronephric tubule），内端开口于胚内体腔，外端与头尾走向的前肾管（pronephric duct）相通。前肾在人类无泌尿功能。于第 4 周末，前肾小管相继退化，而前肾管大部分保留，向尾部延伸为中肾管。当前肾退化时，中肾（mesonephros）在生肾索内开始发生。先后出现约 80 对中肾小管（mesonephric tubule）。中肾小管内端膨大并凹陷为双层囊，包绕来自背主动脉的毛细血管球，构成肾小球；外侧与向尾端走行的前肾管相通，前肾管改称中肾管（mesonephric duct），也称沃尔夫管（Wolffian duct）。中肾管继续延伸到尾端，从背外侧通入泄殖腔。至第 2 个月末，除中肾管和尾端的少数中肾小管被保留外，中肾大部分退化。后肾（metanephros）为人体永久肾，由输尿管芽和生后肾组织两部分发育而成。第 5 周初，中肾管末端近泄殖腔处向背侧头端发出一盲管，即输尿管芽

（ureteric bud）。输尿管芽向背侧和头侧生长，进入中肾嵴尾端的中胚层组织，诱导中胚层细胞向它聚集包围，形成生后肾组织（metanephrogenic tissue）。输尿管芽在中肾嵴内不断生长，反复分支 12 级以上，其主干形成输尿管；起始的两级分支扩大合并为肾盂，第 3、4 级分支扩大合并为肾盏，其余的分支演变为集合小管。

　　输尿管的发生、形成过程中其管腔存在开放与闭合的变化。在胚胎 28～35 天，整条输尿管管腔是开放的，因为在这一阶段泄殖腔仍然闭合，中肾尿液充满了输尿管，保持了一定的腔内压力，维持了输尿管管腔的开放。到了胚胎 37～40 天时，输尿管管腔仅在中段可以见到，可能是由于输尿管生长较快的原因。此后，管腔开始从中部向头尾两侧延伸，40 天后，整条输尿管管腔又清晰可见。输尿管肾盂交界处及输尿管膀胱连接部的管腔最后形成，如果管腔窄小就会发生狭窄，故先天性输尿管狭窄常发生于这两个部位。至第 8 周时，输尿管已形成，但没有肌层。第 9 周时肾开始分泌、排泄尿液，尿液在输尿管内的机械刺激起到了促进生肌的作用，逐渐形成纵、横及斜行的肌肉。10 周后，管腔内出现约两层厚的上皮。14 周时，移行上皮已覆盖输尿管管腔。至 18 周后输尿管膀胱连接部形成。胚胎的输尿管向上延伸的速度比肾上升的速度快，过长的输尿管管腔会弯曲、重叠、自行吸收。

　　输尿管膀胱连接部是由中胚层形成的。中肾管远离输尿管芽的部分即为总排泄管中胚层，膀胱尿道管的内胚层组织向后扩展到总排泄管（common excretory duct），与总排泄管的终段一

起形成一个漏斗形的凸出，即泄殖腔角（cloacal horn）。当泄殖腔角再合并入膀胱尿道管内时，其携带着总排泄管的末段进入附有输尿管的膀胱尿道管内，形成浅三角区的一部分。因此，从发生学角度来说，浅三角区的肌肉是与输尿管相延续的，都是中肾起源的。

输尿管最初是从中肾管背侧发出的分支，但在合并过程中，输尿管口位置发生改变。总排泄管起始部分的中胚层变得活跃且增大，中胚层的生长使输尿管口向颅侧和外侧移位，从膀胱尿道管和尿生殖窦部中线附近移到膀胱外侧的位置（图1-1）。

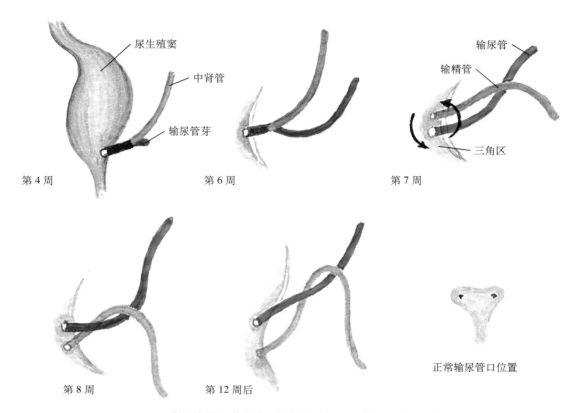

图 1-1　中肾管发育成为输尿管芽的过程及两者与尿生殖窦的关系

第二节　输尿管先天性畸形

胚胎经过第4～8周的发育，初具人形，形成主要器官系统的雏形。这个时期的胚胎发育对环境的影响十分敏感，在某些有害因素的作用下易发生先天性畸形。输尿管等泌尿生殖系统畸形易发生于第7～9周。

一、输尿管肾盂连接部异常

输尿管肾盂连接部梗阻可由外部因素、局部发育异常及继发性因素等引起，但先天性局部管壁发育异常是最主要的原因，也是连接部梗阻的基础。

输尿管肾盂连接部的肌纤维呈螺旋状排列，保持连接部呈漏斗状，有助于不断输送尿液。如果肌纤维的漏斗状排列异常，仅有环行肌纤维则会引起梗阻；另外，仅有纵行肌纤维或肌纤维发育不良、数量减少都会导致功能性梗阻。

引起连接部梗阻较常见的外部原因是肾下极的迷走血管或纤维索带，这些血管或纤维索带从连接部的前面跨过，引起梗阻（图1-2）。但这些异常迷走血管可能只是加重局部发育异常所致的梗阻，所以对连接部梗阻者，即使有异位血管或

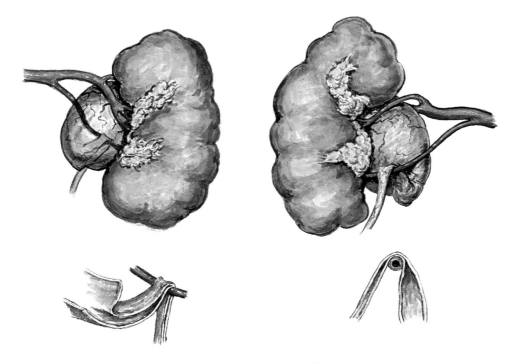

图 1-2　肾下极迷走血管致输尿管梗阻示意图

纤维索带仍应按内在性的原因来处理，单纯游离松解周围的纤维索带或迷走血管并不能缓解连接部梗阻。

二、输尿管缺如

输尿管芽的发育停滞将造成输尿管及同侧肾和同侧膀胱三角区缺如，因为中肾管或输尿管芽没有融入尿生殖窦内。如果有一定程度的同侧膀胱三角区发育的迹象，则可能有输尿管发育不良或闭锁。

三、重复输尿管

重复输尿管常伴有重复肾畸形，可分为部分及完全性重复输尿管。在完全性重复输尿管，可见到另一输尿管开口于膀胱、尿道或其他部位。其发生率为 0.8% 左右，具有常染色体显性遗传特征。

重复输尿管胚胎学原因是从中肾管另外发生了一条输尿管芽。最接近于尿生殖窦的输尿管芽成了下肾的输尿管。而位置较高的输尿管芽则随着中肾管向内侧、尾侧旋转移位，然后输尿管开口于下肾输尿管开口的远侧。这样上肾的输尿管口常位于下肾输尿管口的下方。下肾的输尿管口常被称为正位开口，上肾的输尿管开口则被称为异位开口。

重复输尿管可以表现为"Y"形融合输尿管、输尿管憩室、双输尿管双肾盂、双输尿管单肾盂、双输尿管独立双肾等（图 1-3）。

四、三条输尿管

此种畸形常伴有肾融合异常，是由于中肾管发出了 3 条输尿管芽造成的，可以表现为多种类型。

五、输尿管发育不良或闭锁

输尿管闭锁或发育不良都是由于输尿管芽在发育过程出现不同程度的障碍所致。同侧膀胱三角区可正常或发育不良，见不到输尿管开口或仅有一小凹。输尿管为一纤维条索或盲端。

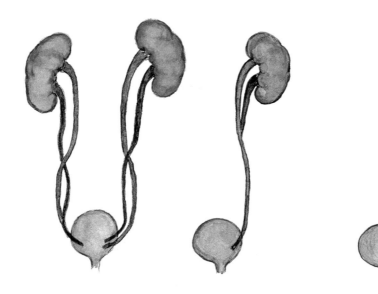

图 1-3　重复输尿管的类型

六、先天性巨输尿管

这一类型较少见，它是胚胎发育时，输尿管芽在分化过程中变得过宽而形成了大口径的输尿管。巨输尿管也可以是某一段，肾集合系统正常，既无功能性梗阻，也无解剖性梗阻。输尿管内压在正常范围，肌细胞没有增生及肥大。

七、输尿管狭窄

先天性输尿管狭窄的原因不明，狭窄可能是由于胚胎在第 11 ~ 12 周间充质发育异常导致输尿管壁肌层异常。在三个生理狭窄处较易出现狭窄。如果输尿管内出现分段狭窄，则可能是输尿管芽发育缺陷所致。

八、输尿管瓣膜

输尿管瓣膜较少见，它是输尿管管腔内含有平滑肌的黏膜皱褶，呈半月形或横膈状，有一针尖大小开口。梗阻上方的输尿管扩张，其下方的输尿管则正常。

九、输尿管扭曲

可能由于输尿管在发育过程中伴随肾上升转位所致。它可以引起梗阻及肾积水。

十、先天性输尿管高位入口

这一类畸形罕见，常可以正常引流肾的尿流。但大多数高位入口在肾盂输尿管连接部梗阻时见到。

十一、膀胱输尿管反流

先天性膀胱输尿管反流是人胚胎发育过程中输尿管膀胱连接部的先天性异常，主要是输尿管膀胱壁内段的纵行平滑肌发育不良，致使输尿管口位置较高且靠外侧，黏膜下段输尿管缩短，与发育不良的膀胱三角有一较松散的附着，从而失去抗反流的能力。其原因是输尿管芽太靠近中肾管尾侧发生，并且过早与中肾管分离，导致输尿管芽末端过早到达尿生殖窦，使输尿管有额外时间向尿生殖窦颅端外侧迁移以扩大中肾中胚层，导致大的三角区和外侧异位管口，即向近端和外侧发生了移位。膀胱三角和输尿管膀胱壁内段发育不良，因此不能维持排尿时输尿管倾斜度而产生反流。

十二、输尿管异位开口

输尿管异位开口是指输尿管不开口在正常的三角区部位,由于输尿管芽延迟或没有与中肾管分离所致。异位开口可以发生在泌尿生殖道如尿道、精囊、射精管、前列腺窦、阴道及前庭、子宫颈等处。异位开口在三角区至膀胱颈的区域内,一般不会引起临床症状。

十三、输尿管膨出

本病是输尿管末端的囊性扩张,过去称为输尿管囊肿(ureterocele),但由于它与输尿管和膀胱相通,故不是真正囊肿,可分为单纯性输尿管膨出及异位的输尿管膨出。其发生机制尚不完全明了。多数学者认为单纯性输尿管膨出是由于 Chwalle 膜破裂延迟所致。胚胎长 15 mm 时,这一层膜由两层上皮组成;当输尿管已与尿生殖窦附着点分离时,此膜位于输尿管与尿生殖窦之间;胚胎达 35 mm 长时,后肾分泌早期阶段这一膜开始隆起,原始输尿管开始延伸,随后 Chwalle 膜即消失。如果这一膜破裂延迟将造成输尿管末端扩张及开口狭窄。异位的输尿管膨出是由于输尿管芽与中肾管分离延迟,输尿管末端呈壶腹状扩张。当异位开口在近侧尿道或膀胱颈区域时,可能没有狭窄。输尿管膀胱隧道过大也可能累及异位开口,造成其扩大而形成囊性扩张。

总之,胚胎发育的障碍、输尿管延迟吸收进入尿生殖窦、输尿管芽分化的变化等造成了输尿管末端肌肉发育停滞伴扩张,这些可能是输尿管膨出形成的因素。

十四、腔静脉后输尿管

右侧输尿管从腔静脉后方环绕腔静脉,从其内侧横过腔静脉前方到达腔静脉外侧,然后恢复输尿管走向,抵达膀胱。其为下腔静脉发生时的畸形所致。

十五、输 尿 管 疝

这是一种非常罕见的情况。输尿管随着疝囊到达腹股沟、阴囊及股部,少数甚至连疝囊都没有。Watson 等曾对 102 例累及输尿管的腹股沟斜疝及股疝进行过分析。患者年龄从几天到 9 岁,输尿管可位于腹股沟、阴囊,可出现同侧肾积水,输尿管与精索或输精管常有粘连。推测这是一种先天性畸形,由于输尿管与精索或输精管粘连附着在一起,在睾丸下降过程中,输尿管随之下降而形成疝。

(郭泽雄　苏泽轩)

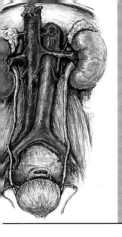

第一节　输尿管鞘

输尿管周围有一疏松的鞘（图 2-1）。在输尿管近端鞘和外膜与肾盂相应层次连续，远端比较明显，并与 Waldeyer 鞘相连。Waldeyer 鞘有输尿管和膀胱壁肌束的双重来源，当其松弛时能推动尿液进入膀胱，而收缩时又能使尿液反流。在女性，下段输尿管鞘与子宫、阴道及膀胱旁静脉丛

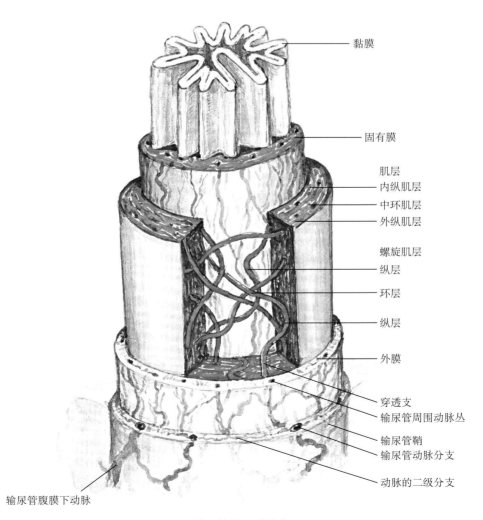

黏膜

固有膜

肌层
内纵肌层
中环肌层
外纵肌层

螺旋肌层
纵层

环层

纵层

外膜

穿透支
输尿管周围动脉丛
输尿管鞘
输尿管动脉分支
动脉的二级分支

输尿管腹膜下动脉

图 2-1　输尿管鞘及壁结构

等组织紧密相连，施行子宫手术时不易游离，故容易被损伤。输尿管鞘损伤可使输尿管黏着固定于周围的纤维组织造成输尿管功能性梗阻。

输尿管鞘有来源于输尿管腹膜下动脉的输尿管支，这些动脉分支在输尿管鞘中分为升支和降支，分别与上、下相邻的降支和升支吻合，组成弓形动脉网，再发出二级分支穿过肌层，在黏膜层的基底部形成毛细血管丛，延伸至整个输尿管壁；也有一部分无二级分支，而直接进入输尿管外膜形成动脉丛。这种血管分布特点使输尿管壁一般不会因阻断某支供应血管而引起坏死。但手术中输尿管直接损伤、电凝、感染及二次手术时强行剥离输尿管周围的粘连瘢痕，造成其外膜、肌层损伤，可严重影响其血运。

输尿管内侧为供血通道，输尿管腹段及盆段的动脉均以内侧注入为多，有丰富的不同节段的营养血管来源，如主动脉、肾动脉、生殖腺动脉、髂总动脉、髂内动脉等分支。由这些血管支在输尿管内侧呈纵向吻合后发出垂直血管支进入该管道。因此，输尿管的内侧是较危险侧，手术时应在输尿管的外侧游离，以减少对血供的影响。该输尿管支动脉发出上行支和下行支，上行支和下行支汇合处再发出二级分支穿过输尿管外膜供应输尿管壁。

第二节　输尿管壁

输尿管壁分为三层，组织结构与肾盂基本相似，同样由内到外依次为黏膜层、肌层及纤维层。

黏膜层：输尿管壁的内面是黏膜层，为移行上皮细胞，由 4～5 层移行上皮形成许多纵皱襞，因此，输尿管管腔的横断面显示为星状。当管腔充盈时消失。黏膜层上部与肾盂和肾乳头相连，下方与膀胱黏膜连续。上皮的基底部有少量纤维结缔组织，内有许多弹力纤维，使输尿管壁具有一定的张力和弹性。

肌层：由平滑肌细胞组成，成束状排列。其间散布有胶原纤维，横断面可分为 3 层，但实际是交错螺旋排列。平滑肌细胞的连接允许电兴奋从一个细胞传到另一个细胞，在输尿管的活动中起调节作用。

输尿管的肌层在其近端 2/3 为两层：纵向排列的内层和环行或斜行排列的外层，即内纵行肌和外纵行肌；而其远端 1/3 则为内纵、中环、外纵三层肌纤维包绕。在近膀胱的输尿管段肌层较厚，以适应输尿管有力地喷尿。

正常情况下，输尿管膀胱壁内段长约 1.5 cm，位于膀胱黏膜和逼尿肌之间。输尿管纵向肌层进入膀胱后向膀胱出口方向延伸，并呈扇形展开，构成三角区浅肌层。而膀胱逼尿肌在输尿管末端形成 Waldeyer 鞘，该鞘向下伸展形成三角区深肌层。当膀胱充盈时，输尿管纵行肌及三角区肌肉收缩，使输尿管黏膜下隧道受压，被动地起到活瓣作用而关闭输尿管口。排尿时，逼尿肌收缩，Waldeyer 鞘将输尿管向上方牵拉，而三角区肌肉向下收缩以张开膀胱颈，使输尿管拉向下方。这样，输尿管膀胱壁内段被动拉长，加上膀胱内压直接作用于黏膜下输尿管，关闭了输尿管末端，形成了抗反流机制。

纤维层：输尿管壁最外层为纤维层，覆盖着肌层，由疏松结缔组织构成，含有许多血管、淋巴管及神经纤维。其上端在肾窦底与肾纤维囊相延续，下端与膀胱壁纤维层相连接，起保护输尿管的作用。

（郭泽雄　苏泽轩）

参 考 文 献

[1] 陈炜. 输尿管 // 梅骅，苏泽轩，郑克立. 泌尿外科临床解剖学. 济南：山东科学技术出版社，2001：181-186.

[2] Hinman F Jr. Atlas of urosurgical anatomy. Philadelphia: W.B. Saunders Company, 1993: 245-319.

[3] Juskiewenski S, Vaysse P, Moscovici J, et al. The

ureterovesical junction. Anat Clin, 1984, 5(4): 251-259.

[4] Sporer A, Seebode JJ. Study of renal blood supply and its implication in renal pelvic surgery. Urology, 1981, 17(1): 18-21.

[5] Kajbafzadeh AM, Payabvash S, Salmasi AH, et al. Smooth muscle cell apoptosis and defective neural development in congenital ureteropelvic junction obstruction. J Urol, 2006, 176(2): 718-723.

[6] 施国伟. 输尿管疾病临床诊治. 上海：上海科技文献出版社，2004: 18-34.

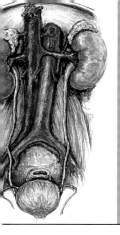

第三章

输尿管解剖学

输尿管是肾集合系统向下延伸的一对富于肌纤维的管状器官，左右各一，连接着肾盂和膀胱，全程位于腹膜后间隙肾脂肪囊和肾筋膜的下延部分内，在脊柱的两侧。其上端起自肾盂，在腹膜后沿腰大肌前面下行，在髂总动脉分叉处附近跨越髂血管进入盆腔，沿骨盆壁前缘下行，在坐骨棘水平转向前内侧、终止于膀胱三角。基本呈正反两个"S"形走行。成人输尿管的长度大致为28~34 cm，随人的身高和体型而有变化，左侧比右侧稍长些。

第一节　输尿管的分段及解剖

为了外科手术和放射科阅片的需要，临床工作中，常以骶髂关节以上为上段（腹段），骶髂关节上、下缘之间为中段（盆段），骶髂关节以下为下段（壁内段）（图 3-1）。

生殖腺血管均于腰大肌中点稍下方斜过左、右输尿管前方：精索（或卵巢）血管开始都走行于上段输尿管的前内侧，在抵达腰大肌中点稍下方相当于第 3 腰椎水平偏下方成锐角转向输尿管的前外侧，同输尿管成一锐角交叉，此即输尿管进入髂部的分界处。在 X 线片上该分界处相当于第 5 腰椎横突位置。

中段输尿管：从骶骨上缘到下缘，相当于髂血管交叉点至骨盆上口（长约 3~4 cm），然后沿着腰大肌内侧缘靠近中线走向盆腔。左侧输尿管的前面为乙状结肠及其系膜；右侧输尿管的前面是升结肠系膜根部和末端回肠。结肠血管位于该段输尿管的前方。在抵达骨盆上口时，两侧输尿管都与髂血管交叉，并于髂血管的前外方跨越髂血管走向前内方。左侧输尿管跨越左髂总血管，右侧输尿管跨越右髂外血管，然后进入盆腔。

下段输尿管：起自骶骨下缘，向下直达膀胱，长约 14~16 cm，相当于上、中两段长度的总和。

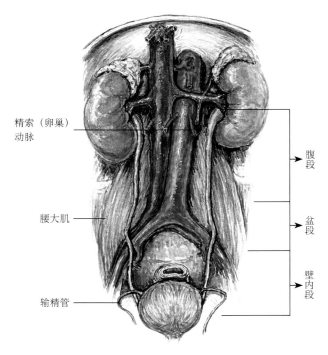

精索（卵巢）
动脉

腰大肌

输精管

腹段

盆段

壁内段

图 3-1　输尿管的分段与毗邻

该段输尿管从骶骨下缘开始，逐步由原来接近中线的部位转向后外方，经过腰骶部、骶髂关节的前内侧，跨越闭孔神经、闭孔血管而达骨盆的坐骨棘。两侧输尿管在骶髂关节水平最为接近，相距不到 5 cm，而在两侧坐骨棘水平间距最远。由于下段输尿管上面这一段走行贴近盆腔壁，所以又称下段输尿管的壁部。从坐骨棘开始，输尿管又从后外方转向前内方，回到了盆腔的脏器中来，所以自坐骨棘水平以下直至膀胱壁的一段又称下段输尿管的脏部。脏部输尿管的行程，男女之间有很大的不同（详见下文"输尿管盆段的解剖特征"）。

另外，两侧输尿管抵达膀胱后壁时相距约 5 cm，然后向下内斜行穿越膀胱壁，形成下段输尿管的膀胱壁内段，长约 1.5 ~ 2.0 cm。两侧输尿管自膀胱底外上角向内下方斜穿膀胱壁，分别开口于膀胱三角区的两顶角上，相当于膀胱基底部的 2 点及 10 点部位。在空虚的膀胱，两开口间距离约为 2.5 cm。该段输尿管的肌层与膀胱逼尿肌在输尿管末端共同组成 Waldeyer 鞘与 Waldeyer 间隙，具有防止膀胱尿液反流的作用。

一、输尿管盆段的解剖特征

输尿管盆段弯曲度大，尤其是末段位置很深，且偏向后侧，管壁厚而管径细，周围血管多，有多层筋膜包绕。输尿管毗邻有性别差异。对于女性，因妇科盆腔手术较多，故了解此段输尿管的解剖及毗邻较男性更为重要。

男性输尿管盆段从坐骨棘水平开始向前、向内、向下，走在直肠的前外侧壁与膀胱后壁之间，贴近直肠侧韧带，在输精管的外后方与输精管交叉，并转向输精管的内下方和精囊腺顶部的上方，

斜行穿入膀胱壁，开口于膀胱三角的外侧角（图 3-2）。输尿管进入膀胱的角度变化很大，90°~ 135° 不等。老年男性因前列腺增生，膀胱三角区被抬高，输尿管进入膀胱的角度进一步增大。输尿管末端周围有膀胱静脉丛。

二、女性输尿管下段毗邻关系

女性输尿管盆段（图 3-3）长约 15 cm，在腹膜后沿腰大肌前向下、向内斜行，在卵巢动脉、静脉后方斜行向中线而达盆缘。当跨越髂血管后，则又沿着盆壁向外、向后继续下行，于漏斗韧带的根部经卵巢窝后方向下行，在近坐骨棘平面转向内、前，经过阔韧带底部，并与该韧带的后叶相附着。此段输尿管较长，走行于子宫下段两侧，并距子宫颈外侧约 1.5 ~ 2.0 cm 处的阴道侧穹窿外上方与子宫动脉交叉，两者相距很近。当输尿管穿过主韧带时，形成一输尿管沟，输尿管在此沟内活动范围小，手术时不易推移。输尿管盆段的末段经子宫动脉后方潜行于膀胱宫颈韧带之前、后叶内，继续前行在子宫颈前侧方达膀胱底部，斜行进入膀胱壁，开口于膀胱三角之两侧角。进入膀胱的角度略小于男性。妇科手术时输尿管受损大都发生在与子宫动脉交叉处和穿行主韧带的部分，因为此段输尿管与宫颈间距离很近，尤其对于宫颈肥大者，处理主韧带时输尿管很容易被损伤。需注意该交叉点距子宫颈前外侧约 1.5 cm，但此距离可因病理情况而改变。由于输尿管抵达

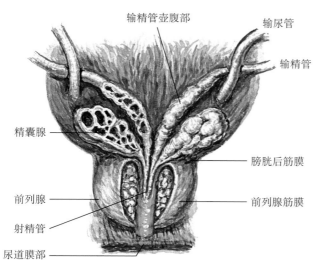

图 3-2　男性输尿管下段毗邻关系

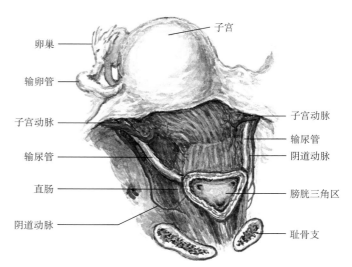

图 3-3　女性输尿管盆段

膀胱时，行经阴道前壁前方，当输尿管有结石时，有时可通过阴道前壁触知。

第二节 输尿管的形态

输尿管并非直线向下，其全程呈柔和的"S"形，分为三个弯曲：第一个弯曲称肾曲，位于肾盂输尿管连接部；第二个弯曲称界曲，位于骨盆上口部位，输尿管在此处转向内侧，经骨盆上口再转向下方；第三个弯曲称盆曲，位于盆部，输尿管越过骶髂关节转向外侧骶坐骨棘，再由坐骨棘转向内侧形成弯曲。

输尿管管腔全程的粗细也不一致，除了在输尿管蠕动时会出现某段瞬间的扩张或变细外，正常情况下，输尿管有三个生理性狭窄：①肾盂输尿管连接部，直径约 2 mm；②输尿管跨越髂血管处，直径约 3 mm；③输尿管膀胱连接部，在膀胱壁内，直径约 1～2 mm。有人根据输尿管结石的常见部位，将输尿管生理性狭窄段分得更细，包括：①肾盂输尿管交界处；②输尿管髂血管交界处；③女性子宫阔韧带、男性输精管跨越输尿管处；④输尿管膀胱壁内段；⑤输尿管膀胱开口处。

三个生理性狭窄之间形成两个输尿管的扩张段。第一与第二狭窄段之间的扩张段称为腰部扩张段，直径约 10 mm；第二与第三狭窄段之间的扩张段称为盆部扩张段，直径约 4～6 mm（图 3-4）。

第三节 输尿管的血液供应

一、输尿管的动脉供应

输尿管的血液供应来自于沿它的走行分布的多个营养动脉的分支，一般呈分段供应，盆段输尿管的血供比腹段丰富，输尿管血管倾向于多吻合支，常见有肾的输尿管动脉和髂内动脉的吻合支。

输尿管的主要动脉供应有：上段输尿管为肾动脉（30%）的分支；中段输尿管为腹主动脉（15.4%）、精索（或卵巢）动脉（7.7%）、髂总动

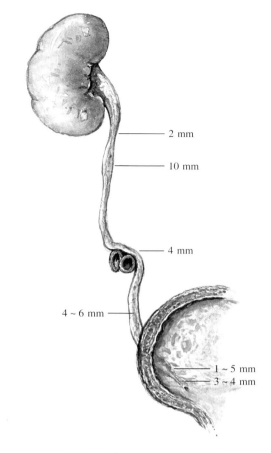

图 3-4 输尿管的生理性狭窄

脉等的分支；下段输尿管为膀胱上动脉（12.8%）、膀胱下动脉（12.9%）、子宫动脉、直肠中动脉和阴道动脉等的分支。这些动脉分支在输尿管鞘中分为升支和降支，分别与上、下相邻的降支和升支吻合，组成弓形动脉网，再发出二级分支穿过肌层，在黏膜层的基底部形成毛细血管丛，延伸至整个输尿管壁；也有一部分无二级分支，而直接进入输尿管外膜形成动脉丛。这种血管分布特点使输尿管壁一般不会因阻断某支供应血管而引起坏死。但手术中输尿管直接损伤、电凝、感染及二次手术时强行剥离输尿管周围的粘连瘢痕，造成其外膜、肌层损伤，可严重影响其血运。

输尿管内侧为供血通道，输尿管腹段及盆段的动脉均以内侧注入为多，有丰富的不同节段的营养血管来源，如主动脉、肾动脉、生殖腺动脉、髂总动脉、髂内动脉等分支。由这些血管支

在输尿管内侧呈纵向吻合后发出垂直血管支进入该管道。因此，输尿管的内侧是较危险侧。故手术时应在输尿管的外侧游离，以减少对血供的影响。

二、输尿管的静脉回流

汇集输尿管血液的静脉与相应的动脉伴行，一般也回流到与动脉相应的静脉中，主要包括：肾静脉、精索（或卵巢）静脉、髂内静脉、膀胱静脉及子宫静脉等。

三、输尿管的淋巴引流

输尿管壁很薄，淋巴引流相当丰富，一般平行于动脉分支。毛细淋巴管在输尿管壁内合并，斜行穿出输尿管肌壁，然后向近端和远端走行，进入区域淋巴管。引流输尿管的区域淋巴结有侧腹链及髂总、髂外和腹下淋巴结。在腹部，左侧输尿管的淋巴引流至主动脉旁淋巴结；而右侧则引流至腔静脉旁和主动脉与腔静脉之间的淋巴结。上段输尿管的淋巴引流至肾淋巴管。在盆腔，下段输尿管的淋巴引流至髂内、髂外及髂总淋巴结。

四、输尿管的神经支配

输尿管由自主神经系统支配，从交感神经和副交感神经接受输入和输出支。这两类神经从脑干或脊髓发出后，不直接到达所支配的器官，先在周围的自主神经节内交换神经元，再由节内发出纤维到达支配的器官，故有节前纤维与节后纤维之分。支配输尿管的交感神经节前纤维发自脊髓段的胸10～腰2神经；节后纤维起源于一些位于肾丛、主动脉丛、肠系膜上丛、肠系膜下丛和腹下丛的交感神经节。而副交感神经输入则接受脊髓段的骶2～骶4神经。但输尿管自主神经输入的精确作用还不清楚。上段输尿管由肾和主动脉神经丛支配；中段输尿管由腹下神经丛支配；下段输尿管由盆腔内脏神经的盆腔神经丛支配。

输尿管存在丰富的神经纤维，分别是肾上腺素能交感神经纤维与副交感神经纤维，以及胆碱能交感神经纤维与副交感神经纤维。它们共同形成完整的神经丛，网状分布于输尿管结缔组织中，然后再进入肌层。神经节细胞大多数在输尿管下端见到，少数在上端，中段则极少。实验证明输尿管肌组织中存在有效应的肾上腺素受体。所以输尿管的蠕动可由类似交感神经、副交感神经的药物来改变，这时神经即使受损，输尿管的蠕动也不受影响。

输尿管的感觉传导与周围神经中的脊神经有关，包括髂腹下神经、髂腹股沟神经及生殖股神经的精索外分支等神经的感觉支。所以当输尿管结石嵌顿，致尿路梗阻引起绞痛时，因输尿管感觉神经很丰富，疼痛特别严重；且向腹部、腹股沟、阴囊或阴唇至大腿内侧放射。输尿管传入神经纤维经交感神经达胸11～腰2节段，疼痛可放射到对侧，甚至表现为完全的单侧性对侧疼痛。

（傅全胜　苏泽轩）

参 考 文 献

[1] Hinman F, Stempen PH. Atlas of Urosurgical Anatomy. Philadelphia: WB Saunders, 1993.

[2] Drake RL, Vogl W, Mitchell AWM. Gray's Anatomy for Students. Philadelphia: Elsevier, 2005.

[3] Williams PL, Bannister LH, Berry MM, et al. Gray's Anatomy, 38th ed. New York: Churchill Livingstone, 1995.

[4] 梅骅，苏泽轩，郑克立，等. 泌尿外科临床解剖学. 济南：山东科学技术出版社，2001.

[5] 江鱼. 输尿管外科. 北京：人民卫生出版社，1998.

[6] Wein AJ, Kavoussi LR, Novick AC, et al. Campbell-Walsh Urology. 9th ed. Philadelphia: Saunders Elsevier, 2007.

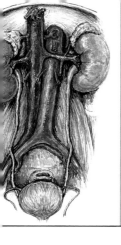

第四章

输尿管生理学

输尿管的主要生理功能是从肾盂输送尿液到膀胱，另外还可防止尿液从膀胱反流回肾，保护肾功能，正常人在没有药物干扰的情况下，直立的时候尿液的重力作用会使尿液向下流向膀胱，但重力作用在尿液的传输过程中起很小的作用，尿液在输尿管内的传输主要靠输尿管壁肌肉规律的蠕动，蠕动产生的压力推动尿液向膀胱流动。输尿管平滑肌肌层电位变化通过兴奋－收缩耦联引起输尿管肌肉有规律的收缩，从而产生有规律的蠕动。输尿管规律的蠕动使尿液以"尿丸"形式输送到膀胱。如果输尿管某个部位发生病变，病变输尿管壁不能下传蠕动波，或者是输尿管壁肌肉本身失去蠕动的功能，输尿管输送尿液的能力也就受损。

第一节 输尿管蠕动原理

一、蠕动的起搏点

输尿管蠕动活动起源于起搏点的电活动，这个起搏点位于近端的集合系统，现在认为这个起搏点位于肾集合系统的肾小盏，也有学者认为起搏点位于肾集合系统的肾大盏和肾小盏的交界位置。起搏点的电活动（动作电位）通过兴奋－收缩耦联指挥远端输尿管的蠕动。也有学者认为，肾盏、肾盂、输尿管的平滑肌都有自发性收缩功能，肾盏位置的细胞自律频率最高，由它控制肾盂及输尿管潜在的电活动起搏点。国外有学者测定了离体人的肾盏、肾盂和输尿管的自发性收缩频率，肾盏处的频率最高，约为 15 次 / 分，肾盂次之，输尿管在立位情况下很难引起自发性收缩。学者一直认为肾盂输尿管的蠕动是由肾小盏的非典型平滑肌细胞作为起搏细胞而触发电活动，这种非典型平滑肌细胞和心脏窦房结细胞在形态和电特征方面有很多相似的地方。现在认为，在肠道壁作为起搏细胞的星形间质细胞，在哺乳动物的输尿管肾盂连接部远侧端也存在，在大鼠的肾盂输尿管连接部的星形间质细胞也表现出自律性，是肾盂输尿管蠕动的第二起搏点。肾盂输尿管的蠕动来源于非典型平滑肌细胞和星形间质细胞，这两种细胞互相独立又有处于休眠状态的非典型平滑肌细胞相连接成电网。现在有人推测人输尿管在肾盂成形术、输尿管－输尿管吻合术或者是输尿管梗阻后，近端的起搏点缺失，输尿管的基本蠕动波和尿液的转运活动就靠远端的星形间质细胞作为起搏点来维持。同时，有人提出星形间质细胞有特殊的起搏机制，这可以为非手术治疗肾积水提供一个供选择的药理学靶点。

二、输尿管的电活动

输尿管平滑肌细胞拥有自律性，各平滑肌细胞平时由肾盏自律性细胞控制，处于静止状态。输尿管的平滑肌细胞是一个合胞体，细胞之间存在功能性偶联，使得来自肾盏的兴奋在输尿管平滑肌细胞之间传递阻力减少。输尿管的电特性由分布在细胞膜两边的离子及细胞膜对其的相对通透性决定，输尿管平滑肌的静息电位主要由细胞膜内

侧的 K^+ 外流形成，Na^+ 为维持细胞膜两侧的电位平衡而内流，进入细胞内的 Na^+ 再由细胞膜上的钠离子泵主动转运至细胞外。自律性细胞受到外来刺激，如牵拉，包括手术中人为牵拉、输尿管中尿液的增多引起的牵拉、输尿管结石导致的牵拉，当这些刺激超过了引起阈电位的刺激时就会引起动作电位的发生。动作电位的产生首先是细胞膜上的 Ca^{2+} 通道和 Na^+ 通道开放，Na^+ 和 Ca^{2+} 内流，K^+ 通道关闭，正性离子内流大于外流，产生正性锋电位，锋电位后出现平台期，由于 K^+ 外流缓慢增加，Ca^{2+} 的内流减少，细胞呈现复极化状态，最后恢复到静息电位状态。引起动作电位的细胞膜内外离子流有：① Ca^{2+} 内流增加；② K^+ 外流减少；③ Na^+ 内流增加；④ Na^+ 泵的主动转运较少。Ca^{2+} 通道是电压依赖性的，电压依赖性 Ca^{2+} 通道和 K^+ 通道在自律性细胞产生动作电位和细胞复极化起主要的作用。

三、输尿管细胞的电活动和输尿管蠕动的机械活动的关系

这个过程涉及兴奋 - 收缩耦联，以及位于肌动蛋白（肌纤蛋白）、肌凝蛋白和钙调蛋白附近区域的 Ca^{2+} 的增加，这些蛋白位于细胞质内。输尿管平滑肌细胞膜受到刺激发生去极化兴奋时，细胞质内 Ca^{2+} 浓度升高，Ca^{2+} 和钙调蛋白形成复合体。这个复合体激活肌凝蛋白激酶，肌凝蛋白激酶磷酸化肌凝蛋白，磷酸化的肌凝蛋白释放出能量（ATP）引起肌动蛋白的微丝滑行，从而使输尿管蠕动。当输尿管平滑肌的电兴奋进入复极化阶段，细胞膜上的 Ca^{2+} 通道关闭，细胞质内 Ca^{2+} 浓度降低，输尿管舒张。Ca^{2+} 在这个过程中实际上起到第二信使的作用。输尿管收缩的压力依赖于输尿管长度以及电兴奋时输尿管长度改变的方向。

第二节　输尿管蠕动功能的调节

一、尿流本身对输尿管蠕动的调节

关于输尿管蠕动的肌源性理论已经形成一个多世纪，重点主要集中在流体力学方面，例如尿流量，尿流量可以决定"尿丸"的大小和方式，进而影响到蠕动的节律、速率、幅度和基础压力。人肾盂输尿管分布有机械性感受器和化学性感受器，机械性感受器对尿流量和输尿管内压力变化敏感。机械性感受器受到这些刺激后引起传入神经兴奋，但神经性因素对输尿管蠕动仅仅发挥调节作用。

要使通过输尿管的尿流保持稳定，尿液的流速有一个限制。输尿管蠕动可以看做是一系列的可压缩区域，与积极的输尿管肌肉收缩波相对应，这些收缩波沿输尿管到膀胱以接近恒定的速度（at near-constant speed）移动。有理论分析显示，蠕动只能以相对较低的平均尿流速度把尿液从肾泵到膀胱。这种情况下"尿丸"被收缩波稳定地推进经过输尿管。输尿管蠕动频率高于某一个临界值，引起尿流速增加，尿液从收缩波所引发的

"尿丸"渗漏，稳定的蠕动频率就会被破坏。这是能保持平均尿流速度稳定的蠕动频率的上限。尿流速高的情况下，输尿管蠕动收缩不但不能将尿液泵入膀胱，反而会阻止尿液进入膀胱。

二、输尿管神经支配及其对输尿管蠕动的调节

输尿管接受胸 10 ~ 腰 2 的脊髓节段的节前交感神经。节后神经纤维起源于主动脉肾神经节，上、下腹部自主神经丛。副交感神经的输入来自骶 2 ~ 骶 4 节段。然而，输尿管自主神经的准确作用还不清楚。通常情况下，输尿管的蠕动不需要自主神经的支配，因为离体输尿管如肾移植术后移植输尿管在失去了神经支配后仍有自发性蠕动，可能是起源于内在的平滑肌起搏点，现在认为，自主神经可能通过释放神经递质对输尿管蠕动发挥一些调节作用。

三、去甲肾上腺素能神经对输尿管蠕动的调节

节后去甲肾上腺素能神经在人输尿管沿外膜

行进并和血管相关联，进入肌层和黏膜下层。去甲肾上腺素可以刺激或者抑制肾盂输尿管的收缩，这主要取决是α-肾上腺素受体还是β-肾上腺素受体，α-肾上腺素受体兴奋能刺激输尿管平滑肌的兴奋性，进而增强输尿管蠕动频率和幅度，β-肾上腺素受体兴奋则能抑制输尿管的蠕动，β-肾上腺素受体兴奋使平滑肌细胞的cAMP增加，cAMP增加使收缩蛋白附近区域的Ca^{2+}浓度降低，输尿管平滑肌松弛。人输尿管壁含有α-肾上腺素受体和β-肾上腺素受体，但以α-肾上腺素受体为主导，所以去甲肾上腺能使人输尿管平滑肌收缩，产生正性肌力作用，增加尿液的流速。

四、类前列腺素对输尿管蠕动的影响

类前列腺素对输尿管蠕动的局部调节作用已经得到公认。临床上环氧化酶抑制剂能缓解肾绞痛就是一个好的例子。一些研究报道环氧化酶抑制剂可以显著抑制离体肾盂输尿管平滑肌细胞蠕动的自律性。日本学者实验发现环氧化酶抑制剂可以影响猪输尿管的起搏点电位和蠕动收缩。内源性前列腺素对肾盂输尿管的调节作用涉及放大电-机械耦联，输尿管平滑肌细胞的兴奋性、收缩性以及蠕动波的传导依赖前列腺素。前列腺素可能通过调节起搏点电位来调节动作电位持续时间，内源性类前列腺素能激活肾盂起搏点电位的钙通道，增强起搏点和传递细胞之间的耦联，加快肾盂电活动的传递速度。

肾盂输尿管的主要作用是将肾所排泄的尿液引入膀胱，在末端与膀胱逼尿肌构成抗反流机制。输送尿液的力量是滤过压及肾盂、输尿管平滑肌收缩的作用。输尿管的蠕动是其平滑肌层电位变化引起肌肉收缩的结果。肾盂输尿管连接部是蠕动的起搏点。当尿液从肾乳头汇集在肾盏内后，肾盏会出现有节律的收缩与舒张，将尿液挤入肾盂内。正常肾盂容量为5 ml左右，随着尿液积聚，肾盂开始扩张，肾盂输尿管连接部及输尿管随之充盈，形成肾盂输尿管圆锥充盈，蠕动由上向下传递，尿液被排入膀胱。

输尿管蠕动的频率为每分钟2～10次，每次收缩时间为2～3秒，有时可达7秒，每次松弛时间为1～3秒，蠕动间隔时间为7～9秒，蠕动速度约3 cm/s。输尿管蠕动的频率和幅度与分泌的尿量有关，分泌的尿量多时，输尿管蠕动的频率和幅度也较大，反之则降低。而在肾造瘘及逆行输尿管插管时，由于尿液通过导管流出体外，肾盂及输尿管圆锥失去尿液充盈扩张刺激，输尿管蠕动基本停止。

肾盂和输尿管虽然在形态上有所不同，但在功能方面彼此密切联系，肾盂和膀胱一样有贮存和排泄尿液的作用。为了研究肾盂输尿管蠕动的频率及压力，Ross、Edmond等（1967）采用电子测验器在进行肾盂造影时，在52个患者中选择22个健侧肾盂，进行肾盂收缩、频率及压力的测验。首先，在肾盂未从输尿管导管注射溶液前，静止压测定为5～15 cmH_2O。肾盂收缩频率每分钟为3～8次，频率随着肾盂容量的增加而升高。正常肾盂收缩压为8～18 cmH_2O，平均为10 cmH_2O。注射5～6 ml溶液后，肾盂收缩频率及压力均有改变。13个正常输尿管的频率为每分钟2～4次，收缩距离每秒为1～6 cm，压力为30～96 cmH_2O，平均为40 cmH_2O。注射溶液后输尿管的频率及压力均改变。输尿管有梗阻时，频率显著增高。正常输尿管收缩时，中段压力高于上下两段，有时高峰出现在下段。

肾盂输尿管收缩频率是非常规律的。在一定的期间，正常的频率为一个单振幅波，偶尔见到两个、三个、四个振幅波。节律也随着容量的增加而改变。

总之，肾盂、输尿管静止压为5～15 cmH_2O，肾盂收缩频率高于输尿管，而输尿管的收缩压则高于肾盂4倍，其中段压力高于上、下两段，肾盂和输尿管的收缩是非常有规律的。

肾盂和输尿管上段在形态上虽有分界线，但在组织上并未发现有括约肌。因此，肾盂在静止期间收集尿液时，同时充盈输尿管上段，使其呈锥体状。肾盂收缩时，肾盂和输尿管分界处关闭，输尿管上段的尿液则被推进输尿管中段，顺序自上而下，由输尿管的蠕动推入膀胱。大约每分钟有8 ml尿液自肾盂排入输尿管。肾盂收缩时，肾盂内压并无显著提高。肾盂虽作为贮尿、排尿器官，但尿液始终不完全排空。

因此，有人怀疑，当肾盂收缩时，部分尿液可能向集合管逆流。曾有人揣测，当肾盂收缩时，乳头管被压，呈扁平状，能阻止逆流。Narath 认为肾小盏和肾乳头均有括约肌，肾盂收缩和小盏括约肌的关闭是同时进行的，这样尿液就不会向小盏逆流。肾盂内如能经常保持低压，肾盂和小盏之间并不需要其他调节作用，上尿路尿液可以向下排泄通畅无阻。

临床上做逆行性肾盂造影时，如注入造影剂过多，压力过高，即会发生肾乳头逆流现象，证明即使小盏和肾乳头有括约肌，其作用也是比较薄弱的。

Narath 认为输尿管开口处无括约肌，膀胱尿液之所以不逆流，是基于以下四个因素：①正常肥厚的输尿管间嵴肌压迫的作用；②输尿管末端黏膜有瓣膜的作用；③输尿管斜行进入膀胱后壁，在膀胱压力增加时，压迫壁间输尿管，能防止逆流；

④输尿管蠕动所产生的压力是对抗逆流的因素。

输尿管痉挛：输尿管痉挛是指输尿管壁层肌肉强烈的收缩，从而引起疼痛和功能紊乱。引起痉挛的原因包括：急性输尿管炎，输尿管结石，行逆行肾盂造影时注射过快、用力过大、剂量过多等。

肾绞痛：肾绞痛是由于肾盂及输尿管的敏感性冲动，通过内脏神经、腹腔神经节刺激胸 13～腰 12 交感神经节而引起的。

发生痉挛性肾绞痛时，如将梗阻近端积尿排空，绞痛即能缓解，因而有输尿管疼痛的产生是由于上尿路壁层受到"牵张刺激"（stretch impulse）而与功能改变无关的观点。临床上行逆行造影时如发生剧烈绞痛，立即抽出注入的造影剂，绞痛即可缓解，如抽出液体为血尿，则说明肾盂黏膜受到裂伤，即使排空肾盂，疼痛仍难缓解。

第三节　输尿管膀胱连接部抗反流机制

输尿管膀胱连接部由五部分组成，其有让尿液进入膀胱和防止尿液逆流入输尿管的功能。这五部分包括：近膀胱壁的输尿管、输尿管膀胱壁内段（简称输尿管壁内段）、输尿管黏膜下段、浅三角区和膀胱壁（图 4-1）。

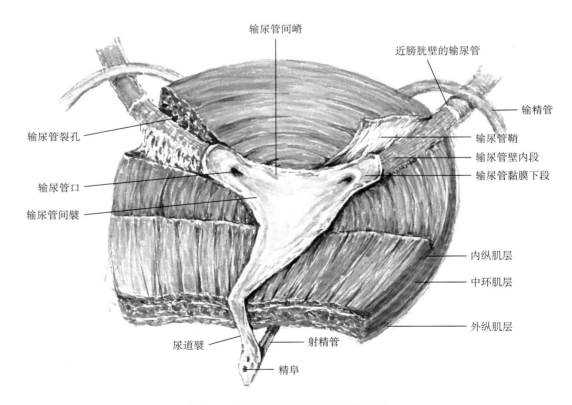

图 4-1　输尿管膀胱连接部抗反流结构

一、近膀胱壁的输尿管

近膀胱壁的输尿管止于膀胱壁的外膜，由于其被包在输尿管周围鞘（Waldeyer 鞘）内而显得重要。

输尿管段由明显的外膜包绕，同时该外膜套在由逼尿肌衍生的纤维肌性输尿管周围鞘（Waldeyer 鞘）内。解剖学上，形成输尿管覆盖层。鞘从输尿管口到包绕近膀胱输尿管处约长 3～4 cm，在近膀胱输尿管平面融合到输尿管肌系中。在输尿管口上方，鞘纤维向近端膀胱后壁上扩展，和逼尿肌中环层延续成深三角区。一些纤维与对边的另一些纤维相遇形成输尿管间襞的深部，其浅部由浅三角区形成。其他肌纤维斜穿输尿管口和膀胱口之间，构成深三角区的余部，而且大多数外侧纤维形成输尿管间襞的深部。膀胱壁本身在输尿管进入膀胱的位置包绕输尿管，发出少数肌纤维到输尿管周围鞘，但输尿管却自由穿过逼尿肌裂孔。输尿管主要依赖于输尿管周围鞘和其延续的深三角区，以及附着的浅三角区。在输尿管壁内段和浅三角区的收缩期，输尿管壁内段的运动取决于输尿管周围鞘下面的疏松外膜层。近膀胱壁的输尿管延续为膀胱内（终末）输尿管，约 1.5 cm，由膀胱壁内段和膀胱黏膜下短的黏膜下段组成。

二、输尿管壁内段

输尿管壁内段的结构不同于其上的输尿管，壁内段的肌纤维走行几乎全部是纵向的，取代了适合于蠕动或推进的螺旋形肌束，包埋在也是纵向的弹性纤维和胶原束的筛网内。肌性部和弹性部的平衡保证尿液从这段输尿管通过时所需的顺应性。功能性梗阻（原发性巨输尿管）可能由于过多结缔组织沉积干扰了肌肉的运动，导致顺应性下降。

三、输尿管黏膜下段

穿过膀胱壁后，输尿管在浅三角区走行于黏膜下。壁内段见到的纵肌一直延续到这段。

四、浅 三 角 区

输尿管纵肌延续到膀胱，扩展形成浅三角区，即由相对小的平滑肌束组成的薄层，由薄层结缔组织与深三角区的环肌层分隔。由输尿管处移行而来的肌肉扩展覆盖形成深三角区的中环层中心部分，且在中线处相遇。一些纤维相互交织，但大多数则沿尿道壁下行成为尿道襞并加入射精管肌层内。在女性，浅三角区的肌肉扩展至尿道全长以纤维环终止于接近外尿道口处。

浅三角区可能对于排尿时开放膀胱颈没什么作用，但是在排尿时通过收缩和增加输尿管壁内段的倾斜度阻止膀胱输尿管反流很重要。

五、膀 胱 壁

当输尿管以斜段穿过膀胱壁时，被覆的膀胱壁进行性变薄，类似皮瓣的作用。后方的膀胱壁进行性增厚直到管口。

六、膀胱输尿管反流

反流可能被黏膜下段和壁内段输尿管的倾斜、特别是黏膜下段（皮瓣）的收缩性能阻止。该作用可因浅三角区收缩引起输尿管长度增加而增强。当膀胱内低压时，静息张力使覆盖黏膜下输尿管的皮瓣关闭，还允许蠕动推进的尿液团通过。当膀胱充盈和腔壁张力增高时，浅三角区被拉伸，牵拉壁内输尿管使之更斜。因此当膀胱开始排空时，浅三角区反射性缩短，使输尿管壁内段变得更长、更斜，增加了皮瓣的效应。当尿液蠕动团通过时，输尿管壁内段的纵向纤维缩短；使上方输尿管的螺旋形肌层相互滑行且被拉进裂孔，从而减低尿流的阻力。

七、小 结

如上所述，输尿管膀胱连接部抗反流机制不健全是婴幼儿发生反流的主要原因。然而人体结构极为复杂，多种疾病可使局部发生变化，从而影响其功能。一般而言，输尿管膀胱连接处应具备如下条件方可防止反流：①输尿管壁内段长度与输尿管口径比应大于 4 ∶ 1；②输尿管壁内段和膀胱壁应柔软有弹性；③输尿管壁内段后膀胱壁具有较强支撑力；④膀胱内压力不能长时间持续增高。反之，当输尿管壁内段长度与输尿管口径比小于 4 ∶ 1；当输尿管壁内段失去了弹性、柔软性变得僵硬时；输尿管壁内段后膀胱失去支撑力和长时间膀胱内压保持高压时，即可发生输尿管尿液反流，这是继发性反流的主要原因。

（杨伟锋　郭泽雄　苏泽轩）

参 考 文 献

[1] 梅骅，苏泽轩，郑克立，等．泌尿外科临床解剖学．济南：山东科学技术出版社，2001.

[2] 王跃闵，等．输尿管的蠕动生理和压力关系．国际泌尿系统杂志．1990, 10(3): 112-113.

[3] 施国伟．输尿管疾病临床诊治．上海：上海科技文献出版社，2004.

[4] Robert M, Weiss MD. Ureteral functional. Urology, 1978, 12(2): 114-133.

[5] Griffiths DJ. Flow of urine through the ureter: a collapsible, muscular 1000-seed weight tube undergoing peristalsis. J Biomech Eng, 1989, 111(3): 206-211.

[6] Santiciolio P, Maggi CA. Myogenic and neurogenic factors in the control of pyeloureteral motility and ureteral peristalsis. Pharmacol Rev, 1998, 50(4): 683-722.

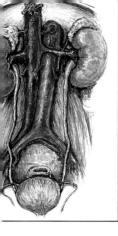

第五章

输尿管常用检查方法

输尿管是一对位于腹膜后的肌性管状器官，左右各一，上起自肾盂，下终止于膀胱三角区，全长约 25～30 cm，直径 0.5～1 cm，具有一定的收缩性与扩张性。临床上根据手术入径的不同，将输尿管分为上段（骶髂关节上缘以上）、中段（骶髂关节上下缘之间）和下段（骶髂关节下缘以下）。输尿管有 3 个生理性狭窄部和 2 个膨大部。第一狭窄位于肾盂输尿管交界处，其直径约为 2 mm；第二狭窄为跨过髂血管进入骨盆处，直径约为 3 mm；第三狭窄在输尿管进入膀胱处，直径为 1～2 mm，是输尿管最狭窄处。输尿管的 2 个狭窄之间为膨大部，其直径可宽达 1 cm。由于正常输尿管的位置相对较深，行腹部触诊时不能触及，当其发生病变时，可在相应部位出现压痛点：①上输尿管点，在脐水平线上平腹直肌外缘；②中输尿管点，在髂前上棘水平平腹直肌外缘，相当于输尿管第二狭窄处；③下输尿管点，直肠指诊时在直肠前壁、前列腺外上方。但是，以上检查只能对部分疾病进行定位，不能明确疾病的性质。所以，对输尿管疾病的诊断还需要借助其他方法。

第一节　常规 X 线检查

一、腹 部 平 片（KUB 平片）

腹部平片（plain radiography of abdomen）：平片是泌尿系统 X 线检查的基础。常规的泌尿系统平片应包括两侧肾、输尿管、膀胱及后尿道，即上至 11 胸椎上缘，下至耻骨联合或稍低。因包括肾、输尿管和膀胱（kidney，ureter，bladder，简称 KUB），故常称为 KUB 平片。高质量的平片应能显示两侧肾轮廓、腰大肌阴影和脊椎骨纹理等（图 5-1）。除急诊外，摄片前应行肠道准备以排空肠道内粪便及气体，使平片清晰，便于观察。通常采用的方法是摄片前 2～3 天内禁服重金属药物，检查前一天进食少渣饮食，前晚服用缓泻剂如番泻叶汤、液状石蜡（石蜡油）等。正常的输尿管在腹部平片上不显影，当发生输尿管结石（非透光结石）或结核、肿瘤引起钙化时，在相应部位可以显示致密影（图 5-2）。

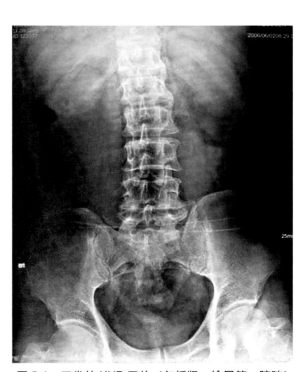

图 5-1　正常的 KUB 平片（包括肾、输尿管、膀胱）

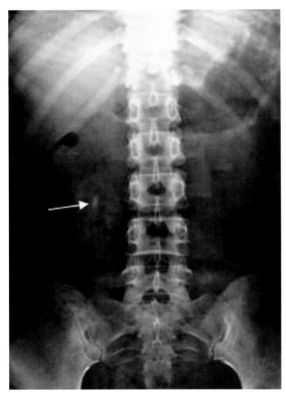

图 5-2　X 线腹部平片，右输尿管走行区可见致密影（箭头），考虑为右侧输尿管上段结石

二、静脉尿路造影

静脉尿路造影（intravenous urography，IVU）：也称排泄性尿路造影，是指从静脉注射不透 X 线的有机碘造影剂，使之经肾小球滤过排入尿路而使肾盏、肾盂、输尿管及膀胱和尿道显影的一种方法。借此可以了解输尿管是否通畅以及其与周围组织结构的关系。

高热或急性传染病、全身情况不良，以及严重肝、肾、心血管疾病、急性泌尿系统炎症等为 IVU 的禁忌证；甲状腺功能亢进、过敏体质、妊娠期及产褥期、多发性骨髓瘤及糖尿病为相对禁忌证。故造影前应了解患者的心、肝、肾的功能，以免发生碘潴留，产生毒性反应，造成脏器损害。

目前，IVU 使用的有机碘造影剂可分为离子型和非离子型两大类，前者常用的有 60% ~ 76% 泛影葡胺，可能引起过敏反应，使用前应常规做碘过敏试验；后者基本无不良反应，使用前一般

不必做过敏试验，但是价格较贵，现已用于临床的有优微显、碘海醇（欧乃派克）等。所以，对离子型造影剂过敏或全身情况较差而又必须行 IVU 者应选用非离子型造影剂进行检查。

IVU 检查前行碘过敏试验，除做好一般的肠道准备外，应于检查前 6 小时内禁食、禁饮，以使抗利尿及浓缩作用增强，增加尿路造影剂的浓度，使显影更加清楚。造影时取仰卧位，用特制腹带压迫双侧输尿管延缓尿液引流。60% ~ 76% 泛影葡胺或等剂量非离子型造影剂按成人 20 ml、儿童 0.5 ~ 1 ml/kg 静脉注射，于 1 分钟内推完，以免被稀释。注射后 30 分钟，去除压迫腹带，摄全腹片即可显示输尿管，如显影不满意，可以延长摄片时间。

对于常规法不能满意显示输尿管全长、不能腹部加压者或不能禁水的患者，可以采用大剂量静脉尿路造影。76% 泛影葡胺或 50% 泛影酸钠按 2 ml/kg 体重计算，最大剂量不超过 140 ml，再加等量 5% 葡萄糖溶液或生理盐水，5 分钟内快速静脉滴完后立即摄片，一般于滴注后 10 ~ 30 分钟摄全腹片即可显示输尿管，对肾功能差者可根据显影情况延迟摄片。

造影片上正常的输尿管管径宽约 2 ~ 5 mm，起始于肾盂，相当于第二腰椎横突水平，距中线约 3 ~ 4 cm；上段输尿管沿第 2 ~ 5 腰椎横突前部下行；中段输尿管走行于骶髂关节内侧 1 cm 处，两侧输尿管相距约 5 cm；下段输尿管于坐骨棘内上 2 cm 处转向内下走行；两侧输尿管口相距约 2.5 cm（图 5-3）。由于输尿管的收缩蠕动，一般很难全程显影。

静脉尿路造影结合腹部平片可以显示输尿管病变，尤其是肾盂输尿管重复畸形（图 5-4）。非透光结石在平片上即可看到致密影，造影片上的表现（如相应部位以上尿路扩张积水等）可以更加支持诊断；透光结石或输尿管肿瘤则表现为造影剂的充盈缺损和不同程度的梗阻（图 5-5）；输尿管结核表现为管腔不规则狭窄或扩张，呈串珠状或僵直缩短，边缘可呈虫蚀样，无自然蠕动波形，甚至完全梗阻（图 5-6）；输尿管膨出表现为膀胱内近输尿管开口处圆形或椭圆形充盈缺损，边缘锐利，呈蛇头样且与输尿管相连（图 5-7）。

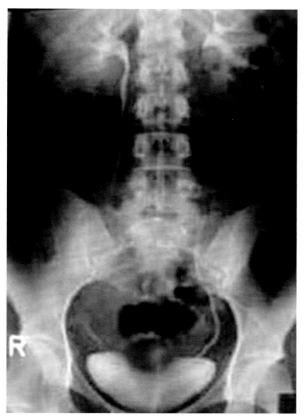

图 5-3　正常 IVU 片

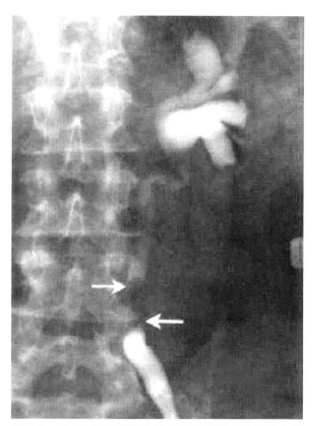

图 5-5　IVU 片箭头所指为输尿管肿瘤造成输尿管上端不规则充盈缺损

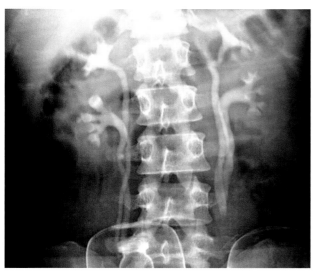

图 5-4　IVU 片示双侧肾盂、输尿管重复畸形

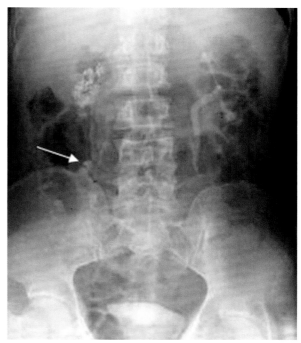

图 5-6　IVU 片示右输尿管结核，输尿管走行僵硬，呈串珠样改变

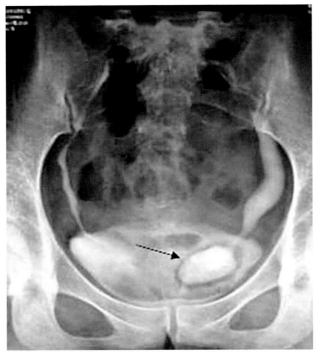

图 5-7　IVU 片示左输尿管膀胱入口处囊状膨出，并与扩张的输尿管形成所谓的 "蛇头征"

三、逆行性尿路造影

逆行性尿路造影（retrograde urography）：亦称为上行性尿路造影，是在膀胱镜下将输尿管导管插入输尿管并注入造影剂，使肾盂、肾盏和输尿管充盈，以观察全尿路的情况（图 5-8）。本法的优点是显影清楚，不受肾功能的影响。不宜做 IVU 或 IVU 显影不满意者可选用此方法。但本操作过程中患者所受痛苦较大，有时会发生逆行感染。

心功能严重不全或全身衰竭、急性下尿路感染、膀胱内大出血和膀胱容量小于 50 ml 者为绝对禁忌证。尿道狭窄或良性前列腺增生、肿瘤等导致膀胱镜插入困难者为相对禁忌证。

造影剂可分为低密度与高密度两大类，前者包括空气、氧气和二氧化碳气体，可以用来显示非高密度的尿路结石及早期的黏膜面肿瘤，但因有气体栓塞的危险，应谨慎使用；后者有 12.5% 的碘化钠溶液和 30% 泛影葡胺溶液。

检查前的基本准备同静脉尿路造影，但不必禁水，一般不必做碘过敏试验。方法是患者取膀胱截石位，在尿道膀胱镜下行输尿管插管，成人用 F5～6，小儿用 F4，插入的深度成人一般为 25～27 cm，插管成功后最好在透视监控下注入造影剂，一般每侧 5～10 ml，肾盂积水患者应适当增加剂量，注射时应避免造影剂中混有空气，注射速度不宜过快，压力不能过高，以免造影剂逆流而影响诊断。为使输尿管的全程显影，应边拔出输尿管导管，边缓慢注入造影剂。怀疑输尿管内有透光结石或占位性病变时，可注入空气作为逆行造影对比剂。对于肾功能不全的患者，为避免逆行造影后急性肾衰竭的发生，最好分两次做左右两侧逆行造影。造影后应常规应用抗生素，以预防感染。

造影片上输尿管的正常和异常表现同静脉尿路造影（图 5-8～图 5-12）。

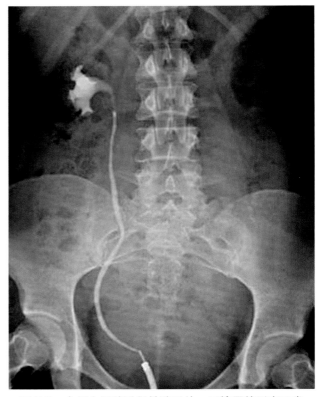

图 5-8　右侧上尿路逆行性造影片，示输尿管形态正常

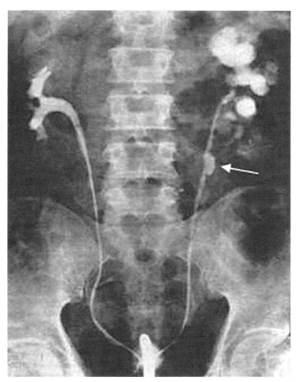

图 5-9　双侧上尿路逆行性造影片，显示右侧输尿管形态正常，左侧输尿管不规则，管壁僵硬，呈串珠样改变，局部扩张，术后病理检查证实为左侧肾输尿管结核

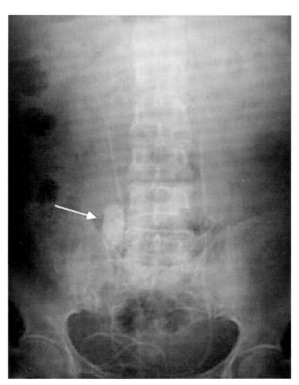

图 5-11　双侧输尿管逆行插管平片，可见右输尿管中上段高密度影

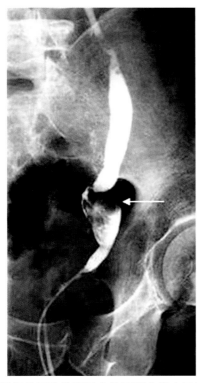

图 5-10　逆行性尿路造影示右输尿管中段充盈缺损，管壁不规则，上段轻度扩张积水，结合其他检查证实为输尿管癌

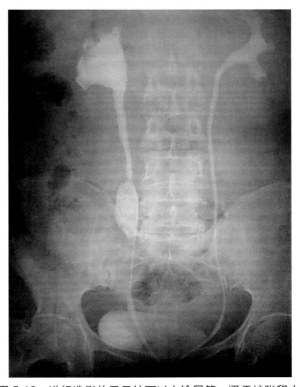

图 5-12　逆行造影片显示结石以上输尿管、肾盂扩张积水

第二节　超声检查

超声检查是由超声探头首先向人体内发射超声波，声波在人体内不同组织界面产生反射，反射的声波信息被仪器接收，通过处理后在监视器上显示，变成人们所能识别的信号，从而达到诊断疾病的目的。

超声检查仪的种类较多，按其显示回声方式和空间的不同可分为以下几类：① A 型超声，以显示回声的波幅高低、形状、多少来诊断疾病，现已基本被淘汰；② B 型超声，以辉度不同的光点来反映反射讯号强弱，为二维空间显示，是目前临床上最常用的方法；③ M 型超声，以显示波动的曲线，自左向右以水平慢扫描方式来诊断疾病，横坐标表示时间，纵坐标表示探查结构的位置和深度变化，主要用于心脏和大血管检查；④ D 型超声，即多普勒诊断模式，主要用于心血管方面，如多普勒超声心动图，可检测其形态学和血流动力学状况。此外，还有三维超声、超声CT、超声显微镜、P 型超声等。在泌尿外科疾病的诊断中最常用的为 B 型超声，检查输尿管的探头频率多用 3.5 MHz，对于体形瘦小的患者或小儿，为提高分辨率，可采用 5 MHz 频率的探头。

超声检查输尿管时为了减少肠气和粪便的干扰，应以空腹为宜。检查前嘱患者饮水 400～600 ml，待膀胱充盈后检查。为较好地显示输尿管病变，检查时应分俯卧位和仰卧位进行。俯卧位时，做肾纵切面和横切面检查，对肾盂和输尿管扩张积水者，可以显示肾盂输尿管连接处，并可向下追踪扫查到输尿管腹段至髂嵴上部。对于怀疑有输尿管中下段梗阻性病变者，可以取仰卧位。将探头先置于侧腰部行冠状切面探查，找到扩张积水的肾盂输尿管连接处，然后将探头移至腹部，找到输尿管，行纵切或横切追踪探查。检查膀胱后方和输尿管壁内段应在膀胱充盈的条件下进行，于下腹部行横切或偏左、偏右的纵切，可在膀胱液性暗区两侧后方探测到输尿管。对输尿管的超声检查，可采取"先两头，后中间"的原则，即先探查受肠气干扰较小的输尿管上段和下段，再探查输尿管的中上段。

正常输尿管与周围软组织缺乏声学对比且位置较深、管腔细，一般很难被超声所检出，仅可见近肾盂的部分上段、膀胱充盈时输尿管壁内段和出口。正常输尿管呈两条平行高回声，此为输尿管管壁，长约 1～3 cm，呈节律性蠕动；其间带状低回声为管腔内尿液，宽约 1～3 mm。当输尿管口喷尿时，在彩色多普勒上可见充盈的膀胱内膀胱三角区自两侧交替出现红色尿流信号，喷涌而出（图 5-13）。而对于输尿管内的尿流，彩色多普勒不能显示。

当输尿管梗阻、积水时，在输尿管纵切图上显示 3 条回声，即 2 条平行高回声之间夹有低回声或无回声区；横切面呈圆形高回声，中央有低回声区或无回声区。将探头停留片刻，可见输尿管由上至下的节律性蠕动。当梗阻严重、时间长、输尿管失代偿后，不能见到蠕动。从积水的肾盂沿着扩张的输尿管向下追踪，可能会发现梗阻原因和部位（图 5-14）。

输尿管结石表现为在扩张的输尿管下端，可以探及椭圆形或内弧形的强回声，后方伴声影（图 5-14）；当结石引起输尿管完全梗阻时，患侧输尿管口处无尿液喷出。对于微小的输尿管结石，由于肠气的干扰，容易漏诊，应结合其他检查方法（KUB 平片、CT 等）加以确诊。

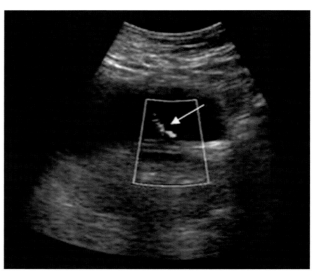

图 5-13　输尿管口喷尿彩色多普勒图

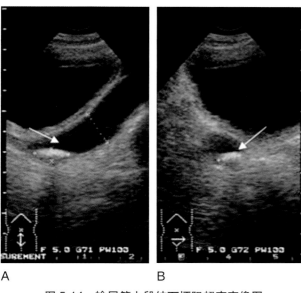

图 5-14　输尿管上段结石梗阻超声声像图

A，肾盂输尿管扩张积水，沿扩张的输尿管向下有一强回声光团。
B，可见强回声后方伴声影。

　　输尿管肿瘤造成输尿管局部不同程度梗阻，超声声像图上表现为梗阻近端输尿管及肾盂扩张、积水，沿扩张的输尿管向下追踪，可发现肿瘤在输尿管腔内呈高或低回声占位（图 5-15）。输尿管肿瘤在超声下常见表现有：①管腔的不规则狭窄、中断，管壁僵硬；②肿瘤回声增强或呈低回声，并与管壁分界不清；③浸润性肿瘤则以管壁的增厚、不规则为主；④低位输尿管肿瘤，可见肿瘤脱出到膀胱内，彩色多普勒可以看到脱出肿瘤的滋养血管，而对位于输尿管内的肿瘤则难以显示其内部血流。

　　输尿管膨出的超声声像图表现为在膀胱三角区出现圆形膨出，壁为纤薄回声，可为一侧或双侧。当膨出较小时，可见膨出随输尿管口的喷尿节律性膨大和缩小，有时可见到膨出向膀胱内喷尿的线状回声；当膨出 > 4 cm 时则看不到此改变。此外，输尿管膨出常合并肾积水、膨出内结石（图 5-16）及其他肾畸形，输尿管膨出确诊后应进一步探测输尿管及肾。

　　输尿管结核表现为输尿管增粗，管壁增厚而积水不多，形态僵直，不能节律性蠕动，常伴有同侧肾盂积脓，表现为肾盂内低回声，肾盂壁回声不规则。

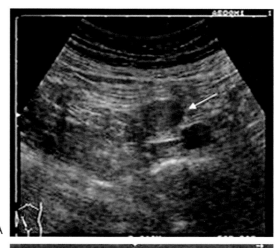

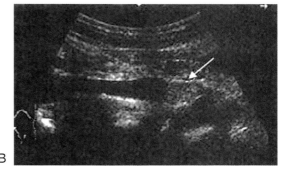

图 5-15　输尿管中段肿瘤超声声像图

A，横切面超声声像图，肿瘤表现为类圆形低回声光团。B，纵切面超声声像图，梗阻以上输尿管扩张积水。

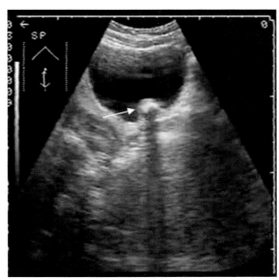

图 5-16　输尿管膨出伴囊内结石超声声像图

箭头所指为膨出内结石，表现为强回声光团后方伴声影。

第三节 CT 和 MRI 检查

一、CT 检 查

CT（computed tomography）是计算机体层摄影术的简称。它是用较窄的 X 线束围绕身体某一部位进行不同角度或螺旋状扫描，根据人体不同组织对 X 线的吸收与透过率的不同，应用灵敏度极高的仪器对人体进行测量，然后将测量所获取的数据输入电子计算机进行处理后得到数字矩阵，再由数模转换器转变为由不同灰度点组成的 CT 图像。CT 机根据扫描原理的不同可分为两大类：一类是 X 线球管、高压发生器和探测器同步旋转进行扫描的机械式 CT，即螺旋 CT（helical or spiral CT）；另一类是靶环和探测器固定，由电子束旋转撞击靶环产生 X 线进行扫描的超高速 CT（ultrafast CT，UFCT），又称电子束 CT（electron beam CT，EBCT）。目前临床上广泛使用的是螺旋 CT。

由于输尿管全程较细而长，其 CT 扫描一般在尿路造影后疑有输尿管病变时采用。根据尿路造影片所示疑点，拟定扫描范围。检查前应了解患者近期是否服用过钡剂、钙或含金属类药物，如有服用，应在停药 2 ~ 3 天后再行 CT 检查，以免胃肠道内此类高密度内容物产生伪影干扰输尿管的显像。

扫描时，患者取仰卧位，扫描范围自肾门至耻骨联合下缘。扫描层厚为 5 ~ 10 mm，扫描层距为 5 ~ 10 mm。一般先做平扫，如有必要再加做增强。为观察输尿管管腔充盈情况，宜于静脉快速注射 60% 泛影葡胺或非离子对比剂 30 ~ 60 ml 后 5 分钟扫描。

正常输尿管在 CT 片上呈类圆形软组织影，与周围组织不易分辨，增强后呈高密度点状影，位于脊柱两侧、腰大肌前方。输尿管结石（图 5-17）和局部肿瘤（图 5-18）行 CT 平扫即可确立诊断。在肿瘤无法确定而需与局部炎性病变或附近管外病变相鉴别时应加做增强扫描（图 5-19），这样可以进一步定位并明确诊断。肿瘤性病变表现为有一定边缘及不均质增强，而炎性病变则表现为轻

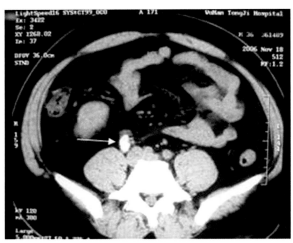

图 5-17　右输尿管上段结石

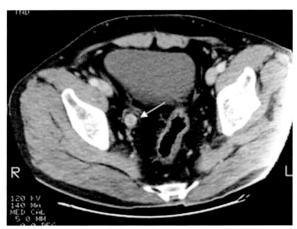

图 5-18　右输尿管下段肿瘤，肿瘤不均匀钙化

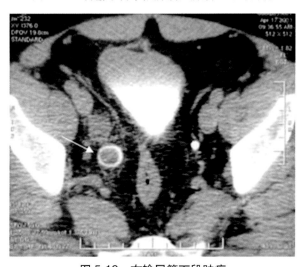

图 5-19　右输尿管下段肿瘤
CT 增强示输尿管增粗，管壁增厚，管腔内充盈缺损。

度增强且边缘不清伴病变周围水肿。对平扫无法鉴别的输尿管管外病变，在增强后可以获得准确的定位及定性诊断。

近年来，随着螺旋 CT 技术的成熟和三维重建功能软件的逐步完善，多层螺旋 CT 尿路造影（multislice spiral computed tomography urography, MSCTU）已被应用于泌尿系统疾病的检查和诊断。特别是 64 层螺旋 CT 的出现，以其超快速容积扫描的特点使螺旋 CT 泌尿系统重建技术可同时显示肾实质、肾集合系统、输尿管及膀胱的立体图像，已成为一种新的非侵入性检查方法。它可以清楚地显示输尿管的走行，狭窄、梗阻的部位，变异情况以及输尿管管壁、管腔内外的病变，为输尿管狭窄和梗阻的内因和外因诊断都提供了重要线索（图 5-20）。MSCTU 的三维立体图像可以任意旋转，找到观察病变的最佳方位，也可以从不同方位了解观察泌尿系统情况；并采用切割法去除骨骼、肌肉、脏器的叠加影像，使图像更直观清晰（图 5-21）。对于梗阻致肾功能受损的患者，梗阻侧尿路可无造影剂，用曲面重建（curved projection reconstruction, CPR）方法重建能清楚显示输尿管病变及尿路成像，不需再行逆行肾盂造影检查，避免了输尿管插管的痛苦及逆行感染，有利于保护肾功能。

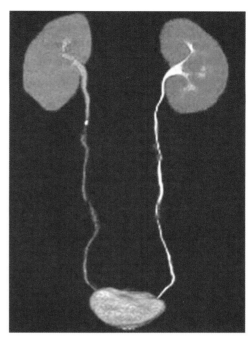

图 5-21　MSCTU 的三维立体图像，采用切割法去除骨骼、肌肉、脏器的叠加影像，使图像更直观清晰

二、MRI 检查

MRI（magnetic resonance image）是磁共振成像的简称。它是利用原子核在磁场内产生的信号经重建成像的一种成像方法。MRI 的轴位扫描可以达到与 CT 相同的效果，而且可以更清楚地显示浆膜层及周围的改变，包括水肿、肿瘤浸润和淋巴结肿大的情况，特别是早期的变化。

MRI 在诊断输尿管疾病上有独特的优点，不需造影剂即可显示整个尿路（肾盂、输尿管和膀胱），也称为磁共振尿路造影（MR urography, MRU）。MRU 的基本原理是肾盂、输尿管及膀胱内所含液体具有长 T_2 值（300～500 ms）、呈高信号，周围组织 T_2 值较短、呈低信号，白色高信号的液体在黑色低信号背景（腹腔内组织器官）的衬托下形成鲜明对比，使含液体的器官显影，原始图像采用经最大强度投影法重建，产生类似于静脉尿路造影及逆行尿路造影的影像。此项检查也简称为 MRI 水成像（图 5-22）。

MRU 检查具有无需使用造影剂和插管技术、无需腹部压迫、无放射线辐射、安全无并发症、不受尿路梗阻程度和肾功能损害程度影响等优点，可作为泌尿系常规检查的一种补充，尤其是对于

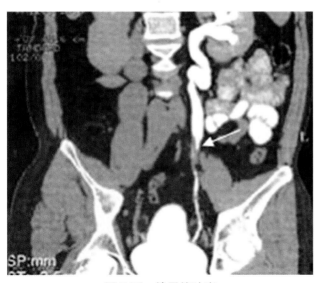

图 5-20　输尿管肿瘤

CTU 示左输尿管中下段管壁增厚，管腔锥状截断，局部造影剂充盈缺损，术后病理结果证实为输尿管移行细胞癌。

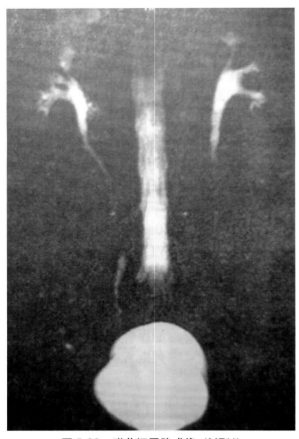

图 5-22　磁共振尿路成像（MRU）

IVU 等检查的禁忌证或诊断不明确的病例。

MRU 检查前无需禁食等肠道准备，但因肠腔液体或含水胃体易影响阅片，故检查前应少饮水；检查前应憋尿以充盈膀胱，特别是下段输尿管和输尿管出口，以利于检出病因。对于梗阻时间短、积水轻者，可口服或静脉应用利尿剂，以改善 MRU 效果。

MRU 能清楚地显示尿路，特别是对扩张的尿路，能明确梗阻的部位及梗阻的原因。对诊断尿路梗阻存在的敏感性达 100%，特异性为 96%，梗阻水平的定位准确性为 100%，对尿路扩张程度的判断和对梗阻原因的定性诊断准确性为 60% ~ 92%，与 IVU 检查结果相符。韩立新等将上尿路梗阻的 MRU 显像分为恶性梗阻、良性梗阻和解剖畸形所致梗阻三种类型。恶性梗阻多表现为尿路突然中断，梗阻端毛糙、欠光整，呈现鸟嘴样或近似杯口样改变，梗阻端以上尿路积水（图 5-23）。转移癌时为多处狭窄或不全梗阻，梗阻下方或周围多有异常不均匀高信号影。良性梗阻多表现为尿路自然中断，梗阻以上积水，尿路结石

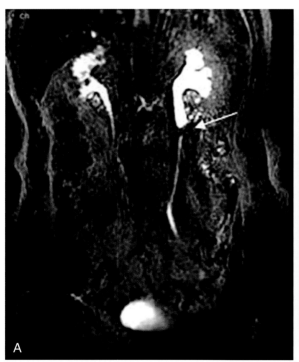

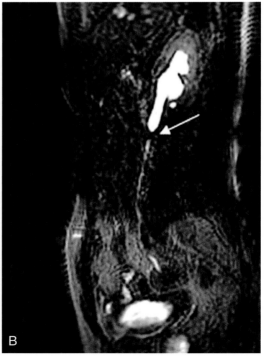

图 5-23　左输尿管上段癌的 MRU 正位（A）和矢状位 T$_2$ 加权像 (B) 显示：左输尿管上段不完全梗阻，梗阻以上尿路扩张积水

于梗阻端尿路表现为充盈缺损、不全狭窄、无杯口征，有时显示低信号的含钙结石（图 5-24）。但是由于成像原理及空间分辨率的限制，MRU 难以直接显示尿路结石，特别是小于 3 mm 的结石，需结合其他影像学资料、原始图像及 MRI 图像综合观察，才能全面准确地作出诊断。炎症性狭窄和手术后狭窄梗阻端呈悬针样（图 5-25）；输尿管息肉有低信号的充盈缺损及蚯蚓样改变；对于先天性畸形也应归类于良性梗阻。重复肾盂输尿管畸形者，MRU 能显示积水肾和输尿管（图 5-26），并能见输尿管异位开口处的隔膜形狭窄、输尿管并行畸形及输尿管末端膨出形成。

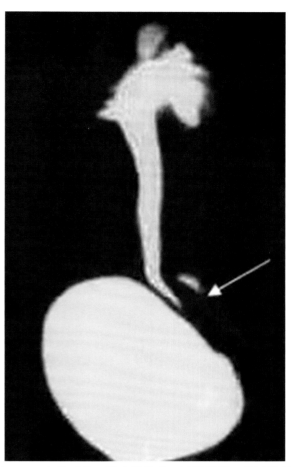

图 5-25　左输尿管下段炎性狭窄，呈悬针样，范围较长，近端输尿管及肾盂扩张

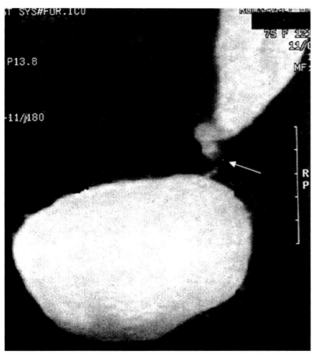

图 5-24　T$_2$ 加权像示输尿管下段结石，结石为低信号，结石以上尿路严重扩张积水

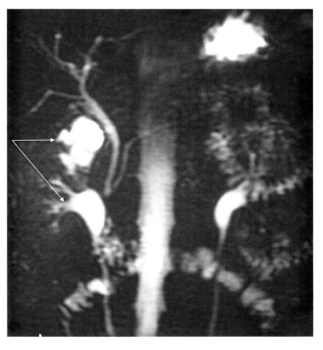

图 5-26　右侧肾盂重复畸形

第四节　输尿管镜检查

输尿管镜技术是膀胱镜技术在上尿路的延伸，是泌尿外科腔镜技术上的重要发展。1912 年，Hugh Hanton Young 使用 F9.5 膀胱镜为一个 2 个月的男孩进行检查，膀胱镜经尿道插入输尿管内，并到达肾盂、肾盏，做了第一次"输尿管镜"检查。1977 年，Goodman 和 Lyon 首次报道使用输尿管硬镜。1984 年我国郭应禄在北京首先开展输尿管镜检查及碎石治疗，之后广州吴开俊及全国多家医院开始应用此项技术，现已成为泌尿外科的常用技术，在全国普遍开展。由于输尿管镜的使用，使得输尿管疾病的诊断变得更直观可靠（图 5-27 ～ 图 5-30），并可对输尿管内的多种疾病

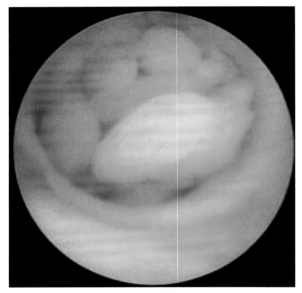

图 5-27　输尿管息肉

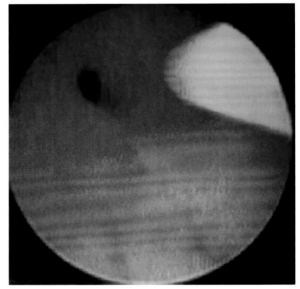

图 5-29　输尿管狭窄

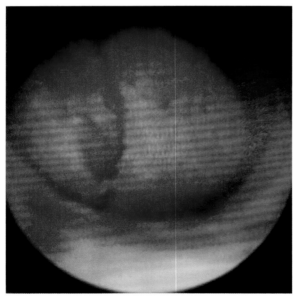

图 5-28　输尿管结石

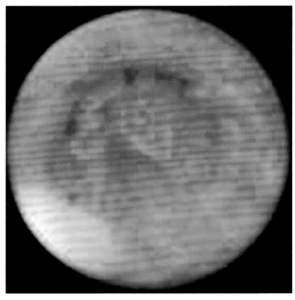

图 5-30　输尿管肿瘤（活检证实为移行细胞癌）

进行治疗，甚至可以观察到肾盂、肾盏的病变。

输尿管镜包括硬性输尿管镜和软性输尿管镜，此外，还有正在研制的软硬结合输尿管镜。其中，以硬性输尿管镜在临床的应用最为广泛。

1. 硬性输尿管镜：由金属制成，一般长约 41 ~ 43 cm，管径 F7 ~ 12.5，根据目镜与物镜的位置是否在同一直线上又可分为两类：①直视输尿管镜，目镜与物镜在同一直线上，并且有镜鞘，其灌注及操作孔道开口有一定角度，不能通过操作器件进行治疗（图 5-31）。此类输尿管镜可以设计得很细，甚至可以细达 F6，操作时无需扩张输尿管，主要用于输尿管疾病的诊断；②旁视输尿管镜，目镜与物镜不在同一直线上，有 45°和 90°两种，一般无镜鞘，其灌注和操作孔道在同一平面，可以依镜体类型的不同放入不同的操作器件，如活检钳、取石钳、激光光纤等，可用于输尿管疾病的诊断和治疗（图 5-32）。此外，还有一种长度为 35 cm 的较短的硬性输尿管镜，主要用于输尿管中下段疾病的诊断和治疗。

硬性输尿管镜容易操作，可在直视下进镜，具有大口径的工作腔道，能采集到高质量的影像，较适合输尿管下段，尤其是髂血管水平以下的输尿管内的检查及治疗。

2. 软性输尿管镜：由可弯曲性材料制成，镜体有冲水和操作孔道，其前端部分可由调节柄操作而向不同方向转动，可以通过迂曲或成形后的输尿管（图 5-33）。较适合输尿管上段、肾盂和肾盏的观察，其进镜需要在导丝的引导下进行。

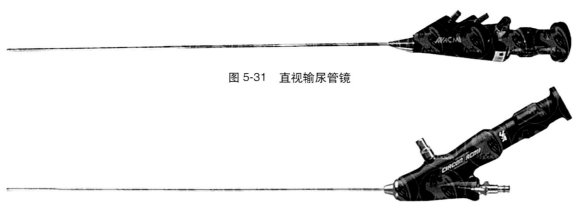

图 5-31　直视输尿管镜

图 5-32　旁视输尿管镜

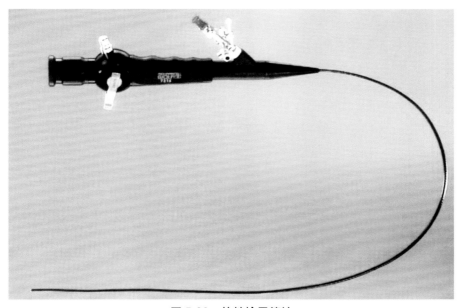

图 5-33　软性输尿管镜

3. 软硬结合输尿管镜：兼有硬性和软性输尿管镜的优点，目前已有末段可弯曲输尿管肾镜等兼有硬性和软性输尿管镜特点的产品应用于临床。

在输尿管疾病的诊断方面，输尿管镜主要用于：①明确造影时输尿管内充盈缺损的性质；②不明原因的输尿管梗阻；③输尿管口喷血或找到肿瘤细胞，而造影未显示病变者；④肿瘤活检或上尿路移行细胞癌腔内治疗后随访。

除急性尿路感染、严重出血性疾病或不能耐受手术、麻醉者外，无绝对禁忌证。若骨盆和髋关节疾病不能取截石位、输尿管扭曲严重者可行输尿管软镜检查。

检查前应向患者做好解释工作，消除其恐惧心理，争取合作。常规行尿常规检查，如有泌尿系感染，应使用抗生素控制感染后再行检查；摄泌尿系平片和静脉尿路造影，以了解尿路情况，必要时行逆行造影。

检查时，一般采用硬膜外麻醉，不能采用硬膜外麻醉者也可采用静脉麻醉或局部麻醉。患者取截石位，女性患者先用手指分开小阴唇，找到尿道外口，直视下将输尿管镜插入膀胱；男性患者需先提起阴茎，使耻骨下弯消失，进镜至尿道球部时可见12点处弯月状突起，为耻骨后弯尿道固定处，此时将镜体下压越过尿道膜部，松开阴茎，达到精阜后镜体转为水平，在灌注泵水压的作用下后尿道被冲开，又可以看到腔道，直视下进镜至膀胱，即可观察膀胱和两侧输尿管管口的情况（图5-34）。为防止膀胱过度充盈，可先从尿道置入F10普通导尿管，而且插入的导尿管对进镜也可起到引导作用。

部分患者在输尿管镜进入输尿管开口前，要先行扩张。常用的扩张方法有以下两种。

1. 被动扩张法：检查前将输尿管导管或双J管在输尿管内留置1~3天。此种方法扩张输尿管口的效果肯定，但是增加了尿路感染的危险性并增加了患者的治疗费用和时间，现临床上一般较少使用。

2. 主动扩张法：此方法又包括：①器械扩张法，采用管状扩张器或金属橄榄头扩张器，在膀胱镜直视下向检查侧输尿管内置入斑马导丝，顺导丝将扩张器通过膀胱镜的操作孔道轻轻推入输尿管口，从F6开始扩张，每次增加F2，一直扩

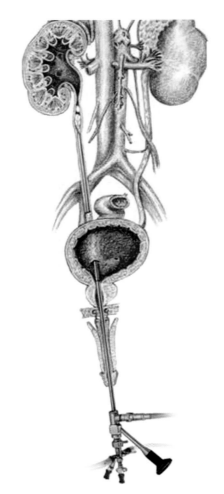

图 5-34　输尿管镜进镜示意图

张到F12~14。扩张时应顺导丝推进，必要时可轻轻旋转扩张器，切不可使用暴力，以免造成假道。也可采用气囊导管扩张，常用的气囊扩张导管为F7，长70~80 cm，气囊长4 cm，扩张直径为5~6 mm。操作时，首先在膀胱镜下将自带的导丝或斑马导丝插入输尿管口，并将其定位于肾盂内。在影像设备的监测下，将气囊顺导丝插入输尿管口，缓慢充气。扩张完全后放气退出。其扩张效果肯定且安全，但是费用较管状扩张器和金属橄榄头扩张器高，限制了其在临床上的应用；②液压灌注泵扩张法，是在输尿管镜的直视下，用液压泵灌注无菌生理盐水直接扩张输尿管口，是临床上最常用的方法，除有扩张作用外，还可保持视野清晰。使用时，应注意灌注泵的压力不能过大。

输尿管口扩开后即可插入输尿管镜进行检查。硬性输尿管镜和软性输尿管镜的操作有所不同。

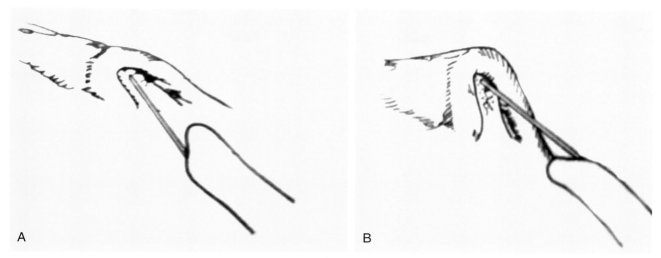

图 5-35　输尿管进镜法

A，将输尿管镜沿导丝接近输尿管口；B，进镜前将镜体反转 180°，使输尿管镜前端的尖端向下，利用导丝上提和液压泵加压灌注的作用将输尿管镜插入。

分述如下：

1. 硬性输尿管镜进镜：输尿管镜进入膀胱后，找到检查侧输尿管口，从操作孔道向输尿管插入导丝或输尿管导管，在其引导下，先将镜体前端的导丝或导管挑起，使输尿管的上唇抬高，显露出输尿管腔，根据管腔的走行方向，将输尿管镜反转 180°，使输尿管镜前端的尖端向下，在液压泵加压注水的帮助下进镜（图 5-35）。进入输尿管后，应将镜体复位，否则输尿管镜的尖端顶住输尿管的内侧壁，难以继续前进。进入输尿管口后，稳住镜体，保持整个输尿管管腔位于输尿管镜视野中央，沿导丝向上缓慢进镜（图 5-36），输尿管镜的位置和方向要符合患者输尿管的走行：输尿管壁内段由内下向外上走行，长约 1.5 ~ 2 cm，要注意其出膀胱后上行约 2 ~ 3 cm 后开始"爬坡"。此时输尿管越过髂血管处，走行变化大，需将镜体尾端下压，使其前端抬高，才能看到输尿管管腔，然后沿着导丝前行，该处可以看到髂动脉的搏动。达到输尿管上段时，可明显观察到输尿管随呼吸上下移动，吸气时输尿管随肾下移，而出现成角；呼气时输尿管伸直，利于输尿管镜的推进。输尿管迂曲较大时，可将患者体位转为头低位或由助手托起肾区，使肾上移而拉直输尿管以克服扭曲。参考术前造影片，可以根据患者呼气或吸气时，管腔的改变情况选择使用下压、上顶、内推或外拉四个动作以协助进镜。达到肾盂输尿

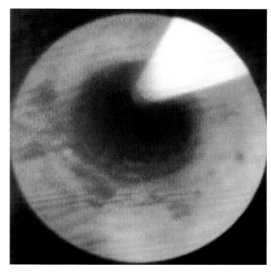

图 5-36　在输尿管导管的引导下进镜，保持输尿管管腔位于视野中央

管连接部时，有时可见环形狭窄，前面视野变黑。进入肾盂后可观察到肾上盏。检查时，应根据输尿管镜进镜的长度和患者的高度大致判断是否已进入肾，以免继续进镜导致穿孔。

2. 软性输尿管镜进镜：常用的有以下几种方法：①导丝法，输尿管口扩张完毕后，将导丝留置于输尿管腔内，软性输尿管镜即可在导丝的引导下进入输尿管。操作前，应排空膀胱以防止镜

体在膀胱内扭曲；②套管法，F12 或 F14 塑料制套式扩张器外层带有一套管，扩张完毕后，取出扩张器芯，保留套管鞘，可将软性输尿管镜通过套管鞘插至所需要到达的检查部位，将鞘管撕成两片，缓慢退出，即可检查；③直接法，将软性输尿管镜在直视下直接插入输尿管。此法由于镜体容易在膀胱内扭曲盘绕而成功率低。

输尿管镜检查作为一种有创检查，较常见的并发症有：①出血，常由术中输尿管损伤所致，一般较轻，无需特殊处理；如出血严重，要考虑损伤周围脏器可能，应停止检查，必要时行介入治疗或开放手术。②感染和发热，较常见，一般对症处理即可缓解。③输尿管损伤，多发生在输尿管壁内段或输尿管弯曲、狭窄处，可以出现黏膜撕裂、黏膜下假道形成或穿孔。一般损伤较轻，可保守处理，如留置输尿管导管或双 J 管 7 ~ 10 天，保持输尿管引流通畅，并使用抗生素预防感染；当发生输尿管黏膜撕脱甚至输尿管全程断裂时，应立即行开放手术处理。④术后肾绞痛，常由于术后输尿管水肿或血块通过输尿管所致，可行解痉止痛处理。⑤输尿管狭窄或闭锁，为输尿管镜检的远期并发症，主要由局部输尿管壁缺血所致。常发生在早期镜体较粗时，现少见。可采用气囊扩张或开放手术处理。⑥膀胱输尿管反流，较少见，如无合并尿路感染可不处理。

第五节　放射性核素检查

应用于输尿管梗阻性疾病的放射性核素检查方法主要有以下几种。

一、放射性核素肾图

放射性核素肾图（radionucleiorenogram）是经静脉注射由肾小球滤过或肾小管上皮细胞分泌而不被重吸收的放射性显影剂，用肾图仪在体外肾区连续记录其滤过、分泌和排泄的过程，并以时间－放射性曲线形式记录下来，以了解两侧肾的功能状态和上尿路通畅情况，所记录的曲线称为肾图。

正常人左、右两肾的肾图曲线的形态和高度基本相同，包括以下 3 段（图 5-37）：① a 段（血管段），其高度在一定程度上反映肾的血流灌注量；② b 段（分泌段），其上升的高度及斜率反映肾有效血浆流量和肾小管细胞的分泌功能；③ c 段（排泄段），其下降的斜率反映放射性核素从肾盂、输尿管排出的速度。

当输尿管发生梗阻性病变时，肾图主要表现为以下几种类型：①持续上升型，a 段基本正常，b 段持续上升，于检查结束时（注射后 15 ~ 20 min）也未见下降的 c 段；其临床意义为：出现在单侧多见于急性输尿管梗阻，出现在双侧多见于急性肾衰竭的少尿期或继发于下尿路梗阻所致的双侧上尿路引流不畅。②抛物线型，a 段正常或稍低，b 段上升缓慢，峰时后延，c 段下降缓慢，峰形钝圆；主要见于肾功能受损、肾缺血或输尿管梗阻伴轻、中度肾盂积水。③高水平延长型：a 段基本正常，b 段斜行上升不明显且基本维持在同一水平，下降的 c 段不出现；此型多见于输尿管梗阻伴明显肾盂积水。④低水平延长型，a 段明显降低，b 段无明显上升趋势；常见于慢性上尿路梗阻致肾功能严重受损者。

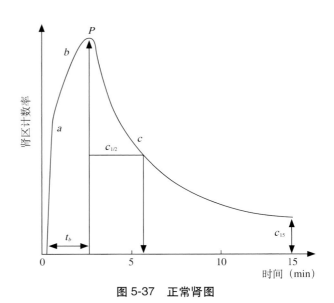

图 5-37　正常肾图

二、利 尿 肾 图

对于常规肾图为正常者，可嘱患者于检查结束后半小时饮水 300 ml，静脉内注射呋塞米 20 mg，3 min 后再注入放射性显影剂并记录肾图。如常规肾图为梗阻图形，则不中断检查，在常规泌尿系动态显像后 15 ～ 20 min，静脉注射呋塞米 20 mg，并连续记录肾图曲线。

利尿肾图（diuresis renogram）主要用于鉴别诊断机械性上尿路梗阻和非机械性上尿路梗阻。其原理是非机械性梗阻原因引起肾盂扩张，由于肾盂内张力降低，使尿液淤积在肾盂内，经静脉注射利尿剂后，短期内尿量明显增加，使肾盂内的尿液加速排出，肾图的 c 段得到改善；而机械性梗阻所致的肾盂扩张，由于梗阻的原因未解除，注射利尿剂后即使尿液增加，肾图的 c 段仍不会明显改善。

第六节　上尿路尿动力学检查

上尿路尿动力学主要研究尿液输送过程中肾盏、肾盂、输尿管的生理学活动，目前还处于探索发展阶段，临床上较少应用。主要检查方法有以下几种。

一、经肾或输尿管造瘘管导管的压力测量

本方法只需将造瘘管与压力测量装置相连接，即可测得肾盂或输尿管的压力。正常情况下肾盂内的基础压力约为 0.98 kPa（10 cmH$_2$O），当发生输尿管梗阻时，此压力也相应增高。

二、经皮肾盂穿刺灌注测压法（Whitaker test）

具体方法是在 X 线透视（需先经静脉注入造影剂）或超声引导下经皮肤穿刺将一导管插至肾盂，同时经尿道向膀胱内插入一测压管监测膀胱内压力。在向肾盂灌注前，首先记录导管阻力所产生的压力，然后以 10 ml/min 的流量向肾盂内灌注生理盐水，直至达到平衡状态或压力显著升高为止。所测得的压力减去肾盂内灌注时的导管内压力即膀胱内压，即为灌注时肾盂内的相对压力。正常时此压力 < 12 cmH$_2$O，压力越高说明梗阻程度越严重。

三、逆行输尿管测压

本法是通过膀胱镜将测压管逆行插入输尿管内，可分别测得肾盂及输尿管各段的压力。在正常情况下，输尿管腔内静息压力为 0 ～ 0.49 kPa（0 ～ 5 cmH$_2$O），输尿管蠕动时收缩压力为 0.98 ～ 3.63 kPa（10 ～ 37 cmH$_2$O），有时高达 3.92 kPa（40 cmH$_2$O），但很少超过 4.9 kPa（50 cmH$_2$O）。输尿管各段压力不等，越接近肾盂压力越低。当出现梗阻性病变时，输尿管内压力增高。

四、动态影像学检查

本法是在做排泄性尿路造影的同时，直接在监视器上连续动态地观察、记录肾盏、肾盂、输尿管的收缩蠕动情况，以及充盈缺损、狭窄、扩张、反流等病理改变。正常输尿管的蠕动频率为 2 ～ 10 次 / 分（平均 3 ～ 4 次 / 分），每次收缩时间为 2 ～ 3 秒，每次松弛时间为 1 ～ 3 秒，两次蠕动间隔时间为 7 ～ 9 秒，蠕动速度为 3 cm/min。当输尿管发生梗阻后，输尿管的蠕动就会出现异常。

（杨为民　严泽军）

参 考 文 献

[1] 李世杰，杜静波，马书亮 . 多层螺旋 CT 尿路造影对输尿管癌的诊断价值 . 中国介入影像与治疗学，2005, 2(6): 428-430.

[2] 吴阶平 . 吴阶平泌尿外科学 . 济南：山东科学技术出版社，2004: 199-358.

[3] 谷现恩，邹英华 . 实用泌尿外科影像学 . 郑州：郑州大学出版社，2003: 24-144.

[4] 郭应禄 . 泌尿外科内镜诊断治疗学 . 北京：北

京大学医学出版社，2004: 107-116.

[5] 韩立新，吕军，黄新华，等．磁共振尿路造影临床应用研究．中华放射学杂志，1997，31(10): 678-681.

[6] 何家扬．泌尿系梗阻性疾病．上海：上海科学技术出版社，2005.

[7] Noroozian M, Cohan RH. Multislice CT urography: state of the art. BJR, 2004, 77: 74-86.

[8] Kawamoto S, Horton KM, Fishman EK. Computed tomography urography with 16-channel multidetector computed tomography: a pictorial review. JCAT, 2004, 28: 581.

[9] O'Malley ME, Soto JA, Yucel EK, et al. MR urography: evaluation of three-diamensional fast spin-echo technique in patients with hydronephrosis. AJR, 1997, 168: 387-392.

[10] Hudson RG, Conlin MJ, Bagley DH. Ureteric access with flexible ureteroscopes: effect of the size of the ureteroscope. BJU Int, 2005, 95(7): 1043-1044.

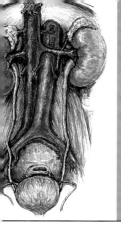

第六章

输尿管手术麻醉与镇痛

输尿管手术主要用于治疗结石（直径 > 1.0 cm）、肿瘤、畸形、外伤、梗阻、输尿管瘘等疾病，以输尿管结石手术为最多。20 世纪 80 年代以来，泌尿外科技术发展迅速，取得了可喜的进步。例如，在泌尿系统结石的手术治疗上，体外冲击波碎石技术和内镜技术已经取代了开腹术。而内镜技术被广泛用于各种外科操作中，提高了泌尿系统肿瘤的诊断率，大大提高了根治手术的比例。微创手术使一部分既往因病情严重而不能耐受开放手术的患者又有了接受手术治疗的可能性；腹腔镜手术所必需的人工气腹条件将会使患者在术中发生特殊的生理变化，增加了潜在并发症的发生率。这些外科技术方面的进展也给麻醉医师带来了更多的挑战。

第一节　输尿管的解剖和神经分布

输尿管走行于后腹膜的腰大肌前内侧，其交感神经的支配来自 T10 ~ T12 脊神经，迷走神经分布于输尿管的上中段，下段由骶神经的副交感神经支配。输尿管中下段的神经支与精索、附睾神经有联系。因这部分脊髓节段同时还可感知腰背部、侧腰部、髂区、阴囊或阴唇区域的躯体刺激，因此，来自肾区和输尿管的疼痛常放射到这些区域。

输尿管手术所需要的麻醉阻滞范围
上部：T5 ~ L2；下部：T10 ~ S4

第二节　输尿管手术麻醉特点

1. 输尿管手术中，如为双侧则常伴有肾功能损害，导致水、电解质和酸碱平衡紊乱，心血管系统、代谢、造血系统出现病理改变。

2. 在输尿管畸形矫正手术中，小儿占相当比例，2 岁以下患儿约占 50%，可能伴有全身营养不良或贫血，以及合并其他器官疾病，可直接影响病儿手术和麻醉处理及预后。因此，麻醉医师应掌握小儿麻醉特点。

3. 在肿瘤手术中，老年人占一定的比例，麻醉医师应具备为老年患者麻醉的能力。

4. 泌尿外科手术常需取特殊体位，如截石位、侧卧位以及俯卧位等。应重视对呼吸、循环的管理。

5. 输尿管手术时，经常遇到一些并发症，如术中大量渗血、出血，偶有术中发生胸膜损伤导致气胸，上段输尿管结石行顺行经皮肾镜术时发生冲洗液外渗等。麻醉医师应对上述意外有充分思想准备。

6. 已有研究表明，CO_2 在腹膜外间隙的吸收率要高于其在腹膜腔内的吸收率，因此，在腹膜外间隙入路的输尿管腹腔镜手术中，麻醉医师应密切监测和调整患者的通气，以维持正常的血 CO_2 浓度。

第三节　输尿管手术麻醉选择及术中管理

输尿管手术麻醉可选用椎管内麻醉，对于短小的输尿管镜手术也可选择静脉麻醉，腹腔镜手术以及需胸腹联合切口或有硬膜外阻滞禁忌证者，可用气管内全麻。

充分的术前准备是完成每一例输尿管手术麻醉的基础，其中包括了解患者的基本状况，必需的术前检查，研究输尿管病变与周围器官的关系以及并发症的纠正等。

选择合理的麻醉药物和麻醉方法很重要。麻醉药物中，除了甲氧氟烷和可能的恩氟烷以外，其他麻醉剂并不会直接导致肾功能不全，也不影响肾对应激反应的代偿。虽然麻醉剂并不直接损害肾，但可以和某些病理状态，如低血容量、休克、肾毒性物质以及一些引起肾血管收缩的因素等共同作用而导致肾功能不全。如果所选用的麻醉技术可引起持久的心输出量减低或低血压，同时又伴有强的肾血管收缩就可导致急性肾功能不全或肾衰竭。这种情况在全麻或局麻时均可能发生。目前还没有对比性的研究来论证全麻或局麻肾保护作用的优越性。

严重的肾功能损害可影响一些麻醉剂的降解、代谢及排泄。除吸入性麻醉药外，作用于中枢神经系统的药物（大多为脂溶性药物）需经肝转化为水溶性物质后再经肾排泄。在肾衰竭患者，非吸入性麻醉剂的水溶性代谢产物可在体内聚集，即使代谢产物活性仅是其母体活性的很小比例，也会延长其临床作用时间。一些以原形经肾排泄的药物（某些非去极化肌肉松弛剂、胆碱酶抑制剂、某些抗生素和地高辛等），在肾衰竭患者中其半衰期延长。一些临床常用的麻醉剂常是高蛋白结合类药物，因而在肾衰竭患者因其血浆蛋白结合率降低而使其临床效应增强。肾衰竭也可使某些药物在体内的分布容积增加，从而延长其半衰期。对于某些肾病合并其他疾病的患者还需注意术前用药与术中某些麻醉药物的相互作用。

一、阿片类药物

临床研究发现，单次剂量吗啡的药动学并不

因为肾衰竭而发生变化，但长期用药可能会导致其代谢产物 6- 葡萄糖醛酸的积累，这一产物有很强的麻醉和镇静效应。因终末期肾病患者吗啡的血浆蛋白结合率降低，用药时首剂应酌情减量。

哌替啶有较强的神经毒性，其代谢产物去甲哌替啶需经肾排泄，故对肾功能明显异常的患者不应使用；在肾衰竭患者，可待因的麻醉效应延长，临床不建议使用。

对终末期肾病患者而言，芬太尼是一种很好的阿片类药物，具有无活性代谢产物、血浆游离药物浓度不变、体内再分布期较短的特点。尿毒症患者对少 – 中量的芬太尼滴定给药有较好的耐受。

瑞芬太尼在体内可被血浆和组织中的酯酶快速降解为经肾排泄的低生物活性的代谢产物 GR90291。肾衰竭患者对瑞芬太尼的清除率没有影响，但可使 GR90291 的排泄速率减低。

终末期肾病患者阿芬太尼的蛋白结合率下降，但其半衰期及血浆清除率并不发生改变，代谢产物也不具生物活性，所以，在肾衰竭患者阿芬太尼的总量和持续输注剂量与肾功能正常者基本相同，但应谨慎给予负荷剂量。

舒芬太尼在终末期肾病患者的血浆游离浓度维持不变，但其药动学变化较大，有临床效应延长的报道。

二、镇静药及静脉麻醉药

在同样的麻醉诱导剂量下，血中游离硫喷妥钠的量在肾衰竭患者是正常人的两倍。所以，在肾衰竭患者，硫喷妥钠的临床效应明显增强，因而，尿毒症患者的用药剂量应低于正常人。

氯胺酮的蛋白结合率明显低于硫喷妥钠，所以肾衰竭对氯胺酮的血浆游离浓度影响较小，其以药物原形经肾排出的比例不到 3%，但在肾衰竭合并高血压的患者必须非常谨慎，以免出现血压的异常升高。

肾功能正常时依托咪酯的蛋白结合率虽然并不高，只有 75%，但在终末期肾病患者，其血浆游离状态药物的比例增高。因其心血管抑制作用较弱，所以依托咪酯在肾衰竭患者的麻醉诱导时并不改变其临床效应。

丙泊酚可完全、快速地经肝代谢，转化为无生物活性的代谢产物，由肾排出，其药动学不受肾功能的影响。因此，临床上丙泊酚的标准诱导剂量和持续输注剂量在肾衰竭患者中也是安全的。

苯二氮䓬类药物是高蛋白结合率的一类药物。在慢性肾衰竭的患者，因游离状态的药物比例增大使其临床效应明显增强。一些苯二氮䓬类药物的代谢产物具有生物活性，在无肾功能障碍患者重复给药会使这些代谢产物在体内蓄积。慢性肾衰竭患者对单次剂量的苯二氮䓬类药物耐受性较好，但因血浆游离药物增加和机体对药物的敏感性增加，其用药应酌情减量。

三、肌肉松弛药

在终末期肾病患者，肌肉松弛药（简称肌松药）是临床效应明显延长的最常见的一类麻醉药，原因是其代谢产物主要依靠肾排泄。仅有氯琥珀胆碱（琥珀胆碱）、阿曲库铵、顺－阿曲库铵和米库氯铵（美维松）以药物原形经肾少量排泄，绝大多数非去极化肌松药在无肾功能障碍患者中是经肝排泄或代谢为失活产物而终止作用的。

腹腔镜输尿管手术多选择后腹膜间隙入路。由于后腹膜间隙为一潜在间隙，有广泛的疏松结缔组织，因此，采用腹膜后途径更易引起高碳酸血症及皮下气肿。为防止 CO_2 蓄积，采用机械控制呼吸，保证足够的气体交换量，使 CO_2 能顺利排出体外，术中应注意监测气道压力，密切观察 CO_2 气腹时的腹内压，维持充气压力不超过 15 mmHg。有研究报道，腹膜后间隙 CO_2 充气压力达到并超过 15 mmHg 时，可使肺顺应性降低 50%，并对血流动力学有一定的影响，使 HR、BP 明显升高，同时引起少尿等一系列生理改变，麻醉中进行严密的监测与管理有助于减少术中及术后并发症。

小儿输尿管畸形及肿瘤手术可在基础麻醉下实施连续硬膜外或骶管阻滞，必要时气管插管或使用喉罩以保证病儿的通气安全。麻醉技术选择与麻醉医师经验和技术熟练程度有关，任何时候都应根据小儿对麻醉药的反应调整剂量。

不同年龄组儿科患者器官功能的成熟程度不同，疾病原因和病情也不同。麻醉选择应按病儿年龄、全身状况、手术部位和范围以及是否合并其他器官损害等问题综合考虑。手术时间较长，病儿较小，维持气道通畅就显得很重要。无论选择何种麻醉剂，都应做好气管插管的准备，必要时进行气管插管。对于无肾功能损害者，除甲氧氟烷外，其他吸入麻醉剂均可选用。静脉麻醉剂按手术时间长短选择用药，特别是麻醉镇痛剂。婴幼儿对药物很敏感，易导致呼吸抑制，术中和手术结束后应注意观察呼吸。硬膜外麻醉可满足大多数泌尿系手术需要的镇痛、肌肉松弛和反射抑制。因此，泌尿系手术硬膜外麻醉（3 个月以内小婴儿可用骶麻）是良好的选择。硬膜外麻醉基础上气管插管病儿可保留自主呼吸，使用小剂量静脉或吸入麻醉剂，以能耐受气管导管为度（机械通气除外），可使麻醉剂对循环和呼吸的抑制减至最少，手术结束后，病儿清醒快，拔管后亦便于术后护理。

小儿输尿管畸形中膀胱输尿管反流（VUR）是常见的先天畸形，其诊断和治疗都需要麻醉医师参与。诊断检查包括膀胱镜检查、逆行静脉肾盂造影（IVP），以及各种尿动力学检查包括排泄性膀胱尿道造影术。严重肾功能损害者需透析，最终肾移植。术前应控制感染，处理高血压和并发症，待病情稳定后施行手术。麻醉管理特点是：尿路操作时要求麻醉深度能抑制膀胱镜等手术刺激，防止麻醉浅引发喉痉挛；而进行各种尿动力学检查时，麻醉应浅，不能影响排泄的准确性。阿托品因松弛膀胱平滑肌对尿动力学研究有干扰而应避免。使用硫喷妥钠以及高吸入浓度的挥发性麻醉剂，均可抑制膀胱括约肌张力和活性，联合应用 N_2O，可减少静脉或吸入麻醉药用量。此类患者发生喉痉挛和胃内容物反流的风险增高。要求麻醉医生技术熟练。利多卡因 1.5 mg/kg 静脉用药可使麻醉诱导更平稳，VUR 主要并发症是肾功能损害和高血压。无肾功能损害时，也能合并高血压，因高血压更多情况下起因于血管损害，而不是肾实质损害。有肾衰竭者，应谨慎使用非去极化肌松药。用神经刺激器监测尽量降低肌肉延迟瘫痪的发生。尿路感染者应用某些抗生素可增强非去极化肌松药的肌肉松弛作用。

第四节　术后急性疼痛的治疗

术后急性疼痛是机体对组织损伤、内脏扩张或疾病本身的复杂生理反应。疼痛刺激机体释放一系列应激激素和儿茶酚胺，对于术后恢复产生不利影响。同时，一系列疼痛刺激不断上传可诱发脊髓和大脑发生应激改变，引起中枢神经系统超敏反应或放大的现象。通过最佳的疼痛控制不仅能减轻疼痛和功能障碍，而且可减少术后疼痛并发症和死亡率。

急性疼痛治疗不能单用一种镇痛药或一种方法消除术后疼痛，相反，通过联合给予小剂量多种镇痛药物，可以增强患者疼痛控制满意度，每一种药物在疼痛的不同阶段减轻疼痛，即"多峰止痛药镇痛"。预先镇痛（超前镇痛）是多峰止痛药镇痛的观点之一。它可以增强术前、术后抗伤害反应感的强度，以及防止切割及炎性刺激导致的中枢神经系统致敏作用。切皮前给予长效的神经阻断剂及 NSAID 或 COX-2 抑制剂被证明可明显减轻术后疼痛及阿片制剂的需要量，并减少术后慢性疼痛综合征的发生率。

一、术后疼痛的分类与术后疼痛影响因素

（一）分　类

1. 躯体疼痛（创口疼痛）：手术直接波及的部位，如皮肤、肌肉、骨骼及神经等组织。所致的损伤疼痛表现为局限性、表浅性伤口处疼痛，定位准确，其疼痛程度与创伤程度密切相关。

2. 内脏疼痛（牵拉疼痛）：内脏手术或牵拉到内脏所致的内脏疼痛，一般为深在性钝痛，其疼痛强度和内脏的敏感性有关。

（二）影响术后疼痛的因素

术后疼痛强度和持续时间的影响因素主要有以下两方面。

1. 患者因素：术后疼痛的程度和持续时间常因人而异，且影响因素很多，包括患者的性别、年龄和社会文化背景、受教育的程度、道德修养等。男性对疼痛的耐受性较强，一般老年人及婴儿对疼痛反应较为迟钝。此外，患者的心理因素在疼痛中有十分重要的作用。

2. 手术因素：术后疼痛与手术种类、手术创伤的程度和部位有关。

二、术后镇痛的原则

1. 根据手术部位和性质，对预计术后疼痛较剧烈的患者，在麻醉药物作用未完全消失前，应主动预防给药，如硬膜外间隙预先置管保留，手术结束后定时向硬膜外间隙注入小剂量长效局麻药或小剂量麻醉性镇痛药。

2. 术后需应用镇痛药的患者，应首选非麻醉性镇痛药和镇静药联合应用，尽量避免或少用麻醉性镇痛药。

3. 用于术后镇痛的药物，应从最小有效剂量开始。

4. 手术后应用镇痛药物前，应观察和检查手术局部情况，以明确疼痛的发生原因。

5. 应用镇痛药，其用药间隔时间应尽量延长，以减少用药次数；用药时间应短，通常镇痛药的应用不应超过 48 h。

三、术后镇痛的常用方法

1. 口服用药

一般认为对轻、中度手术后疼痛可进食的患者可采用口服镇痛药物。口服给药起效慢，个体差异大，但经口服途径给药目前仍有应用。

2. 皮下注射镇痛

术后应用皮下注射给药镇痛能起到良好的镇痛效果。如吗啡镇痛作用开始快而维持时间短，皮下注射 10 mg，5 min 起效，维持 2 h。其不良反应有呼吸抑制、成瘾等。

3. 肌内注射镇痛

与口服给药相比，肌内注射镇痛药物起效快，易于迅速产生峰作用。其缺点在于：注射部位疼痛，血药浓度的波动影响镇痛效果。肌内注射吗啡或哌替啶之后，患者血浆药物浓度的差别可达 3~5 倍，药物的峰作用时间 4~108 min。这些因素

可导致某些患者镇痛不全或并发症的发生。尽管如此，肌内注射药物在较轻的术后镇痛中仍较常用。

4.静脉注射镇痛

单次间断静脉内注射麻醉性镇痛药时，血药浓度难以维持恒定，起效迅速，药物在体内快速重新分布，使单次静脉注射后作用时间较短，故需反复给药。而连续静脉点滴则节约人力，血药浓度亦很少波动。为使血药浓度尽快达到有效水平，连续静脉点滴之前一般需注射一次负荷剂量的药物。

5.神经阻滞镇痛

椎旁阻滞是输尿管手术常用的神经阻滞镇痛方法。

6.椎管内注药镇痛

硬膜外间隙镇痛：经硬膜外镇痛不良反应少，效果确切。药物注入硬膜外间隙后主要透过硬脊膜抵达脊髓而发挥其效能。

硬膜外镇痛药物的选择见表6-1。

硬膜外阿片类药物镇痛效应和其他镇痛方法

表 6-1 硬膜外镇痛药物的选择

药物	单次剂量	镇痛作用		
		起效时间 (min)	峰作用时间 (min)	作用时间 (h)
哌替啶	30 ~ 100 mg	5 ~ 10	12 ~ 30	4 ~ 6
吗啡	2 ~ 3 mg	15 ~ 30	30 ~ 60	12 ~ 30
美沙酮	5 mg	10 ~ 15	15 ~ 20	5 ~ 15
芬太尼	100 μg	4 ~ 10	20	2 ~ 5
舒芬太尼	30 ~ 50 μg	5 ~ 10	15 ~ 30	3 ~ 10
阿芬太尼	15 μg	15		1 ~ 2

效应的比较：硬膜外注射阿片类镇痛药物可以有效地缓解术后患者的内脏疼痛以及躯体疼痛，有利于患者术后生理功能的恢复。以FEV1作为镇痛和呼吸改善的参数，发现硬膜外注射 5 mg 吗啡的患者，其 FEV1 可恢复至对照值的 67%，而静脉注射 10 mg 吗啡仅使 FEV1 恢复至对照值的 45%。胸部手术后患者分别接受硬膜外吗啡镇痛或静脉注射吗啡镇痛，前者可使呼吸功能明显改善。此外，血气和呼气峰流速在接受硬膜外吗啡镇痛者明显改善。总之，术后硬膜外给药镇痛较肌内或静脉注射更为安全有效。

硬膜外镇痛的安全性问题：硬膜外镇痛的严重并发症包括误将药物注入蛛网膜下腔、呼吸抑制、硬膜外血肿或感染等。为减少这些并发症，应注意以下几点：①采用低浓度的局麻药与阿片类镇痛药联合应用。②每日检查硬膜外导管的置入部位。③接受抗凝治疗的患者易发生硬膜外血肿。术中需肝素化的患者，置入硬膜外导管应在肝素化至少 1 h 之前进行。④在硬膜外给药后最初的 24 h 以内，应每小时观察患者的呼吸频率和镇静状态的改变，以后每 4 h 监测记录一次。

第五节　患者自控镇痛

患者自控镇痛（patient controlled analgesia，PCA）技术的原理是运用微电脑据患者的情况设定镇痛机上的各项技术参数，镇痛药在安全、有效的范围内由患者自控给药。当患者稍感疼痛时，只需按动镇痛机的按钮，镇痛药便通过导管缓慢输入体内，其量小且输入均匀，使药物在体内保持稳定的血药浓度。PCA 的按压次数和药物用量可由患者自我调节，这样可使镇痛药"按需供应"，以最小的剂量达到最佳的效果，且不良反应最小，避免了传统方法血药浓度波动大、不良反应大的情况。

一、分　类

根据给药途径 PCA 可以分为患者静脉自控镇痛（patient controlled intravenous analgesia，PCIA）、患者硬膜外腔自控镇痛（patient controlled epidural analgesia，PCEA）、患者神经阻滞自控镇痛（patient controlled nerve analgesia，PCNA）和患者皮下注射自控镇痛（patient controlled subcutaneous analgesia，PCSA），其中前两种临床最为常用。

1. 患者静脉自控镇痛（PCIA）：PCIA 操作简单，适用药物较多，麻醉性镇痛药、非麻醉性镇痛药、非甾体抗炎药以及具有镇痛作用的麻醉药如氯胺酮等均可使用。PCIA 起效快、效果可靠、适应证广泛，如癌性疼痛、术后疼痛、创伤疼痛、烧伤后疼痛及炎症疼痛均可使用，但其用药针对性差，对全身影响较大，并发症较多，其镇痛效果略逊于 PCEA。

2. 患者硬膜外腔自控镇痛（PCEA）：PCEA 最早使用局部麻醉药丁哌卡因和利多卡因，由于前者作用时间长，镇痛效果确切，目前多选用 0.125% ~ 0.25% 的丁哌卡因或罗哌卡因与麻醉性镇痛药物联合使用，临床研究证明局部麻醉药和麻醉性镇痛药物的联合应用有协同作用，可降低两种药物用量，减少药物的毒性和不良反应，更好地阻断伤害性刺激引起的不良代谢和内分泌反应。PCEA 用药量较 PCIA 明显减少，止痛效果可靠，持续时间长久，且作用范围局限，对全身影响相对较小，可用于胸腹部、下肢术后急性疼痛或癌性疼痛及分娩镇痛。但其操作相对较复杂，无菌要求较高，麻醉性镇痛药物，尤其吗啡硬膜外腔注射有发生延迟性呼吸抑制的危险，故 PCEA 的应用具有较高的选择性。近期国外有腰麻硬膜外联合麻醉后的 PCEA 的报道。

3. 患者神经阻滞自控镇痛（PCNA）：近年才有报道患者自控注射局麻药进行外周神经阻滞治疗肢体术后疼痛。可将药液注入臂丛鞘、股神经鞘、腰丛或坐骨神经处，如以 0.125% 丁哌卡因或罗哌卡因 2 ~ 5 ml/h 持续腰丛神经阻滞 30 min，PCNA 最大剂量每小时 15 ml，亦可在局麻药中加入小剂量吗啡或丁丙诺啡。

4. 患者皮下注射自控镇痛（PCSA）：PCSA 采用吗啡、丁丙诺啡、氯胺酮。

二、给药模式

PCA 的给药模式：①单纯 PCA：即患者完全自控，感觉疼痛时可自行按压单次给药（bolus）钮；②持续给药 +PCA：用持续方法给一定剂量的基础药物，感觉疼痛时自行给药；③负荷剂量 + 持续剂量 +PCA（loading dose continuous PCA，简称 LCP）：先给一个负荷量，再给持续剂量的药物，患者感觉疼痛时再自行给药；④神经阻滞 +PCA：在手术结束时先行区域性神经阻滞，使用上述模式的 PCA，这样可明显减少镇痛药的用量。

有研究表明：用负荷剂量镇痛效果明显优于无负荷剂量组，且更利于维持患者所需的最小有效镇痛浓度（minimum effective analgesic concentration，MEAC）。PCA 使用 LCP 模式给药具有以下优点：①负荷剂量能快速使血液中药物浓度达到 MEAC，持续用药能使血液镇痛药浓度更为恒定；②能提高镇痛效果，尤其是便于睡眠期间的镇痛维持；③患者易于通过间断按压单次给药钮追加药物达到满意的镇痛效果，但 LCP 模式也有一定的缺点，主要表现在由于个体差异难以确定合适的持续给药剂量、速度，尤其是睡眠状态患者，可能出现用药过量。

三、PCA 药物剂量

1. PCIA 常用麻醉性镇痛药剂量：静脉注射麻醉性镇痛药后，需透过血脑屏障才能发挥镇痛效应，由于血浆中药物与血浆蛋白结合，加之有的麻醉性镇痛药物脂溶性低，不通过血脑屏障，因此，当静脉给药镇痛时，只有少量通过血脑屏障到达中枢神经系统，故 PCIA 用药量大。表 6-2 为麻醉性镇痛药临床常用 PCIA 用药剂量。

2. PCEA 常用麻醉性镇痛药剂量：脊髓阿片受体的发现为椎管内使用麻醉性镇痛药提供了理论依据。硬膜外吗啡镇痛与静脉注射吗啡具有不同的药代动力学及药效学特征。研究表明，吗啡注入硬膜外腔后通过三种途径到达中枢神经系统：

表 6-2　麻醉性镇痛药临床常用 PCIA 用药剂量

药物	浓度	负荷剂量	Bolus 剂量	锁定时间	持续输注
吗啡	1 mg/ml	2 ~ 5 mg	1 ~ 2 mg	10 ~ 15 min	0 ~ 1 mg/h
哌替啶	10 mg/ml	25 ~ 50 mg	5 ~ 15 mg	5 ~ 10 min	0.5 ~ 1.5 mg/h
芬太尼	20 μg/ml	30 ~ 100 μg	10 ~ 30 μg	5 ~ 10 min	0 ~ 10 μg/h

①经静脉丛到达脑内；②透过硬膜外渗入脑脊液到达脊髓后角罗氏胶质内；③渗入脑脊液后上行到达延髓网状结构。吗啡注入硬膜外腔后很快能在脑脊液中测到吗啡，可持续达 6 ~ 7 h 之久，但血液中测不到吗啡。当脑脊液吗啡消失后，由于吗啡从脊髓作用部位清除缓慢，临床镇痛作用仍能持续达 18 h 之久。因此，硬膜外吗啡镇痛属直接镇痛，既能在脊髓水平阻断伤害性刺激向中枢的传导，又能激活内源性镇痛系统，临床镇痛效果确切。

但不同麻醉性镇痛药物椎管内使用时，止痛作用机制并非完全相同。一般认为，随着药物脂溶性增加，椎管内止痛起效加快，但作用持续时间缩短，同时脊髓局部作用减弱。与吗啡相比，哌替啶椎管内镇痛起效快（5 ~ 15 min），作用持续时间短（4 ~ 12 h），同时椎管内用量与静脉镇痛用量接近（两者相差仅 20%），而椎管内吗啡止痛使用量较静脉使用量低 70%。高脂溶性镇痛药，由于椎管内有效止痛的血药浓度及用药量与静脉注射时相差无几，因此可以认为舒芬太尼、哌替啶等高脂溶性药物椎管内使用时主要作用部位仍在大脑，其在硬膜外腔使用意义稍逊于吗啡。然而，由于此类药物毒性作用小，镇痛快速，效力强，且 PCEA 可间断追加给药，因此哌替啶等在椎管内使用亦有其自身优势。PCEA 常用麻醉性镇痛药的剂量见表 6-3。

表 6-3　麻醉性镇痛药临床常用 PCEA 用药剂量

药物	浓度	负荷剂量	PCA 剂量	锁定时间	持续输注	4 h 限量
吗啡	50 μg/ml	2 ~ 4 mg	2 ~ 4 ml	10 ~ 15 min	6 ~ 12 ml/h	40 ~ 70 ml
氢吗啡酮	10 μg/ml	500 ~ 1500 μg	2 ~ 4 ml	6 ~ 10 min	6 ~ 12 ml/h	40 ~ 70 ml
芬太尼	5 μg/ml	75 ~ 100 μg	2 ~ 4 ml	6 min	6 ~ 15 ml/h	40 ~ 70 ml
舒芬太尼	2 μg/ml	0.5 mg	2 ~ 4 ml	6 min	0.1 mg/(kg · h)	40 ~ 70 ml

第六节　输尿管痉挛的治疗

输尿管绞痛多系输尿管内结石、血凝块、脱落细胞等梗阻、刺激反射性引起输尿管平滑肌痉挛所致，发作时疼痛难以忍受。临床上一般用阻断胆碱受体的抗胆碱药阿托品行解痉治疗，同时使用哌替啶等镇痛药缓解症状，但哌替啶的不良反应如嗜睡、头晕、口干、恶心呕吐、体位性低血压等明显，对反复发作者重复应用有成瘾之虞。尤其对于不能排除需手术治疗的病例，如存在阑尾炎、宫外孕等急腹症时，镇痛药的应用应属禁忌。钙通道阻滞剂硝苯地平、孕激素黄体酮及硫酸镁等均具有较强的解除平滑肌痉挛的作用，可以用于输尿管绞痛的辅助治疗。

硬膜外阻滞镇痛治疗输尿管绞痛：对解痉止痛、抗感染治疗症状无缓解，甚至反复多次使用麻醉性镇痛药仍然无效的患者，考虑应用硬膜外穿刺置管镇痛治疗。选 T9 ~ T10 或 T10 ~ T11 间隙行常规硬膜外穿刺置管，确定无误后，注入 2% 利多卡因 4 ml，观察 10 min 无全脊麻征象，再注入 3 ~ 5 ml 即可，5 ~ 10 min 患者绞痛可完全缓解。必要时接 PCEA。据统计，约有 20% ~ 30% 输尿管下段结石的患者，在硬膜外阻滞镇痛治疗后，结石自行排出。

腰大肌肌间沟阻滞治疗输尿管绞痛：腰神经丛位于腰大肌肌间沟，其主要分支生殖股神经是支配输尿管的主要神经。治疗方法：取患侧向上侧卧位，从 3、4 腰椎间隙向患侧旁开 5 cm 为穿刺点，用 20 号穿刺针，沿横突方向垂直刺入，当针尖通过腰方肌后阻力突然消失，即证明进入腰大肌肌间沟。从皮肤至腰大肌肌间沟的平均距离约 6 cm，回吸无血后，注入 0.2% 罗哌卡因 15 ～ 20 ml。此法为单侧阻滞，很少影响血压和呼吸，亦无硬膜外阻滞所产生的诸多并发症，缺点是单侧下肢出现暂时性运动受限。

第七节　手术室外泌尿系统的麻醉

医学技术的发展，监测设备的改进，新麻醉药的应用，以及来自经济方面的压力使得现代外科发生了变化。随着无痛舒适医院理念的发展，麻醉医生的工作地点不再仅仅是手术室，医院内其他科室的检查及治疗也需要实施麻醉，如放射科、泌尿外科、内镜室等。但无论是在手术室内还是在手术室外，麻醉的基本原则和要求是相同的，即确保患者生命安全、舒适，以及为检查操作提供方便。

手术室外输尿管的检查 / 治疗包括 URL 术、双 J 管取出术、体外冲击波碎石以及小儿影像学检查，常用以下几种方式进行麻醉或镇痛镇静。

1. 全身用药：口服、肌内或静脉注射镇静镇痛药物可以缓解受术者的精神紧张，提高痛阈，减轻泌尿系统检查操作的不良反应。

2. 局部麻醉：应用表面麻醉。

3. 硬膜外阻滞：麻醉平面足够手术需要，能完全消除术中疼痛，获得满意的麻醉效果，但因操作技术要求高，有发生并发症的危险，而且麻醉恢复时间长。

4. 全麻：由于手术的特点，以全麻方式提供镇痛要求选用起效快、苏醒快、镇痛效果好、醒后无不良后遗作用的麻醉药物。

手术室外麻醉常用麻醉药物

（一）氧化亚氮

又名笑气。为无色、具有甜味、无刺激性的气体。是不爆炸、不燃烧的气体麻醉剂，但有助燃性质。诱导和苏醒迅速平稳，单独使用常造成缺氧意外。

1. 中枢神经系统：大脑皮层可很快被抑制，镇痛效应明显，嗅觉减弱。对皮下中枢有所影响，延髓中枢不受抑制，呼吸量有些增加，但咽喉的应激性减低，咳嗽反射受抑制，呕吐中枢不一定受影响，但呕吐及反流常因缺氧而易出现。麻醉作用极弱，不能单独用来做全麻，临床上常规需和氧合用，吸入 30% ～ 50% 氧化亚氮有镇痛作用，吸入 80% 以上方有麻醉作用。氧化亚氮有升高颅内压的作用，脑肿瘤患者吸入 60% 氧化亚氮时平均颅内压可升高 3.6 kPa（26.7 mmHg）。

2. 循环系统：对心肌无直接抑制作用，对冠状血管张力没有直接影响，不改变冠状血管血流量。对心率、心输出量、血压、静脉压、周围阻力和全身血量均无影响。但往往受缺氧及二氧化碳蓄积或高氧血症所影响，静脉有扩张，使皮肤温暖，穿刺容易。

3. 呼吸系统：对呼吸道无刺激性，亦不引起呼吸抑制，可降低喉和气管的应激性，很少发生喉痉挛，黏膜分泌也少。但术前用镇痛药的患者在硫喷妥钠诱导时产生呼吸抑制，再吸氧化亚氮时增强呼吸的抑制作用。

4. 氧化亚氮的肌肉松弛作用较差，对消化道的张力及活动度无影响，对肝、肾功能及代谢的影响小，但对造血系统和网状内皮系统有抑制作用，长时间吸入氧化亚氮，能抑制骨髓内颗粒细胞增生，并有动物致畸的报道。

（二）氯　胺　酮

是一种非巴比妥类速效静脉全麻药，根据它的表现，有人称此为"分离麻醉"，意思是一种完全无痛，同时伴有浅睡眠的状态，诱导时患者对周围的环境改变不再敏感，意识和感觉分离，镇痛和遗忘显著，肌肉松弛不佳，与传统的全麻不同。

1. 中枢神经系统：选择性地作用于中枢系统，主要抑制丘脑 - 新皮层系统和大脑的联络径路，对网状结构和边缘系统影响较轻。全麻过程中一般都出现倔强或僵木状态，表现为不动，体位反射消失，骨骼肌张力增加，此时即使四肢的运动和感觉已经消失，肌张力仍有增无减。全麻转浅时，意识清醒，出现睁眼，凝视和眼球震颤等，但无痛或遗忘仍可持续 30 分钟左右。苏醒时可出现谵妄、兴奋、幻觉或多梦等。

2. 心血管系统：氯胺酮是唯一具有中枢性心血管兴奋作用的静脉麻醉药，促使血浆中儿茶酚胺升高，但对心肌局部起着负性变力作用，所以在危重衰弱患者可能出现心血管抑制效应。多数患者有暂时性血压升高，一般在原有基础上再升高 20% ~ 30%，历时约 5 ~ 15 分钟，同时还伴有一定程度的心率增快。再次给药，心血管方面的改变不如第一次那样显著，同时还拮抗心律失常。氯胺酮引起的心血管反应，可用具有 α - 受体阻断性能的药，如氯丙嗪等予以控制。血压高和心率快，一般认为是由于兴奋了血管收缩中枢，压力感受器的敏感度改变，心输出量增加，血液内儿茶酚胺增高所致，与病种和注药速度等无关，氯胺酮麻醉中极少发生心血管方面的意外。现已证实，氯胺酮对心肌有抑制作用，使心肌收缩力及左室功能下降，但在个别患者偶有血压下降和心动过缓的表现。

3. 呼吸系统：绝大多数患者呼吸不难维持正常，偶有通气量微增者。大量快速静注或肌注，可引起暂时性呼吸减慢，潮气量低，甚至发生一过性呼吸暂停，多在 3 分钟内恢复。尤其是麻醉前用了阿片类药，发生的概率更大。氯胺酮对咽喉反射的抑制极轻微，全麻中除非喉头受到了强烈的刺激，否则不易发生喉痉挛；如需做气管插管，还得借助于其他药物。该药能明显降低气道阻力，扩张支气管，并对抗组胺、乙酰胆碱和 5- 羟色胺引起的支气管收缩作用，因此有人提出氯胺酮是支气管哮喘患者的理想药物。

4. 其他：氯胺酮全麻中分泌物增加，肠胃扰乱多，颠茄类药物能预防麻醉后恶心和呕吐，对肝、肾功能无不良影响。该药可引起血糖轻度升高。氯胺酮能促使颅内压和眼内压升高。

5. 毒性和不良反应：氯胺酮的毒性低，半数致死量要比临床用量大 5 ~ 10 倍，全身毒性反应很少见，但反复肌注可引起局部疼痛。氯胺酮的不良反应，除了一过性的心血管系统反应外，最突出的是在苏醒过程中，因对脑神经还有短时间的残余神经兴奋现象，成人约有 5% 出现噩梦、幻觉、谵妄、兴奋或躁动，一般仅维持数分钟，多至 1 小时，不超过数小时。给予小量的地西泮或速效巴比妥类药，即可有显著改善，但有个别患者，反复噩梦可达 6 周之久。小儿的发生率比成人低，此外，还有极少数患者，注药时出现皮疹，广泛的或孤立的红斑，数分钟后自行消退。也有个别失明的报道，但都可在短期内恢复。

6. 吸收、分布和排泄：氯胺酮在体内的经历还不很清楚。氯胺酮静注很快分布到脑和全身各组织器官，主要在肝内分解代谢，大剂量的氯胺酮的使用可改变肝功能，对肾功能无影响。

（三）依托咪酯（乙咪酯）

1. 中枢神经系统：依托咪酯确切作用部位和机制不清楚。静注后与血浆蛋白（主要是白蛋白）结合，迅速渗入脑组织。依托咪酯起效性、起效时间与硫喷妥钠类似，患者可在一次臂 - 脑循环时间内迅速入睡，其作用强度为美索比妥钠的 4 倍，硫喷妥钠的 12 倍。依托咪酯仅能催眠，无镇痛作用，但有加强其他麻醉药镇痛的作用。该药对缺氧引起的脑损害有保护作用，并可阻止由于脑缺氧引起的抽搐。麻醉后的脑电图波与硫喷妥钠相似。睡眠开始时常伴有兴奋作用，脑血流减少，颅内压降低。

2. 心血管系统：此药对心血管的毒性很低，影响很小，麻醉过程中心血管系统无明显变化，静脉注射 0.3 mg/kg，可使动脉压轻度下降，末梢阻力稍减少，心输出量和心指数稍增加，心率略减慢，最大的效应发生在注药 3 分钟时。心血管系统稳定是依托咪酯的突出优点之一。剂量增大时，心率可加快，但未见心律失常。麻醉时对心房肌功能和传导系统无抑制作用。心肌耗氧量增高的主要指标，一般认为是心率加快。依托咪酯麻醉时对心率无明显影响，不增加心肌耗氧量，可以使左心室的耗氧量降低。对冠状血管有轻度扩张作用，使其阻力减少，血流增加，心肌耗氧量降低，心肌收缩力一般无明显改变，这对心肌氧供或血供受损的患者有利。与此相比，氯胺酮、硫喷妥钠麻醉时心肌耗氧量依次提高 78%、

55%。依托咪酯麻醉时冠状血管血流量增加 19%，同时冠状血管阻力减低 19%，故冠状动脉灌注压保持稳定。对不能借助冠状血管自动调节功能仍能增加心肌血供者这点很重要。

3. 呼吸系统：静脉注射依托咪酯诱导后，大多数患者先呈过度换气，持续时间很短，然后转为平稳，故一般认为对呼吸系统无明显抑制作用。但可能出现咳嗽和呃逆，在较大剂量或注射速度过快时，偶有呼吸暂停；个别长达 45 秒，但亦有报道用一般剂量后呼吸暂停发生率高达 30%，平均持续 30 秒，由于紧接着注射肌松药，以便气管内插管，故无临床意义。必要时用手压胸臂法人工呼吸数次，可用呼吸囊辅助呼吸，便可使自主呼吸迅速恢复。

4. 肝、肾功能：在小手术，平均剂量 1.2 mg/kg 的条件下，手术后直至第 13 ~ 15 天未发现肝功能有异常改变。对肾功能的研究报道不多，但肾灌注量并不减少。

5. 肾上腺皮质功能：依托咪酯对肾上腺皮质功能有一定的抑制，这一点已引起注意。一般认为单次注射或短时间应用对肾上腺皮质功能并无明显影响。但长时间给药，例如在 ICU 病房内镇静，脑外伤患者降低颅内压，或神经外科手术中及手术后应用，由于依托咪酯对肾上腺皮质的抑制，死亡率可能增加。推论认为此药对肾上腺皮质内类固醇的合成有直接作用，实验证明它是一种较甲吡丙酮更强的类固醇合成抑制剂。临床研究也显示静滴依托咪酯后血浆皮质醇，包括醛固酮均减少，而用硫喷妥钠者增加，且明显高于用依托咪酯麻醉的患者。此外，依托咪酯也可抑制催乳素的产生，此激素在外科手术后和应激反应时升高。提示用依托咪酯麻醉的患者应激能力下降，因为血浆醛固酮水平也降低，故认为依托咪酯主要是抑制肾上腺皮质类固醇合成的早期阶段。

6. 过敏反应：一般认为依托咪酯与其他静脉麻醉药不同，并不释放能导致出现过敏反应的组胺。临床上偶有麻醉后出疹的现象，主要在头、颈和躯干的上部，可认为是过敏样反应，但并不产生严重的心血管变化。

7. 不良反应：一般多见的是注射部位疼痛，发生率约 10% ~ 63%，可能与水溶液呈酸性有关。目前用丙二醇作溶媒，pH 提高到 5.5，疼痛可减轻。在手背或腕部的小静脉穿刺，以及慢速注射时疼痛的发生率高，故认为静脉壁接触药物的时间是影响疼痛发生的重要因素。给药前或麻醉前先注射芬太尼，可使疼痛减少并减轻；稀释后快速静滴亦有同样效果，与利多卡因混合静脉注射的镇痛效果并不理想。

麻醉诱导时，10% ~ 62.5% 的患者在上肢等部位出现肌阵挛，严重者类似抽搐，有时肌张力显著增强，这种现象与脑电图上的癫痫样放电无关，主要是中枢性诱发的缘故，术前给氟哌利多（氟哌啶）和芬太尼可减少其发生，严重者需用其他全麻药控制，这种现象有时亦可见于用小剂量依托咪酯麻醉的患者，原因难以解释，可能与中枢作用有关。

8. 相互作用：依托咪酯是一种假性胆碱酯酶抑制剂，理论上可增强琥珀酰胆碱的作用，但临床报告指出琥珀酰胆碱与依托咪酯和硫喷妥钠分别合用时呼吸暂停的时间无差别，它与硫喷妥钠合用呼吸抑制的总时间显著延长，这种差别不具有临床意义，血浆胆碱酯酶活性低的患者，在依托咪酯诱导后再给氯琥珀胆碱（司可林），后者的作用会明显延长，依托咪酯可增强非去极化肌松药的效果。

（四）丙泊酚（异丙酚，得普利麻）

丙泊酚是一种新型短效静脉全麻药，具有高脂溶性，静注后快速分布至组织中。应用于临床 10 余年，其临床特点是起效快。给药后 30 秒即达到一定的麻醉深度，解除手术时疼痛，随手术时间酌情给予补充剂量，此药突出特点是作用时间短，约 4 ~ 6 分钟，恢复迅速而平稳。

丙泊酚是一种短效静脉麻醉剂，用于诱导和维持麻醉或在人工通气过程中起连续镇静的作用。静脉注射一个疗程剂量的丙泊酚患者将很快被催眠，一般从开始注射后 40 秒即可发生，且几乎不产生刺激。当与其他快速作用的静脉麻醉剂共同使用时，血脑平衡的半衰期约 1 ~ 3 分钟，这是产生诱导麻醉的原因。

丙泊酚的药效特性是由治疗性血药浓度决定的。丙泊酚血药浓度稳定状态同输入速度成正比，尤其是对于单个患者。

在诱导麻醉过程中，丙泊酚对血流动力学的

作用不同。如果维持自主通气，主要的心血管影响是动脉压降低（有时降低 30% 以上），几乎没有心率改变和心输出量的明显降低。这些影响可能是由于中枢性迷走神经紧张或交感神经系统活动受到抑制而引起的。作为术前用药时，加入一种强阿片类药物（例如，芬太尼），会进一步降低心输出量和呼吸运动，如果连续输入丙泊酚进行麻醉，气管插管和手术刺激可以使动脉压恢复到正常水平，但心输出量可能维持在低水平。

对于老年人，低血压、衰弱患者，以及有严重心脏病的患者，用丙泊酚进行诱导或维持麻醉或镇静时，没有足够的资料说明注射丙泊酚会产生心血管方面的影响。尽管如此，有限的资料显示，这些患者可能出现比较严重的心血管反应。如果丙泊酚用于这些患者，建议使用较低诱导剂量和较缓的给药速度。

丙泊酚用于成人和儿童的诱导麻醉时，常引起呼吸暂停。丙泊酚用于维持麻醉时，会引起通气量降低，通常伴随二氧化碳分压升高，这也许与用药速度和其他相关用药有关（例如，阿片类药物、镇静剂药等）。

对眼内压正常的患者，丙泊酚麻醉可引起眼内压下降，与伴发的系统性血管阻力降低有关。

临床和临床前研究显示，丙泊酚麻醉不会引起血浆组胺水平的升高，不会抑制肾上腺皮质激素的合成。

该药主要在肝代谢成葡萄糖醛酸丙泊酚和丙泊酚硫酸盐从尿排出，这些代谢物无药理活性，仅 0.3% 以原形从尿排出，从粪便中排出 1.6%。

丙泊酚直接扩张脑血管，降低脑血流量及颅内压和脑耗氧量。

注意事项

1. 丙泊酚应该由受过训练的麻醉医师或 ICU 病房的医生来给药。用药期间应保持呼吸道畅通，备有人工通气和供氧设备。不应由外科医生或诊断手术医生给药。

2. 患者全身麻醉后，必须保证完全苏醒后方能出院。

3. 癫痫患者使用丙泊酚时，可能有惊厥的危险。

4. 对于心脏、呼吸道、肾或肝损害的患者，或者循环血容量减少及衰弱的患者，使用丙泊酚

与其他静脉麻醉药一样应该谨慎。

5. 丙泊酚没有抑制迷走神经反射的特性，并偶有引起心动过缓的报道。在麻醉诱导前或麻醉维持期间，尤其是在迷走神经紧张性似乎占优势或当丙泊酚与会引起心动过缓的其他药物合用时，应该考虑静脉给予抗胆碱能的药物。

6. 脂肪代谢紊乱的患者和在必须小心使用脂肪乳剂的其他情况下，应用丙泊酚要适度小心。

7. 妊娠期间不应使用丙泊酚，但在妊娠前的 3 个月需终止妊娠时，已经有使用丙泊酚的经验。丙泊酚能透过胎盘，并可能与新生儿的抑郁有关，所以该药不应用于产科麻醉。

8. 丙泊酚不含抗微生物的防腐剂，并且支持微生物的生长，必须严格操作，开封后必须立即使用，必须使用一次性注射器，单次注射丙泊酚不应超过 12 小时。

由于输尿管检查治疗特点，以全麻方式提供镇痛要求选用起效快、苏醒快、镇痛效果好、醒后无不良后遗作用的麻醉药物。氧化亚氮曾用于短小手术的镇痛，以 33% ~ 50% 较低浓度与氧气混合面罩吸入，术中患者保持意识清醒，可使半数以上患者术中无痛或基本无痛，具有起效快，镇痛作用强的特点。复合应用七氟醚或地氟醚，可使患者意识消失，术中完全无痛，术毕快速复原；但增加反流误吸危险，诱导费时而且对设备要求较高，并有污染环境之嫌，还有致畸和造血功能受抑制等问题，现多与静脉诱导药物复合应用于全麻维持。

氯胺酮 0.3 ~ 0.5 mg/kg，稀释后静注可提供良好的镇痛效果，80% ~ 90% 的患者完全无痛，但仍有少量"人流综合征"发生。肌紧张、呕吐、分泌物增多和兴奋、噩梦是主要缺点。

依托咪酯 0.3 mg/kg 静注，意识消失后开始手术，麻醉效果良好率达 90%，术后苏醒快，对术中经过无知晓，但有下肢震颤、咳嗽、呕吐、烦躁、不安等药物不良反应。辅助应用芬太尼 0.05 ~ 0.1 mg 静注，可减少不良反应的发生率，增加麻醉平稳性，但呼吸抑制发生率增加，术后患者有嗜睡。

丙泊酚具有起效快，恢复快，诱导和恢复期平稳，醒后无残余作用的特点。近来成为短小手术镇痛的首选用药。2 ~ 3 mg/kg 静注，1 分钟内

入睡即可开始操作，一般单次注药多数可完成手术操作。如手术时间延长，术中可随时追加用药，每次 20 ~ 30 mg。也可先用芬太尼 0.05 ~ 0.1 mg 静注，增加镇痛作用，减少丙泊酚用量。停止注药后 3 ~ 5 分钟内自行睁眼，恢复定向力，10 分钟内可自行坐起，20 分钟后即可离院。

小儿泌尿系统的影像学检查常需要在充分镇静的状态下进行，多选择口服水合氯醛 50 ~ 100 mg/kg，若患儿在 30 min 内不能充分镇静，追加 25 ~ 125 mg/kg，最大剂量 2000 mg；大于 6 个月的患儿可于静脉置管前 20 ~ 30 min 口服 0.5 mg/kg 咪达唑仑。置管后静脉注射负荷量戊巴比妥 2.5 mg/kg，如果不能达到满意的镇静深度，可继续追加戊巴比妥，每次 1.25 mg/kg，直至累计达到 7.5 mg/kg 或总量达到 200 mg。如果单用戊巴比妥不能达到满意效果，可静脉注射咪达唑仑，每次增加 0.05 mg/kg，最大剂量 0.2 mg/kg；3 岁以上的小儿，以 1 ~ 2 mg/kg 静脉注射丙泊酚为负荷量进行诱导，达到深度镇静状态，然后以 0.1 ~ 0.2 mg/（kg·min）的速度持续静脉输注维持该状态，目的是保留患儿的自主呼吸，便于进行影像学检查。检查（治疗）后常规进入观察室，由麻醉医师或高年资护士在麻醉医师的监督下对患儿进行监护观察，其离室标准包括以下几项。

（1）改良 Aldrete 评分 ≥8（反应活动能力、呼吸循环情况、意识水平及皮肤颜色，每项 0 ~ 2 分）；

（2）舒适评分 ≥3（哭闹、兴奋、疼痛，每项 0 ~ 2 分）；

（3）呕吐评分 ≥1（15 分钟内呕吐、15 分钟内无呕吐、无呕吐，每项 0 ~ 2）。

现代麻醉技术，尤其是新型全麻药的临床应用为患者提供了安全有效的镇痛，苏醒迅速、无残余作用，减少或避免了有害神经反射，也为手术医生提供了良好的手术条件。然而不论手术多么简单，麻醉的各种危险性仍然存在。麻醉医生必须保证患者术前有足够禁食时间，避免术中呕吐误吸；术前防止、积极治疗上呼吸道感染以减少术中呛咳；使用必要的监测设备，同时备有辅助呼吸用具及所有抢救物品，以确保麻醉安全。

（刘义超　张传汉）

参 考 文 献

[1] 叶章群，邓耀良，董诚. 泌尿系结石. 北京：人民卫生出版社，2003.

[2] 陈宁，韩建阁. 斯坦福临床麻醉学. 天津：天津科技翻译出版公司，2005.

[3] 庄心良，曾因明，陈伯銮. 现代麻醉学. 北京：人民卫生出版社，2004.

[4] 安刚. 婴幼儿麻醉学. 北京：人民卫生出版社，2002.

[5] 刘俊杰，赵俊. 现代麻醉学. 北京：人民卫生出版社，2003.

[6] 段满林，李德馨. 腹腔镜手术的麻醉. 国外医学：麻醉学与复苏分册，1997, 17(2): 96-97.

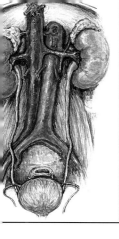

第七章

输尿管结石

第一节 概 述

输尿管结石占泌尿系统结石的 33% ~ 54%。其形成原因包括：① 90% 以上的输尿管结石是在肾内形成而降入输尿管；②极少数输尿管结石继发于输尿管梗阻。所以输尿管结石的病因和成分与肾结石相同，但其外形多呈枣核或椭圆形。

输尿管有 5 个狭窄部位：①肾盂输尿管连接部；②输尿管与髂血管交叉处；③输尿管与男性输精管或女性阔韧带交叉处；④输尿管与膀胱壁外侧缘交界处；⑤输尿管壁内段。输尿管长度一般为 25 ~ 30 cm。临床工作中，常以骶髂关节以上为上段（腹段），骶髂关节上、下缘之间为中段（盆段），骶髂关节下缘以下为下段（壁内段）。根据国内的统计，输尿管结石在治疗时约 70% 位于盆腔，15% 位于输尿管中 1/3，在上 1/3 的最少，可能与上述 5 个生理狭窄的位置有关。左右两侧发病几率相等，双侧结石约占 5%。

传统的诊断手段中，尿路 X 线平片（KUB 平片）和排泄性尿路造影（IVU）仍是最有价值的方法，85% 以上的输尿管结石可在 X 线片上显影，能够提供解剖和功能上的诊断，并可以通过 X 线片了解输尿管结石的位置、大小、形状、数目及梗阻程度，并可以通过 X 线片上结石的密度和结石表面的光滑度，初步判断结石的成分，如草酸钙结石往往边缘不光滑，呈桑葚状；磷酸钙结石表面光滑、密度均匀。这样初步判断结石成分，更有利于治疗方法的选择。当肾功能受损，血尿素氮、肌肝增高时，IVP 显影慢或不显影。对于 X 线检查阴性的结石，可借助逆行尿路造影得到解剖上的诊断。逆行尿路造影检查一般不作为常规检查，但逆行造影能清晰显示输尿管、结石、肾盂，可确定结石位置、大小、数目、梗阻程度。对于因造影剂过敏或肾功能不全不能接受造影检查的患者，可行腹部平片结合 B 超检查，必要时可做 CT 或磁共振尿路成像（MRU）明确诊断。放射性核素检查，如肾图或肾动态显像，可较准确地测定结石梗阻引起分肾功能的变化。

目前治疗输尿管结石的方法有药物治疗、体外冲击波碎石术、输尿管镜碎石术、传统或微创经皮肾镜取石术、腹腔镜及开放手术。治疗方案的选择主要取决于结石的大小、部位、成分、患者特殊的社会地位和职业状况、诊疗机构的设备配置、临床医生的个人经验等因素。一般认为，60% ~ 80% 的输尿管结石可自然排出，排石率与结石的横径和部位密切相关，横径<5 mm 的输尿管下段结石的自然排石率高达 98%。随着碎石机的更新及定位经验的积累，体外冲击波碎石术创伤小、简便、安全，治疗各段输尿管结石的成功率达 90%，已公认为输尿管结石治疗优先选用的方法。但对难以定位的阴性结石、小结石，或嵌顿太久、患肾功能极差的大结石（>10 mm）或硬结石（二水草酸钙和胱氨酸结石），可首先选取输尿管镜碎石术。而对于输尿管上段 L4 以上、梗阻较重或长径>1.5 cm 的大结石；或因息肉包裹及输尿管迂曲、体外冲击波碎石术无效或输尿管镜碎石术失败的输尿管结石，可选用经皮肾镜取石术。开放性手术和后腹腔镜下输尿管切开取石术仅适用于体外冲击波碎石术、输尿管镜碎石术及经皮肾镜取石术均存在禁忌或治疗失败的病例。

（董 诚 刘永达）

第二节 结石成因、成分、部位

一、输尿管结石的成因

泌尿系结石形成的因素可能是综合性的，不同成分和不同部位结石的形成不尽相同。有些与外界环境有关，有些则与内在因素有关。营养不良、维生素A缺乏、地理环境、饮食习惯、遗传倾向、代谢改变和尿路局部改变均为结石形成的重要影响因素。甲状旁腺功能亢进、尿路梗阻、感染、异物等与尿路结石形成的关系也已完全肯定。输尿管结石是泌尿系结石的一种，其形成原因也是多元性的。

一般情况下，成人每天在食物中吸收的钙约$0.5 \sim 1$ g，而肠道中的钙主要通过十二指肠以主动转运的方式吸收，进入体内后则主要沉积在骨骼，其余的部分则排泄出体外。正常情况下，骨钙的沉积和释放的速度是平衡的，因此钙平衡的主要维持方式是通过甲状旁腺激素促进肾小管髓袢粗升支的皮质部以及远曲小管对尿液排出钙的重吸收，使骨钙释放和肠道钙的吸收增加，从而升高血钙的浓度，但是它并不影响近曲小管的尿液中钙离子浓度。降钙素则能够抵消甲状旁腺激素对骨的作用，使肾排泄钙、磷增加。维生素D在体内转化为1，25-二羟基维生素D_3，可以促进骨钙释放以及肠道钙的吸收，升高血钙，间接引起尿钙增加。甲状腺素能够增加正常人和甲状腺功能亢进患者的尿钙排泄。实验证明，前列腺素合成抑制剂能够明显降低鼠、猴以及伴有高钙尿症的复发性尿路结石患者的尿钙排泄。据估计，约有1/3的含钙尿路结石患者存在高钙尿症，高钙尿症是他们体内存在的主要代谢紊乱形式。

食物中包含草酸，能引起草酸钙结石患者高草酸尿症的食物有菠菜、花生、巧克力、草莓、茶叶等，其中以菠菜和茶叶最为值得注意。各种原因的胃肠道功能紊乱如肠炎、胰腺疾病等都可以伴有高草酸尿症和泌尿系结石。原发性高草酸尿症是一种罕见的常染色体隐性遗传的草酸代谢障碍性疾病，遗传性酶的缺失导致了体内的草酸形成过多，并经尿液排出。由于草酸钙的溶解度低，因此容易产生结晶并形成结石。由于尿液中草酸浓度的增加对于改变尿液草酸钙饱和水平的影响比尿钙浓度增加的作用大15倍，因此高草酸尿症对于促进草酸钙结石形成的危险性更大。

各种原因导致的嘌呤代谢底物（食物等）增加、嘌呤代谢紊乱、肾小管转运尿酸障碍等均可导致高尿酸血症。尿酸结石的形成原因主要是高尿酸血症、脱水、pH低于5.5的酸性尿。而尿酸诱发含钙结石的机制可能与尿酸诱导晶体的异质成核有关。

胱氨酸血症是一种常染色体隐性遗传病，肾小管和小肠黏膜上皮对氨基二酸、赖氨酸和精氨酸转运障碍，发生氨基酸尿。胱氨酸在肾近曲小管不被重吸收，在尿液中呈现出高浓度的状态，在酸性尿中析出晶体，形成胱氨酸结石。

枸橼酸是尿液中含钙结石结晶形成的抑制物，它通过与尿液中的钙离子形成螯合物的形式来降低尿液的饱和度，减少钙盐结晶形成。尿液的pH影响肾转运枸橼酸。临床中发现糖尿病酸中毒、远曲小管酸中毒等常出现低枸橼酸尿症。丙二酸、马来酸等都是细胞内线粒体枸橼酸分解的抑制剂，促进尿的枸橼酸排泄。尿中低枸橼酸引起尿钙增加，促进了尿液中晶体的形成和增长，容易发生泌尿系结石。

尿路梗阻、感染和异物是诱发泌尿系结石的主要局部因素。在尿路梗阻的情况下，尿液流动缓慢，尿中结晶成分容易聚集停留并沉积下来形成结石。尿路梗阻常合并尿路感染，细菌、炎症坏死物、脓块等常是结石形成的核心，诱发晶体在表面沉淀而形成结石。因此，输尿管狭窄、息肉等导致上尿路梗阻，常并发输尿管结石。尿路感染常促进鸟粪石的形成，含尿素酶的细菌能够将尿液中的尿素分解为氨，随后碳酸氢盐、碳酸盐等形成结石。尿路中的异物可以成为结石的核心，随后诱发晶体在它们表面沉积并逐渐形成结石。医源性的异物包括不被机体吸收的缝线、长期留置的输尿管导管等。

二、输尿管结石的成分

目前，通过化学定性分析、红外吸收光谱、原子吸收光谱等技术手段，已经能够对输尿管结石的化学成分进行测量。研究显示，输尿管结石的成分主要分为晶体和基质两部分，包括无机盐、有机盐、蛋白、酸等。在临床中，常以晶体成分来命名泌尿系石，如草酸钙结石、磷酸钙结石、尿酸结石等，泌尿系结石多为混合性结石，已经发现的晶体成分有30余种，包括常见的草酸钙（一水草酸钙、二水草酸钙）、磷酸氢钙、碳酸钙、尿酸、黄嘌呤、尿酸铵等。结石成分多是混合性的，但以一种为主。

1. 草酸盐：多为草酸钙结石，包括一水草酸钙和二水草酸钙。二水草酸钙可以转化为一水草酸钙，因此结石核心部分多为一水草酸钙。

2. 磷酸盐：常见磷酸钙、磷酸氢钙、磷酸镁铵、磷酸氢镁、磷酸镁等。

3. 尿酸和尿酸盐：除尿酸和二水尿酸外，还有尿酸铵和尿酸钠，其中尿酸铵常混合在感染性结石中。

4. 胱氨酸：胱氨酸结石占泌尿系结石的0.2%~1.3%。

基质中的主要物质包括：基质蛋白、氨基葡聚糖类、碳水化合物等。

（钟　文　曾国华）

第三节　结石的诊断与鉴别诊断

输尿管结石是一种常见疾病，临床多表现为急性肾绞痛，是引起急性侧腰痛的最常见原因。输尿管结石的发病率文献报道的差异较大，随地区、种族、饮食习惯以及性别和职业等的不同，其发病率显著不同；在发达国家发病率约为总人口的3%~5%。输尿管结石主要是肾内形成的结石排入输尿管所致。原发于输尿管的结石少见，多同时伴有输尿管本身的病变，如输尿管憩室、梗阻或异物停留等。输尿管结石的诊断和肾结石一样：始于对病史资料的推理，再通过选择适当的影像学检查以明确。

一、病史和临床表现

急性肾绞痛是输尿管结石最常见也是最典型的临床表现。患者常表现为突发、单侧的侧腰痛伴血尿，疼痛为绞痛性质，常放射到下腹部、腹股沟、阴囊或阴唇。血尿多为镜下血尿，约半数患者为肉眼血尿，一般较轻微，疼痛发作后血尿可加重。恶心呕吐也是常见症状。输尿管壁内段结石可引起强烈的尿频、尿痛和阴茎头部的不适。少部分患者可无肾绞痛的表现而因输尿管梗阻引起的肾积液导致腰部钝痛或合并感染而就诊。

急性肾绞痛发作时可有肋腰部触痛和（或）肾区叩击痛；合并肾积液时可触及肾；合并感染时常伴有发热，有时沿输尿管走行部位有压痛。

病史在诊断输尿管结石上有不可代替的价值，特别是在一些不具备较高级影像学检查条件的基层医院。Eskelinen等做了关于病史（急性肾绞痛）对诊断输尿管结石的准确性的前瞻性研究，59例根据病史诊断为输尿管结石的患者，最后有48例（81%）通过影像学而确诊。如能结合血尿的阳性结果，常可使诊断的准确性进一步提高。

二、检 查 方 法

（一）腹部平片

腹部平片（KUB平片）常作为诊断输尿管结石的基础，常规的腹部平片应包括双肾、输尿管、膀胱和后尿道，上至11胸椎上缘，下至耻骨联合或稍低，由于拍摄范围包括肾-输尿管和膀胱，故简写成KUB（kidney, ureter, bladder）。KUB平片一般常在静脉尿路造影（intravenous urography, IVU）之前评估泌尿道部位是否存在阳性结石影、定位并显示阳性的结石影；在没做肠道准备的急诊患者KUB平片则常用于了解肠道气体和粪便的情况来判断是否有加行 IVU 的必要性。对比 IVU 和超声检查，KUB 平片确认输尿管结石的准确性和特异性仅介于 44% ~ 77% 和 80% ~ 87%。因而单纯使用 KUB 平片确诊输尿管结石的价值有限，其临床多应用于输尿管阳性结石治疗效果的评估和随访。

（二）静脉尿路造影

自从 1923 年首次运用于临床以来，由于其设备的普及性，检查的准确性、安全性，以及较高的性价比，静脉尿路造影（intravenous urography, IVU）一直是临床诊断输尿管结石应用最多的检查方法。常规 IVU 检查前应行碘过敏试验，除做好一般的肠道准备以减少肠气和粪便的干扰外，检查前 6 小时应禁饮食使尿液浓缩以增加影像的清晰度。发热、肾功能不全（中度以上）、全身情况不良和急性泌尿系严重感染是 IVU 检查的绝对禁忌证。过敏体质、有造影剂过敏史、哮喘为相对禁忌证，应尽量避免采用 IVU 检查。必须行 IVU 检查时，检查前、后 24 小时应给予皮质激素。口服降糖药二甲双胍的患者在 IVU 检查前应停药 48 小时。经典的 IVU 片上输尿管结石的影像包括：输尿管行程线上的不透光影；梗阻的输尿管影；延迟的肾显影和集合系统的延迟显影或扩张。IVU 诊断输尿管结石的优势有：可粗略评估肾功能；确定结石部位；了解集合系统解剖和输尿管梗阻情况以指导治疗方式的选择；也可发现上尿路其他异常（如肿瘤）。不足之处在于：难以显示小的阴性结石；有时难以与其他病变引起的充盈缺损鉴别；严重的梗阻需多次延时摄片，常增加了 X 线的曝光量；造影剂引起过敏、超敏反应和肾毒性等。此外，对于急性肾绞痛的患者 IVU 检查时由于造影剂的利尿作用可引起肾小盏穹窿部破裂而引起尿外渗。对比螺旋 CT 平扫，IVU 的准确性和特异性分别为 70% ~ 83% 和 76% ~ 87%。

（三）螺旋 CT 平扫

螺旋 CT 平扫（unenhanced helical CT，UHCT）是诊断输尿管结石最准确的检查方法，其敏感性和特异性均可达 98% ~ 100%。螺旋 CT 的快速成像可避免呼吸带来的扫描遗漏。对比 IVU，UHCT 具有明显的优越性：①诊断价值更高；②可清楚显示结石所在部位及其大小；③检查费时短（通常 5 分钟内可完成），无需肠道准备；④不需要使用造影剂；⑤可以鉴别由于其他疾病引起的侧腰痛。UHCT 有时可提示结石成分（如尿酸结石），费用上 UHCT 甚至比 IVU 更低。UHCT 的不足在于设备较昂贵，普通医院常不能普及；阅片也需要一段时间的学习。UHCT 的放射剂量曾是临床一度担心的问题，但研究发现与 IVU 相比两者之间放射剂量并无显著差异。Denton 等分析发现 UHCT 的放射剂量约为摄片 3 张的 IVU 的 3 倍（4.7 mSv : 1.5 mSv）。结石周围围绕有一圈软组织影（rim sign，圆环征）是 UHCT 诊断输尿管结石的典型征象。

（四）超声

对不伴输尿管扩张的输尿管结石，B 超诊断价值不高。输尿管近段近肾盂输尿管连接部和远段近膀胱输尿管连接部的结石由于有肾下极和充盈的膀胱作声学对比窗，B 超常可以探及；输尿管中段的结石如不伴输尿管扩张积液，B 超常不能探及。典型的输尿管结石的 B 超声像图呈现扩张积液的输尿管和其远端的结石强回声影。对比 IVU，超声对伴有输尿管扩张积液的输尿管结石诊断的敏感性和特异性可高达 96.3% 和 100%。超声结合 KUB 可提高不伴输尿管扩张的输尿管结石的诊断。

利用彩色多普勒测量双侧肾阻力指数（resistive index，RI）有时可用于判断是否存在输尿管梗阻而间接诊断输尿管结石。但有关 RI 诊断输尿管梗阻尚无统一意见，诊断结果与操作者个人经验也有较大关系。

（五）磁共振尿路成像

磁共振尿路成像（magnetic resonance urography，MRU）原理是集合系统尿液具有长 T_2 值呈高信号，而周围组织短 T_2 值呈低信号的特点，这样尿液的白色高信号在黑色低信号背景下形成鲜明对比，产生类似静脉或逆行尿路造影的影像。MRU 能清楚显示尿路，特别是梗阻引起的扩张积液的尿路，能明确尿路梗阻的原因和位置。因此 MRU 对伴有梗阻的输尿管结石的诊断较准确，但由于成像原理，MRU 不能直接显示尿路结石，故 MRU 对不伴梗阻的输尿管结石诊断价值不高。

（六）逆行性尿路造影

当不宜行 IVU 或 IVU 显影不满意且不能通过其他方法明确诊断时，可考虑采用逆行性尿路造影 (retrograde urography)。逆行性尿路造影显影清楚且不受肾功能的影响，但其为有创性检查，费用较高，操作者也需要有一定的经验，远端的输尿管结石逆行插管也常不能成功。全身情况不良、凝血功能异常、急性尿路感染、膀胱出血和挛缩膀胱为绝对禁忌证；尿道狭窄、前列腺重度增生和不适合摆截石位者为相对禁忌证。输尿管结石的逆行性尿路造影表现同 IVU。

（七）顺行经皮肾穿刺造影

顺行经皮肾穿刺造影 (antegrade urography) 不能作为诊断输尿管结石的常规方法。只有当输尿管梗阻严重和（或）合并感染需顺行经皮肾造瘘引流，待感染控制后可做顺行经皮肾穿刺造影。其造影表现同 IVU。

（八）输尿管镜探查

当用上述影像学检查方法难以明确诊断，而输尿管梗阻的表现明显或难以与其他疾病鉴别时可考虑行输尿管镜探查（ureteroscopy，URS）。URS 的优点是在明确诊断的同时完成治疗，但URS 为侵袭性手术，需要专业的手术设施，操作者也需一段时间的培训学习，故只有当患者具有明确的手术指征时才能采用。

三、鉴 别 诊 断

以急性肾绞痛为表现者需与引起急腹症的其他疾病相鉴别，如胃十二指肠急性穿孔、急性阑尾炎和妇产科疾病所致的腹痛等。胃十二指肠急性穿孔者常有消化性溃疡病史，疼痛多为突发急性上腹部剧痛，查体常有全腹压痛和肌紧张，肝浊音界缩小或消失，KUB 检查膈下常有游离气体。产科急腹症常有月经史的改变，B 超检查多能明确。输尿管结石尿检多可发现红细胞。

以 X 线片盆腔致密影为表现者上段需与胆囊结石和肠系膜淋巴结钙化鉴别，下段需与静脉石和动脉硬化斑块鉴别。前者通过侧位片和 IVU 容易鉴别，腹腔内钙化位于椎体之前。静脉石由于其成分不同，KUB 片其中心为密度稍低的阴影，有时需加 IVU 以鉴别。

以影像学梗阻或充盈缺损为表现者需与输尿管结核和肿瘤鉴别。IVU 上输尿管结核多表现为输尿管不规则的狭窄，管壁僵硬，边缘呈虫蚀样，输尿管无蠕动波。而肿瘤所致的充盈缺损有时需结合 CT 或 MRU 鉴别。

（何朝辉　曾国华）

第四节　结石所致的病理学变化

结石所致输尿管组织结构的病理变化与结石的形态、大小、活动度和停留时间等有关，主要表现为局部损害、梗阻和感染。

一、局部机械性损害

输尿管的管腔较细，较大的结石难以通过，结石在其中刺激会引起输尿管平滑肌痉挛。如果结石的表面粗糙或者呈棱角形，将会造成输尿管黏膜较为严重的损害，导致局部组织充血水肿、上皮脱落、糜烂或者坏死，甚至引起局部的输尿管炎和输尿管周围炎。较长时间的梗阻还可以引起输尿管壁的肉芽组织生长，肉芽组织往往位于结石的下方，有时甚至包裹在整个结石表面，局部有大量的炎性细胞浸润和纤维组织增生，使输尿管管壁变厚甚至造成输尿管腔狭窄，进一步加重结石引起的上尿路梗阻。Roberts 等报道输尿管结石嵌顿的中位时间为 11 个月时，有 24% 的患者出现输尿管狭窄。极少数嵌顿的结石还会引起输尿管局部的组织坏死，甚至输尿管穿孔、尿外渗、结石移位至输尿管外周。

二、尿路梗阻

输尿管结石引起的尿路梗阻与结石的大小和停留部位有关。较小的结石引起输尿管的梗阻多是不完全的，较大的结石，特别是嵌顿在肾盂输尿管连接部或输尿管膀胱壁内段的结石，往往会引起严重上尿路梗阻。输尿管梗阻时间较短时，主要表现为梗阻段以上尿路的积水，如果梗阻及时解除，这种积水是可逆的，但是如果梗阻时间较久，即使梗阻解除，积水也不能完全恢复。当输尿管结石嵌顿时间长时，结石周围的继发性息肉也会加重输尿管梗阻。

输尿管下段结石引起梗阻积水时，其上方的输尿管出现不同程度的扩张，严重时导致变粗、迂曲和管壁的纤维化。输尿管结石导致完全梗阻，时间超过 4 小时即会发生肾供血减少，持续时间长，则可导致肾萎缩，需引起高度重视。

三、感　染

结石引起输尿管梗阻，容易并发尿路感染。在输尿管中结石作为异物有促进感染发生、病菌侵入和繁殖的作用。尿液排出受阻和局部组织的炎症，都是结石容易引起尿路感染的因素。输尿管结石引起感染时可使输尿管扩张更加严重，在管腔内形成脓性尿液。感染可以扩展到输尿管外引起输尿管周围炎。病程长时，由于大量的炎性细胞浸润和纤维组织增生，输尿管管壁增厚，蠕动能力减弱。

结石引起尿路感染，细菌分解尿素产生氨，使尿液成碱性，有利于磷酸盐沉淀而导致结石迅速增大。增大的结石一方面可以加重其对输尿管壁的机械性损害，另一方面也加重输尿管梗阻和尿液淤滞的程度，进一步促进感染的发生。如此恶性循环，最终导致严重的上尿路积水，肾功能丧失。

四、结石合并息肉或恶性肿瘤

结石长期嵌顿于输尿管内，对局部黏膜产生慢性机械性刺激，使输尿管产生局限性的炎性增生，在部分患者中可能发展形成良性息肉。输尿管继发性息肉表面多被覆移行上皮，上皮下纤维组织增生和炎性细胞浸润（图 7-1）。

据杨运彰等报道输尿管切开取石术 81 例中合并息肉者占 23.5%。Mugiya Soichi 等在对 165 例输尿管结石的患者进行输尿管镜检时发现合并炎性息肉者占 30.9%。由于病变局部往往表现为水肿或炎性肉芽肿样改变，手术中不容易发现管壁的息肉样改变。输尿管息肉一般呈红色或者苍白色，形状为菜花、条索或者桑葚状，多数有蒂，大小如米粒或者黄豆样大（图 7-2）。息肉形成以后可以增加结石导致的尿路梗阻程度，加重对输尿管的损害。

部分息肉可以表现为肿瘤样的结构特征，称为息肉样肿瘤。多数的息肉样肿瘤是良性的病变，

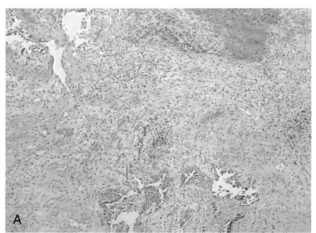

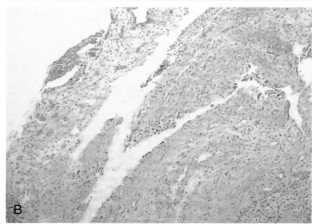

图 7-1　输尿管息肉病理：移行上皮下纤维组织增生和炎性细胞浸润

于骶髂骨处输尿管内的结石由于有骨骼阻挡而不能碎石。1987年初，我国学者郭应禄院士提出了俯卧位治疗输尿管中、下段结石及膀胱结石，将ESWL的适应证扩大到整个尿路，且提高了疗效，使之成为一种创伤性小、安全、有效的治疗尿石症的方法（图7-7）。

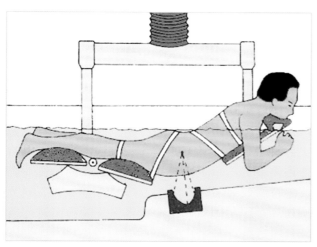

图7-7　俯卧位治疗输尿管中、下段结石及膀胱结石

二、碎石基本原理

一般而言，所有的碎石机都由最基本的两部分组成，即能够粉碎结石的冲击波源和对结石的精确定位系统。冲击波源是碎石机的核心。

冲击波发生的基本原理是通过高电压、大电流、瞬间放电，在放电通道上形成一个高能量密度的高温、高压等离子区，将电能迅速转换为热能、光能、力能和声能，放电过程中放电通道急剧膨胀，在水介质中形成压力脉冲，也就是冲击波。除液电冲击波源外，尚有电磁波源、压电晶体波源等冲击波源。

冲击波的传递在水中最为理想，这是由于不同介质的阻抗不同，其耗损也不同，在水中冲击波能量耗损最少，而在空气中能量耗损极大。因此治疗时患者仰卧于水中，因为体液与水的特性、阻抗相近，冲击波经水传入人体时能量耗损较少，冲击波迅速进入人体而到达结石、击碎结石，对组织不会造成明显损伤（图7-8）。冲击波粉碎结石是利用冲击波在两种声阻抗不同的传播介质（组织与结石）的界面发生反射，它在结石的前缘产生压应力，在其后缘产生拉应力，两种介质的声阻抗的差别越大，应力就越大，物质（结石）结构越容易破坏（图7-9）。结石面对冲击波源的界面上的压力使结石破裂，而空化作用产生水的射流使裂口内面的结石剥落，一连串的冲击波使结石由表及里地逐层破碎，直到完全粉碎成为细小的颗粒排出体外。尽管冲击波在水中传播

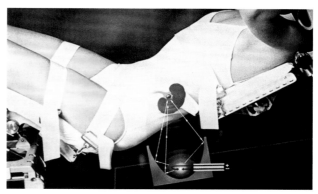

图7-8　冲击波经水传入、迅速进入人体而到达结石、击碎结石

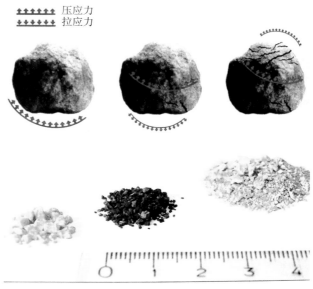

图7-9　冲击波粉碎结石原理

冲击波粉碎结石是利用冲击波在两种声阻抗不同的传播介质（组织与结石）的界面发生反射，它在结石的前缘产生压应力，在其后缘产生拉应力，两种介质的声阻抗的差别越大，应力就越大，物质（结石）结构越容易破坏。结石面对冲击波源的界面上的压力使结石破裂，而空化作用产生水的射流使裂口内面的结石剥落，一连串的冲击波使结石由表及里地逐层破碎，直到完全粉碎成为细小的颗粒排出体外。

损耗的能量很少，但毕竟存在损耗，空化效应是其能量衰减的主要因素。冲击波在肌肉或脏器中产生空化效应则会造成损伤，所以空化效应既是ESWL中有效碎石的必要条件，也是碎石过程的有害因素。因此如何提高冲击波的基本特性参数以加速冲击波通过人体组织，减少空化效应在组织中产生，是碎石机不断完善和改进过程中所面临的重要课题。

经过二十多年的临床实践，目前液电冲击波源碎石效果要好于其他冲击波源。

定位系统

ESWL 的定位，就是利用有关设备确定结石在人体内的位置，并将结石精确地移至冲击波焦区的过程。定位系统是体外碎石术成功与否的关键因素之一。目前，多数碎石机采用 X 线监视系统或者 B 超系统进行定位。

X 线定位与 B 超定位，这两种方式各有优缺点，可以互为补充。采用联合定位的碎石机兼有

X 线及 B 超两种定位系统，具备了上述两种方法的优点。不论阳性或阴性结石，肾结石还是各段输尿管结石，皆可定位，还可以实时监测结石动态及其粉碎过程，因此可以提高碎石治疗水平。

三、复式脉冲碎石新技术

随着科学技术的进步和发展，碎石机的改进亦有了重大改进。1998 年初，湛江海滨医疗器械公司在北京大学泌尿外科研究所郭应禄院士的指导下研制出 HB-V 型复式脉冲碎石机，现已在多家医院使用并取得了很好的效果。

复式脉冲是在特定的时间范围内连续产生两个脉冲波，达到双空化效应（double cavitation），使冲击波的能量更集中指向靶区，从而增强冲击波碎石的效果（图 7-10）。北京大学泌尿外科研究所与广东医学院附属中心医院合作及海滨医疗器械公司合作，进行了大量的动物实验。实验证明：

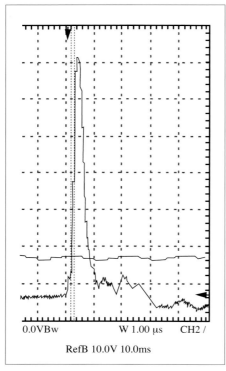

0.0VBw   W 1.00 µs   CH2 /

RefB 10.0V 10.0ms

液电式波源   M 1.00 µs   CH1 /

复式脉冲波源

图 7-10 复式脉冲：在特定时间内连续产生两个脉冲波，达到双空化效应作用，使冲击波的能量更集中指向靶区中心，增强冲击波碎石的效果

复式脉冲碎石机与单次脉冲和电磁式脉冲碎石机相比，在冲击次数、冲击能量及结石成分相同的条件下，可以在单次脉冲的基础上提高碎石粉碎率达40%左右。采用活体猪做的系列组织损伤的实验研究表明，在相同的能量和冲击次数的条件下，肉眼所见的复式脉冲比单式脉冲和电磁式脉冲的损伤范围要小。病理结果（图7-11）证明，复式和单式脉冲对肾及输尿管的各层组织结构都可造成以出血为特征的、可逆性的损伤，它比其他脉冲对组织的损伤要小。与电磁式脉冲的对比研究也证明了这一点。液电冲击波源复式脉冲与传统单式脉冲液电式碎石机和电磁式脉冲碎石机相比：前者碎石效果明显提高，组织损伤明显减少。经过临床实践，复式脉冲液电式碎石机的碎石效果好于单式脉冲液电式碎石机，其不良反应较后者轻。

复式脉冲碎石机能否取代其他类型的碎石机，成为碎石机的发展方向，需做进一步的深入研究和探讨。

四、输尿管结石体外冲击波碎石的临床应用

（一）碎石前准备

【全身状况的评价】

术前应根据患者的具体情况，做好全面的体格检查。实验室辅助检查也是必不可少的，主要有血、尿常规检查；血小板计数及出血、凝血时间检测；判断结石成分的相关检查；肝、肾功能、血糖检测；心电图检查等。

【泌尿系统状况的检查】

切忌在充分了解整个泌尿系统情况之前，匆忙碎石。

1. 腹部平片（KUB平片）：95%以上的尿路结石均为阳性结石，所以对怀疑有尿路结石的患者，KUB平片应作为第一选择，经济又方便。其优点是可全面了解结石的部位、大小、数目和密度；同时可了解脊柱与骨盆有无畸形或其他异常，有

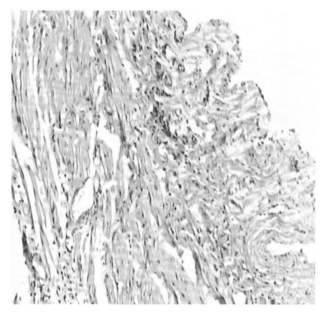

复式脉冲

左输尿管　1000次
未见明显损伤及出血　10×10

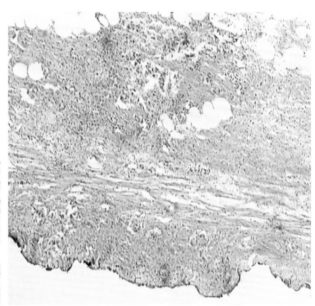

单式脉冲

右输尿管　1000次
黏膜出血点，浆膜下出血，
肌层未见出血　4×10

图7-11　组织学比较

助于治疗时的定位。

2. 尿路造影：静脉尿路造影（IVU）常用，必要时应用逆行插管造影。尿路造影有助于确定结石的准确部位，同时可了解肾功能、结石以下有无梗阻等。

3. B超检查：主要适用于阴性结石的诊断，最大优点是无 X 线辐射损伤。但对输尿管中、下段小结石检出率较低。

4. CT 检查：不常规使用，对 B 超难以检出的输尿管中、下段阴性结石，有时需结合 IVU 做 CT加平扫检查方能作出诊断。

5. 肾图检查：主要是了解分肾功能，为碎石的效果作出评价。

【其他准备】

1. 消除患者的紧张心理：治疗前医务人员应做好耐心细致的解释工作。对特别紧张的患者让其在碎石室经历体会整个治疗过程，适应治疗环境，有助于消除恐惧心理。努力改善治疗环境，如治疗时播放一些轻松愉悦的音乐都有助于稳定患者情绪。

2. 肠道准备：对于密度较低，尤其是输尿管中、下段的结石，治疗前 1 日口服缓泻剂以减少肠内积气和粪便，不仅有利于定位，而且可减少冲击波通过肠管积气造成的损耗以及对肠管的损伤和疼痛感。

3. 应用抗生素：合并尿路感染者，或感染性结石，术前 1 ~ 3 日应用抗生素。

4. 治疗前一天宜洗澡，清除皮肤表面的油脂，以利于冲击波进入，减少损耗。

5. 碎石前一天服用缓泻剂，碎石当日早上禁食。对于结石较小者或近日内有肾绞痛发作者，应在治疗前重新拍摄腹部平片观察结石移动位置。

（二）术前、术中用药与麻醉

碎石机应用初期，由于采用高能量冲击波，大多用硬膜外麻醉或全麻才能完成治疗。随着碎石机的改进，特别是低能量碎石机应用于临床，冲击波进入身体时痛感已大为减轻，一般不需麻醉。这有利于 ESWL 治疗后患者立即下床活动以促进排石。小儿输尿管结石的 ESWL 治疗应选用全麻和地西泮镇痛麻醉。

术前特别紧张的患者可在术前半小时肌注哌替啶 50 mg，效果满意。

（三）禁忌证与适应证

从广义上讲，输尿管全长各部位的尿路结石除结石远端有器质性梗阻者外均可采用体外冲击波碎石术治疗。大多数输尿管结石行原位碎石治疗可获得较为满意的效果，而且并发症及不良反应的发生率较低。但由于存在输尿管结石时输尿管管腔往往处于相对嵌顿的状态，周围缺乏提高碎石效率的液体环境，与同等大小的肾结石相对比，其粉碎难度较大。所以在输尿管结石中应用冲击波碎石治疗，需要较高的能量和更多的冲击次数。因此应根据结石的大小、结石的性质和结石停留在输尿管原位时间的长短来选择碎石治疗。对于结石直径≤1 cm 的上段输尿管结石首选冲击波碎石治疗（ESWL）；结石直径＞1 cm 的上段输尿管结石可选择 ESWL、输尿管镜取石术（ureteroscopic lithotripsy，URL）和经皮肾镜取石术（percutaneous nephrolithotripsy，PNL）；对于中下段输尿管结石可选用 ESWL 和URL。但在临床实际工作中，选择患者行 ESWL 时应考虑其全身情况和泌尿系统情况。

【全身情况】

1. 全身出血性疾病不宜碎石，以避免由碎石造成严重的血尿。

2. 新近发生的心、脑血管疾病，如严重的高血压、脑出血、心力衰竭、心律失常及肺功能障碍者不宜碎石。

3. 传染病的活动期，如活动性肝炎、细菌性痢疾及非典型肺炎等不宜碎石。

4. 未控制的糖尿病，在碎石前控制好血糖，以防碎石后发生难以控制的严重尿路感染。

5. 妊娠妇女，特别是结石在输尿管下段者不宜碎石，以避免 X 线或冲击波对胎儿产生不良影响。

6. 装有心脏起搏器的患者目前被认为是碎石的禁忌证。

7. 患有癫痫和癔症者为相对禁忌证。

【泌尿系统情况】

1. 结石以下尿路有器质性梗阻，在梗阻未解除之前不宜碎石。因为输尿管结石致上尿路积水合并肾结石时，肾张力明显增加，特别是输尿管上段结石要注意由于在碎石时呼吸幅度大，肾的移动也大，有可能会伤及肾。

2. 肾功能状况：对于肾功能不全者，要区别导致肾功能不全的原因再分别处理。如为输尿管结石引起的尿路梗阻所致则要积极碎石，尽早解除梗阻。

3. 尿路感染：在尿路急性炎症期间不宜碎石，否则易致炎症扩散甚至败血症，需选用有效抗生素控制感染后再行碎石。

（四）碎石治疗的安全界限

医学研究表明，ESWL 并非对人体没有严重损伤，只是在适当的冲击能量和适当的冲击次数下，不会对人体造成不可逆的损害。因此安全界限问题很重要。尽管 ESWL 的安全界限目前还不十分明了，但通过分析国际、国内资料，以及动物实验结果和长期临床经验，也可以获得一些参考信息。动物实验研究表明以 HB-ESWL-V 碎石机为例：当焦斑脉冲压力低于 25.45 MPa，冲击次数 2500 次，液电式压力小于等于 8 kV（电磁式电压小于 13 kV 而脉冲压力低于 24.61 MPa），经过 1～3 周的观察，肾的病理改变为可逆性改变。当焦斑压力高于 25.45 MPa 时，冲击波次数 2500 次（电磁式电压大于 24.61 MPa 时），肾的损伤则为不可逆的病理改变。所以在肾碎石的过程中要严格掌握工作电压，这是我们必须遵循的原则。碎石对输尿管的损伤则要小于肾组织，故输尿管治疗的次数可以增加。

1. 工作电压与轰击次数：不同厂家生产的碎石机的工作电压与治疗能量的关系不相同，因此不同的碎石机都有各自的安全工作电压范围和一次治疗的最多允许轰击次数。就 DORNIER HM3 型机而言，根据美国食品药品管理局（FDA）现行的使用规定，限于 2500 冲击次数/（输尿管·天）。根据临床实践，HB-ESWL-V 低能量碎石机的工作电压和冲击次数的最高限制为：输尿管结石每日冲击次数低于 3500 次，工作电压为 3～8.5 kV。

2. 两次治疗时的最佳安全间隔时限：根据临床经验和动物实验的结果，输尿管结石碎石后主张两次治疗间隔时限至少要大于 7 天，更加有利于输尿管组织的恢复。

（五）碎石治疗要点

【注意事项】

1. 根据结石的部位采用适当体位，使结石定位于反射体第二焦点，再根据结石的难易程度（结合结石成分、结石周围是否有腔隙及结石与输尿管间是否有嵌顿、粘连等因素综合考虑而判断），调整工作电压。

2. 工作电压的调高务必平稳，切忌一下把工作电压调得过高（如冲击 200～300 次便把工作电压调至 6～7 kV），以免因电弧销蚀太快使电极间隙增大太早，导致冲击波焦斑区偏离通过。

3. 输尿管结石粉碎后特征是结石碎屑沿输尿管、尿道走向形成拉长的影像，形同"石街"。在阴性结石或阳性结石梗阻的情况下，在造影剂的帮助下，结石粉碎后可看见造影剂通过（图 7-12）。

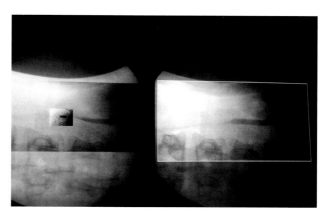

图 7-12　碎石前结石梗阻输尿管，冲击波碎石中结石粉碎，造影剂通过

4. 每次治疗不要遗漏大颗碎屑，治疗过程如出现大颗碎屑弹离焦区，立刻跟踪将其击碎。

5. 需要分次治疗的输尿管多发结石的治疗顺序根据结石的多少、大小、部位和肾盂造影情况决定，而且宜根据治疗过程的具体情况随时调整治疗方案。

6. 双侧输尿管结石要在一侧结石排空后再治疗另一侧，两侧同时治疗可能会造成双侧输尿管梗阻，导致无尿等严重并发症。故不能违反治疗原则。

【定位】

1. X 线定位：现绝大多数碎石机使用了单 X 线定位系统，两束交叉的 X 线中心分别经过焦点 F，分别在两个监视器上观察到。它的定位原理是如果把结石移到焦点上，在两个监视器的中心点上同时观察到结石，那么结石必然在三维空间的 F 点。将工作电压调至最低电压即可以开始治疗（每种碎石机的电压均不同），每轰击 200次后透视 1 次，观察结石粉碎情况及结石位置情况，如有移动则及时校正，以提高冲击波的碎石成功率。输尿管结石影像也随呼吸运动而上下移动，上段更明显，应选择呼吸终末来定位，下段则移动范围较小。在治疗过程中，工作电压应逐渐提高。

2. B 超定位：超声定位输尿管结石有一些困难，定位前要充分准备，定位时要认真细致。寻找输尿管结石应先从上段开始，沿积水的输尿管一步步往下追寻。肾盂输尿管连接段为第一狭窄处，从侧腰部或背部扫查，一般显示肾门后，再向下移动探头即可显示输尿管上段结石。输尿管中段结石难以定位，输尿管下段结石的探测要使膀胱充盈，显示左右输尿管在膀胱壁开口的部位。纵切与皮肤呈 75° 角左右，可以看清对侧扩张的输尿管及结石，如有结石停留，可出现结石声影。结石嵌顿时，该处黏膜水肿，呈水泡状隆起。B超探头放在结石的同侧。

输尿管全长各部位的结石皆是体外冲击波碎石治疗的适应证。按骨盆上下缘将输尿管分为上段、中段、下段。在 ESWL 临床应用的初期，ESWL 只用于治疗上段输尿管结石，中段和下段部位的结石曾被认为是 ESWL 治疗的盲区。1987

年郭应禄院士首先提出用俯卧位治疗髂骨缘以下的输尿管结石，冲击波由下腹部避开骨骼到达结石，取得满意效果。

碎石技术在临床应用中，由于 DORNIER HM3 受到体位架的限制，1987 年初郭应禄院士首次提出了输尿管上段结石采用仰卧向患侧倾斜位更加适用于上段输尿管结石的治疗。大家知道，冲击波的聚焦图形是以第二焦点为顶点的圆锥体状。肾位于脊柱两侧，所以对于肾结石的治疗采取仰卧位是恰当的。但是输尿管的位置较肾更靠前方，位置更靠近椎体，冲击波在到达输尿管之前有部分被脊柱阻挡而影响治疗效果。所以采取向患侧倾斜位可以避免或减少冲击波的损耗而提高治疗效果（图 7-13），同时也有利于定位。膀胱结石除采用俯卧位治疗外，也可以采用半坐位，有利于冲击波从小骨盆直达结石（图 7-14）。

随着治疗经验的积累和碎石机的改进，现在输尿管任何部位的结石都可用 ESWL 治疗。

【阴性结石的治疗】

当结石位于反射体的第二焦点时可开始进行治疗，如阳性结石近端积水明显者，在 X 线机的定位下先轰击结石近端积水处，当轰击数百次后，可见碎石屑向其上方逸散，继续治疗可见结石向下拉长，结石影变淡，每轰击数百次时观察结石移动情况以及时校正。电压可逐渐提高。对于阴性结石，可以通过输尿管插管注入造影剂，后可见结石处呈杯口样改变，结石粉碎的标志是结石

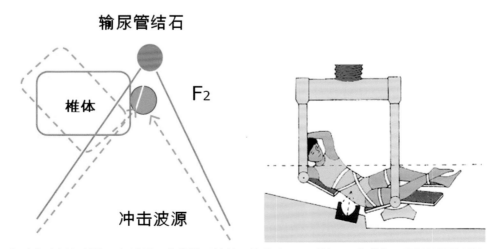

输尿管结石

椎体　　　　　F₂

冲击波源

图 7-13　仰卧向患侧倾斜位更加适用于上段输尿管结石的治疗（20 世纪 80 年代初，DORNIER HM3 型碎石机）

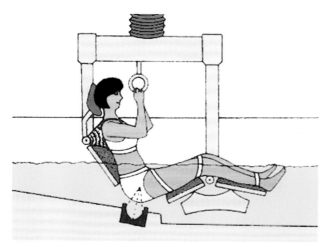

图 7-14 膀胱结石可以采用半坐位，有利于冲击波从小骨盆直达结石（20 世纪 80 年代初，DORNIER HM3 型碎石机）

碎块与造影剂混同，杯口逐渐消失，造影剂通过。结石粉碎后可见负影消失（图 7-15）。

【治疗时体位】

行 ESWL 时选择合理的治疗体位很重要，对碎石效果会产生直接影响。选择体位的基本原则是冲击波进入人体的入路能避开骨骼的阻挡以及冲击波入路最短。输尿管结石碎石的治疗体位分为平卧位和俯卧位两种：①仰卧位：适用髂骨缘以上结石的治疗，但输尿管末端结石定位困难时（体胖及小儿患者）可采用仰卧位治疗，冲击波从小骨盆内口进入直达结石。②俯卧位：适用于髂

骨缘以下的输尿管结石，这是碎石治疗中应掌握的基本原则。采用俯卧位治疗髂骨缘以下的输尿管结石，可以避开骨骼对冲击波的阻挡，冲击波直接通过腹部到达结石以利于结石的粉碎。对于输尿管末端结石患者，应在耻骨缘以下加用铅板以保护外生殖器（图 7-16）。

【辅助治疗】

对于与骨骼交叠处的输尿管小结石、结石影像淡而不清者、输尿管阴性结石和输尿管下段结石同时伴有盆腔静脉石时，可插入输尿管导管帮助定位。对于输尿管结石主张采用原位 ESWL 治疗，可获得非常满意的治疗效果。

【影响因素】

影响输尿管结石 ESWL 治疗效果的因素包括结石大小、结石滞留时间和结石的成分等。

1. 结石大小和成分：一般来说，＜1.0 cm 的输尿管结石碎石效果较好，一水草酸钙结石及胱氨酸结石碎石效果较差。

2. 结石停留时间：由于输尿管是一管道器官，空隙小，若结石在原位停留时间超过 6 个月，将刺激周围管壁产生炎症反应，出现肉芽组织或炎性增生可使结石被组织包裹而难以粉碎，或粉碎后难以排出。

3. 输尿管积水程度：输尿管积水严重意味着结石停留时间较长，往往超过半年以上，梗阻严

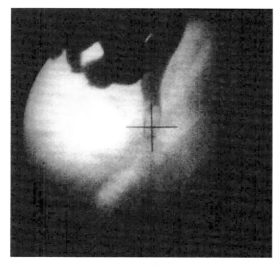
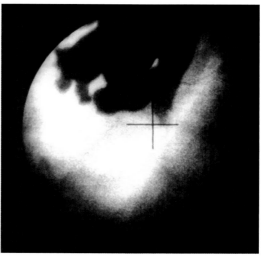

图 7-15 阴性结石注入造影剂可见结石负影，结石粉碎后可见负影消失

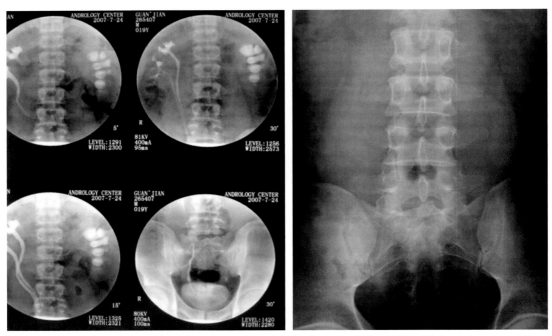

图 7-16　俯卧位治疗左侧输尿管下段结石，一次碎石后结石排空

重，碎石效果不佳；较大结石可能因周围间隙小而难以粉碎。碎石由近侧有积水处开始，有利于结石的粉碎和排出。

4. 在输尿管结石发作时，IVU 片经常表现为患侧肾不显影，碎石治疗梗阻解除后复查 IVU，患侧显影良好，临床上称为假性不显影或假性无功能（图 7-17）。

5. 输尿管结石梗阻时，患肾表现为积水，碎石治疗梗阻解除后复查 IVP，患侧显影良好，积水好转（图 7-18）。

【疗效的判断】

多数输尿管结石在治疗过程中见到结石影变长、变淡等变化说明结石已被粉碎，但也有少数

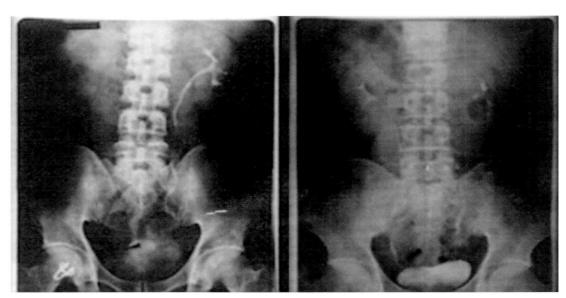

图 7-17　IVU 片经常表现为患侧肾不显影，碎石治疗梗阻解除后 2 周复查 IVP，患侧已显影

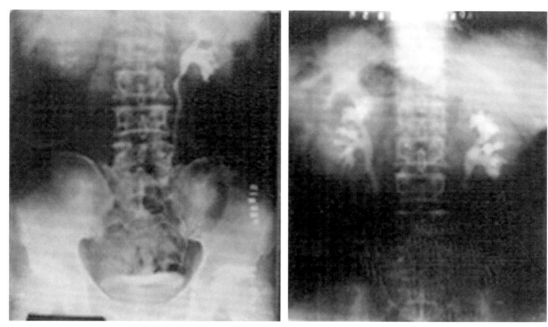

图 7-18　输尿管结石梗阻时，患肾表现为肾积水和显影差，碎石治疗梗阻解除后，患肾功能恢复

病例当时并无明显变化，此时不要急于以为治疗失败而改用其他方法和再次碎石，因为有一部分输尿管结石，虽然已经粉碎但仍在原位停留一段时间再散开、排出，可靠的做法是先观察 1~2 周，再复查 KUB（图 7-19），若结石影出现改变说明结石已碎，可继续等待排出；若结石影同治疗前一样说明治疗效果差，可考虑再次行冲击波碎石或改用其他方法治疗。

【腔内泌尿外科技术和 ESWL 的选择】

ESWL 和输尿管镜腔内碎石（气压弹道、钬激光）是输尿管结石的两大治疗方法，两者各有优缺点，也有各自不同的适应证和禁忌证，如何选择最佳治疗方法是泌尿外科医师经常遇到的问题。

一般来说，由于 ESWL 治疗是一种微创手术，并发症少，故可作为输尿管结石的首选治疗方法，但结石的大小、成分和在输尿管原位停滞时间的长短直接影响 ESWL 碎石效果，结石较大（>1.5 cm）、多发结石、结石停留在原位时间过长（大于 6 个月），应选用经输尿管镜取石治疗，效果会更好。

结石部位是决定结石治疗方法的另一重要因素。对于上段输尿管结石，输尿管镜操作困难，而 ESWL 具有非侵入性、患者痛苦小、不用麻醉、可在门诊操作等优点，故常为首选治疗方法；对直径大于 1.5 cm 的输尿管下段结石，特别是双侧输尿管下段结石同时存在，输尿管镜腔内碎石成功率高于 ESWL，一次可将双侧结石取出，输尿管镜腔内治疗为首选。所以，治疗方法应根据结石大小、数目、梗阻情况和医院实际条件等情况而定。

（六）小儿输尿管结石的 ESWL 治疗

儿童尿石症比较少见，现有发病增高趋势，常继发于尿路先天性畸形和全身代谢性疾病。随着内镜技术的不断提高，此项技术也开始应用于儿童上尿路结石的治疗。由于使用内镜技术和外科手术治疗对小儿创伤较大，所以 ESWL 治疗显得特别重要。随着近代低能量碎石机治疗技术的进展，ESWL 治疗儿童上尿路结石已是一种安全有效的方法（图 7-20）。

对于小儿输尿管结石，大量的试验和临床研究表明，ESWL 同样能够有效地治疗结石，而且术后并发症极少。因此，目前绝大多数小儿输尿管结石都可采用 ESWL 治疗，并且成为首选方法。

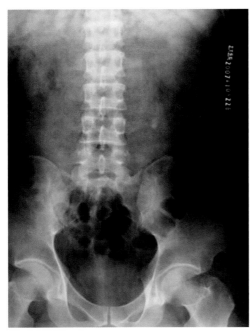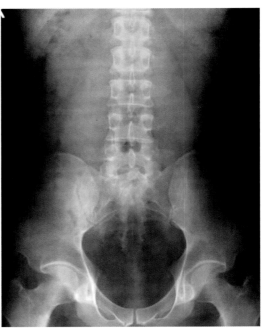

图 7-19　左输尿管结石碎石后结石排空片

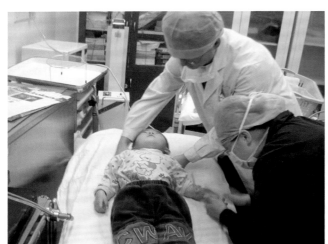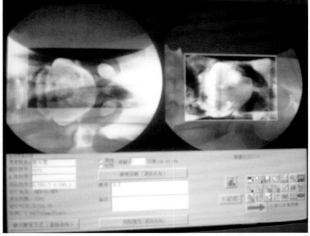

图 7-20　学龄前儿童在全麻下行碎石术，术中可见左输尿管下段结石已粉碎并消失

几乎任何年龄的儿童都可以患尿路结石，但2岁以下的发生率较低。结石数目和形状可为单发或多发。其特点是：儿童结石形成时间较短，结构疏松，易于粉碎。加之儿童尿路顺应性很好和结石碎渣易于排出等特点，许多学者认为 ESWL 同样适用于儿童尿路结石的治疗。笔者所在的北京大学泌尿外科研究所已治疗数十例患儿，取得了满意的效果。

小儿患者需要在 ESWL 前来碎石中心定位。

尤其是 2 岁以下的患儿，以防术前没有定位而在进行麻醉后无法准确定位而给患儿带来损害，也给大家带来不必要的麻烦。

（七）术中并发症及处理

【局部皮肤疼痛】

体外冲击波碎石术中可能会出现局部皮肤疼痛，但很轻微，成人不需止痛药物，除疼痛敏感者外，在术前半小时应用止痛药物一般能达到术中止痛。

【血压升高】

多见于术前有高血压病史、未能得到控制者，或精神紧张对疼痛敏感者，当血压高于160/100 mmHg时应停止治疗，以防血压过高时冲击波致肾实质及肾周围出血，对于精神紧张的年轻人，可在治疗开始时出现一过性的高血压，一般待数分钟后，血压自行下降至正常，无需特殊处理。

【血压下降】

血压下降见于年老体弱、心功能较差者，加之术前腹泻多次，未进饮食等原因，特别是应用水槽式碎石机治疗者易出现血压下降情况。这是由于人体部分进入水中，使得血流动力学受到影响。另外，水温的提高亦会导致周围血管扩张，回心血量相对减少，因而可出现不同程度的血压下降。血压下降明显者可静脉补液，加用升压药如美芬丁胺（恢压敏）10～20 mg或麻黄碱10～15 mg，待血压平稳后继续治疗。治疗时应强调水温控制在37℃左右，尤其在夏季水温不宜过高。而现在的碎石机已用水囊式代替了水槽式，很少出现血压下降的情况。

【窦性心动过速及窦性心动过缓】

部分年轻人在碎石治疗开始时，可出现窦性心动过速，主要由精神紧张、恐惧所致，但在治疗后数分钟，心率逐渐下降至正常，无需特殊治疗。

窦性心动过缓在心电图上可以提示，应在术前半小时肌注阿托品0.5 mg，以预防术中心动过缓的发生。如术中心率低于50次/分，应停止ESWL治疗。

【心绞痛】

心绞痛多见于术前有冠心病病史的患者，往往心电图表现为ST-T改变或T波倒置等心肌缺血情况，术前根据病情选用冠状动脉扩张药如硝酸甘油片、冠心苏合丸等，术中给予吸 O_2、静脉补液等措施加以预防。术中一旦出现胸闷、冷汗等症状应严密观察心电图变化，停止ESWL，及时

治疗并给予口含速效救心丸等治疗，同时密切观察心率、血压、呼吸等情况，如伴有血压下降应加用升压药物。

对于冠心病患者应做好术前预防性用药，可有效地防止术中心绞痛的发生。部分患有心肌梗死的患者，术中应更加严密观察血压、脉搏、心率、呼吸等变化，及时发现问题，及时处理，确保术中安全。新近发生心肌梗死者应严禁行ESWL治疗。

【心律失常】

术中心律失常的出现多见于有心脏病病史者。术中可出现房性期前收缩、室性期前收缩、房性心动过速、室性心动过速，一旦出现频繁的期前收缩、多源性期前收缩、房性心动过速及室性心动过速时，应立即中断ESWL治疗。对于心血管疾病患者，在碎石的整个治疗过程中应严密监护心电图、心率及血压的变化，一旦出现问题监视器会及时报警，以便医务人员及时处理。

（八）术后并发症及处理

【血尿】

几乎所有的患者在碎石术后均会出现轻重不同的肉眼血尿，输尿管结石较肾结石患者血尿轻。肉眼血尿一般在术后1～2次后自行消失，无需特殊治疗，而镜下血尿则持续到结石排净为止。

【肾绞痛】

输尿管结石碎石术后绞痛的发生率较小，且绞痛一般不严重，给予镇痛、解痉药物或针灸均可缓解。绞痛的发生是由于碎石屑排出所致，故术后多饮水可减少绞痛的发生。

【发热】

ESWL术后出现低热38℃左右时，需用抗生素治疗至体温正常，若体温高于39℃时多为伴有梗阻的严重尿路感染，多由石街形成所致，应及时行经皮肾造口术，置管引流解除梗阻并用抗生素，发热很快可以控制。

【恶心、呕吐、食欲缺乏】

ESWL术后有少数患者出现恶心、呕吐和

食欲缺乏，其原因为应用止痛药物所致，一般在短时期内消失。另外，碎石术后碎石屑在排出过程中亦可现上述症状，给予对症处理后可好转。

【皮肤损伤】

皮肤损伤较少见且不严重，表现为皮下有少量散在的小瘀斑，有的范围约 1~2 cm，一般 1~2 天自愈，无需特殊处理，严重的皮肤损伤多见于早期劣质的国产碎石机，可表现为大片皮下瘀斑甚至皮肤表皮破损、出血，应予对症处理，以防皮肤感染。

【石街形成】

石街形成多发生于较大肾结石碎石术后，其表现有两种：①无症状石街：肾结石在碎石术后结石碎屑沿输尿管堆积成串，但无发热、绞痛等不适症状。此时应定期拍摄 KUB 平片观察石街的排空情况，如 1 周内石街无明显变化，应重复 ESWL 治疗，由下而上轰击，如石街中有大块结石，应重点轰击之，以疏通通道。经 ESWL 治疗后多可获得满意效果。②有症状石街：碎石术后可表现为输尿管绞痛、发热及患侧腰部胀痛等，一旦出现上述症状应立即拍摄 KUB 平片，必要时行急诊 ESWL 治疗。如出现高热应考虑石街梗阻合并感染，必须行经皮肾造口引流尿液，解除梗阻，保护肾功能。

石街的形成类型有三种：①石街前方为大块（简称龙头），其后方为细沙（图 7-21A），需要重点在龙头处碎石。②石街为细沙状（图 7-21B），无需处理，可以等待，鼓励病人多活动及多饮水，

一周内可以自行排除，如仍未排出则需再次行碎石治疗一次。③较大颗粒的石街（图 7-21C），要进行跟追碎石，可以加大能量将结石击碎。

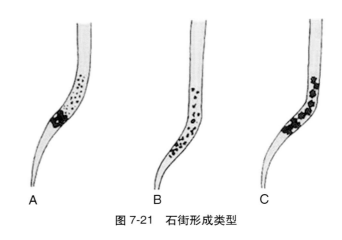

图 7-21 石街形成类型

对于尚未造成严重梗阻的石街可用药物治疗帮助排石，如阿托品、山莨菪碱、黄体酮以及中药排石药物等。如石街已达输尿管壁内段，可经直肠或阴道按摩以助排石，输尿管口狭窄者可经膀胱镜行输尿管口切开或行输尿管镜取石术。

为预防输尿管石街的形成，在较大肾结石行 ESWL 术后要嘱患者向患侧卧位 48~72 小时，有利于减慢碎石屑的排出速度，可有效减少长段石街的形成。对于阴影淡的较大输尿管结石和大于 2 cm 的肾结石，可在治疗前置 DJ 形支架管，是预防输尿管石街形成的好办法。

（梁丽莉　席志军）

第七节　结石的开放手术治疗

输尿管的解剖及手术入路

（一）输尿管的解剖

输尿管是位于腹膜后间隙的细长肌性管道器官，左右各一，起自肾盂而终于膀胱三角区。输尿管的长度与年龄、身高有一定的关系，成人输尿管长约 25~30 cm（左侧较右侧约长 1 cm），直径约 4~7 mm。输尿管管壁由三层不同的组织所构成。内层为移行上皮构成的黏膜，中层为平滑肌，外层为结缔组织。输尿管管腔全程的粗细并不一致，有三个生理性狭窄：①肾盂输尿管连接部，直径约 2 mm；②输尿管跨越髂血管部，直径约 4 mm；③输尿管膀胱连接部，直径约 1~

3 mm。这些狭窄处的管径平均仅有 2～3 mm，输尿管结石下行时，最易嵌顿于各狭窄处而引起绞痛。

解剖上一般将输尿管分为腰段、髂段和盆段。腰段输尿管起自肾盂，终于输尿管和精索（或卵巢）血管的交叉点。腰段输尿管在腹膜后沿腰大肌前面下降，内侧为脊柱，外侧为侧后体壁，终于输尿管与精索（或卵巢）血管的交叉点，长约10 cm。右侧输尿管前面是十二指肠降部、胰腺头部，在下行中经过右结肠、回结肠血管、小肠系膜根及右精索内血管，至右髂窝则与阑尾相邻，因此盲肠后位的阑尾炎易引起输尿管的炎症，在尿中可出现红细胞及脓细胞。内侧为下腔静脉。左侧输尿管前面是十二指肠、降结肠和乙状结肠上端及其系膜，内侧为腹主动脉。肠系膜下动脉则在其内侧与之平行下降入盆腔，故显露输尿管时，经腰入路比经腹入路更为安全。

输尿管和精索（或卵巢）血管的交叉点以下到接近髂血管分叉处为髂段输尿管。

盆段输尿管起自髂血管分叉处的稍上方，下至膀胱三角区外侧的输尿管开口，长约14～16 cm。输尿管在膀胱壁内走行约2 cm。盆段从骨盆上口开始，跨越髂血管后经腰骶干和骶髂关节的前方或前内侧，在髂内动脉的内侧下行到达坐骨棘，再转向前内方，经盆底上方的结缔组织抵达膀胱底。男性输尿管经过直肠前外侧壁与膀胱后壁之间，贴近直肠侧韧带，在输精管的外后方与其交叉后转向内下方和精囊顶部的上方，斜行穿入膀胱，开口于膀胱三角区的外侧。男性输尿管末端周围有膀胱静脉丛。女性输尿管在坐骨棘水平开始向前、向下、向内，经过子宫阔韧带基底附近，至子宫和阴道穹的两侧，距子宫颈约2.5 cm 处，从子宫动脉的后方绕过，在子宫颈阴道上部外侧约2 cm 处向前走行，然后斜向内侧，经阴道前面至膀胱底，再斜行进入膀胱三角区。下段输尿管在盆腔手术时容易受到损伤。

输尿管的血管供应：上 1/3 段输尿管由肾动脉分支供应。中 1/3 段由腹主动脉、髂总动脉、精索内动脉或卵巢动脉、子宫动脉的分支供应。下 1/3 段由膀胱下动脉分支供应。这些动脉的分支形成输尿管动脉网。当手术或外伤时，如损伤其中一个分支，由于吻合丰富常不至于引起输尿管坏死。但因部分吻合支较细小，在切断输尿管时应注意其血液供应。尤其在输尿管损伤后或二次手术时，过长的输尿管浆肌层的游离损伤，将严重影响局部输尿管的血液供应。此外，腰段输尿管的动脉多来自内侧，故手术显露以在外侧为佳。

输尿管的神经，由肾神经丛、精索丛及腹下丛支配。无临床意义。

（二）输尿管手术入路

输尿管结石手术选择何种手术入路，应根据医生的个人经验及患者具体情况而定。

1. 输尿管上段的显露

（1）腰部斜切口

【体位】侧卧位。

【手术步骤】皮肤切口从第12肋末段下缘斜向前下方，达髂嵴中点上 3 cm 处，切口长度视患者体形及所需游离输尿管的长度而定。切开背阔肌、腹外斜肌、腹内斜肌及腹横肌和腰背筋膜，避免损伤上缘的肋下神经和下缘的髂腹下神经，在靠近脊椎横突处切开肾周筋膜。将腹膜推开，游离脂肪组织，显露输尿管并用细软的硅胶管穿过提起，便于向上、下游离至结石处。但应注意不要让结石上移入肾内。

【注意事项】此切口的优点是术野宽阔，显露清晰，便于根据术中病变情况延长切口。但损伤较大，需切断肌肉，对重体力劳动者影响较大。

（2）背部直切口

【体位】侧卧位。

【手术步骤】沿骶棘肌外侧缘做垂直切口，上端达第 12 肋，下端至髂骨上缘，切口长度视患者体形及所需游离输尿管的长度而定。切开皮肤、皮下组织即可见腰背筋膜后层。切开腰背筋膜后层、中层和前层的融合层，向内侧牵开骶棘肌和腰方肌，向外侧牵开腹外斜肌、腹内斜肌和腹横肌，可见肾周筋膜。打开肾周筋膜，游离并显露输尿管。

【注意事项】此切口的优点是损伤少，不切断肌肉，术后恢复迅速。但是暴露范围小，难以向上、下延长切口。且输尿管在切口的深部，游离提起时需防止结石向上移入肾内。一旦结石移入肾内，手术难度较大。选择此入路需谨慎。

2. 输尿管中段的显露

腹部斜切口

【体位】平卧位。

【手术步骤】由髂前上棘内上方 3 cm 处斜向内下方，切口长度视患者体形及所需游离输尿管的长度而定。沿皮纹方向切开腹外斜肌腱膜、腹内斜肌、腹横肌及腹横筋膜，向内侧推开腹膜，于腹膜后向内侧游离即可显露输尿管。

【注意事项】此切口的优点是便于向上、下延长切口。当输尿管找寻有困难时，可利用输尿管跨越髂血管的特点，先往下探及髂血管，并紧贴腹膜后面即可找到输尿管。游离输尿管，需注意不要损伤伴行的精索内血管或卵巢血管。

3. 输尿管下段的显露

（1）下腹部斜切口

【体位】平卧位，臀部稍垫高。留置导尿管排空膀胱。

【手术步骤】切口由髂前上棘内下方 3 cm 处斜向内下方，略与腹股沟韧带平行，达耻骨联合上缘。切开腹外斜肌腱膜、腹内斜肌、腹横肌联合腱膜和腹横筋膜，向内前方将腹膜牵开，显露输尿管。

【注意事项】该段输尿管的位置较深，如显露有困难，可于输尿管跨越髂血管处找到并提起输尿管，沿输尿管向下游离至病变处。

（2）下腹部正中切口

【体位】平卧位，臀部垫高或头端降低。

【手术步骤】切口由耻骨联合上缘沿下腹部中线向上，按所需长度切开皮肤、皮下组织，切开腹白线，于中线分开腹直肌和锥状肌，将膀胱顶部的腹膜反折和脂肪组织向上推开，显露并打开膀胱。

【注意事项】此切口适用于结石位于输尿管膀胱壁内段的手术。

（卢小刚　曾国华）

第八节　结石的输尿管镜腔内治疗

输尿管硬镜治疗

输尿管结石占泌尿系结石的 33% ~ 54%。输尿管有 3 个生理狭窄部位：①肾盂输尿管连接部；②输尿管与髂血管交叉处；③输尿管膀胱壁内段。根据国内的统计，输尿管结石在治疗时约 70% 位于盆腔，15% 位于输尿管中 1/3，在上 1/3 的最少，可能与上述 3 个生理狭窄的位置有关。左右两侧发病率相等，双侧结石约占 5%。临床上可采取药物排石、体外冲击波碎石、输尿管镜取石、腹腔镜输尿管切开取石、开放性手术等治疗方式。药物排石只适用于直径较小的结石。随着医学技术的发展，微创内镜技术已逐渐取代开放性手术，成为治疗绝大部分输尿管下段结石的方法。

输尿管镜技术是膀胱镜技术在上尿路的延伸，随着医学工程技术的发展，输尿管结石的治疗发生了根本性变化。镜鞘直径不断减小，使输尿管镜本身对输尿管的损伤越来越小。而扩张技术从扩张管盲目扩张到导丝引导的扩张器和气囊扩张，再到最新的液压扩张，使输尿管镜进入输尿管变得更加简单。输尿管软镜结合钬激光技术治疗输尿管下段结石和输尿管硬镜相比没有明显优越性，但在治疗肾结石，特别是多发性肾盏结石时可作为 ESWL 和 PNL 的有益补充。

【手术适应证】

1. 输尿管中段或下段结石，直径大于 1 cm。

2. ESWL 失败后的输尿管上段结石。

3. ESWL 后的"石街"，长度 > 3 cm。

4. 结石并发可疑的尿路上皮肿瘤。

5. X 线阴性的输尿管结石。

6. 停留时间长的嵌顿性结石，行 ESWL 困难。

7. 结石以下尿路梗阻或狭窄，静脉肾盂造影（IVU）显示造影剂不能通过狭窄段。

【手术禁忌证】

1. 不能控制的全身出血性疾病；

2. 严重的心肺功能不全，无法耐受手术；

3. 严重尿路狭窄，腔内扩张技术无法解决；

4. 严重髋关节畸形，截石位困难；

5. 未控制的泌尿系感染。

【术前准备】

禁食 12 小时。术前常规中段尿培养，根据药敏培养结果使用抗生素治疗尿路感染。术前静脉肾盂造影 (IVU) 确定手术方案。

【体位】

过度截石位。双下肢尽量下垂，使输尿管开口与尿道外口尽量处在一直线上（图7-22）。

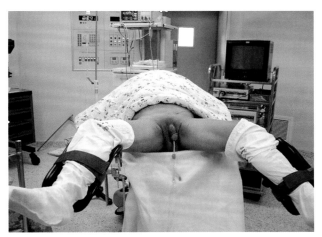

图 7-22　过度截石位

【麻醉】

腰麻、硬脊膜外麻醉或全身麻醉。小儿采用全身麻醉。

【手术方法】

1. 男性患者首先提起阴茎使镜体达精阜后再将阴茎和镜体转为水平，在灌注泵水压作用下使后尿道冲开，同时将镜体推入膀胱（图7-23）。

2. 镜体先退至膀胱颈部，向前约 2 ~ 3 cm 找到输尿管间嵴，顺间嵴向两侧摆动约 30°~ 45° 找到输尿管开口。

3. 向手术侧输尿管内插入 F3 ~ 4 输尿管导管约 5 cm，使输尿管镜顺导管贴近输尿管口，再将镜体

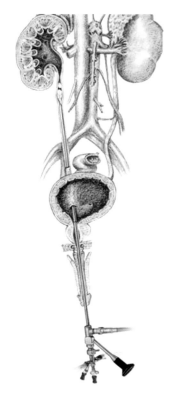

图 7-23　入镜示意图

向间嵴处旋转 90°。以间嵴侧黏膜为依托，液压灌注下使输尿管口冲开，轻推镜体使其进入壁内段后，再将镜体转为原位。（图7-24，图7-25）

4. 利用灌注液使输尿管膨胀，在输尿管导管的引导下，慢慢推进镜体，直达结石。

5. 硬镜的入镜方法有扩张入镜法、鹅头下压入镜法、旋转 / 抖动入镜法、一步入镜法等。

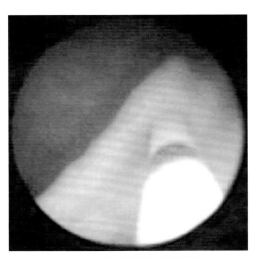

图 7-24　将导管插入输尿管口

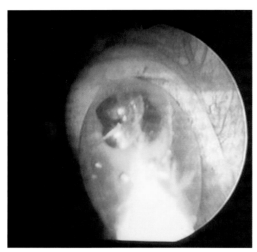

图 7-25　输尿管口气囊扩张

6. 用腔内弹道碎石器或钬激光击碎结石。如用弹道碎石器击打结石时应使碎石杆尽量击打结石的近端，这样可避免结石向上移位。而用钬激光碎石时可将脉冲频率调至较低，减少结石上移的机会。若视野清晰，尽量减低灌注液压力和灌注量，并利用患者头高脚低位减少结石上移。（图7-26 ~ 图7-28）

7. 用取石钳将较大的碎石钳夹到膀胱。钬激光碎石时可将结石击碎成 3 mm 以下的石屑，留于原位而不需钳取，术后可自行排出。（图7-29）

8. 上镜至肾盂，停留斑马导丝，沿导丝放置输尿管内支架管。若结石较小，局部息肉不明显，确认结石全部取出后，停留输尿管外支架管，3 天后拔除。（图7-30）

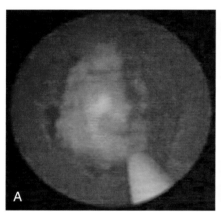
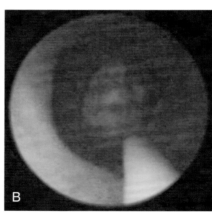
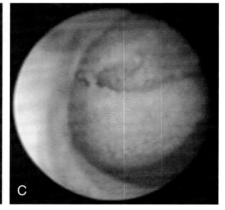

图 7-26　输尿管结石

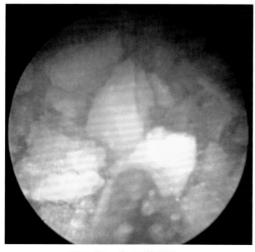

图 7-27　气压弹道碎石

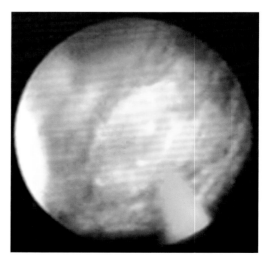

图 7-28　钬激光碎石

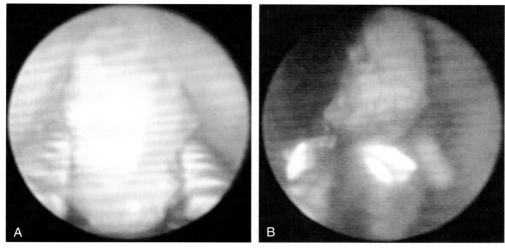

图 7-29　取石钳取石

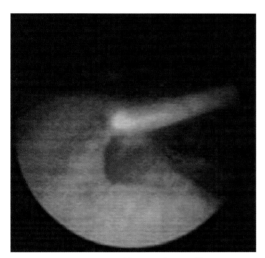

图 7-30　放置双猪尾巴管

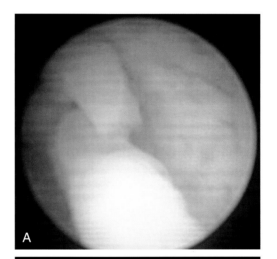

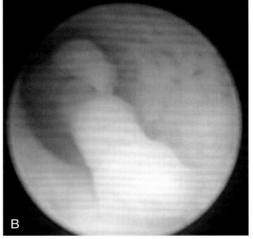

图 7-31　输尿管息肉

9. 若局部息肉多或包裹结石时，在输尿管镜下用水冲或取石钳钳夹息肉，寻找结石，左右轻轻旋转输尿管镜，寻找结石边缘空隙，插入斑马导丝；如导丝无法插入，则用碎石杆或钬激光在结石边缘碎石，使斑马导丝插入肾盂，作为安全导丝，出镜；注意安全导丝的固定，重新进镜，进行碎石取石治疗。（图 7-31 ~ 图 7-33）

10. 对于输尿管狭窄、上方结石，应在狭窄口放入斑马导丝或输尿管导管，作为安全导丝，重新进镜，内切开或使用输尿管气囊管扩张，寻找结石，进行碎石治疗；如结石已坠入肾内或局部不清晰则留置双猪尾巴管作内支架，术后行体外

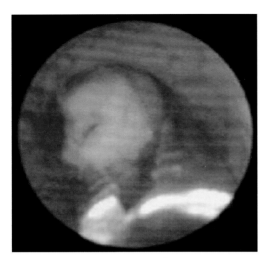

图 7-32　钳除息肉

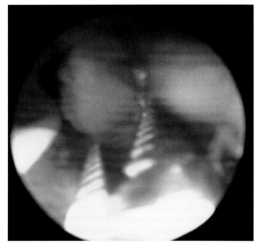

图 7-33　留置安全斑马导丝钳夹输尿管息肉

冲击波碎石治疗。（图 7-34）

11. 输尿管中上段结石，为防止输尿管镜操作中将结石推入肾盂，可使用拦截网篮将结石套住，出镜，重新进镜，采用气压弹道碎石或钬激光碎石，取石钳取石，留置双猪尾巴导管。（图 7-35 ～图 7-37）

12. 输尿管畸形合并结石可采用 C 臂 X 线机下进行造影定位，对中下段输尿管结石，进行输尿管镜下碎石取石术。（图 7-38，图 7-39）

【并发症】

1. 出血：较常见，输尿管壁受损所致。若出血量不大，无需特殊处理。若出血量大，特别是输尿管髂血管交界附近，应怀疑邻近器官组织损伤，马上停留输尿管支架管，终止手术，并做相关检查确认。

2. 发热和感染：较常见。术中冲水过多使肾内压过高而引起肾内反流所致。术前常规中段尿培养，根据药敏培养结果使用抗生素治疗尿路感染。术中控制入水量和手术时间。术后充分引流和抗感染。

3. 结石残留：术中结石上移、术中出血等导致视野不清，结石遗漏。若结石小于 4 mm，药物辅助排石。若结石大于 4 mm，ESWL 辅助治疗。

4. 黏膜撕裂或黏膜下假道形成：与手术操作粗暴、视野不清时盲目扩张进镜有关。一般停留输尿管支架管后治愈。若损伤较大，可导致局部

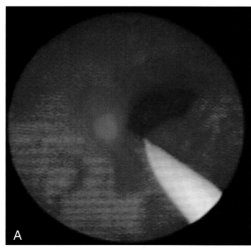

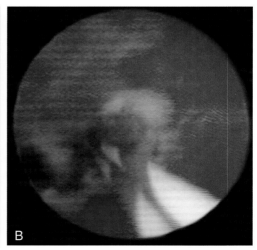

图 7-34　输尿管气囊扩张术中示意图

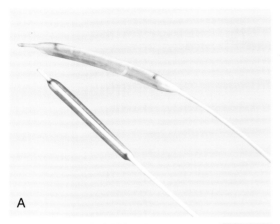

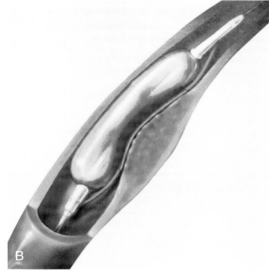

图 7-35　输尿管气囊扩张示意图

黏膜缺血坏死，形成该部位输尿管狭窄。

5. 输尿管穿孔：与输尿管导管、导丝损伤有关。一般停留输尿管支架管后治愈。穿孔后的处理中最重要的是保持输尿管的引流通畅，避免尿性囊肿形成。

6. 输尿管镜手术严重并发症：常见输尿管上段结石手术，多发生在输尿管中上段和壁内段。在输尿管镜进镜操作过程中，阻力大，进镜困难，或试图钳夹出较大结石块时，由于操作不当，过于用力，突然感到落空感，输尿管镜松动，可以摆动及进出无阻力，遇到这种情况时应考虑输尿管断裂、输尿管黏膜剥脱和输尿管全层撕脱等三种可能性。此时，千万不要慌乱，千万不要强行退出输尿管镜，导致断段输尿管成段被拖入尿道外口或膀胱内，造成更为严重的并发症，即所谓"翻鸡肠"事件。此时，应仔细观察输尿管内黏膜，并在 C 臂 X 线机下，从输尿管镜注入 36% 泛影葡胺，行造影检查，确定断裂位置。针对不同情况，分别作以下处理。

（1）输尿管断裂：确定断裂位置，即时行开放手术。采用下腹斜切口，寻找断裂端，在保护输尿管的情况下，小心退出输尿管镜，行输尿管端端吻合，放置内支架。

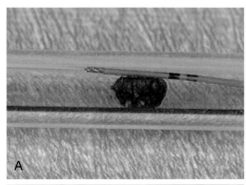

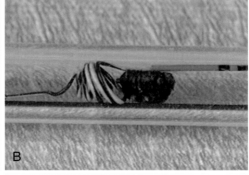

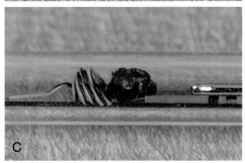

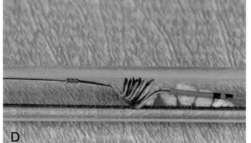

图 7-36　输尿管结石碎石术中采用拦截网

A，拦截网导丝越过结石表面。
B，拦截网张开网住结石。
C，钬激光碎石。
D，结石粉碎。

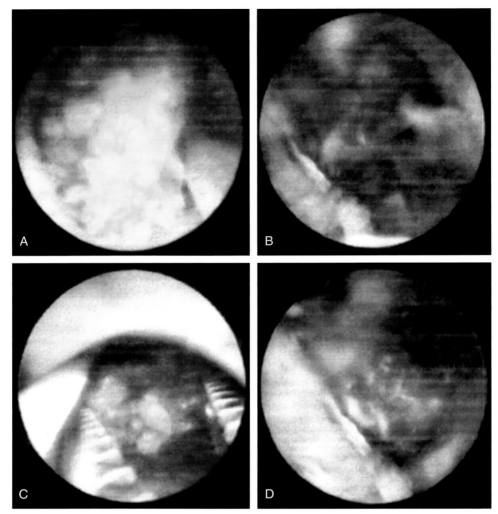

图 7-37　拦截网治疗输尿管上段结石取石

A，插管入镜见结石。B，拦截网越过结石。C，钳夹结石。D，拦截网套住结石。

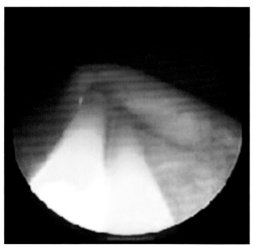

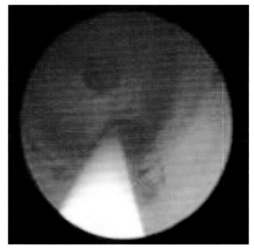

图 7-38　完全性双输尿管畸形　　　　　　**图 7-39　不完全性输尿管畸形**

（2）输尿管黏膜剥脱：若 C 臂 X 线提示输尿管未完全断裂，应切开、固定输尿管，小心退镜。

剥脱长度 <2 cm，及时置入内支架管引流 3 ~ 6 个月，拔管后需做输尿管扩张术。

剥脱长度 3 ~ 6 cm，及时行开放手术，游离下移患侧肾，做输尿管膀胱瓣吻合术。

剥脱长度 >7 cm，做患侧肾切除术，或肾游离下移膀胱瓣吻合术。

（3）输尿管全层撕脱：若已造成输尿管断段被拖出的"翻鸡肠"事件，应马上改开放性手术，根据患者的身体情况，可行 Ⅰ 期或 Ⅱ 期手术。Ⅰ 期可选择下述手术方式：回肠代输尿管术；肾游离下移膀胱瓣吻合术；患侧肾切除术；国外及国内有学者采用输尿管输尿管断端再植端端吻合大网膜包裹术，但此术式效果不确切。Ⅱ 期手术为肾造瘘术，1 ~ 3 个月后考虑行上述 Ⅰ 期手术。

7. 术后腰痛：术中冲水过多使肾内压过高而引起肾内反流所致。止痛对症治疗即可。

8. 输尿管狭窄：是输尿管取石术后主要并发症。与输尿管黏膜撕裂、穿孔或假道形成有关。一般需要行多次狭窄扩张，瘢痕狭窄环明显的予以电切，并长时间停留输尿管内支架管。

9. 输尿管反流：多见于术后停留输尿管内支架管的患者。症状不明显者对症治疗。症状明显而且对症治疗无效者，尽早拔除输尿管内支架管。若症状仍明显并有输尿管重度反流，可行输尿管膀胱再植术。

（董　诚　曾国华）

第九节　结石的输尿管软镜治疗

输尿管软镜常用于输尿管硬镜所不能到达的上尿路、输尿管近段和肾内集合系统。随着输尿管软镜光纤技术的发展、弯曲角度的提升和工作腔道的出现，输尿管软镜在上尿路的应用日渐增多，也增强了腔内泌尿外科医师诊断和治疗上尿路疾病的能力；随着输尿管软镜的性能提高及使用成本降低，软镜在国内外逐渐得到普及，成为目前泌尿外科腔内治疗的新热点。

1964 年 Marshall 首先使用 F9 无工作腔道的软镜逆行进行输尿管镜检查，镜下清晰地看见了位于输尿管中段的结石。1966 年日本学者 Tagaki 将软镜从一输尿管造瘘口内插入肾内，显示了肾盏系统和肾乳头的结构。之后其通过先膀胱镜下输尿管内插管，再从导管旁入镜并借助导管注水灌注的方法改进了软镜的清晰度。20 世纪 70 年代，Tagaki 等研制出直径 F6、75 cm 长的纤维光导肾盂输尿管镜，该镜子的头端有一 2.5 cm 长并可调节角度的装置，在 X 线的辅助下能够进入肾盂进行观察。但由于当时的软性输尿管没有灌洗系统，视野小，光亮度差，插入困难，不能同时处理上尿路疾病等原因，输尿管软镜一直未能在临床推广应用。输尿管软镜的迅猛发展始于 20 世纪 80 年代，技术的进步使软镜的设计更加合理。工作腔道的出现使灌注液、导丝和操作工具均可以配合使用，从而使输尿管软镜具备了治疗功能。而主动和被动弯曲的功能使软镜可以到达几乎全部的肾盏。目前的输尿管软镜除了有先进的光学系统、纤细的镜体和较大的工作腔道外，还能实现向上和向下两个方向的主动弯曲以及由此产生的被动弯曲，双向主动弯曲角可达 270°。目前常用的软镜有纤维输尿管软镜、电子输尿管软镜（图 7-40）、可拆卸组合式输尿管软镜（图 7-41）、一次性输尿管软镜（图 7-42）等。使用软镜治疗输

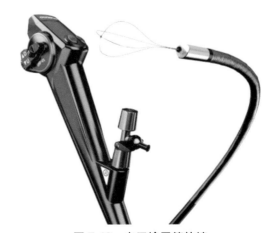

图 7-40　电子输尿管软镜

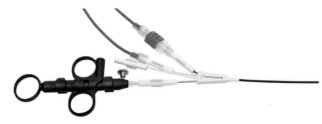

图 7-41　可拆卸组合式输尿管软镜

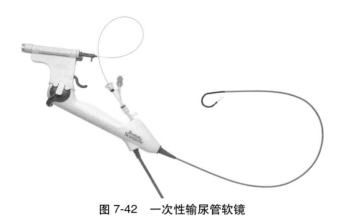

图 7-42　一次性输尿管软镜

尿管结石，需要配备激光碎石仪器及柔软的细光纤（最细可达到 150 μm）、输尿管工作鞘及相应的取石网篮。

【手术适应证】

1. ≤2 cm 的肾结石（输尿管上段结石）。技术熟练者适应证可扩大至 3 cm（但往往需要分期手术）；

2. 体外冲击波碎石困难或失败的肾结石；

3. 严重脊柱畸形不能行 PCNL 或 ESWL 的患者；

4. 伴特殊情况的结石：如合并出血性体质、马蹄肾、盆腔异位肾、移植肾、回肠代膀胱患者。

5. 经皮肾取石术后残余结石；一期软镜联合经皮肾镜治疗复杂性肾结石。

【禁忌证】

绝大部分为相对禁忌证。

1. 泌尿系统急性感染期：术中冲洗压力易导致尿源性脓毒血症等严重并发症；

2. 尿道、输尿管严重狭窄致输尿管软镜不能入镜者；

3. 有放射治疗史者，输尿管固定、纤维化会导致入镜困难并易造成输尿管穿孔等并发症。

【术前准备】

尿路结石常规术前需要行中段尿的细菌培养和药敏试验，如术前有明确的尿路感染史或者尿常规有白细胞，则术前需要预防性应用抗生素。术前 IVP 或 CTU 检查，了解肾盂肾盏结构（特别是下盏结石，IP 角）、输尿管是否存在狭窄、扭曲。对于术前 IVU 或 CTU 发现输尿管存在狭窄、扭曲的患者，需考虑提前留置输尿管支架管，一般放置时间为 2 ~ 4 周。Traxer O 等报道术前放置双 J 管可以使输尿管重度损伤的风险降低 70%。

【麻醉及体位】

蛛网膜下腔阻滞联合连续硬膜外阻滞经济、实用。需要改变手术方式延长手术时间时，连续硬膜外阻滞能保证麻醉效果的连续性。如有脊柱病变、外伤、畸形或凝血功能异常可选用全麻。

患者体位一般采用截石位，也有报道采用健侧下肢抬高、患侧下肢下垂的改良截石位，以及侧卧位、俯卧位或因患者并发症限制的其他体位。总之，在可能的前提下，尽量便于操作，利于术中碎石。

【手术步骤】

1. 在行软镜操作前首先用硬镜行输尿管探查。直视下了解输尿管的情况，如输尿管的粗细、解剖走向、输尿管狭窄、扭曲的位置等，以便选择合适大小的软镜工作鞘；同时，可在直视下留置斑马导丝，确保导丝位置合适。

2. 如输尿管较细、入镜困难，可采用高压球囊扩张。球囊扩张一般在 X 线机监视下完成，确保球囊位置合适，狭窄段扩张完全。输尿管扩张开后，退出球囊，保留导丝在输尿管内。

3. 在 X 线透视下置入输尿管工作鞘至合适位置，放置输尿管工作鞘应遵循"宁浅勿深"的原则。常用的输尿管工作鞘大小为 F10 ~ 16。输尿管工作鞘使软镜进入输尿管内变得更为方便，特别适合于软镜需反复进出输尿管的操作。使用输尿管工作鞘，还可使术中进出水达到平衡，避免术中肾盂内压过高所致的并发症；常规使用软镜鞘安全可靠，有利于软镜手术；但需注意，应用大直径输尿管工作鞘或手术时间过长时，易引起输尿管局部缺血损伤。

4. 输尿管软镜入镜前检查其顺应性，了解软镜最大弯曲角度，避免术中过度弯曲软镜导致其损坏。入镜至肾盂后，先镜检各个肾盏、了解肾集合系统结构及结石分布情况。目前软镜下碎石的工具主要是钬激光，常用的钬激光光纤有365 μm 和200 μm 两种。365 μm 的光纤硬度较大，有时影响软镜的弯曲度，使其不能进入肾下盏。而200 μm 的光纤较柔软，基本不影响软镜的弯曲操作。钬激光碎石应根据术中结石的情况灵活选用合适的能量和频率，尽量将结石碎裂至粉末化，结石硬度较大时，可把结石碎成块状，再使用套石网篮取出较大结石。

5. X 线透视下了解碎石情况，留置输尿管支架管至合适位置。

【并发症的预防和治疗】

1. 输尿管软镜损伤　避免软镜过度弯曲，导致调控弯曲的钢丝拉断，因此术前应检查镜子的顺应性；尽量选用直径纤细、柔软的光纤，光纤碎石前切除2 ~ 3 cm，以避免软镜弯曲时折断光纤，激发激光时损坏软镜。碎石时光纤顶端需外伸（即超出输尿管软镜）2 ~ 3 mm，能看得见包裹光纤的塑料保护膜；插入光纤或操作器械时必须使输尿管镜退回输尿管工作鞘中，保持伸直状态，避免软镜弯曲状态下置入操作器械，以免损伤软镜工作腔道。

2. 感染性并发症　感染性并发症是泌尿系统腔内手术最常见的并发症。Wen Z 报道了输尿管软镜术后全身炎症反应综合征（systemic inflammatory response syndrome，SIRS）发生的高危因素，包括：复杂性结石、感染性结石、结石与梗阻同时存在、术中高灌注压、老年患者及合并心肺功能不全、糖尿病、肝肾功能不全等。因此，术前行中段尿细菌培养＋药敏试验，若尿培

养阳性，则应使用敏感抗生素48 ~ 72 小时。术中使用带负压的软镜鞘以降低肾盂内压，保证出水通畅。术中如发现肾积脓，应尽量缩短手术时间，以恢复尿路通畅为首要目的，必要时可先行留置输尿管支架管或经皮肾造瘘引流，控制感染后分期手术。术后应密切监测患者生命体征，静脉滴注敏感抗生素。若术后出现高热、血压下降等征象，则应警惕感染性休克或尿源性脓毒血症的发生。应按重症感染患者处理，加强抗感染及抗休克治疗。

3. 输尿管损伤　输尿管损伤的主要因素是输尿管工作鞘置入。应用软镜工作鞘致输尿管损伤的潜在风险包括输尿管狭窄、缩窄环、痉挛、扭曲或黏膜游离度大等。强行放置工作鞘可导致输尿管穿孔、撕裂、出血、黏膜脱套等。绝大部分输尿管损伤的原因是术者置鞘时的暴力操作。另外，导丝放置不到位、输尿管不合理扩张也是输尿管损伤的常见因素。Ttaxer O 报道术前放置双J管可以使输尿管重度损伤的风险降低70%。因此，当出现入镜困难、输尿管狭窄、扭曲等情况时，不宜盲目用力，强行手术，可行输尿管扩张或者留置双J管后，分期手术。

4. 出血并发症　出血并发症的主要原因包括：导丝、软镜工作鞘置入引起的损伤，术中激光损伤肾脏，术中肾盂高压损伤肾脏，手术时间过长。因此，术中应小心留置导丝及软镜鞘，必要时在X 线引导下置入；避免激光损伤肾盂及输尿管黏膜；减小肾盂内压力，缩短手术时间；术后观察尿色及血色素变化，突发腰痛，需考虑包膜下血肿的发生。

【术后处理】

1. 术后根据患者尿路感染情况，控制感染。

2. 术后第1 天拔除导尿管，行腹部X 线平片检查，以确定双J 管的位置和碎石情况。

3. 术后2 ~ 4 周拔除双J 管，术后至拔除双J 管期间，口服敏感抗生素。拔除双J 管前行腹部X 线平片检查，以了解排石情况。

（曾国华　李　逊　徐桂彬　赵海波）

第十节　经皮肾镜术治疗输尿管结石

输尿管结石的治疗可以有多种选择，逆行输尿管镜碎石取石术、顺行经皮肾镜取石术或者 ESWL。影响手术方式的选择因素主要有：输尿管结石的部位、结石的大小、输尿管的直径、输尿管镜直径以及操作者的经验、肾积水的情况等。经皮肾镜术主要应用于输尿管上段结石的治疗。

输尿管上段结石 ESWL 治疗明显受到结石大小以及输尿管直径的影响。结石大于 1 cm、嵌顿时间较长容易导致结石周围炎症息肉增生，体外冲击波碎石的效率明显下降。输尿管上段结石分为嵌顿性和非嵌顿性。结石近端没有或只存在轻度积水的病例为非嵌顿性，单用 ESWL 治疗可获得 90% 的成功率；对结石近端存在中至重度积水的病例认定为嵌顿性，单用 ESWL 治疗的成功率只有 35%。输尿管结石通过 ESWL 或逆行输尿管镜下腔内碎石后，均要通过输尿管排出或者使用工具取出，如果输尿管狭窄，就会影响结石的排出效率。由于输尿管镜逆行进入输尿管明显受到输尿管直径的影响，即使使用 F6.9 输尿管镜，仍然有很多输尿管难以进入。留置输尿管内支架后利用被动扩张作用，能够在 2~3 周内将输尿管扩开，方便二期手术。但是结石如果位置较高，逆行输尿管镜碎石后需要将结石从输尿管中取出至膀胱，反复操作将引起输尿管损伤、水肿，严重时输尿管撕裂甚至断裂。在不能将结石取出时，手术的目的应集中在将结石尽量击碎，以利于碎石自行排出。对于比较大的残留于输尿管和肾的碎石可以联合 ESWL 治疗，以增加其排出机会，从而提高疗效。钬激光能经硅石英晶体传输，特别适合于内镜手术，并可击碎任何成分的尿路结石，尤其是处理输尿管结石时可以将结石击成粉末状便于术后排出，减少了输尿管镜反复进出输尿管带来的损伤，但是其冲击力以及水流同样也容易将输尿管上段结石冲回肾收集系统，因此有一定的手术失败率，结合 ESWL 能够弥补逆行输尿管镜取石术的不足。

上段结石常引起梗阻、患侧肾积水，为经皮肾穿刺提供了便利。以 F8/9.8 纤细的输尿管镜代替粗大的肾镜操作，在嵌顿的输尿管结石引起扩张的肾集合系统以及输尿管上段内，硬输尿管镜能够较容易地到达扩张的输尿管上段来处理结石，理论上可以处理所有上段的结石；在术中先行留置的输尿管导管，避免了较大的结石碎块进入输尿管远端的可能，并且可以通过留置的输尿管导管注水，逆行冲洗而保持视野清楚和辅助取石，再结合钳夹和灌注冲洗设备的应用，可以获得极高的结石清除率；由于只采用 F14~16 肾造瘘通道，微创经皮肾镜取石术要比传统 F26~36 的经皮肾镜取石术对肾的损伤小得多，几乎可以避免肾实质撕裂引起叶间血管损伤而造成的大量出血；对于合并有同侧肾结石或 UPJ 狭窄的患者，使用微创经皮肾穿刺取石术（minimally invasive percutaneous nephrolithotomy，MPCNL）可以在手术中同时进行处理。

【适应证】

1. 输尿管上段结石逆行输尿管镜取石术失败者；

2. 输尿管上段结石嵌顿时间长，合并息肉，中重度肾积水，ESWL 失败者；

3. 输尿管上段结石大于 1 cm；

4. 输尿管上段结石合并肾内疾病如肾结石、UPJO 等。

【术前准备】

与常规的经皮肾镜取石术相同。术前 IVP 明确结石部位及大小、结石以上尿路的情况等；B 超能够弥补部分患肾不显影以及辅助隐性结石的诊断；复杂的病例可以考虑 CT 三维重建。对于合并尿路感染的患者，使用抗生素治疗后再手术。鉴于肾与结肠的毗邻关系，经皮肾穿刺有可能误伤肠道，并影响术后复查的准确性，术前肠道准备是有益的。

【麻醉与体位】

常规硬脊膜外麻醉，部分脊柱有疾病的患者也可考虑全身麻醉。截石位逆行输尿管插管后，患者采取俯卧位或者侧卧位行经皮肾镜取石术。

【手术步骤】

1. 患者取截石位，输尿管镜或膀胱镜下向患侧输尿管插入 F5 输尿管外支架，供术中逆行造影使用，同时能够避免输尿管上段结石在 PCNL 过程中下移。

2. 留置尿管后转俯卧位，患侧腰部垫以小枕使腰背成一平面。

3. 逆行造影，X 线定位下经皮肾穿刺。穿刺点可选择在第 11 ~ 12 肋间或第 12 肋下，腋后线到肩胛线之间区域，具体视术中逆行造影以及输尿管结石位置等情况而定，通常穿刺方向近乎垂直于身体的纵轴，与水平面成 30° ~ 60° 角。穿中肾包膜时可见针尾随呼吸摆动，对于较大积水肾穿入收集系统时有明显突破感，无积水肾或肾开放手术后此感觉不明显。当穿入肾收集系统后拔出针芯，有尿液滴出则可确定，注入稀释至 36% 的泛影葡胺，X 线透视下明确穿刺部位及肾收集系统情况。

4. 通过造瘘针金属鞘引入 0.089 cm（0.035 英寸）斑马导丝，最好能插至输尿管腔内，若在肾内盘曲，应至少插入 5 ~ 10 cm，退出针鞘前，以尖刀沿导丝刺开皮肤及筋膜，如有手术后瘢痕应向深部瘢痕处切割。

5. 筋膜扩张器套在导丝上，向肾做通道扩张，由同一手术者操作，一手将导丝稍向后拉直，另一手旋转扩张器并向前推进。由 F8 开始，以 F2 逐渐增大，每次推进深度保持相等，避免折曲导丝或推进过深穿破肾盂，其过程中间歇 X 线透视观察。最后连同扩张管与相配套的 peel-away 鞘一起推至肾内。

6. 退出扩张管，输尿管镜下寻找 UPJ，进入输尿管上段，见到结石后使用碎石工具击碎结石。

7. 清理至无残留结石后，导丝引导下放置输尿管内支架。

8. 留置肾造瘘管，丝线缝合皮肤切口并固定造瘘管，引出端连接引流尿袋。

【术后处理】

1. 使用敏感的抗菌药物防治感染。

2. 保持肾造瘘管的引流通畅，术后 3 ~ 4 天后夹闭肾造瘘管，患者无发热、腰部胀痛等则予以拔除。

3. 术后 3 ~ 4 周拔除输尿管内支架。

【术后并发症】

1. 出血

（1）术中严重出血的最好处理方法是马上终止手术，经 peel-awey 鞘插入相应口径的造瘘管，夹闭 30 ~ 60 分钟，出血一般可自行停止。可待 3 ~ 5 天后二期取石。

（2）术后轻微的出血或血尿多是引流管和支架管的刺激或手术碎石损伤黏膜所致，经适当的抗炎、止血处理可缓解。如不缓解甚至加重，造瘘管血尿颜色加深，应注意是否为凝血功能异常或因出血后过多使用止血药物、消耗了凝血因子的缘故，应及时补充红细胞和凝血因子，夹闭造瘘管压迫止血，切忌冲洗。

（3）采取支持疗法：输液、输血、卧床休息、制动、使用凝血因子，多数出血是可以停止的。

（4）若肾引流管出血较多，有下述情况：出血表现为动脉性；持续出血；血流动力学改变、血压不稳定，应果断尽早进行肾动脉造影和超选择性肾动脉栓塞（图 7-43）。

（5）术后突然较大量出血，称为继发性出血或迟发性出血，可在 500 ml 以上。产生的原因主要是继发于创建经皮肾通道时血管的损伤。直接损伤肾段动脉、假性动脉瘤和动静脉瘘。如果在拔除时发生出血，重新置入肾造瘘管压迫止血，无效时，应果断行肾动脉造影及超选择性肾动脉栓塞。

2. 感染、发热

除了麻醉药物吸收反应外，要注意在结石合并感染基础上快速灌注冲洗造成肾内压升高、细菌或毒素进入血液，即菌血症或毒血症的可能。术前预防性应用抗生素，术中注意灌注液应流出顺畅。在 peel-away 鞘与镜体本身口径相近时，应适当降低灌注液压力，间歇退出镜体以排水减压。一旦出现寒战，可推注地塞米松 10 ~ 20 mg。天气寒冷时或冬季，注意将灌注液加温及手术间保暖。

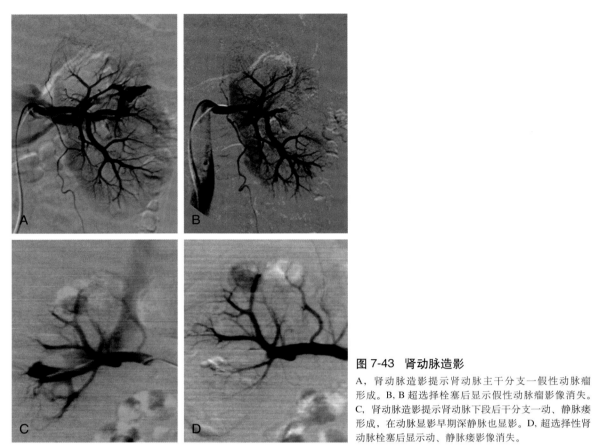

图 7-43　肾动脉造影

A，肾动脉造影提示肾动脉主干分支一假性动脉瘤形成。B，B 超选择栓塞后显示假性动脉瘤影像消失。C，肾动脉造影提示肾动脉下段后干分支一动、静脉瘘形成，在动脉显影早期深静脉也显影。D，超选择性肾动脉栓塞后显示动、静脉瘘影像消失。

3. 邻近脏器的损伤

主要指胸膜、肠、肝脾等损伤，虽然发生率不高，但如不注意，可致严重后果。第 10 肋间路径应注意气胸的可能，术后常规拍摄胸部 X 线片，如出现气胸可放置闭式引流。术中穿刺定位要准确，入针和扩张宁浅勿深。尽量在腋后线后背侧入针以避免腹腔脏器损伤。在穿刺中、上组肾盏时，应在呼气末闭气后入针以减少胸膜损伤的风险。术中注意观察患者全身情况、腹部和呼吸情况，尽早发现和处理并发症。如术中发现损伤结肠，可先保守处理，马上行输尿管内置管引流，并将肾造瘘管置于结肠内，予以禁食，静脉给予广谱抗生素。3 ~ 5 天后做结肠造影，如结肠内壁瘘口已愈合，可将造瘘管拔出到结肠外，2 ~ 3 天后再拔除造瘘管。如感染不能控制，腹膜炎扩散，则需开放手术。

4. 尿外渗

多为尿液经穿刺扩张的皮肾通道渗至肾周，术中鞘管脱出冲洗液直接冲至肾周，也可因肾造瘘管没有完全置入集合系统内，其侧孔在肾包膜外所致；或因输尿管水肿，落入的小碎石块梗阻，尿液引流不畅，同时肾实质通道未愈合而产生尿外渗。少量尿外渗一般不用处理，可自行吸收。大量需做肾周引流，术后常规置输尿管内双 J 管，可明显减少尿外渗的发生。肾积水严重的病例，术后拔除造瘘管时间太早，可因肾皮质较薄失去收缩功能，瘘口不易闭合而致尿外渗。一般在 7 ~ 10 天后拔管。术后 B 超检查，如发现肾周液性暗区，则可确诊。早期可调整造瘘管，调整好造瘘管深度，后期肾周积液多时则可穿刺置管引流。

5. 输尿管狭窄

PCNL 术后近期出现的输尿管狭窄常在 UPJ

处，对于在 UPJ 处嵌顿的结石，在拔除肾造瘘管前，行造瘘管造影，正确评估上尿路引流情况，是否存在狭窄。可以行经皮肾腔内扩张术和腔内成形术。

远期并发症，主要表现为术后患肾梗阻、积液情况无改善，或一段时间后再次出现或加重。术中过度清理输尿管内息肉、钬激光烧灼损伤输尿管黏膜等，容易引起术后输尿管狭窄。可行（逆行）造影、三维 CT 重建或 MRI 水成像等检查明确诊断。轻、中度的输尿管腔内狭窄可采用插管、球囊扩张、内切开或放置金属网状支架等腔内治疗方法。严重的和反复腔内治疗无效的输尿管腔内狭窄以及输尿管腔外原因造成的迂曲狭窄，需再次开放手术，行狭窄段切除、粘连松解并重新吻合输尿管。

（李逊 董诚 曾国华 何永忠）

第十一节　孤立肾输尿管结石的治疗

孤立肾一般指先天性孤立肾、对侧肾切除残留肾或对侧其他原因致无肾功能等。先天性孤立肾发生率据不完全统计在新生儿约为 1/1500 ~ 1/1000，男女之比为 1.8：1，多发生在左侧。孤立肾担负着调节水、电解质和酸碱平衡以及维持机体内环境相对稳定的功能，满足人体正常生理需要。孤立肾上尿路结石可导致上尿路梗阻，造成不同程度的肾积水，代谢产物排出障碍，出现氮质血症，水、电解质和酸碱平衡紊乱，甚至尿毒症，危及生命。因此，对于孤立肾输尿管结石应高度重视，及时治疗。（图 7-44，图 7-45）

一、诊　断

孤立肾并发肾结石和输尿管结石，其症状和诊断方法与一般肾结石相同。为保护肾功能，在诊断上常以非侵入性检查为主，采用尿常规、B 超、KUB 平片，必要时采用 CT 检查。肾功能正常，可采用逆行患侧造影检查。有学者报道 16 层螺旋 CT 三维重建图像对显影不良和阴性输尿管结石的诊断和定位有重要的诊断价值，对治疗有指导意义。

二、治疗原则

孤立肾输尿管结石的治疗原则是安全有效、充分准备、谨慎操作、保护有功能的肾。应尽早解除梗阻，最大限度地保护和恢复肾功能。上尿路梗阻时间长短与肾功能恢复密切相关。有资料表明：发生梗阻 36 h 解除者，肾小球滤过率和肾功能可完全恢复，梗阻 2 周者可恢复 45% ~ 50%，梗阻 3 ~ 4 周者可恢复 15% ~ 30%，超过 6 周很难恢复。孤立肾急性梗阻性肾衰竭，病情危重，应采取简单、快速有效和创伤小的方式引流尿液，改善全身状况，为二期手术创造机会。

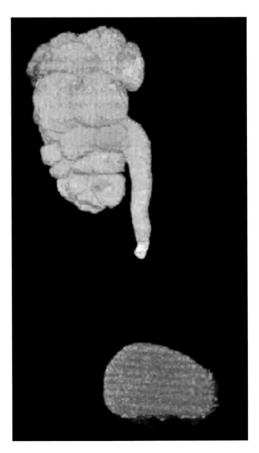

图 7-44　孤立肾右输尿管上段结石

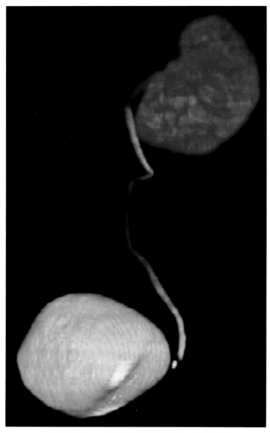

图 7-45 孤立肾左输尿管下段结石

三、治 疗 方 法

对于孤立肾合并输尿管结石的治疗方法要充分结合患者肾功能情况、结石大小、位置和对肾功能的损害作出选择。常用的方法为：ESWL、MPCNL、URL 和开放手术。

ESWL 治疗相对简单，易为患者接受，一般 < 2 cm 的结石可选 ESWL，但存在排出碎石中引起尿路梗阻以及反复多次冲击可导致肾累积损伤等并发症，且治疗周期长。研究表明碎石引起肾功能受损的程度随治疗次数增加而加重。结石排出过程中易形成石街，可引起输尿管梗阻导致急性

肾衰竭，巨大结石的石街发生率高达 50%。国内有体外碎石治疗孤立肾结石致肾衰竭的报道。

孤立肾合并输尿管中下段结石，肾功能损害不明显，结石 < 1.5 cm 时可选择输尿管镜碎石取石术。术中应注意下述问题：操作熟练、轻柔；输尿管口狭窄可行气囊扩张；控制冲水量，以避免结石冲走和坠入肾内，加重肾积液和损害；应用钬激光碎石，如病情允许，可应用取石钳取石，否则留置双猪尾巴管内引流，充分保护肾功能。

随着腔内泌尿外科技术的出现，特别是微创经皮肾镜取石术的应用，孤立肾肾结石的处理方式有所改变，该技术的经皮肾通道通常扩张至 F14 ~ 16，减少了术中出血的发生率，能一期取尽结石；用小口径的输尿管硬镜（通常为 F8/9.8）替代肾镜，使其能进入更多的肾小盏，减少了结石的残留；利用高压灌注泵的脉冲水压，冲出小的碎石，加快了结石取出的速度。李逊等认为微创 PCNL 治疗上尿路结石在成功率、安全性、适应证等方面均优于开放手术和传统的 PCNL。

微创经皮肾镜取石术处理孤立肾输尿管上段结石应注意下列问题：①穿刺点尽量选择肾中盏，目的是使输尿管镜能直接到达肾盂，通过肾盂输尿管连接部（UPJ）到达输尿管。②穿刺定位应准确，由于孤立肾的情况下健侧肾出现代偿性增生，肾血流量增大，出血较多，手术操作要轻柔，以免撕裂肾盏，导致术中出血。③选择一期取石还是二期取石，对于脓肾的患者，一般先行经皮肾穿刺造瘘术，同时应用抗生素，5 ~ 7 天后再行二期取石，因为脓肾的患者容易出血，勉强进行一期取石，必定要加大灌注泵的水压与流量以使手术视野清楚，同时也容易造成肾实质的反流，造成菌血症或中毒性休克。④术中出血严重、无法进行手术时，为确保安全，应及时终止手术，放置造瘘管，等待二期手术或体外碎石。

（魏　彪　董　诚）

第十二节　腹腔镜输尿管切开取石术

随着腹腔镜技术在泌尿外科的应用，腹腔镜输尿管切开取石术作为微创技术不断得到推广，

并可用于因某种原因不能行 ESWL 或输尿管镜碎石的患者。Lipsky 和 Gaur 等先后在 1993 年和

1994 年报道经腹腔途径和经腹膜后途径行输尿管切开取石术。1999 年 Keeley 报道其 5 年的输尿管结石治疗经验，其中包括 14 例经腹途径行腹腔镜输尿管切开取石术的患者，所有患者一次手术后复查 X 线片显示输尿管无残留结石，手术效果好。同年 Turk 报道一组 26 例腹腔镜输尿管切开取石，其中 21 例经腹膜后途径，5 例采用经腹途径，取出的输尿管结石直径为 2.0 ～ 4.5 cm。国内陆曙炎 1995 年首先报道采用经腹膜后途径开展腹腔镜输尿管切开取石术。对两种途径腹腔镜输尿管取石术，笔者认为术后效果相同。但处理输尿管上段结石若采用经腹途径，手术结束时必须要关闭侧腹膜，避免术后尿液渗漏至腹腔引起腹膜炎。2005 年 Flasko 报道 75 例腹腔镜输尿管切开取石的经验，69 例经腹膜后途径，6 例经腹途径，只有 1 例患者转开放手术，术后复查 X 线片显示输尿管均无残留结石。Flasko 和 Keeley 等一致认为对于输尿管镜无法处理的上段结石或其他方法不能击碎的硬度较大的结石以及直径大于 1.5 cm 的体积较大的结石均可采用腹腔镜输尿管切开取石术。而 Vallee 等认为结石直径大于 1.2 cm 的患者就可首选腹腔镜治疗。根据笔者的经验，直径大于 1.0 cm 的结石就可以用腹腔镜处理。

【适应证与禁忌证】

适应证

（1）直径大于 1.0 cm 的结石，经 ESWL 无效或输尿管取石失败者。

（2）结石嵌顿致输尿管严重梗阻、输尿管黏膜水肿、结石周围息肉包裹或上尿路感染等情况者。

（3）输尿管严重迂曲，不宜做输尿管镜者。

禁忌证

有腹部或腰部手术史，腹腔或后腹腔严重粘连或有其他腹腔镜手术禁忌证者。

【术前准备】

术前 KUB 平片定位，手术前一晚清洁灌肠，术前停留尿管。

【手术方法】

1. 经腹膜后途径腹腔镜输尿管切开取石术

麻醉和体位：采用气管插管全麻，健侧卧位。

腹膜后腔的建立和 trocar 的放置：术者立于患者背侧，监视器置于患者腹侧头端。在腋中线髂嵴上缘二横指切开皮肤约 1.5 ～ 2 cm，钝性分离肌肉，用钳尖钝性撑破腰背筋膜，进入腹膜后腔隙，用手指将腹膜向前推开后，置入水囊，注水 500 ml 扩张后腹腔间隙，水囊扩张 5 分钟后取出。再次经切口伸入手指，探查扩张后的间隙，并在手指引导下，分别在腋前线髂前上棘内 2 cm、腋后线肋缘下分别插入 10 mm、5 mm trocar，术中根据需要可在腋前线肋缘下增加一个 5 mm trocar。切口内插入 10 mm trocar（图 7-46），缝合切口防止漏气。腹膜后间隙内注入二氧化碳，气腹压为 12 mmHg。

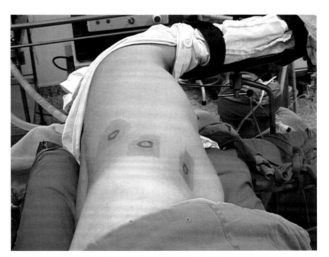

图 7-46　trocar 的放置

检查腹膜后腔，如扩张不满意，可继续将腹膜从前腹壁下游离，肾旁脂肪较多者可先切除、取出体外。沿腰方肌外缘切开与其相连的圆锥外侧筋膜，进入肾筋膜后层与腰方肌、腰大肌之间的间隙，在此层面将肾、输尿管随肾筋膜一起游离翻向腹侧。在腰大肌前方切开肾筋膜后层，找到输尿管。腹腔镜下常可发现输尿管结石所在部位增粗，钳夹时质地较硬，可以证实是输尿管及结石所在（图 7-47）。

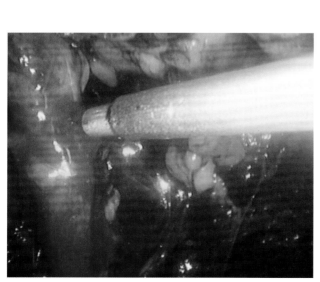

图 7-47　输尿管结石所在部位

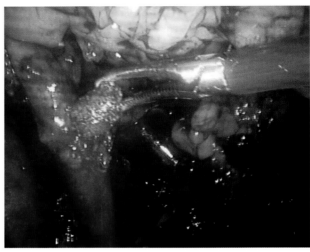

图 7-49　取出结石

　　术者左手用无创抓钳固定结石及输尿管，用电钩或胆管切开刀切开结石上 2/3 输尿管壁（图7-48），见到结石后可用电钩剜出结石或用取石钳取出结石（图 7-49）。结石可经下腹壁 10 mm trocar 取出，如较大，可先置入拾物袋，待手术结束时，再经下腹壁 trocar 处切口取出。

　　检查输尿管切口处有无炎性肉芽组织，并将其切除送检。然后置入双 J 管于输尿管做内支架，用 3-0 无创可吸收线间断缝合输尿管切口（图7-50，图 7-51）。

　　然后用盐水冲洗干净，将气腹压降到 5 mmHg，检查无出血，经下腹壁 10 mm trocar 往术野放置引流管（图 7-52）。拔除各 trocar，分别缝合 1～3 针，结束手术。

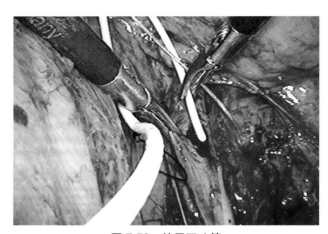

图 7-50　放置双 J 管

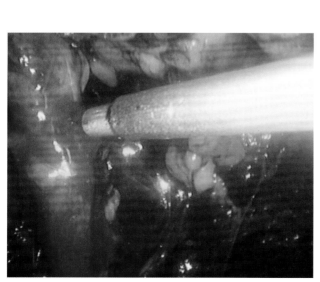

图 7-48　切开结石上 2/3 输尿管壁

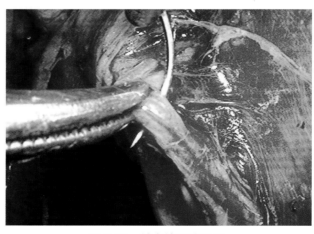

图 7-51　缝合输尿管切口

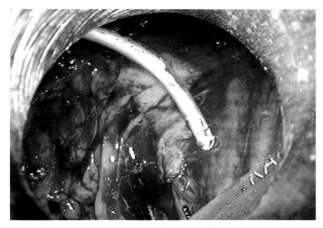

图 7-52　放置引流管

2. 经腹腔途径腹腔镜输尿管切开取石术

患者取健侧卧位，在脐水平腹直肌外缘切开皮肤，长约 3 cm，钝性分离进入腹腔后，插入 10 mm trocar。注入二氧化碳建立气腹，压力为 12 mmHg。电视监视下，分别于腋前线髂前上棘水平、腋前线肋弓下插入 5 mm、10 mm trocar。

沿 Toldt 线切开侧腹膜，将结肠翻向内侧。切开肾筋膜，在腰大肌前方找到输尿管和结石后，按前法进行操作。

手术前也可留置输尿管导管，以便术中容易寻找输尿管，但要注意插管时不要将结石推入肾盂。

【术后处理】

术后 6 小时后患者可以坐起，如无不适，可下地行走。第二天开始流质饮食。导尿管于术后第二天拔除。术后 24 小时引流物少于 10 ml，可拔除腹腔或腹膜后引流管。术后 1 周左右患者可以出院。双 J 管可在术后 3 周拔除。

【并发症及处理】

尿漏　一般 1 周左右能自行停止，如漏尿量多、时间长，多因双 J 管位置不良或输尿管支架阻塞所致，应行 KUB 平片观察了解双 J 管的位置，必要时调整双 J 管位置，并注意保持通畅。如支架管拔除后出现持续腹痛或腰痛，多为尿漏所致，应尽快施行输尿管插管引流。

输尿管狭窄　如术后发生输尿管狭窄，视具体情况可采用输尿管镜扩张或输尿管镜内切开、输尿管气囊扩张术，必要时行输尿管狭窄段切除端端吻合术。

（湛海伦　高　新）

第十三节　妊娠合并输尿管结石的治疗

孕妇合并输尿管结石并不少见。妊娠合并输尿管结石是指妊娠全过程所发生的泌尿系结石，其发病率在 1/1500 左右。因合并输尿管结石可能导致肾功能损害、肾绞痛、尿路感染等，对孕妇和胎儿产生不良影响，所以无论妇产科医生或泌尿外科医生，均需要相关知识，以处理这些特殊的病例。

一、流 行 病 学

根据已有的文献报道，总结认为孕妇合并上尿路结石的发病率与同年龄段的一般女性的发病率相似，平均发病年龄为 26.6 岁。多产孕妇发病率约为初产孕妇的 1.3 倍。90% 发病时间为怀孕的中期和晚期。由于输尿管平滑肌受孕激素和自主神经功能的影响，输尿管扩张，蠕动减少；受妊娠子宫的压迫，肾盂生理性积水，输尿管扩张。在孕期多数的肾结石会进入输尿管，最常见的结石梗阻部位为骨盆入口处，所以有统计认为孕期输尿管结石的发病率是肾结石的 2 倍，且双侧发病率无明显差异。

二、病　因　学

妊娠会导致一系列的解剖和生理的改变，有报道认为这些改变会增加尿路结石发生的风险。在孕期，最早于前 3 个月就会出现输尿管扩张，且此扩张改变会一直持续到分娩之后，才能逐渐恢复正常。关于此"生理性的输尿管扩张"有学者认为是因增大的子宫压迫所致；也有学者认为是因孕酮水平升高引起输尿管平滑肌舒张，进而输尿管蠕动减少所致，现在尚无定论。不过，已知扩张的输尿管会容易使尿液淤滞，从而更容易出现尿液结晶沉淀，形成尿路结石。

另外孕期通常会出现尿钙升高的现象，这可能与胎盘产生 1,25- 二羟胆钙化醇使肠道钙吸收增加有关。而孕期肾小球的滤过率会增加 30% ～ 50%，使尿液中的钠、钙离子和尿酸的排泄率增加，也成为诱发结石形成的原因之一。

尽管孕期存在诱发结石形成的因素，但是大量报道显示孕期尿路结石的发病率与一般患者相似，分析认为这可能与存在抑制因素有关。有学者认为其中一个重要的因素为肾小球的滤过率增加，会增加尿中枸橼酸盐、糖蛋白和镁离子等抑制结石形成因子的滤过率，同时尿量的增加也是一个抑制因素。当诱发和抑制因素基本平衡时，尿路结石的发病率就不会明显改变。

在孕期，甲状旁腺功能亢进也是引起孕期尿路结石的因素之一，所以尽管发生率低，在进行病因检查时也不应忽视。

三、临床表现

孕期合并上尿路结石患者中约 24% ～ 30% 有肾结石病史，所以对就诊者的尿路结石家族史、生活和饮食习惯、用药史和尿路感染史等进行了解，对于临床诊断会有所帮助。

孕期合并输尿管结石比较常见的临床症状有肾绞痛、排尿困难、血尿、尿频、尿急、恶心、呕吐、发热、肋角痛，以及腹部检查抗拒等症状，也有部分患者无明显的临床症状。

据统计 85% 孕期合并输尿管结石的患者会出现患侧腰、腹部疼痛，医生需要将其同有类似症状的疾病如：阑尾炎、胆囊炎、胰腺炎、结肠炎、肾盂肾炎等进行鉴别，同时也不可忽视与早产的鉴别。

四、辅助检查

（一）实验室检查

1. 尿液常规检查：超过 75% 的患者会出现镜下血尿。

2. 中段尿液细菌培养和药物敏感筛选实验：因有相当一部分患者合并尿路感染，所以进行中段尿液细菌培养、甚至真菌培养以及抗菌药物的筛选实验，对指导临床选择抗感染的药物有重要指导意义。

（二）影像学检查

1. 超声检查

因目前认为超声检查对胎儿无不良影响，所以超声仍是公认的孕期尿路结石的首选检查方法。

普通 B 超：被认为对孕期上尿路结石的诊断敏感性为 34% ～ 86%，但对输尿管结石的诊断有一定的局限性。当结石位于输尿管中段或下段时，确定结石更加困难。90% 的孕妇会出现上尿路的生理性积水，容易与输尿管结石性梗阻引起的肾积水混淆，当 B 超检查不能明确发现结石光团时，较难鉴别肾积水是由生理性还是病理性原因所致。生理性的上尿路积水其输尿管扩张部位一般位于骨盆入口以上，当 B 超发现骨盆入口以下仍然存在明显的输尿管扩张时，多提示输尿管远端存在病理性梗阻。

多普勒超声：有报道认为可以提高孕期尿路结石诊断率，诊断输尿管梗阻的敏感性为 95%，特异性为 100%。

阴道超声：被认为可以提高输尿管远端梗阻和结石的诊断率，可以有针对性地选择使用。

腔内超声：可以附着于输尿管导管进入输尿管内，能有效地确定输尿管梗阻和管腔内的结石，可以根据诊断的需要，由临床医师选择使用。

2. X 线检查

限制性的静脉尿路造影（limited intravenous urography）：当超声检查不能明确诊断时，限制性的 IVP 或许是一种可以考虑的检查方法。有研究认为标准的 IVP 对胎儿的 X 线照射量应在 1.5 cGy 以下。当母体骨盆的照射量达 5 ～ 15 cGy 时，先天畸形发生率可能增加 1% ～ 3%，所以，尽管小剂量的 X 线对胎儿的危害很小，但是为了把危险降到最低，选择该检查时应慎重，并应与患者充分沟通。

美国妇产科医师学会（American College of Obstetricians and Gynecologists，ACOG）制定的孕期 X 线检查的指南指出，由于单次低剂量的 X 线检查并不会对胎儿造成危害，所以当采用其他无射线的检查不能明确诊断时，根据临床诊断的需要可以选择 X 线检查。有报道使用改进的限制性 IVP 检查，即静脉应用造影剂后 30 分钟时，进行单次"single-shot"的 X 线照射检查，孕期尿路结石诊断的敏感性为 60%～90%。另外一个报道进行了对比，超声检查对于尿路结石的敏感性为 60%，而单次"single-shot"IVP 的敏感性达 96%。

为了尽量减少射线暴露可能对胎儿造成的危害，选择进行 X 线检查应有一定的适应证：在应用恰当的抗生素 48 h 后，尿路感染引起的持续发热仍不能有效控制者；尿素氮和血肌酐持续升高者；超声检查显示明显的肾积水者；持续呕吐以致导致脱水者。这些患者经过保守治疗但是临床症状无明显改善，根据诊断的需要，与妇产科医生沟通之后，酌情选择使用。

3. MRU

MRI（magnetic resonance imaging）因不能显示结石、检查用时长、费用高，不建议作为尿路结石的检查方法。但是 MRU（magnetic resonance urography）可以准确地判断输尿管梗阻的部位和估计结石的大小，对于选择治疗方法有重要价值，被认为是值得推荐的孕期尿路结石的检查方法。

五、治　疗

（一）保守治疗

既往资料显示，只进行保守治疗，大约 70%～80% 的上尿路结石可以自行排出。因此对于多数孕期合并输尿管结石的患者，应首先考虑保守治疗。

保守治疗的主要内容有：输液、镇痛、抗感染（如果同时合并尿路感染时）。

进行输液治疗时，若患者无恶心、呕吐症状，应鼓励其每天饮水 2～3 升；若难以坚持，则可以考虑静脉补液的途径。

镇痛治疗的药物应慎重选择，有学者建议可以考虑使用的药物有：对乙酰氨基酚、可待因、氢可酮、氧可酮。非甾体类的药物应该避免使用，因其有可能导致羊水过少和胎儿动脉导管的提早关闭。若因恶心、呕吐而使口服药物困难，可考虑肌肉注射或者静脉用药。对于难治性的肾绞痛，使用静脉镇痛泵或者连续性的硬膜外麻醉也是一

种有效的方法。

至于保守治疗可持续多长时间，需根据患者临床情况，由妇产科和泌尿外科医师进行个性化的综合评价。目前，多数学者认为当结石导致感染性肾积水，特别是开始引起肾功能损害时，应该考虑尽快使用外科手段干预。

（二）外科治疗

以前针对内科治疗无效的孕期输尿管结石患者，所能选择的治疗手段就是开放手术取石。尽管有相当多的患者经此方法治疗获得了成功，但是孕妇和胎儿仍然要承担麻醉和开放手术的必然风险。

近年来，随着微创外科设备和技术的进步，对这些特殊的病例已基本不考虑开放手术了。目前，针对孕期输尿管结石的外科治疗方式，根据其主要目的和功能，可以分为两种类型：①暂时性的引流；②处理结石、解除梗阻。选择治疗方法，需要根据患者的具体病情和意愿，由泌尿外科同妇产科医师协商制定。

有学者认为对于结石位于输尿管上段或合并明显的尿路感染的患者，可以考率改善上尿路引流的外科治疗方法，目前主要有两种治疗方法：输尿管插管和经皮肾造瘘。

1. 输尿管内支架管置入

多数患者经尿道黏膜表面麻醉就可以保证术中的镇痛效果。有学者采用在尿道表面麻醉的基础上，逆行经导管向输尿管内灌注 2% 的利多卡因，据认为可以使输尿管扩张，更容易置管成功；有一些学者选择使用椎管内麻醉。

逆行置管可以经膀胱镜、输尿管镜逆行向输尿管内插入导丝，然后在导丝的引导下，逆行置入双猪尾管（F4～6）。为了确定双猪尾管是否置入肾内，可以使用超声设备加以确定。选择材质相对较软的导管被认为可以减少手术后的腰腹部不适症状。有学者建议若逆行放置导管失败，可以考虑经皮肾造瘘顺行置入导管。

放置内支架管，可能会导致术后的异常排尿症状、血尿、腰腹部疼痛，以及诱发尿路感染等。通常内支架管需要 1～2 个月更换一次，以防止导管上尿垢沉积或诱发尿路感染，因此该方法并不是一种"根治性"的治疗。相关资料显示，尽管

部分患者可能因为置内支架管出现一些不适症状，但并没出现对胎儿造成不良影响的报道。

2. 经皮肾造瘘

通常可以在局部阻滞麻醉下进行手术。超声引导可以提高造瘘的成功率。成功造瘘后，留置的造瘘管通常直径越大，引流效果越好，但是考虑到应尽量减少患者不适症状，通常 F14～18 的肾造瘘管或导尿管即可以达到引流效果。

尽管置入肾造瘘管可以迅速地引流肾积液，对于合并尿路感染的患者治疗效果明显，但是肾造瘘治疗存在以下问题：造瘘管脱落、瘘管出血、局部疼痛不适、需要外置管（特别对孕三期的患者日常生活影响更加明显）、继发感染，以及需要定期更换造瘘管（防止尿垢沉积堵塞管腔和预防感染）等。

对此存在较多"麻烦"的非"根治性"治疗措施，多数学者认为，只有输尿管因结石致完全闭合、解剖改变，使逆行放置输尿管导管失败时，才可考虑肾造瘘治疗。经皮肾造瘘不能作为一线的治疗方法。

3. 经尿道输尿管镜下碎石、取石

因为引流的方法存在很多的不适和并发症，越来越多医生建议采用输尿管镜下碎石和取石手术治疗妊娠期患者。一些学者认为由于妊娠期输尿管扩张，通常使用输尿管镜是比较容易入镜的；经输尿管镜碎石、取石，住院时间通常比放置内支架管和肾造瘘管要短；使用输尿管镜碎石可以避免反复更换内支架管和肾造瘘管。但是也有反对的声音，他们的关注点在于采用此治疗方式的患者可能需要接受静脉全麻，以及使用 X 线和潜在的输尿管损伤和穿孔的风险。有学者认为静脉麻醉一般可以避免，有很多成功使用局部阻滞麻醉和椎管内麻醉的报道。许多人相信，随着输尿管镜相关器械的不断改进，以及输尿管软镜技术的进步，采用经尿道输尿管镜下碎石、取石，会成为一种使用越来越频繁的治疗孕期输尿管结石的外科方法。通过使用纤细的半硬或者软性输尿管镜，可以处理更近端和扭曲的输尿管结石，已有报道使用半硬和软性输尿管镜治疗孕三期输尿管结石成功的病例。

术中当输尿管镜到达结石部位时，根据结石体积的大小采取不同方式。体积小者可以使用取石钳或者套石篮将结石取出；若体积较大难以直接取出，可以使用钬激光或者气压弹道碎石的方法将结石击碎，若条件允许可将较大块的碎石取出。在结石取出或者击碎后，应视输尿管腔内情况，留置内支架管 3 天至 4 周，以避免术后黏膜水肿或输尿管狭窄导致的尿路梗阻。

关于碎石方法，目前报道最多的是钬激光或者气压弹道碎石。而超声碎石被认为由于腔内的碎石器会产生尖锐的声音，可能会对胎儿的听觉系统产生危害，所以在孕期不主张使用超声碎石治疗尿路结石；对于液电碎石，认为可能使胎儿早产率增加，也不建议使用。

已有的报道显示输尿管镜下碎石、取石治疗孕期输尿管结石，几乎都获得了理想的治疗效果，且未出现明显的孕妇和胎儿的并发症。但是，由于所有报道的病例数量都比较少，仍然需要一些大样本的治疗或进一步的研究，以验证经尿道输尿管镜碎石、取石治疗孕期合并输尿管结石的安全性。

4. 其他

有报道采用 ESWL 治疗 8 例不知已怀孕的患者，这些孕妇妊娠时间至少为 12 周，经 ESWL 治疗后，最终均产下未见明显异常的婴儿。尽管有这些成功治疗的例子，但仍有证据表明 ESWL 会对胎儿产生危害，所以 ESWL 不应作为孕期输尿管结石的治疗方法。

5. 尿路结石的产科并发症

有一些资料显示，与尿路结石有关的未足月产的发生率为 12%～67%，早产率为 2.5%～40%。有报道羊膜过早破裂的发生率在患结石和普通的孕妇中比例分别为 6/86（7%）和 605/20 024（2.9%），但也有报道各自为 1/75（1.3%）和 2/70（2.9%），因此，从病因上仍然没有确定羊膜提早破裂与尿路结石有关。关于尿路结石与先兆子痫，有报道合并尿路结石的孕妇与一般孕妇发生先兆子痫的比例分别为 5.8% 和 6.3%。

（雷鸣 董诚）

第十四节　小儿输尿管结石的治疗

小儿输尿管结石长期以来首选 ESWL 或口服药物后保守观察处理，但 ESWL 治疗除了需要考虑结石的大小、成分，更多的情况下需要考虑结石远端输尿管的通畅情况。尽管一般认为小儿排石能力强于成人，但是也有研究显示，小儿输尿管结石 ESWL 后排石效果仍不够理想，尤其是中、下段结石。蒲小勇等应用 ESWL 治疗 67 例 3 ~ 14 岁儿童输尿管结石，25 例上段结石的清除率为 92.0%，而 42 例中下段结石的清除率仅为 69.0%。由于小儿输尿管中、下段结石与女性卵巢或男性睾丸靠近，而 ESWL 对小儿生殖发育影响未知，在无可靠防护措施的情况下，宜慎用 ESWL 治疗。随着腔内设备的改进以及泌尿外科医生临床经验的丰富，输尿管镜已在临床上作为小儿尿路结石 ESWL 治疗的有力补充，甚至有研究认为输尿管镜可以作为小儿尿路结石治疗的首选方法。

小儿输尿管镜术最大的挑战在于输尿管镜的入镜。尽管随着材料工艺的改进以及设备的更新，输尿管镜管径变细，但小儿输尿管管径窄于成人，即便是使用 F6.5 输尿管半硬镜仍有绝大部分患儿难以顺利入镜。因而，一般需要扩张输尿管后再行输尿管镜术。目前，对于小儿输尿管开口的扩张有以下几种方式：①硬性扩张，即用筋膜扩张器或者金属橄榄头等扩张输尿管开口至 F10 ~ 12。一期手术中先扩张后行输尿管镜取石术，但可能由于创面渗血影响操作，且可能造成术后输尿管狭窄以及膀胱输尿管反流。②气囊扩张，常用美国 Cook 公司长度为 4 cm 的 F5 气囊导管，扩张时压力为 10 ~ 15 个大气压。也在一期术中使用，扩张过程优于硬性扩张，但是同样有前者的担忧。③被动扩张，即逆行留置输尿管支架管 1 ~ 3 周被动扩张输尿管开口。另外，由于小儿尿道较成人窄，硬性扩张与气囊扩张因为不能在直视下操作，易造成输尿管穿孔撕脱等。尽管 Schuster TG 等综合 221 例小儿 URS 治疗的资料，分析总结术后膀胱输尿管反流（VUR）的发生率为 3.6 %，输尿管穿孔发生率为 1.4%。但 Hubert KC 等对被动扩张后输尿管镜术的患儿进行随访，未见膀胱输尿管

反流及输尿管狭窄，被动扩张的不足是患儿要接受两次麻醉。我们认为，被动扩张为自然扩张过程，并发症少，因此我们主张采用被动扩张。在笔者最近一项回顾性分析中统计了 13 例患儿输尿管中、下段结石的治疗情况，其中输尿管中段 2 例，输尿管下段 10 例，双侧输尿管下段 1 例。结石大小从 0.40 cm × 0.70 cm 至 0.56 cm × 1.22 cm，平均 0.54 cm × 0.89 cm。2 例患儿曾接受 ESWL 治疗，观察 1 个月无结石排出。本组病例中，2 例患儿接受了硬性扩张，1 例患儿接受了气囊扩张，7 例患儿接受被动扩张，术后随访有 4 例患儿接受排泄性膀胱造影未见膀胱输尿管反流。

手术治疗策略如下：静脉或气管插管全身麻醉下手术，患儿取膀胱截石位。输尿管镜进入膀胱，观察患侧输尿管开口情况，选用 F8/9.8 输尿管硬镜或 F6.5 输尿管半硬镜，在 F3 输尿管导管引导下入镜。对于输尿管开口较宽者，如能顺利入镜至结石所在部位，采用气压弹道碎石机或钬激光击碎结石。输尿管镜入镜困难者，一期硬性扩张或气囊扩张输尿管开口后，F8/9.8 输尿管硬镜下气压弹道碎石；或置入 0.089 cm（0.035 英寸）斑马导丝，留置 F4.8 输尿管双 J 管，1 ~ 3 周后 F8/9.8 输尿管硬镜下气压弹道碎石器碎石。术中清理输尿管无明显碎石残留后，视术中具体情况留置 F4.8 双 J 管或 F5 输尿管外支架管。本组中 1 例输尿管末端结石患儿无法逆行置入 0.089 cm（0.035 英寸）斑马导丝及 F6.5 输尿管半硬镜，行开放手术取出结石。2 例患儿（其中一例为双侧输尿管下段结石）一期手术中顺利入 F6.5 输尿管半硬镜，采用钬激光碎石。2 例一期硬性扩张后 F8/9.8 输尿管硬镜取石，1 例一期气囊扩张后 F8/9.8 输尿管硬镜下取石，7 例一期输尿管置管被动扩张 1 ~ 3 周后，二期 F8/9.8 输尿管硬镜下取石。5 例一期取石患儿手术时间 35 ~ 55 min，平均 40 min；住院时间 5 ~ 7 天，平均 5.8 天。一期置管、二期取石的 7 例患儿两次手术累计时间 65 ~ 85 min，平均 70 min；两次住院时间累计 9 ~ 11 天，平均 9.7 天。12 例患儿共接受 19 次输尿管

镜术，术中无1例结石上移，结石全部清除。1例患儿术后轻微尿外渗、腹痛，对症治疗后好转；2例患儿术后有明显膀胱刺激征，拔除尿管后好转；1例出院后有轻微血尿及膀胱刺激征，拔除双J管后好转。无1例发生输尿管穿孔或撕脱等严重并发症。随访3~12个月，4例患儿接受排泄性膀胱造影未见膀胱输尿管反流，5例行静脉肾盂造影未见输尿管狭窄。

笔者对于小儿输尿管镜术体会如下：①由于小儿耐受麻醉以及手术能力较成人差，术前需要全面了解患儿身体情况。②输尿管镜入男性小儿尿道应在直视下入镜，以免造成尿道损伤。③小儿膀胱容量小，术中注意灌注不要太多，以防膀胱过度充盈而破裂。④小儿尿道较成人窄，无法同时经尿道置入输尿管镜和扩张器，一期硬性扩张输尿管时无法直视下手术，因而术中操作要轻柔，以免撕裂输尿管或形成假道。在没有F6.5小口径输尿管镜的情况下，我们多主张一期输尿管置管被动扩张输尿管后行二期输尿管镜术。⑤术中灌注泵灌注压力与流量不宜过大，以免将结石冲回肾内。灌注压力及流量过高，引起肾盂内压升高可导致肾实质反流发生，引起术后发热，甚至中毒性休克。⑥术中钬激光能量在10~15 W，注意不要烧灼输尿管黏膜，以免造成输尿管狭窄或闭锁。⑦小儿输尿管镜术后是否放置支架管要视手术时间和输尿管损伤程度而定。对于术中输尿管黏膜损伤小者，可放置外支架2~3天，以省去取内支架管时的麻醉需要，但留置外支架往往带来明显的膀胱刺激征，尤其是对小男孩而言。

总之，小儿输尿管镜操作需慎重，对于有丰富输尿管镜技术经验的医师，可以在良好准备的前提下，利用输尿管镜取石术治疗小儿输尿管中、下段结石，成功率较高，而且比较安全。

（曾国华）

第十五节　结石的预防

肾、输尿管结石按其化学成分分为两类：一类为含钙结石，另一类为非含钙结石。以下就这两类结石的预防手段分别加以论述。

一、含钙结石

含钙结石的主要成分是草酸钙、磷酸钙。其中，纯草酸钙结石和草酸钙＋磷酸钙的混合结石最为常见。纯磷酸钙结石少见，其形成常由肾小管性酸中毒引起。

含钙结石是泌尿系统最常见的结石，约占总病例数的70%~80%。但非常遗憾的是，绝大部分含钙结石的病因不明确，故称之为特异性含钙结石。目前普遍认为含钙结石不是由单一原因引起，而是多种代谢紊乱的结果，由多种因素促成。这些代谢紊乱涉及钙、磷、镁代谢，草酸代谢，尿酸碱平衡失调，尿酸代谢，枸橼酸代谢等。含钙结石的发病机制复杂，患者尿中可能单独或联合出现或不出现以下异常：①高尿钙尿；②高草酸尿；③高尿酸尿；④低枸橼酸尿；⑤低镁尿等。

对于含钙结石的预防，应根据患者不同的病情给予饮食管理和必要内科药物治疗。

（一）饮食管理

历史背景

从历史上看，已有证据表明饮食因素影响尿路结石的形成。例如，18世纪英格兰生活在乡村的人群随着生活水平的提高，尤其是蛋白摄入的增加，上尿路结石的发病率明显增加。1986年Vahlensieck综合了各方面文献提出了系统的饮食管理建议。他建议每天液体摄入量为2~2.5 L，可摄入水和果汁等饮料，但应避免咖啡、茶和酒精等饮料；平衡饮食，动物蛋白的摄入量小于100 mg/d；低糖低脂肪饮食；食盐摄入量小于5 g/d。这些建议也成为尿石症复发预防的饮食管理手段，简单、准确，而且容易执行。然而，结石的形成过程复杂，多种因素参与其中，非单一因素所致。Curham 1993年的研究让我们改变了钙摄入的建议。但由于饮食经常变化，饮食建议也并非简单，正如Donsimoni等所论述的那样，现代社会节奏变快，饮食习惯变化也较快，快餐食物、半成品食物、心血管和肿瘤的预防饮食等习惯改变都对结石的形成产生影响。

1. 增加液体摄入量

（1）作用机制　增加尿量，降低尿液中各种重要成石盐类的饱和度。

（2）文献依据　Curhan 等的大样本流行病学研究证明增加液体摄入可以减少结石的形成。但他们研究发现，和每天液体摄入不足 1.2 L 的人群比较，只有摄入量大于 2.5 L/d 才有明显的效果。在一个 5 年的随机研究中，Borghi 发现那些增加液体摄入量使尿量达 2 L 的尿石症患者结石复发率为 12%，而那些没有特意增加液体摄入量的患者结石复发率为 27%。但维持较高液体摄入量的难点是患者长期坚持的顺应性较差。此项研究的遗憾之处是研究并没有涉及摄入液体的种类。从理论上讲，增加液体摄入应该使夜间尿的渗透压越小越好，但到目前为止，并没有临床证据说明这一理论的实用价值。

2. 除水以外的饮料种类

当增加液体摄入时，一些种类的饮料是否比另一些饮料更有益，针对这一问题，也有一些相关研究。Vahlensieck 的研究发现 1/3 的结石患者每天摄入咖啡超过 750 ml，而咖啡饮入过多是结石形成的危险因素。他们认为咖啡摄入过多可导致基础代谢率提高，而基础代谢率提高会增加尿中尿酸的排泄和降低尿的 pH。同样，茶饮入过多也有同样的效果，从而增加结石形成的危险性。另一些研究证明酒精饮入多也是一个危险因素。但是 Curhan 的流行病学研究中却提示咖啡、茶和酒精饮料不是危险因素而是有利因素，而葡萄和其他柠檬素果汁饮料却是危险因素。Borghi 等较完整的文献综述阐述了增加尿量的作用，他们认为大量饮水和其他饮料如咖啡、茶、啤酒和红酒都有预防结石和防止结石复发的作用。与自来水相比，柠檬素果汁饮料、非可乐软饮料和矿泉水效果更好。矿泉水应该是低钠、中等含钙量（约 400 mg/L）和高碳酸（大于 1 g/L）。

总之，除了以上流行病学的研究外，目前还没有证据表明"好"饮料和"坏"饮料在预防结石方面有区别。

关于水质和尿结石发生的关系目前争论较多。美国和欧洲的较早文献数据表明水的硬度和结石的发生率呈负相关。但是这些观点又被其他研究否定，他们证明水的硬度和结石发生无关。更大样本的研究表明饮用水中钙、镁、钠和钾的含量在结石患者和正常人没有不同。综合以上，我们认为饮用水质和结石的发生没有直接关系，可以放心饮用。

关于患者对多饮水建议的依从性问题，有人反映保持足够尿量患者很难坚持。但是 Burns 和 Jinlayson 在 1981 年的研究认为，如果患者能保持充足尿量（大于 2.5 L）一段时间后，人体可能建立新的体液平衡，将自动多饮水而保持充足尿量。

因此，我们建议对于所有尿石症患者，增加每天液体饮入量，保持尿量最好大于 2.5 L，最少 2 L（此建议量与《坎贝尔泌尿外科学》第 11 版及欧洲泌尿外科学会 2020 年尿石症治疗指南一致）。饮水要全天多次均分。如果坚持有困难，最多液体饮入尽量在餐后 3 小时、大量体力活动时、睡前和半夜进行。

3. 钙摄入

（1）作用机制　高尿钙是最常见的尿液代谢异常。基于尿液生化和结晶的理论最早曾建议减少钙的摄入。但目前的钙摄入建议却和以前不同，因为食物中的钙是肠道中草酸的重要复合物，钙能减少肠道草酸的吸收。因此，适当钙的摄入可以减少结石形成的危险性。另外，钙摄入减少还可导致骨质疏松。

（2）文献依据　多年来，对于水中的矿物质含量和结石形成的关系一直存在争议。有关水中钙含量对结石形成影响的研究表明：水中从 15 mg/ml 到 400 mg/ml 的钙含量变化并不能对尿液草酸钙饱和度造成明显差异。Curhan 的大样本研究发现，不论男女，饮食中钙的摄入和结石形成的危险性均成反比。饮食中钙摄入越高，尿草酸的排泄越低。当患者每天摄入 2 g 草酸和 1 g 钙，将导致尿中草酸钙晶体聚集增多。但将钙的摄入量提高到 4 g/d，患者尿中并不出现草酸钙晶体聚集增多的现象。然而，钙制剂的摄入对结石形成的影响与饮食中高钙的摄入对结石形成的影响不同，不论男女，如果不随餐饭摄入钙制剂，将会使结石形成的危险性提高约 20%。

目前对肾结石患者钙摄入量的普遍观点是

800 ~ 1200 mg/d（此建议量与《坎贝尔泌尿外科学》第 11 版及欧洲泌尿外科学会 2020 年尿石症治疗指南一致）。由于我国居民饮食钙摄入普遍较低，平均钙摄入量为 405 mg/d，城市高收入居民钙的平均摄入量也只有 600 mg/d。因此，增加肾结石钙摄入量就显得尤为重要。含乳类食物中的钙含量见表 7-1。

4. 食物纤维

（1）作用机制　食物纤维的摄入可抑制尿石症的发生。其作用机制是：①结合肠管中的钙；②减少肠管的排空时间；③改变肠道的吸收环境；④改变肠道对激素的反应性；⑤多纤维食物热量含量低。这些作用的综合结果可减少尿草酸、钙和尿酸的排泄，增加尿中结石抑制物的含量。

（2）文献依据　Griffith 和 Fellström 的研究首先报道了食物纤维可抑制结石的形成。但随后 Power 和 Nelson 设立对照组的研究并没有证实以上结论。而且 Hiatt 等的随机对照研究中指出低蛋白、高纤维饮食并不能降低结石的复发率。

水果、蔬菜和菌藻类食物中含纤维较多，应鼓励患者食用，但有的蔬菜和水果中草酸含量较高，应注意避免食用。其次，大多数水果、各种果汁和蔬菜为碱性食品，可以降低尿液酸度，最有利于草酸钙、尿酸结石患者。

5. 限制草酸摄入

（1）作用机制　现在我们认为尿中 40% ~ 50% 的草酸来源于食物摄入，因此减少富含草酸的食物摄入是有利于预防结石的，因为尿中草酸的浓度对草酸钙晶体离子活度的影响很大。如果是正常草酸摄入（< 2 mmol/d），食物中的草酸含量和尿中草酸的关系不大，但是如果摄入过量的草酸后，尿草酸的排泄量会明显增加。食物中的草酸含量见表 7-2。

当减少食物中的钙后，草酸的肠道吸收和尿中排泄都会增加。当从低钙摄入增加 15 ~ 20 mmol/d 的钙量时，尿中草酸排泄量降低。因此，适当增加食物中钙的摄入可减少肠道草酸的吸收，但这种治疗方法并不适合所有患者。维生素 C 和维生素 D 也可能有增加尿草酸排泄的作用。

表 7-1　含乳类食物中钙（Ca）的含量（均值, mg/100 g）

1. 小于 150 mg Ca/100 g	
奶油	20
乳酪	90
酸奶油	100
凝乳，脱脂乳粉制奶酪	90
牛奶	120
酸乳酪	120
冰淇淋	150
2. 150 ~ 400 mg Ca/100 g	
蒸发乳，淡炼乳	250
法国优质乳酪 / 法国布里白乳酪	
60% ~ 70% 脂肪	300
45% 脂肪	400
3. 超过 400 mg Ca/100 g	
羊乳	600
干酪	800
硬干酪	
瑞士（多孔）干酪	1200
意大利干酪	1300
奶粉	900
浓缩乳蛋白质	
60% 蛋白质	1900
80% 蛋白质	1400

表 7-2　食物的草酸含量（均值, mg/100 g）

样本	可溶解部分	总量
1. 水果		
未加工的苹果	1.8	3.5
未加工的杏	1.9	6.8
未加工的香蕉	0.7	6.8
未加工的树莓	0.9	29.2
未加工的杨桃	138.9	295.4
未加工的樱桃	1.5	2.4
未加工的黑接骨木果	7.1	72.1
未加工的无花果	3.3	20.5
未加工的红圆醋栗	3.2	21.6
未加工的绿圆醋栗	3.1	27
未加工的绿葡萄	0.6	1.7
未加工的猕猴桃	2.4	23.0
未加工的柠檬	0.5	7.5
未加工的橘	0.3	8.5
未加工的橙	0.2	1.8
无糖的防腐的凤梨	0.9	4.9
未加工的红莓	3.4	18.9

表 7-2　食物的草酸含量（均值，mg/100 g）（续表）

样本	可溶解部分	总量
未加工的西瓜	0.3	0.3
2. 蔬菜和沙拉		
熟洋蓟	6.8	6.8
熟芦笋	0.9	2.6
生茄子	15.7	16.2
大豆	1.9	54.2
肾形豆，红	1.5	13.9
熟甜菜根	16.3	36.9
熟绿花椰菜	1.1	1.4
生胡萝卜	9.0	17.8
生韭葱	9.4	0
干扁豆	1.9	13.3
粗亚麻子	7.2	7.7
生甜菜	327	874
罐装的绿橄榄	1.2	45.7
罐装的黑橄榄	1.6	13.9
熟马铃薯	12.8	24.3
生马铃薯	45.8	47.0
生红萝卜	1.4	1.7
生米	12.8	12.8
熟菠菜	101	364
生番茄	3.6	8.5
小番茄	3.3	7.7
3. 饮料		
100% 苹果汁	0.19	0.9
100% 胡萝卜汁	2.8	4.6
100% 樱桃汁	1.17	1.17
100% 酸果汁	0.4	0.4
100% 葡萄柚汁	0.12	0.12
100% 红葡萄汁	1.2	2.1
100% 橙汁	0.1	0.2
100% 菠萝汁	1.4	1.4
100% 番茄汁	3.6	4.1
100% 柠檬汁	0.3	0.6
甘菊茶 1.5 g/200 ml，5 分钟，70℃	0.3	—
茴香茶 3.5 g/200 ml，5 分钟，70℃	1.3	—
水果茶 3 g/200 ml，5 分钟，70℃	0.6	—
绿茶 1.75 g/200 ml，5 分钟，70℃	6.3	—
薄荷茶 1.23 g/200 ml，5 分钟，70℃	0.6	—
深色茶 1.75 g/200 ml，5 分钟，70℃	4.0	—
啤酒	1.0	1.1

表 7-2　食物的草酸含量（均值，mg/100 g）（续表）

样本	可溶解部分	总量
去油的可可粉	—	567
可乐，可口可乐	—	0.05
咖啡 30 g/L	0.6	—
牛奶 1.5% 脂肪	0.4	0.4
4. 香料和草药		
生莳萝	60.0	159
黑胡椒粉	90.8	623
胡椒粉	2.4	28.5
胡椒薄荷叶	26.8	55.7
干百里香	22.3	182
荷兰芹叶	76	136
5. 坚果和谷类		
杏仁片	89.9	388.3
荞麦	56.7	133.0
新鲜面包	26.0	90.8
剁碎的榛子坚果	35.9	167.4
干芝麻	123	3800
去皮的向日葵籽	11.8	24.5
干藻	66.5	109
罐装蘑菇	0.4	

（2）**文献依据** 草酸是生物体代谢的终末产物，它是结石形成最重要的成分，常与钙结合生成草酸钙结石，约 1/3 的含钙结石患者伴有高草酸尿症。

高草酸尿还可以通过脂类过氧化反应产生氧自由基，导致肾小管上皮细胞损伤，为晶体的黏附提供附着点。维生素 B_6 缺乏也会促进体内草酸的生成，国外有学者报道，适量的维生素 B_6 摄入可降低草酸钙结石患者的尿草酸水平。

6. 减少维生素 C

（1）**作用机制** 在体内维生素 C 可转化成草酸，因此对于草酸钙结石患者建议避免摄入过量的维生素 C。

（2）**文献依据** 维生素 C 对尿石症的作用在文献中存在争议。一些作者发现服用一定剂量的维生素 C 后尿中草酸的排泄增加，但其他一些作者并没有发现这种现象。很多体外研究中表明维生素 C 是可能转化成草酸的。近期的一项研究显示每天摄入 4 g 的维生素 C 不会造成不利的影响。但目前仍缺乏有关维生素 C 的摄入对尿石症形成影响的临床研究。如果达到了每日的生理需要量，减少维生素 C 的摄入应该是正确的选择。维生素 C 的每日生理需要量见表 7-3。

表 7-3　维生素 C 的每日生理需要量

年龄	维生素 C（mg）
0 ~ 6 个月	40
7 ~ 12 个月	50
1 岁 ~	60
4 岁 ~	70
7 岁 ~	80
11 岁 ~	90
14 岁 ~	100
18 岁 ~	100
早期孕妇	100
中期孕妇	130
晚期孕妇	130
哺乳	130
50 岁 ~	100

摘自杨月欣，王光亚，潘兴昌．中国食物成分表：标准版．北京：北京大学医学出版社，2018。

7. 减少蛋白质的摄入

（1）作用机制　过量动物蛋白的摄入会增加尿钙和尿草酸，同时降低尿枸橼酸和 pH。动物蛋白是促进结石形成的一个重要危险因素。

（2）文献依据　Robertson 等首先报道了动物蛋白的摄入和肾结石发病的关系。随后，一些作者的对照研究发现结石患者的蛋白摄入较多。但这一结论在 Griffith 等的研究中并没有被证实。更多的现代流行病学研究都提示高蛋白的摄入是男性结石形成的危险因素。然而，Hiatt 等 4.5 年随访的随机对照研究并没有证明低蛋白饮食（每天蛋白摄入 56 ~ 65 g）比高蛋白饮食更具有保护作用。在这项研究中，21.2% 的对象失访，治疗组为 16%，对照组为 26.5%，这些原因可能对结论造成影响，但这项研究令人感到奇怪的结果是：对照组或蛋白摄入正常的人群比低蛋白摄入人群的结石发病率更低。

依据《坎贝尔泌尿外科学》第 11 版及欧洲泌尿外科学会 2020 年尿石症治疗指南的建议量，再综合我国居民的饮食情况，动物蛋白性食物可食部分摄入量 < 175 g/d 较为合适。

8. 限制钠的摄入

高钠摄入可增加胱氨酸尿患者的胱氨酸的排泄，并可通过多种机制增加尿钙。高钠饮食导致的高尿钠还可以导致低枸橼酸尿。高钠摄入和高动物蛋白摄入对尿石症的副作用还具有明显的叠加作用。

人体每天通过饮食，主要是通过调味品食盐（NaCl）摄入钠。钠的摄入量因人的饮食习惯不同而有很大差别。正常人每天 NaCl 的需要量为 4.5 ~ 9.0 g，而每天机体摄入量为 8 ~ 15 g，远远超过需要量。而且钠在消化道中几乎全部被吸收，所以机体一般不会缺钠。摄入过量的钠由肾排出。

限制高钠摄入的推荐方法是在餐桌上尽量不食或少食盐类食物，但在烹饪时可以添加少许食盐。如果患者能够遵循这一推荐方法，即可将每天的食盐摄入量减少到 4 ~ 5 g，尿钠减低到 < 100 mEq /d。除了钠摄入外，钾的摄入也可能影响含钙结石的形成。钠和结石的关系主要是因为高钠可引起尿钙增加。Curhan 的流行病学研究也证明增加钠的摄入是女性患者的成石危险因素。综上所述，高钠饮食可能会促进结石的形成，但确定这一结论则很困难。由于蔬菜和水果中钾含量较高，它是否对尿石症有益处，不易确定。钾对结石形成的确切作用有待进一步研究。

9. 限制食物中嘌呤的摄入

人体内嘌呤代谢产物是尿酸。高尿酸血症和高尿酸尿不仅可以导致尿酸结石，而且还可以促进草酸钙结石的形成。一些患者草酸钙结石成分中含有尿酸，且尿中尿酸含量增高。其促石机制是：①可以促进结石成核、生长；②抑制抑石因素（如葡糖胺聚糖、糖肽）。

食物中嘌呤的过量摄入是造成高尿酸尿的最主要原因，因此减少食物中嘌呤的摄入是预防肾结石的重要方面。尿石症患者应注意减少富含嘌呤食物的摄入，富含嘌呤食物主要是指大于 150 mg/100 g。食物中嘌呤含量见表 7-4。

总结：降低草酸钙结石复发危险性的饮食管理建议

除了增加液体摄入外，目前已获得的研究文献并不能提供强有力的证据证明某一个饮食管理方案可以降低含钙结石复发的危险性。因此结石患者应该遵循一般的较公认的饮食摄入习惯，具体见下。

表 7-4　食物的嘌呤含量（mg 尿酸 /100 g）

大于 150 mg 尿酸 /100 g	
谷类	
小麦胚	842
燕麦	187
豆类	
鹰嘴豆	164
扁豆	198
大豆类	356
肉类	
小牛肉	193
里脊牛肉	154
里脊猪肉	152
家禽类	
烤小鸡	
胸部	252
皮肤	332
肝	272
小麦发酵的啤酒	166
500 ml	830
内脏	
小牛	
肾、肝	220
胸腺	918
牛	
肝	230
猪	
肾	253
肝	363
鱼	
鳟鱼　无皮	144
有皮	243
青鱼　无皮	178
有皮	317
沙丁鱼	160
鲑鱼	174
鲔鱼油	198
沙丁鱼油	349
蚌类	370

- 增加液体摄入量；
- 减少或正常的草酸摄入；
- 正常的钙摄入量；
- 低动物蛋白摄入；
- 多纤维、少碳水化合物摄入；

- 低钠摄入。

因此，预防结石的一个重要工作是：先评估结石患者的饮食习惯，然后建议其上调或下调饮食摄入危险因素。这一方案是所有尿石症患者首选方案，而且对于多数患者几乎是唯一可选择的预防方案。

我国在这方面的相关研究很少。张泽曾根据以上饮食管理原则开发了一个符合中国居民饮食习惯的计算机预防尿石症复发饮食数据管理系统，帮助患者利用个人电脑有效地进行管理饮食，能为患者提供全面系统的饮食防石信息。

（二）药物治疗

1. 噻嗪（类）利尿药

（1）作用机制　噻嗪（类）利尿药结合低钠摄入可以减少尿钙的排泄。Yendt 的研究证明噻嗪（类）利尿药也可以降低正常尿钙患者的尿钙。有报道称噻嗪（类）利尿药可降低尿草酸和肠道对钙的吸收。使用这种药物后尿钙可降低 20% ～ 30%。同时它还可以降低骨质疏松和骨折的风险。

（2）文献依据　文献中共有 11 项关于噻嗪（类）利尿药治疗尿石症的随机对照研究。其中 8 项研究发现噻嗪（类）利尿药取得了有效的治疗效果，而另 3 项研究并没有发现治疗组和对照组结石复发率有区别。随后的相关研究持续的时间都较短，仅为 1.0 ～ 1.6 年。这些研究的共同不足之处在于患者样本量小、统计学处理不完善、患者研究退出率较高。这些现象可被"结石的临床效应"理论所解释。

（3）不良反应　噻嗪（类）利尿药的治疗存在较多不良反应，如正常血钙性甲状旁腺功能亢进、高脂血症和痛风。噻嗪（类）利尿药还可能引起疲劳乏力，很少情况下可能导致勃起功能障碍（阳痿）。尤其是在治疗早期，应定期复查患者血钙、血钾、尿酸和血糖。糖耐量的下降可导致糖尿病或加重糖尿病，这种不良反应是剂量依赖性的，主要是由于胰腺的胰岛素释放能力下降或外周的葡萄糖利用度下降所导致。噻嗪（类）利尿药引起的钾丢失可导致代谢性碱中毒，应引起注意。同时也应注意低钾引起的其他症状如乏力、易疲劳和勃起障碍等。噻嗪（类）利尿药治疗的很少一部分患者会出现严重的低钠血症，这可能与多饮、低钾和充血性心力衰竭有关。另外，还应注意一些过敏反应如皮疹、溶血性贫血、血小板减少（症），以及急性胰腺炎、阻塞性黄疸和急性肺水肿。肝硬化患者应慎用噻嗪（类）利尿药。还可加重肾功能损害等。

噻嗪（类）利尿药治疗尿石症的早期研究中应用剂量较大，例如（氢氯噻嗪）（双氢克尿塞）每天2次。主要依据是尽量减少尿中钙的含量。后来证明低剂量每天1次给药的长效噻嗪（类）利尿药具有更好的安全性、耐受性和方便性，且临床效果也较好，因此这种小剂量疗法更受欢迎。

2. 正磷酸盐

（1）作用机制　临床上治疗含钙结石的正磷酸盐分2种：酸性正磷酸盐和中性正磷酸盐。它的作用机制是降低 $1, 25 (OH)_2$- 维生素 D 的合成，从而减少食物中钙的吸收，降低尿钙。另外，骨脱钙也减少。中性正磷酸盐的作用更明显，它既可以降低尿钙，也可以通过增加尿中磷酸的分泌而增加尿枸橼酸。这样使尿中正磷酸盐和枸橼酸的分泌增加，抑制晶体形成能力增强。

（2）文献依据　文献中有2项关于正磷酸盐治疗尿石症的双盲对照研究。1项研究中并没有证明治疗组和对照组有差别，而另一项却发现能减少结石的发生率。其他一些缺乏对照的研究表明正磷酸盐治疗有一定的疗效，但这些不同研究之间的比较很困难，因为使用的剂量、给药方案和治疗时间都不相同。这些研究的另一个问题是受试患者数量都较少。由于此药物的胃肠道副作用和每天3～4次的服药频率使患者对正磷酸盐的依从性较差。

（3）不良反应　常见的不良反应有腹泻、腹部痛性痉挛、恶心和呕吐等。同时也应注意正磷酸盐对甲状旁腺素的不良作用。

3. 磷酸纤维素

（1）作用机制　磷酸纤维素（也包括磷酸纤维素钠）可以和肠道中的钙结合形成复合物而减少钙的吸收，最终使尿钙降低。

（2）文献依据　文献中有3项关于磷酸纤维素的研究，有6项关于磷酸纤维素钠的研究。这些研究没有一项设有对照或安慰剂组，其中2项分别有100%和78%（平均89%）的患者没有结石复发。其中1项研究的结石复发率为22%。但需注意，磷酸纤维素用药后可能会出现高草酸尿

症和低镁尿症，因此主要用于体吸收性高钙尿症的结石患者，不推荐用于预防结石复发。

（3）不良反应　腹泻是磷酸纤维素钠的常见不良反应。由于磷酸纤维素钠在肠道中和钙、镁等阳离子形成复合物，可导致患者出现高草酸尿和低镁尿。并且其他阳离子的代谢也受到影响。患者对磷酸纤维素钠治疗的依从性很差，因为每顿饭都要服用，并且在两餐之间还要服用镁制剂。

4. 碱性枸橼酸制剂

（1）作用机制　从肠道中吸收的枸橼酸很小一部分随尿液排出，大部分进入血液后被代谢。碱性枸橼酸制剂主要是通过增加肾小管细胞的 pH 而使尿枸橼酸增加。尿枸橼酸的含量增加可降低草酸钙和磷酸钙的饱和度，同时也可以抑制结石晶体的生长和聚集。另外，枸橼酸制剂也可以降低尿酸的饱和度。因此，枸橼酸制剂可以抑制草酸钙、磷酸钙和尿酸结石的形成。

（2）文献依据　文献中有5项关于碱性枸橼酸对含钙结石患者复发率影响的前瞻性研究，以及1项关于碱性枸橼酸对肾碎石、排石作用的前瞻性研究。但没有枸橼酸制剂治疗尿酸结石患者的随机性研究。在3年的随访期内，在分别服用枸橼酸钾、枸橼酸钾钠和枸橼酸镁钾的尿石症患者中，分别有72%、31%和87%的患者没有结石复发，而在未服用枸橼酸制剂的对照组中，分别有20%、27%和36%的患者没有结石复发。在这3组枸橼酸制剂治疗的患者中，结石形成频率分别从1.2降到0.1、从2.1降到0.9、从0.57降到0.08。但是这些研究中高达48%的患者退出研究。

（3）不良反应　枸橼酸制剂治疗的患者中42%的患者出现轻微的不良反应，26%的患者出现中度不良反应，12%的患者出现严重的不良反应（通常为腹泻）。

5. 镁

（1）作用机制　由于尿中的镁可以和草酸结合，使草酸钙的饱和度降低；镁可以抑制草酸钙晶体的生长；尿中镁的排泄增加可以增加枸橼酸和提高 pH，因此镁制剂可以抑制结石的形成。镁还可以直接抑制磷酸钙晶体的生长。

（2）文献依据　文献中有2项前瞻性双盲随机安慰剂对照研究。其中1项研究中，30名患者每天服用650 mg 氢氧化镁，21名患者每天服用1300 mg 氢氧化镁，3年后分别有65%和58%的患

者没有结石复发，而安慰剂组有56%的患者没有结石复发。650 mg 治疗组的结石形成频率由治疗前的0.71降到0.15，1300 mg 治疗组的结石形成频率由0.73降到0.17。由此看出，和安慰剂相比氢氧化镁并没有显著改善结石的复发率。另一组研究中，枸橼酸镁钾治疗31名患者，87%患者没有结石复发，而安慰剂组只有36%的患者没有结石复发。结石形成频率由治疗前的0.57降低到0.07。在这项研究中枸橼酸镁钾明显地降低了草酸钙结石的3年复发率。

（3）不良反应　腹泻和腹部不适是主要的不良反应，并且为剂量依赖性。使用镁制剂后会使尿钙排泄增加。

6.别嘌呤醇

（1）作用机制　别嘌呤醇减少体内尿酸产生，从而降低尿液中尿酸的排泄。高尿酸尿可以导致尿酸或尿酸钠晶体的形成。这些晶体理论上可以减少草酸钙晶体的异源成核，或通过盐释放机制诱导同源成核。尿酸或胶体尿酸抑制葡萄糖胺聚糖的活性。还有报道称别嘌呤醇可降低尿中草酸的分泌。因此，别嘌呤醇可作为高尿酸尿含钙结石患者的治疗药物。

（2）文献依据　Ettinger 的一项随机安慰剂对照研究发现75%接受别嘌呤醇治疗的高尿酸尿草酸钙结石患者3年无结石复发，而安慰剂组只有45%的患者3年无结石复发。Coe 的2项研究也证明别嘌呤醇可以降低高尿酸尿草酸钙结石患者的结石形成危险性。但这些结论在其他研究中并没有得到证实。

（3）不良反应　大剂量的别嘌呤醇可能产生较严重的不良反应，但正常剂量或小剂量时它的耐受性较好。对于痛风患者别嘌呤醇治疗早期，当尿酸晶体从组织中脱离和血尿酸浓度低于正常时，可能出现急性痛风性关节炎。也可出现胃肠道反应包括恶心、呕吐和腹泻。此外，周围神经炎和坏死性脉管炎、骨髓抑制等也可能出现。

再生障碍性贫血罕见。也有肝毒性和间质肾炎的报道。少部分患者可出现瘙痒的斑丘疹等过敏性皮炎反应。

7.氨基葡聚糖

（1）作用机制　氨基葡聚糖 (glycosaminoglycans, GAG) 的主要作用是抑制草酸钙晶体的生长。

（2）文献依据　到目前为止，还没有提高尿中 GAG 的有效办法。有研究称戊聚糖多硫酸钠 (sodium pentosan polysulphate, SPP) 对尿中晶体的形成有抑制作用，但它的临床价值并没有得到有力的证明。

（3）副作用　大剂量的氨基葡聚糖会引起毒性反应。

总　结

预防含钙结石复发的药物已运用多年了，其中两种药物应引起重视，一种是碱性枸橼酸，另一种是噻嗪（类）利尿药。在10项设计较好的相关研究（安慰剂对照随机研究）中，只有4项研究证明噻嗪（类）利尿药和2项研究证明碱性枸橼酸与安慰剂相比取得了具有统计学意义的疗效。值得一提的是，这些产生效果的研究中随访时间都没有超过3年，最大的样本量只有82名患者。另外，这两种药物研究中患者的退出率接近50%。由于对尿石症患者的自然病史不能作出预期和药物治疗的低依从性，对每个复发的结石患者进行常规的药物治疗就显得不合适。

因此，我们建议噻嗪（类）利尿药和碱性枸橼酸应该用于高复发率草酸钙结石患者的预防治疗。目前还没有证据支持这些基于改变尿液代谢因素的治疗方案的有效性。有证据表明结石体积较大、行 ESWL 治疗的患者或结石位置导致较难排石（如下盏结石）的患者服用碱性枸橼酸制剂可以增加结石清除率。儿童患者能否长期应用这些药物争议较大，一般认为只用于病情重的患儿。别嘌呤醇只对于高尿酸尿的草酸钙结石患者有效。对于那些低复发危险性患者给予一般的饮食管理即可，除非在尿石症的药物治疗方面有新的发现和进展。噻嗪（类）利尿药及枸橼酸制剂临床治疗效果总结见表7-5、表7-6。

二、非含钙结石

非含钙类结石包括尿酸结石、胱氨酸结石。即使感染结石也含有钙，但它不属于代谢结石，故也归入此类。在发达国家，这三类结石占所有尿路结石的少部分（小于20%）。

表 7-5　噻嗪（类）利尿药临床治疗效果总结

作者	证据水平	病例数	随访时间	复发率	
				服药组	对照组
1. Yendt, 1978	**	346		10%	
2. Brocks, 1971 （苄氟噻嗪）	****	29	1.6 年	15%	17%
3. Scholz, 1982 （氢氯噻嗪）	****	25	1 年	24%	23%
4. Laerum, 1984 （氢氯噻嗪）	****	25	3 年	25% ($P < 0.05$)	55%
5. Ala-Opas, 1987 [噻嗪（类）+ 麦麸]	****	11	1 年	27 %	65 %
6. Ettinger, 1988 （氯噻酮）	****	42	3 年	14% ($P < 0.05$)	45%
7. Wilson, 1984 （氢氯噻嗪）	****	21	2.8 年	30% ($P > 0.05$)	35%
8. Ohkawa, 1992 （三氯甲哌噻嗪）	****	82	3 年	8% ($P < 0.05$)	14%
9. Borghi, 1993 （吲达帕胺）	****	25	3 年	5% ($P < 0.05$)	35%
10. Arrabal, 2013	***	50	3 年	28%（$P=0.001$）	67%
11. Pearle, 1999	****	82	2 年	14.5%（$P=0.001$）	44.1%

证据水平：**** 高证据水平（前瞻性随机研究）；*** 中等证据水平（非随机前瞻性研究）；** 低证据水平（回顾性研究）；* 无证据（病例报告）。

表 7-6　枸橼酸制剂临床治疗效果总结

作者	证据水平	病例数	随访时间	复发率	
				服药组	对照组
1. Barcello, 1993	****	18	3 年	28%	80%
2. Ettinger, 1997	****	31	3 年	12.9%	63.6%
3. Jendten-Bendeten, 2000	****	52	3 年	56%	52%
4. Abdulhadi, 1993	****	19	18 个月	20%	31%
5. Hofbauer, 1994	****	35	3 年	27%	31%
6. Lee, 1999	**	64	28 个月	7.8%	—
7. Fusilier, 1998	**	80	2.6 年	12.5%	—
8. Whalley, 1996	***	27	4.6 年	7.6%	—
9. Berg, 1992	***	55	3.5 年	8%	—
10. Pak, 1985	***	89	3 年	20.2%	—
11. Robinso, 2009	****	257	41 个月	32%	—
12. McNally, 2009	****	198	12 个月	6.7%	—
13. Koff, 2007	**	21	6 个月	47.6%	—

证据水平：**** 高证据水平（前瞻性随机研究）；*** 中等证据水平（非随机前瞻性研究）；** 低证据水平（回顾性研究）；* 无证据（病例报告）。

（一）尿 酸 结 石

尿酸结石形成的原因是尿液 pH 低和（或）尿中尿酸浓度高。其中尿液 pH 低是主要原因，因为尿 pH 越低，尿中尿酸的溶解度越低。因此，尿酸结石的内科治疗主要应包括：①增加液体摄入，提高尿量；②保持尿 pH 在 6.3 ~ 7，比如服用碳酸氢钠或枸橼酸钾等药物；③减少食物中嘌呤的摄入。

内科治疗的效果

（1）溶解结石

文献中有许多通过药物治疗成功溶解尿酸结石的报道（Petritsch，1977；Tung et al，1984；Kursh and Resnick，1984；Chugtai et al，1992；Sharma and Indudhara，1992；Gadomska-Prokop et al，1996），但这些研究都不是随机安慰剂对照研究，都是仅通过观察得到的结果。

有多种方案被用于尿酸结石的溶石治疗，溶石率达 86% ~ 100%。Petritsch（1977）报道使用枸橼酸钾钠和枸橼酸的混合试剂（Urolyt U，友来特），Tung 等（1984）报道使用别嘌呤醇和碳酸氢钠，Kursh 和 Resnick（1984）使用 0.6 mol 乳酸静脉输注，Chugtai 等（1992）使用枸橼酸钠或枸橼酸氢钾钠（Urolyt U）和别嘌呤醇，Sharma 和 Indudhara（1992）使用 0.16 mol/L 乳酸盐（急症患者）或碳酸氢钠静脉输注和别嘌呤醇，Gadomska-Prokop（1996）使用枸橼酸钠或碳酸氢钠。以上所有方案同时都鼓励多饮水以达到一定尿量。

（2）复发预防

已有几项随机对照研究评估尿酸结石的复发率，Pak 等（1986）研究了 18 例患者（6 例纯尿酸结石和 12 例尿酸和钙混合结石），服用枸橼酸钾 60 mmol/d，作者发现结石发生率从 1.2 ± 1.68 个结石 /（患者·年）下降到 00.1 ± 0.04 个结石 /（患者·年）（$P < 0.001$），结石未复发率为 94.4%。Rodman（1991）报告，枸橼酸钾隔日服用治疗 17 例患者，结石未复发率达 100%。

治疗及预防措施

（1）低嘌呤饮食：严格限制高嘌呤食物，推荐每天食物中嘌呤的摄入量少于 500 mg。富含嘌呤的食物有：动物内脏（肝脏及肾脏等）、海产品（带皮的鲱鱼、沙丁鱼、凤尾鱼等）、家禽皮、菌菇类及酒类。

（2）降低血和尿的尿酸量：可口服别嘌呤醇，抑制黄嘌呤氧化酶以降低血和尿的尿酸，约 85% 患者疗效满意。起始剂量别嘌呤醇 100 mg，每日 3 次，再根据血、尿的尿酸值调整药量；该药的不

良反应较少，但可出现白细胞减少、胃肠道刺激症状、黄疸、肝炎、血小板减少及白内障等不良反应。

（3）碱化尿液：尿液碱化至 pH5~6 时，尿内尿酸溶解度可增加 6 倍，如尿 pH 达 7 时可增加 36 倍，因此碱化尿液对降低尿酸有效。pH 不宜超过 7，否则碱性尿能促使磷酸钙沉淀，不利于溶石。首选的药物是枸橼酸钾，该药可升高尿 pH，大量钾离子以单钾尿酸盐形式从尿排出，后者的溶解度极高。故枸橼酸钾优于枸橼酸合剂和碳酸氢钠。若期望迅速溶解尿酸结石，可采用 5% 碳酸氢钠静脉滴注，输入后 1~2 小时内，可将尿 pH 维持在 7.0，有利于尿酸的迅速溶解。因短期内输入大量碱性溶液及增加钠负荷，应警惕充血性心力衰竭及高钠血症等并发症的发生，应用利尿剂和补充钾是有益的。

（4）局部灌注溶石法：适于手术取石后仍有残余结石，术中已放置肾造瘘管供灌注药物者，溶石药物包括 1.0%~1.8% 碳酸氢钠或氨基丁三醇溶液。

（二）胱氨酸结石

当胱氨酸尿患者尿中胱氨酸排泄量大于 250 mg/g（肌酐）时，即可以形成胱氨酸结石。胱氨酸的溶解度随尿液碱性的增高而增高，因此胱氨酸结石的治疗应包括降低尿中的游离胱氨酸，保持尿 pH 大于 7 和增加尿量。降低尿中的游离胱氨酸的药物有青霉胺（D-盐酸青霉胺，D-penicillamine）、α-巯丙酰甘氨酸（mercaptopropionylglycine），或卡托普利（captopril，甲巯丙脯酸）。这些药物在尿中可以和胱氨酸结合形成溶解性较高的二硫化物。多数研究都认为要想达到胱氨酸结石溶解或预防复发的目的，尿胱氨酸含量应小于 350 mg/g（肌酐）和尿 pH 大于 7。

目前还没有使用药物等内科方法达到溶解或减少结石体积的随机对照研究报告。但有一些个案报道（Remien et al，1975；Hautmann et al，1977；Pak et al，1986；Trinchieri et al，1994；Lindell et al，1995；Cohen et al，1995；Chow and Streem，1996；Akakura et al，1998；Barbey et al，2000；Tekin et al，2001）。所有这些研究都是使用增加尿量＋碱化尿液＋减少尿胱氨酸排泄量的联合方案。这些研

究的结果各异，他们之间没有直接可比性，见表7-7。Pak等（1986）报道称69.4%使用D-青霉胺和30.6%服用硫普罗宁（亦称治尔乐）的患者由于不良反应而放弃治疗。

治疗及预防措施

（1）饮食控制：限制蛋氨酸摄入对成年人可能有一定作用。但限制蛋白质可能影响儿童的大脑发育及身体生长，故食疗不适用于儿童患者。

（2）液体摄入：一般每日饮水量应大于4 L，最好能达5 L。为防止夜间高浓度的胱氨酸尿，建议睡前和晨2时各饮水500 ml。

（3）碱化尿液：胱氨酸的溶解度依赖尿pH，尿pH 5.0时，胱氨酸的溶解度为250 mg/L，pH 7.0时为400 mg/L，pH 8.0时为1000 mg/L。故维持尿液pH在7.0~8.0，可预防新结石的形成，并可使已存在的胱氨酸结石溶解。常用的碱化尿液药物有枸橼酸钾、枸橼酸合剂和碳酸氢钠。

（4）抗胱氨酸尿药物可用青霉胺、α-巯丙酰甘氨酸、乙酰半胱氨酸、卡托普利、维生素C等，可使难溶的胱氨酸转变成水溶性的二硫化物衍生物。由于药物的副作用及疗效的不确定性，只有在前述三种方法防治失败的情况下才考虑抗胱氨酸尿药物。

（5）胱氨酸结石也可考虑试用碳酸氢钠或氨基丁三醇溶液局部灌注溶石。

表 7-7　胱氨酸结石的药物治疗结果（报道中的所有患者都要求多饮水和进行尿液碱化治疗）

编号	作者	病例数	随访时间	疗法	结果
1	Remien 等（1975）	9	4 年	Tiopronin（治尔乐药片）	4 人结石停止长大，2 人结石部分溶解
2	Hautmann 等（1977）	9	4 年	Tiopronin（治尔乐药片）	清石率 100%
3	Pak 等（1986）	66		Tiopronin（49 位患者此前服用 D- 青霉胺）	结石未复发率 63% ~ 71%；结石形成减少了 81% ~ 94%
4	Trinchieri 等（1994）	22		Tiopronin	结石发作率从 0.93 个结石 /（患者·年）减少至 0.46 个结石 /（患者·年）
5	Lindell 等（1995）	31	0.4 ~ 12 年（中位数：8.8）	Tiopronin	新结石的形成减少
6	Streem 等（1996）	9		Captopril（卡托普利）	结石发作率从 0.7 ~ 2 个结石 /（患者·年）减少至 0 ~ 3.0 个结石 /（患者·年）
7	Cohen 等（1995）	9	治疗前平均 1.9 年；治疗后平均 2.9 年	Captopril	结石发作率从 1.2 个结石 /（患者·年）减少至 1.03 个结石 /（患者·年）
8	Chow 和 Streem（1996）	16	78.1 个月	D-penicillamine 或 Tiopronin	结石发作率从 1.6 个结石 /（患者·年）减少至 0.84 个结石 /（患者·年）
9	Barbey 等（2000）	27		Tiopronin 或 D-penicillamine	结石发作率从 0.93 个结石 /（患者·年）减少至 0.2 个结石 /（患者·年）；结石处理率从 0.29 个结石 /（患者·年）减少至 0.14 个结石 /（患者·年）
10	Tekin 等（2001）	15	15 个月	Tiopronin	治疗期间结石发作率减少为 0.64 个结石 /（患者·年）
11	Deepa A Malieck 等，2019	10		Tiopronin 或 D-penicillamine	加大剂量的 Tiopronin 对胱氨酸结石的治疗作用未见明显增加

三、感 染 结 石

治疗、预防感染结石的原则是：①通过外科手段完全清除已存在结石；②增加液体摄入提高尿量；③合理抗生素的使用；④使用尿素酶抑制剂醋羟胺酸；⑤使用左旋甲硫丁氨酸等药物降低尿pH。

1.醋羟胺酸

Griffith（1979）和Rodman（1983）报道了使用醋羟胺酸5～30个月可以部分或完全溶解感染结石。值得关注的是有3项关于使用醋羟胺酸的随机对照研究（Williams, 1984; Griffith, 1988; Griffith, 1991）。2017年版《欧洲泌尿外科指南》建议对于与尿素裂解相关的感染性结石，醋羟胺酸可作为有效的辅助治疗药物，但该药存在诱发手颤、静脉血栓等副作用，限制了其应用。

2.酸 化 尿 液

长期酸化尿液要比碱化尿液困难得多。甲硫丁氨酸（蛋氨酸）是一种可供选择的有用药物。Jarrar（1996）报道，19位曾患感染结石的患者服用左旋蛋氨酸酸化尿液，在长达10年的随访期间只有10%的复发率。研究者发现这些患者的尿pH从7.5降到5.5。

3.抗生素治疗

长期抗生素治疗的主要难点是肾集合系统如果存留结石或结石碎片会产生耐药菌。Griffith（1979）报道抗生素和醋羟胺酸联合使用效果可能会更好。

引起磷酸镁胺结石最常见的产尿素细菌为奇异变形菌（Proteus mirabilis）。大肠埃希菌不分泌尿素酶，但它是尿路结石最常见的感染菌。产尿素酶的微生物见表7-8。

表 7-8 产尿素酶微生物

微生物	常见	不常见
细菌（bacteria）		
革兰氏阴性	雷氏变形菌（Proteus rettgeri）	肺炎克雷白菌（Klebsiella pneumoniae）
	普通变形菌（Proteus vulgaris）	Klebsiella oxytoca
	奇异变形菌（Proteus mirabilis）	黏质沙雷菌（Serratia marcescens）
	摩根（变形）杆菌（Proteus morganii）	副流感嗜血菌·（Haemophilus parainfluenzae）
	斯氏普罗威登斯菌（Providencia stuartii）	博德特菌属（Bordetella bronchiseptica）
	流感嗜血菌（Haemophilus influenzae）	嗜水气单胞菌（Aeromonas hydrophila）
	百日咳博德特菌（Bordetella pertussis）	铜绿假单胞菌（Pseudomonas aeruginosa）
	啮蚀拟杆菌（Bacteroides corrodens）	巴斯德菌（Pasteurella spp.）
	耶尔森菌属（Yersinia enterocolitica）	
	布氏菌（Brucella spp.）	
	黄质菌属（Flavobacterium spp.）	
革兰氏阳性	金黄色葡萄球菌（Staphylococcus aureus）	表皮葡萄球菌（Staphylococcus epidermidis）
	变易微球菌（Micrococcus varions）	Bacillus spp.
	Corynebacterium ulcerans	Corynebacterium murium
	肾棒状杆菌（Corynebacterium renale）	马棒状杆球菌（Corynebacterium equi）
	Coryenbacterium ovis	不解糖消化球菌（Peptococcus asaccharolyticus）
	Coryenbacterium hofmannii	破伤风梭菌（Clostridium tetani）
支原体（mycoplasma）	T连支原体（T-strain mycoplasma）	
	解脲支原体（Ureaplasma urealyticum）	
酵母菌（yeast）	隐球酵母菌（Cryptococcus）	
	红酵母属菌（Rhodotorula）	
	Sporobolmyces	
	念珠菌属（Candida humicola）	
	Trichosporon cutameum	

总 结

总体来说，对于非含钙结石和感染结石目前仍缺乏可靠充分的研究证据证明预防和药物治疗的有效性。目前已获得的有关疗效的结果多数是基于改变尿液成石因素或单纯的病例研究。只有3个随机对照研究被报道（都是关于醋羟胺酸的报道）。其余的相关研究报道都是基于病例观察，缺乏对照。现在急需一组大样本量的充分对照研究来评估预防和药物治疗的有效性、副作用、最适用药剂量、最佳治疗方案、长期耐受性。

（徐桂彬　张　泽）

参 考 文 献

[1] 吴阶平. 吴阶平泌尿外科学. 济南：山东科学技术出版社，2004.

[2] 郭应禄. 腔内泌尿外科学. 2版. 北京：人民军医出版社，1995: 399-429.

[3] 谷现恩，梁丽莉. 尿石症的诊断与治疗. 北京：人民卫生出版社，2008.

[4] 韩见知，庄乾元. 实用腔内泌尿外科学. 广州：广东科技出版社，2001: 279-281.

[5] 叶章群，邓耀良，董诚. 泌尿系结石. 北京：人民卫生出版社，2003.

[6] 葛可佑. 90年代中国人群的膳食与营养状况. 北京：人民卫生出版社，1996: 89-96.

[7] 白敬臣. 泌尿系结石合并上皮肿瘤（附7例报告）. 中国肿瘤临床，1993(9): 696-697.

[8] 魏克湘. 尿路结石伴上皮癌：附11例报告. 中华泌尿外科杂志，1983, 4(4): 219-220.

[9] 杨运彰. 输尿管结石并发输尿管息肉. 中华泌尿外科杂志，1980, 1(4): 219-220.

[10] 沈绍基，曹履诚，章绍舜，等. 泌尿系结石的结构和尿中成分的关系. 中华泌尿外科杂志，1986, 7(3): 147-150.

[11] 葛可佑，常素英. 中国居民微量营养素的摄入. 营养学报，1999, 1: 21-23.

[12] 郭应禄，夏同礼，周朝宗，等. 冲击波碎石对肾组织影响的实验研究. 中华实验外科杂志，1984, 1(4): 153.

[13] 陈家川，吕凤玲，周仁富，等. 水中冲击波粉碎肾结石的实验. 应用声学，1984, 1(3): 46-48.

[14] 陈家川，郭应禄，周朝宗. 体外冲击波聚焦粉碎肾结石——大动物实验. 中华泌尿外科杂志，1985, 6(3): 129.

[15] 郭应禄，许昕，石声华，等. 体外震波碎石输尿管肾结石. 中华泌尿外科杂志，1987, 8(6): 331.

[16] 郭应禄，冯陶，蔡碧涓，等. 体外震波碎石前后结石病人血、尿生化及尿Tamm-Horsfall蛋白的变化. 中华泌尿外科杂志，1987, 8(6): 353-360.

[17] 郭应禄，张祥华，许昕，等. 俯卧位体外震波碎石治疗输尿管结石. 中华外科杂志，1988, 26(5): 285-286.

[18] 郭应禄，顾方六，张季伦，等. 输尿管结石治疗的变迁. 中华外科杂志，1989, 27(11): 645-646.

[19] 李淑清，郭应禄. ESWL治疗输尿管结石1974例报告. 中华泌尿外科杂志，1991, 12(3): 166-168.

[20] 梁丽莉，郭应禄，汤惠娣，等. 上尿路结石的急诊ESWL治疗. 中华泌尿外科杂志，1994, 15(5): 347.

[21] 梁丽莉，郭应禄，汤惠娣，等. ESWL治疗输尿管结石失败原因分析. 中华泌尿外科杂志，1997, 18(5): 273.

[22] 梁丽莉，郭应禄，汤惠娣，等. HB-V型低能量碎石机治疗上尿路结石临床报告. 中华泌尿外科杂志，1998, 19(9): 560.

[23] 梁丽莉，郭晓健，郭应禄. 患肾不显影输尿管结石的ESWL治疗. 中华泌尿外科杂志，2002, 23(3): 154-155.

[24] 韩见知，梁丽莉，杨信，等. 复式冲击波组织损伤的实验研究. 中华泌尿外科杂志，2003, 24(6): 414-416.

[25] 郭晓健，梁丽莉，张祥华，等. 复式脉冲碎石机治疗儿童上尿路结石. 现代泌尿外科杂志，2008, 13(1): 27-28.

[26] 郭应禄，等. 输尿管肾盂镜的临床应用. 中华外科杂志，1986, 24: 71-72.

[27] 郭应禄，等. 输尿管肾盂镜的初步临床应用报告. 中华泌尿外科杂志，1986, 7: 34.

[28] 郭应禄，等．经皮穿刺肾盂取石术．中华外科杂志，1986，24: 34-35.

[29] 肖运政．不同冲击波源的 ESWL 对肾功能损害研究进展．国外医学：泌尿系统分册，2003, 23(1): 56-59.

[30] 李玮，王文娟，周子健．体外碎石治疗孤肾结石致肾功能衰竭．临床误诊误治，2004，17(4): 304.

[31] 李逊，曾国华，吴开俊，等．微创经皮肾穿刺取石术治疗上尿路结石．临床泌尿外科杂志，2003，18(9): 516-518.

[32] 李逊，曾国华，吴开俊，等．微创经皮肾穿刺取石术治疗上尿路疾病．中华泌尿外科杂志，2004，25(3): 169-171.

[33] 陆曙炎，陈建国，张焕兴，等．后腹腔镜手术治疗泌尿系疾病（附 23 例报告）．中华泌尿外科杂志，1997, 18(2): 110-112.

[34] 曾国华，钟文，李逊，等．输尿管镜术治疗学龄前儿童输尿管中下段结石．中华小儿外科杂志，2007, 28(5): 240-242.

[35] 蒲小勇，胡礼泉，王行环，等．小儿输尿管结石体外震波碎石：十年经验．中华小儿外科杂志，2006, 27(4): 188-190.

[36] 陈文中，李逊，郭文键，等．小儿尿路结石的 ESWL 及腔道处理．中华小儿外科杂志，1996,17(1): 218-219.

[37] 刘国庆，唐华建，王剑峰，等．输尿管镜在小儿外科的应用．中华小儿外科杂志，2006, 27(1): 54-55.

[38] 张泽，李逊，吴开俊，等．尿石症预防饮食管理软件的开发．中华泌尿外科杂志，2006, 27: 782-784.

[39] 张泽，李逊，吴开俊，等．尿石症预防饮食管理软件管理肾结石患者饮食摄入的应用价值．中华泌尿外科杂志，2007, 28: 186-188.

[40] Harper JM, Samuell CT, Hallson PC, et al. Risk factors for calculus formation in patientswith renal transplants. BJU, 1994, 74: 147-150.

[41] Ahmadi ABY, Hazhir S, Hasanzadeh K. Family history and age at the onset of upper urinary tract calculi. J Urol, 2007, 4(3): 142-145, 145-146.

[42] Mehrsai A, Taghizadeh Afshar A, Zohrevand R, et al. Evaluation of urinary calculi by infrared spectroscopy. J Urol, 2004, 1(3):191-194.

[43] Miano R, Germani S, Vespasiani G. Stones and urinary tract infections. Urol Int, 2007, 79(Suppl 1): 32-36.

[44] Matin SF, Streem SB. Metabolic risk factors in patients with ureteropelvic junction obstruction and renal calculi. J Urol, 2000, 163: 1676-1678.

[45] Porena M, Guiggi P, Micheli C. Prevention of stone disease. Urol Int, 2007, 79(Suppl 1): 37-46.

[46] Nancollas GH, Johnsson MA. Calculus formation and inhibition. Adv Dent Res, 1994, 8(2): 307-311.

[47] Hallson PC, Rose GA. Uromucoids and urinary stone formation. Lancet, 1979, 12(1): 1000-1002.

[48] Saita A, Bonaccorsi A, Motta M. Stone composition: where do we stand? Urol Int, 2007, 79(Suppl 1): 16-19.

[49] Bartoletti R, Cai T, Mondaini N, et al. Epidemiology and risk factors in urolithiasis. Urol Int, 2007, 79(Suppl 1): 3-7.

[50] Samad L, Arif M, Zaidi Z. Extraosseous bone formation in the renal pelvis. J Urol, 2007, 178(5): 2124-2127.

[51] Evan AP, Coe FL, Lingeman JE, et al. Mechanism of formation of human calcium oxalate renal stones on Randall's plaque. Anat Rec, 2007, 290(10):1315-1323.

[52] Miller NL, Evan AP, Lingeman JE. Pathogenesis of renal calculi. Urol Clin North Am, 2007, 34(3): 295-313.

[53] Mushtaq S, Siddiqui AA, Naqvi ZA, et al. Identification of myeloperoxidase, alpha-defensin and calgranulin in calcium oxalate renal stones. Clin Chim Acta, 2007, 384(1-2): 41-47.

[54] Wimpissinger F, Türk C, Kheyfets O, Stackl

W. The silence of the stones: asymptomatic ureteral calculi. J Urol, 2007, 178(4 Pt 1): 1341-1344.

[55] Cannon AB, Westropp JL, Ruby AL, et al. Evaluation of trends in urolith composition in cats: 5,230 cases (1985-2004). J Am Vet Med Assoc, 2007, 231(4): 570-576.

[56] Williams JC Jr, Matlaga BR, Kim SC, et al. Calcium oxalate calculi found attached to the renal papilla: Preliminary evidence for early mechanisms in stone formation. J Endourol, 2006, 20(11): 885-890.

[57] Turna B, Ekren F, Nazli O, et al. Comparative results of shockwave lithotripsy for renal calculi in upper, middle, and lower calices. J Endourol, 2007, 21(9): 951-956.

[58] Hiatt RA, Dales LG, Friedman GD. Frequency of urolithiasis in a prepaid medical care program. Am J Epidemiol, 1982, 115: 255-265.

[59] Eskelinen M, Ikonen J, Lipponen P. Usefulness of history-taking, physical examination and diagnostic scoring in acute renal colic. Eur Urol, 1998, 34: 467-473.

[60] Mutgi A, Williams JW, Nettleman M. Renal colic: Utility of the plain abdominal roentgenogram. Arch Intern Med, 1991, 151: 1589-1592.

[61] Denton ERE, Mackenzie A, Greenwell T. Unenhanced helical CT for renal colic: Is the radiation dose justifiable? Clin Radiol, 1999, 54: 444-447.

[62] Soyer P, Levesque M, Lecloirec A , et al. Evaluation of the role of echography in the positive diagnosis of renal colic secondary to kidney stone. J Radiol, 1990, 71: 445-450.

[63] Roberts WW, Cadeddu JA, Micali S, et al. Ureteral stricture formation after removal of impacted calculi. J Urol, 1998, 159: 723-725.

[64] Mugiya S, Ito T, Nagata M, et al. Endoscopic features of impacted ureteral stones. J Urol, 2004, 171: 89-91.

[65] Menon M, Parulkar BG, et al. Urinary lithiasis: etiology, diagnosis, and medical management // Walsh PC, Retik AB, Vaughan ED. Campbell's urology. 7th ed. Philadelphial: W.B.Saunders, 2001: 2702-2703, 2732.

[66] Dellabella M, Milanese G, Muzzonigru G. Medical-expulsive therapy for distal ureterolithiasis: randomized prospective study on role of corticosteroids used in combination with tamsulosin-simplified treatment regimen and health-related quality of life. Urology, 2005, 66(4): 712-715.

[67] Morita T, Ando M, Kihara K, et al. Function and distribution of autonomic receptor in canine ureteral smooth muscle. Neuourol Urodyn, 1994, 13: 315-321.

[68] Sigala S, Dellabella M, Milanese G, et al. Evidence for the presence of alpha1 adrenoceptor subtypes in the human ureter. Neurourol Urodyn, 2005, 24(2): 142-148.

[69] Resim S, Ekerbicer H, Ciftci A. Effect of tamsulosin on the number and intensity of ureteral colic in patients with lower ureteral calculus. Int J Urol, 2005, 12(7): 615-620.

[70] Guo YL. A survey of extracorporal shock wave lithotripsy in China (progress). Chinese Medical Journal, 1995, 108(6): 403-404.

[71] Abe T, Akakura K, Kawaguchi M, et al. Outcomes of shockwave lithotripsy for upper urinary-tract stones: a large-scale study at a single institution. J Endourol, 2005, 19: 768-773.

[72] Albala DM, Assimos DG, Clayman RV, et al. Lower pole I: a prospective randomized trial of extracorporeal shock wave lithotripsy and percutaneous nephrostolithotomy for lower pole nephrolithiasis-initial results. J Urol, 2001, 166: 2072-2080.

[73] Auge BK, Preminger GM. Update on shock wave lithotripsy technology. Curr Opin Urol, 2002, 12: 287-290.

[74] Chacko J, Moore M, Sankdy N, et al. Does a slower treatment rate impact the efficacy

of extracorporeal shock wave lithotripsy for solitary kidney or ureteral stones? J Urol, 2006, 175: 1370-1374.

[75] Collins JW, Keeley FX. Is there a role for prophylactic shock wave lithotripsy for asymptomatic calyceal stones? Curr Opin Urol, 2002, 12: 281-286.

[76] Eisenberger F, Bub P, Schmidt A. The fate of residual fragments after extracorporeal shock wave lithotripsy. J Endourol, 1992, 6: 217-218.

[77] Knorr PA, Woodside JR. Large perirenal hematoma after extracorporeal shock-wave lithotripsy. Urology, 1990, 35:151-153.

[78] Krambeck AE, Gettman MT, Rohlinger AL, et al. Diabetes mellitus and hypertension associated with shockwave lithotripsy of renal and proximal ureteral stones at 19 years of followup. J Urol, 2006, 175: 1742-1727.

[79] Lee YH, Tsai JY, Jiann BP, et al. Prospective randomized trial comparing shockwave lithotripsy and ureteroscopic lithotripsy for management of large upper third ureteral stones. Urology, 2006, 67: 480-483.

[80] Lindqvist K, Holmberg G, Peeker R, et al. Extra-corporeal shock-wave lithotripsy or ureteroscopy as primary treatment for ureteric stones: a retrospective study comparing two different treatment strategies. Scan J Urol Neph, 2006, 40: 113-118.

[81] Lingeman JE, Kim SC, Kuo RL, et al. Shockwave lithotripsy: anecdotes and insights. J Endourol, 2003, 17: 687-693.

[82] Pacik D, Hanak T, Kumstat P, et al. Effectiveness of ESWL for lowerpole caliceal nephrolithiasis: evaluation of 452 cases. J Endourol, 1997, 11:305-307.

[83] Putman SS, Hamilton BD, Johnson DB. The use of shock wave lithotripsy for renal calculi. Curr Opin Urol, 2004, 14: 117-121.

[84] Sayed MA, el-Taher AM, Aboul-Ella HA, et al. Steinstrasse after extracorporeal shockwave lithotripsy: aetiology, prevention and management. BJU Int, 2001, 88: 675-678.

[85] Segura JW, Preminger GM, Assimos DG, et al. Nephrolithiasis Clinical Guidelines Panel summary report on the management of staghorn calculi. The American Urological Association Nephrolithiasis Clinical Guidelines Panel. J Urol, 1994, 151: 1648-1651.

[86] Sheir KZ, Madbouly K, Elsobky E, et al. Extracorporeal shock wave lithotripsy in anomalous kidneys: 11-year experience with two second-generation lithotripters. Urology, 2003, 62: 10-15.

[87] Sheir KZ, El-Diasty TA, Ismail AM. Evaluation of a synchronous twin-pulse technique for shock wave lithotripsy: the first prospective clinical study. BJU Int, 2005, 95: 389-393.

[88] Tan EC, Tung KH, Foo KT. Comparative studies of extracorporeal shock wave lithotripsy by Dornier HM3, EDAP LT 01 and Sonolith 2000 devices. J Urol, 1991, 146: 294-297.

[89] Unal B, Kara S, Bilgili Y, et al. Giant abdominal wall abscess dissecting into thorax as a complication of ESWL. Urology, 2005, 65: 389.

[90] Zanetti G, Seveso M, Montanari E, et al. Renal stone fragments following shock wave lithotripsy. J Urol, 1997, 58:352-355.

[91] Triantafyllidis A, Kalaitzis C, Giannakopoulos S, et al. Holmium laser lithothripsy of ureteral calculi: our initial experience. Urol Int, 2007, 79(1): 24-27.

[92] Johnson GB, Portela D, Grasso M. Advanced ureteroscopy: wireless and sheathless. J Endourol, 2006, 20(8): 552-555.

[93] Ankem MK, Lowry PS, Slovick RW, et al. Clinical utility of dual active deflection flexible ureteroscope during upper tract ureteropyeloscopy. Urology, 2004, 64(3): 430-434.

[94] Grasso M, Bagley D. Small diameter, actively

deflectable, flexible ureteropyeloscopy. J Urol, 1998, 160(5): 1648-1653.

[95] Abdel-Razzak OM, Bagley DH. Clinical experience with flexible ureteropyeloscopy. J Urol, 1992, 148(6): 1788-1792.

[96] Segura JN. Staghorn calculi. Urol Clin North Am, 1997, 24(1): 71- 80.

[97] Andreassen KH, Dahl C, Andersen J T, et al. Extracorporeal shockwave lithotripsy as first line monotherapy of solitary calyceal calculi. Scand J Urol Nephrol, 1997, 31(3): 245-248.

[98] Raboy A, Ferzli GS, et al. Laparoscopic uretero-lithotomy. Urology, 1992, 39: 223-225.

[99] Rofeim O, Yohannes P, Badlani GH. Does laparoscopic ureterolithotomy replace shock-wave lithotripsy or ureteroscopy for ureteral stones? Curr Opin Urol, 2001, 11(3): 287-291.

[100] Flasko T, Holman E, Kovacs G, et al. Laparoscopic ureterolithotomy: the method of choice in selected cases. J Laparoendosc Adv Surg Tech A, 2005, 15(2): 149-152.

[101] Vallee V, Emeriau D, Faramarzi-Roques D, et al. Laparoscopy in the management of upper urinary tract stones based on a series of 18 cases. Prog Urol, 2005, 15(2): 226-230.

[102] Skrepetis K, Doumas K, Siafakas I, et al. Laparoscopic versus open ureterolithotomy. A comparative study. Eur Urol, 2001, 40(1): 32-36.

[103] Gaur DD, Agarwal DK, Purohit KC, et al. Retro-peritoneal laparoscopic ureterolithotomy for multiple ureteral calculi. J Urol, 1994, 151:1001-1002.

[104] Nouira Y, Kallel Y, Binous MY, et al. Laparoscopic retroperitoneal ureterolithotomy: initial experience and review of literature. J Endourol, 2004, 18(6): 557-561.

[105] Harewood LM, Webb DR, Pope AJ. Laparoscopic ureterolithotomy: the results of an initial series, and an evaluation of its role in the management of ureteric calculi. Br J Urol, 1994, 74(2): 170-176.

[106] Feyaerts A, Rietbergen J, Navarra S, et al. Laparoscopic ureterolithotomy for ureteral calculi. Eur Urol, 2001, 40(6): 609-613.

[107] Turk I. Laparoscopic ureterolithotomy: the Edinburgh experience. BJU Int, 2000, 86(1): 147-148.

[108] Fahlenkamp D, Schonberger B, Liebetruth L, et al. Laparoscopic laser ureterolithotomy. J Urol, 1994, 152(5 Pt 1): 1549-1551.

[109] Demirci D, Gulmez I, Ekmekcioglu O, et al. Retroperitoneoscopic ureterolithotomy for the treatment of ureteral calculi. Urol Int, 2004, 73(3): 234-237.

[110] Gaur DD, Trivedi S, Prabhudesai MR, et al. Laparoscopic ureterolithotomy: technical considerations and long-term follow-up. BJU Int, 2002, 89(4): 339-343.

[111] Gorton E, Whitfield HN. Renal calculi in pregnancy. Br J Urol, 1997, 80: 4-9.

[112] Swanson SK, Heilman RL, Eversman WG. Urinary tract stones in pregnancy. Surg Clin N Am, 1995, 75: 123-142.

[113] Biyani CS, Joyce AD. Urolithiasis in pregnancy. I: Pathophysiology, fetal consider-ations and diagnosis. BJU Int, 2002, 89: 811-818.

[114] ACOG Committee on Obstetric Practice. ACOG Committee Opinion No. 299; guidelines for diagnostic imaging during pregnancy. Obstet Gynecol, 2004, 104: 647-651.

[115] Peake SL, Roxburgh HB, Langlois SL. Ultrasonic assessment of hydronephrosis of pregnancy. Radiology, 1983, 146: 167-170.

[116] Roberts JA. Hydronephrosis of pregnancy. Urology, 1976, 8: 1-4.

[117] Gabert HA, Miller JM. Renal disease in pregnancy. Obstet Gynecol Surv, 1985, 40: 449-461.

[118] Kumar R, Cohen WR, Silva P, et al. Elevated 1,25 dihydroxyvitamin D plasma levels in normal pregnancy and lactation. J Clin Invest,

1979, 63: 342-344.

[119] Maikranz P, Lindheimer M, Coe F. Nephrolithiasis in pregnancy. Baillières Clin Obstet, 1994, 8: 375-386.

[120] Igbal N, Steinberg H, Aldasouqi S, et al. Nephro-lithiasis during pregnancy secondary to primary hyperparathyroidism. Urology, 2001, 57: 554III-554V.

[121] Lewis DF, Robichaux AG, Jaekle RK, et al. Urolithiasis in pregnancy: diagnosis, management and pregnancy outcome. J Reprod Med, 2003, 48: 28-32.

[122] Butler EL, Cox SM, Eberts EG, et al. Symptomatic nephrolithiasis complicating pregnancy. Obstet Gynecol, 2000, 96: 753-756.

[123] Parulkar BG, Hopkins TB, Wollin MR, et al. Renal colic during pregnancy: a case for conservative treatment. J Urol, 1998, 159: 365-368.

[124] Stothers L, Lee LM. Renal colic in pregnancy. J Urol, 1992, 148: 1383-1387.

[125] Denstedt JD, Razvi H. Management of urinary calculi during pregnancy. J Urol, 1992, 148: 1072-1074.

[126] Smith LH. Calcium-containing renal stones. Kidney Int, 1978, 13: 383-389.

[127] Horowitz E, Schmidt JD. Renal calculi in pregnancy. Clin Obstet Gynecol, 1985, 28: 324-338.

[128] MacNeily AE, Goldenberg SL, Allen GJ, et al. Sonographic visualization of the ureter in pregnancy. J Urol, 1991, 146: 298-301.

[129] Nazarian GK, Platt JF, Rubin JM, et al. Renal duplex Doppler sonography in asymptomatic women during pregnancy. J Ultrasound Med, 1993, 12: 441-444.

[130] Schamroth AD. Urolithiasis in pregnancy: A case report. S Afr Med J, 1990, 77: 102-104.

[131] Maikranz P, Coe FL, Parks J, et al. Nephrolithiasis in pregnancy. Am J Kidney Dis, 1987, 9: 354-358.

[132] Swartz HM, Reichling BA. Hazards of radiation exposure for pregnant women. JAMA, 1978, 239: 1907-1908.

[133] Spencer JA, Chahal R, Kelly A, et al. Evaluation of painful hydronephrosis in pregnancy: magnetic resonance urographic patterns in physiological dilatation versus calculous obstruction. J Urol, 2004, 171: 256-260.

[134] Harris RE, Dunnihoo DR. The incidence and significance of urinary calculi in pregnancy. Am J Obstet Gynecol, 1967, 99: 237-241.

[135] Evans HJ, Wollin TA. The management of urinary calculi in pregnancy. Curr Opin Urol, 2001, 11: 379-384.

[136] Briggs GG, Freeman RK, Yaffe SJ. Drugs in pregnancy and lactation. 5th ed. Baltimore: Williams & Wilkins, 1998: 672-674, 746-748.

[137] Rittenburg MH, Bagley DH. Ureteroscopic diagnosis and treatment of urinary calculi during pregnancy. Urology, 1988, 32: 427-428.

[138] Hendricks SK, Ross SO, Krieger JN. An algorithm or diagnosis and therapy of management and complications or urolithiasis during pregnancy. Surg Gynecol Obstet, 1991, 172: 49-54.

[139] Jarrard D, Gerber G, Lyon E. Management of acute ureteral obstruction in pregnancy utilizing ultrasound-guided placement of ureteral stents. Urology, 1993, 42: 263-267.

[140] Carringer M, Swartz R, Johansson J. Management of ureteric calculi during pregnancy by ureteroscopy and laser lithotripsy. Br J Urol, 1996, 77: 17-20.

[141] Khoo L, Anson K, Patel U. Success and short term complication rates of percutaneous nephrostomy during pregnancy. J Vasc Interv Radiol, 2004, 15: 1469-1473.

[142] Akpinar H, Tufek I, Alici B, et al. Ureteroscopy and holmium laser lithotripsy in pregnancy: stents must be used postoperatively. J Endourol, 2006, 20: 107-110.

[143] Lifshitz DA, Lingeman JE. Ureteroscopy as

a first line intervention for ureteral calculi in pregnancy. J Endourol, 2002, 16: 19-22.

[144] Watterson JD, Girvan AR, Beio DT, et al. Ureteroscopy and holmium: YAG laser lithotripsy: an emerging definitive management strategy for symptomatic ureteral calculi in pregnancy. Urology, 2002, 60: 383-387.

[145] Tan AH , Alomar M, Denstedt JD, et al. Ureteroscopy for pediatric urolithiasis: an evolving first line therapy. Urology, 2001, 65(1): 153-156.

[146] Van Savage JG, Palanca LG, Andersen RD, et al. Treatment of distal ureteral stones in children: similarities to the American urological association guidelines in adults. J Urol, 2000, 164(3 Pt 2): 1089-1093.

[147] Schuster TG, Russell KY, Bloom DA, et al. Ureteroscopy for the treatment of urolithiasis in children. J Urol, 2002, 167(4): 1813-1816.

[148] Minevich E, Sheldon CA. The role of ureteroscopy in pediatric urology. Curr Opin Urol, 2006, 16(4): 295-298.

[149] Hubert KC, Palmer JS. Passive dilation by ureteral stenting before ureteroscopy: eliminating the need for active dilation. J Urol, 2005, 174(3): 1079-1080.

[150] Srivastava A, Gupta R, Kumar A, et al. Routine stenting after ureteroscopy for distal ureteral calculi is unnecessary: results of a randomized controlled trial. J Endourol, 2003, 17(10): 871-874.

[151] Hosking DH, Erichson SD, Van den Berg CJ, et al. The stone clinic effect in patients with idiopathic calcium urolithiasis. J Urol, 1983, 13: 1115-1118.

[152] Thomas JMR. Vesical calculus in Norfolk. Bri J Urol, 1949, 21: 20-23.

[153] Vahlensieck W. The importance of diet in urinary stones. Urol Res, 1986, 14: 283-288.

[154] Curhan GC, Willet WC, Rimm EB, et al. A prospective study of dietary calcium and other nutrients and the risk of symptomatic kidney stones. N eng J Med, 1993, 328: 833-838.

[155] Donsimoni R, Hennequin C, Fellahi S, et al. New aspects of urolithiasis in France. Eur Urol, 1997, 31: 17-23.

[156] Curhan GC, Willet WC, Rimm EB, et al. Prospective study of beverage use and the risk of kidney stones. Am j Epidemiol, 1996, 143: 240-243.

[157] Borghi L, Meschi T, Amato F, et al. Urine volume, water and recurrences in idiopathic calcium nephrolithiasis: a 5-year randomized prospective study. J Urol, 1996, 155: 839-843.

[158] Fellström B, Danielson BG, Lithell H, et al. The effect of dietary animal protein on calcium metabolism. Fortschr Urol Nephrol, 1981, 17: 112-113.

[159] Borghi L, Meschi T, Schianchi T, et al. Urine volume: stone risk factor and preventive measure. Nephron, 1999, 81(Suppl 1): 31-37.

[160] Mates J. External factors in the genesis of urolithiasis // Hodgkinson A, Nordin BEC. Proceedings of renal stone research symposium. London: Churchill, 1969: 59.

[161] Sierakowski R, Finlayson B, Hemp G. Water hardness and the incidence of urinary calculi // Finlayson B, Thomas WC. Colloquium of renal lithiasis. Florida: University Press of Florida, 1976: 22.

[162] Churchill D, Bryant D, Fodor G, et al. Drinking water hardness and urolithiasis. Ann Int Med, 1978, 88: 513.

[163] Rose GA, Westbury EJ. The influence of calcium content of water, intake of vegetables and fruit and other food factors upon the incidence of renal calculi. Urol Res, 1975, 3: 61.

[164] Landes RR, Melnick I, Sierakowski R, et al. An inquiry into the relation between water hardness and the frequency of urolithiasis // Seelig MS. Nutritional imbalances in infant and sdult disease: mineral, vitamin D, and cholesterol. New York: Spectrum Publications

Inc, 1977.

[165] Donaldson D, Pryce JD, Rose GA, et al. Tap water calcium and its relationship to renal calculi and 24h urinary calcium output in Great Britain. Urol Res, 1979, 7: 273-276.

[166] Churchill DN, Maloney CM, Bear J, et al. Urolithiasis – a study of drinking water hardness and genetic factors. J Chron Dis, 1980, 33: 727-731.

[167] Singh PP, Kiran R. Are we overstressing water quality in urinary stone disease? Int Urol Nephrol, 1993, 25: 29-36.

[168] Shuster J, Finlayson B, Scheaffer R, et al. Water hardness and urinary stone disease. J Urol, 1982, 128: 422-425.

[169] Shuster J, Finlayson B, Schaefer RL, et al. Primary liquid intake and urinary stone. J Chron Dis, 1985, 38: 907.

[170] Burns JR, Finlayson B. Strategies for the medical management of patients with urinary stone disease. Monogr Urol, 1981, 2:106-125.

[171] Walsh PC, Retik AB, Vaughan ED, et al. Campbell's urology. 7th ed. Philadelphia: WB Sannders, 1998: 2710.

[172] Tiselius HG, Ackermann D, Alken P, et al. Working Party on Lithiasis, European Association of Urology. Guidelines on urolithiasis. Eur Uro, 2001, 40(4): 362-371.

[173] Marangella M, et al. Effects of mineral composition of drinking water on risk for stone formation and bone metabolism in idiopathic calcium nephrolithiasis. Clin Sci, 1996, 91: 313-318.

[174] Caudarella R, et al. Comparative study of the influence of 3 types of mineral water in patients with idiopathic calcium lithiasis. J Urol, 1998, 159: 658-663.

[175] Curhan GC, Willet WC, Speizer FE, et al. Beverage use and risk for kidney stones in women. Ann Int Med, 1998, 128: 534-540.

[176] Curhan GC, Willett WC, Speizer FE, et al. Comparison of dietary calcium and other nutrients as factors affecting the risk of kidney stones in women. Ann Int Med, 1997, 126: 553-555.

[177] Griffith HM, O'Shea B, Kevany JP, et al. A control study of dietary factors in reanl stone formation. Br J Urol, 1981, 53: 416-420.

[178] Fellstrom B, Danielson BG, Karlstrom B, et al. Dietary history and dietary records in renal stone patients and controls. Urol Res, 1984, 12: 58.

[179] Power C, Nelson M. Diet and renal stones: a case-control study // Ryall R, Brockis JG, Marshall V, et al. Urinary stone. London: Churchill Livingstone, 1984.

[180] Hiatt RA, Ettinger B, Caan B, et al. Randomized controlled trial of a low animal protein, high fiber diet in the prevention of recurrent calcium oxalate kidney stones. Am J Epidemiology, 1996, 144(1): 25-33.

[181] Elomaa I, Ala Opas M, Porkka L. Five years experience with selective therapy in recurrent calcium nephrolithiasis. J Urol, 1996, 155: 1847-1851.

[182] Urivetzky M, Kessaris D, Smith AD. Ascorbic acid overdosing: a risk factor for calcium oxalate nephrolithiasis. J Urol, 1992, 147: 1215-1218.

[183] Auer BL, Auer D, Rodgers AL. The effects of ascorbic acid ingestion on the biochemical and physico-chemical risk factors associated with calcium oxalate kidney stone formation. Clin Chem Lab Med, 1998, 36: 143-148.

[184] Robertson WG, Peacock M, Hodgkinson A, et al. Dietary changes and the incidence of urinary calculi in the UK between 1958 and 1976. J Chronic Dis, 1979, 32: 469-476.

[185] Robertson WG, Peacock M, Heyburn PJ, et al. Should recurrent calcium oxalate stone formers become vegetarians? Br J Urol, 1979, 51: 427-431.

[186] Griffith HM, O' Shea B, Keogh B, et al. A case-control study of dietary intake of renal

stone patients. Urol Res, 1986, 14: 75-82.

[187] Norman RW, Manette WA. Dietary restriction of sodium as a means of reducing urinary cystine. J Urol, 1990, 143: 1193-1195.

[188] Kok DJ, Iestra JA, Doorenbos CJ, et al. The effects of dietary excesses in animal protein and in sodium on the composition and the crystallization kinetics of calcium oxalate monohydrate in urines of healthy men. J Clin Endocrinol Metab, 1990, 71: 861-867.

[189] Fogarty AJ. The significance of sodium in renal stone formation. Br J Urol, 1971, 43: 403-405.

[190] Deganello S, Chou C. The uric acid-whewellite association in human kidney stones. Scan Electron Microsc, 1984, pt 2: 927-933.

[191] Finlayson B, Dubois L. Absorption of heparin on sodium scid urate. Clin Chim Acta, 1978, 84: 203-206.

[192] Pak CYC, Holt D, Zerewekh JE. Attenuation by monosodium urate of the inhibitory effect glycosaminoglycans on calcium oxalate nucleation. Invest Urol, 1979, 17: 138-140.

[193] Coe FL, Kavalich AG. Hypercalciuria and hyperuricosuria in patients with calcium nephrolithiasis. N Engl J Med, 1974, 291: 1344-1350.

[194] Pennington JA. Bowes & Church's food values of portions commonly used. 17th ed. Philadelphia: Lippincott-Raven Publishers, 1998.

[195] Mahan LK, Escott-Stump S. Krause's food, nutrition and diet therapy. 10th ed. Philadelphia: W.B. Saunders Company, 2000.

[196] Yendt ER, Cohanim M. Prevention of calcium stones with thiazides. Kidney Int, 1978, 13: 397- 409.

[197] Brocks P, Dahl C, Wolf H. Do thiazides prevent recurrent idiopathic renal calcium stones? The Lancet, 1981, 2(8238): 124-125.

[198] Scholz D, Schwille PO, Sigel A. Double-blind study with thiazide in recurrent calcium lithiasis. J Urol, 1982, 128: 903-907.

[199] Ljunghall S, Backman U, Danielson BG, et al. Long-term treatment with Bendroflumethiazide for prevention of renal stones: clinical experiences // Smith LH, Robertson WG, Finlayson B. Urolithiasis clinical and basic research. New York: Plenum Press, 1981: 241-244.

[200] Laerum E, Larsen S. Thiazide prophylaxis of urolithiasis: a double blind study in general practice // Schwille PO, Smith LH, Robertson WG, et al. Urolithiasis and related clinical research. New York: Plenum Press, 1985: 475-478.

[201] Robertson WG, Peacock M, Selby PL, et al. A multicentre trial to evaluate three treatments for recurrent idiopathic calcium stone disease – a preliminary report // Schwille PO, Smith LH, Robertson WG, et al. Urolithiasis and related clinical research. New York: Plenum Press, 1985: 545-548.

[202] Mortensen JT, Schultz A, Ostergaard AH. Thiazides in the prophylactic treatment of recurrent idiopathic kidney stones. Int Urol Nephrol, 1986, 18: 265-269.

[203] Ala-Opas M, Elomaa I, Porkka L, et al. Unprocessed bran and intermittent thiazide therapy in prevention of recurrent urinary calcium stones. Scand J Urol Nephrol, 1987, 21: 311-314.

[204] Ettinger B, Citron JT, Livermore B, et al. Chlor-thalidone reduces calcium oxalate calculous recur-rences but magnesium hydroxide does not. J Urol, 1988, 139: 679-684.

[205] Ohkawa M, Tokunaga S, Nakashima T, et al. Thiazide treatment for calcium urolithiasis in patients with idiopathic hypercalciuria. Brit J Urol, 1992, 69: 571-576.

[206] Borghi L, Meschi T, Guerra A, et al. Randomized prospective study of a nonthiazide diuretic, Inda-pamide, in preventing calcium stones recurrences. J Cardiovascular Pharmacology, 1993, 22 (Suppl 6): 78-86.

[207] Wilson DR, Strauss AL, Manuel MA. Comparison of medical treatments for the prevention of recurrent calcium nephrolithiasis. Urol Res, 1984, 12: 39-40.

[208] Ettinger B. Recurrent nephrolithiasis: natural history and effect of phosphate therapy: a double-blind control study. Am J Med, 1976, 61: 200-206.

[209] Bresalu NA, Heller HJ, Reza-Albarran AA, et al. Physiological effects of slow release potassium phosphate for absorptive hypercalciuria: a randomized double-blind trial. J Urol, 1998, 160: 664-668.

[210] Hallson PC, Rose GA. A new urinary test for "stone activity". Br J Urol, 1978, 50: 442-448.

[211] Hautmann R, Hering FJ, Lutzeyer W. Calcium oxalate stone disease: effects and side effects of cellulose phosphate and succinate in long-term treatment of absorptive hypercalciuria and hyperoxaluria. J Urol, 1978, 120: 712-715.

[212] Pak CYC. Clinical pharmacology of sodium cellulose phosphate. J Clin Pharmacol, 1979, 19: 451-457.

[213] Backman U, Danielson BG, Johansson G, et al. Treatment of recurrent calcium stone formation with cellulose phosphate. J Urol, 1980, 123: 9-11.

[214] Pak CYC. A cautious use of cellulose phosphate in the management of calcium nephrolithiasis. Invest Urol, 1981, 19: 187-190.

[215] Knebel L, Tscöpe W, Ritz E. A one day cellulose phosphate test discriminates non-absorptive from absorptive hypercalciuria // Schwille PO, Smith LH, Robertson WG, et al. Urolithiasis and related clinical research. New York: Plenum press, 1985: 303-306.

[216] Marickar YMF, Rose GA. Relationship of stone growth and urinary biochemistry in long-term follow-up of stone patients with idiopathic hypercalciuria. Br J Urol, 1985, 57: 613-617.

[217] Burke JR, Cowley DM, Mottram BM, et al. Cellulose phosphate and chlorothiazide in childhood idiopathic hypercalciuria. Austr N Z J Med, 1986, 16: 43-47.

[218] Barcelo B, Wuhl O, Servitge E, et al. Randomized double-blind study of potassium citrate in idiopathic hypocitraturic calcium nephrolithiasis. J Urol, 1993, 150: 1761-1764.

[219] Hofbauer J, Höbarth K, Szabo N, et al. Alkali citrate prophylaxis in idiopathic recurrent calcium oxalate nephrolithiasis – a prospective randomized study. Br J Urol, 1994, 73: 362-365.

[220] Ettinger B, Pak CYC, Citron JT, et al. Potassium-magnesium citrate is an effective prophylaxis against recurrent calcium oxalate nephrolithiasis. J Urol, 1997, 158: 2069-2073.

[221] Jendle-Bengten C, Tiselius HG. Long-term follow-up of stone formers treated with a low dose sodium potassium citrate. Scand J Urol, 2000, 34: 36-41.

[222] Abdulhadi MH, Hall PM, Streem SB. Can citrate therapy prevent nephrolithiasis? Urology, 1993, 41: 221-225.

[223] Cicerello E, Merlo F, Gambaro G, et al. Effect of alkaline citrate therapy on clearance of residual renal stone fragments after extracorporeal shock wave lithotripsy in sterile calcium and infection nephrolithiasis patients. J Urol, 1994, 151: 5-9.

[224] Ettinger B, Tang A, Citron JT, et al. Randomized trial of allopurinol in the prevention of calcium oxalate calculi. New Eng J Med, 1986, 315: 1386-1389.

[225] Coe FL, Raisen L. Allopurionol treatment of uric acid disorders in calcium-stone formers. Lancet, 1973, 1: 129-131.

[226] Coe FL. Uric acid and calcium oxalate nephrolithiasis. Kidney Int, 1983, 24: 392-403.

[227] Fellström B, Backman U, Danielson BG, et al. Allopurinol treatment of renal calcium stone disease. Br J Urol, 1985, 57: 375-379.

[228] Miano L, Petta S, Gallucci M. Allopurinol in the prevention of calcium oxalate renal stones.

Preliminary results. Eur Urol, 1979, 5: 229-232.

[229] Tiselius HG, Larsson L, Hellgren E. Clinical result of allopurinol treatment in prevention of calcium oxalate stone formation. J Urol, 1986, 13: 297-300.

[230] Lee HY, Huang WC, Tsai JY, et al. The efficacy of potassium citrate based medical prophylaxis for preventing upper urinary tract calculi: a midterm follow-up study. J Urol, 1999, 161: 1453-1457.

[231] Fuselier HA, Moore K, Lindberg J, et al. Agglo-meration inhibition reflected stone-forming activity during long-term potassium citrate therapy in calcium stone formers. Urology, 1998, 52: 988-994.

[232] Whalley NA, Meyers AM, Martins M, et al. Long-term effects of potassium citrate therapy on the formation of new stones in groups of recurrent stone formers with hypocitraturia. Br J Urol, 1996, 78: 10-14.

[233] Berg C, Larsson L, Tiselius HG, et al. The effects of a single evening dose of alkaline citrate on urine composition and calcium stone formation. J Urol, 142: 979-983.

[234] Pak CY, Fuller C, Sakhaee K, et al. Long-term treatment of calcium nephrolithiasis with potassium citrate. J Urol, 1985, 134: 11-19.

[235] Matlaga BR, Shah OD, Assimos DG. Drug-induced urinary calculi. Rev Urol, 2003, 5(4): 227-231.

[236] Arrabal-Polo MA, Arrabal-Martin M, Garrido-Gomez J. Calcium renal lithiasis: metabolic diagnosis and medical treatment. Sao Paulo Med J, 2013, 131(1): 46-53.

[237] Pearle MS, Roehrborn CG, Pak CY. Meta-analysis of randomized trials for medical prevention of calcium oxalate nephrolithiasis. J Endourol, 1999, 13(9): 679-685.

[238] Knoll S, Alon US. Effect of thiazide on established furosemide-induced nephrocalcinosis in the young rat. Pediatr Nephrol, 2000, 14(1): 32-35.

[239] Robinson MR, Leitao VA, Haleblian GE, et al. Impact of long-term potassium citrate therapy on urinary profiles and recurrent stone formation. J Urol, 2009, 181(3): 1145-1150.

[240] Odvina CV. Comparative value of orange juice versus lemonade in reducing stone-forming risk. Clin J Am Soc Nephrol, 2006, 1(6): 1269-1274.

[241] McNally MA, Pyzik PL, Rubenstein JE, et al. Empiric use of potassium citrate reduces kidney-stone incidence with the ketogenic diet. Pediatrics, 2009, 124(2): e300-304.

[242] Haleblian GE, Leitao VA, Pierre SA, et al. Assessment of citrate concentrations in citrus fruit-based juices and beverages: implications for management of hypocitraturic nephrolithiasis. J Endourol, 2008, 22(6):1359-1366.

[243] Koff SG, Paquette EL, Cullen J, et al. Comparison between lemonade and potassium citrate and impact on urine pH and 24-hour urine parameters in patients with kidney stone formation. Urology, 2007, 69(6): 1013-1016.

[244] Deepa A Malieck, Modersitzki F, Mara K, et al. Effect of increasing doses of cystine-binding thiol drugs on cystine capacity in patients with cystinuria. Urolithiasis, 2019, 47(6): 549-555.

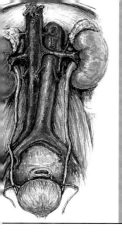

第八章

肾移植术后移植肾
输尿管结石

随着肾移植技术的成熟，新型免疫抑制剂的出现，器官捐献者的增多，带肾生存的肾移植患者的数量不断增加，移植肾发生泌尿系结石的病例较前显著增加，移植肾泌尿系结石引起了学者们的重视。国外文献报道移植肾术后泌尿系结石的发生率大约为 0.2% ~ 1.7%。移植肾结石的形成被认为是不常见的迟发性的并发症，但由于肾移植患者及移植肾的特殊性，移植肾的泌尿系结石可引起严重的后果，尤其是移植肾输尿管结石，可导致急性的移植肾衰竭，移植肾输尿管结石多由移植肾结石下降而来，处理起来相对困难。

一、移植肾输尿管结石的成因

移植肾输尿管像普通人输尿管一样，很少为原发结石，一般是由移植肾结石下降引起，移植肾结石的成因就是移植肾输尿管结石的成因。

1. 供肾源性结石

供肾在供者体内就有结石，术前供者未进行体检，或者体检未发现，术者修肾时未认真检查肾盂输尿管。这类结石不常见，一般发生在尸体供肾，建议手术者重视术中对移植肾的检查。

2. 移植手术原因

手术过程中移植肾放在两边的髂窝，移植肾会受到来自腹腔内肠管的推挤，移植肾和输尿管的相对位置改变成角，致使输尿管梗阻。输尿管膀胱吻合口狭窄也可致输尿管梗阻，尿流缓慢，尿液发生浓缩容易形成结石。这种原因在肾移植患者中较常见，但在形成结石的原因中具体占到多大的比例，还不是很清楚。术中不可吸收的缝线误入泌尿系统，可在缝线的表面形成结石，这种原因的结石随手术技术的提高，已经很少见。

3. 受者自身因素

大部分移植肾泌尿系的结石是由于移植受者的自身原因引起，是移植后重新形成的。

（1）受者原有成石因素 移植术后发生移植肾泌尿系结石的患者很多术前原来肾就有结石。我们在临床中也观察到，术前如果是因为双肾结石导致的肾功能不全（尿毒症）而行肾移植的患者，术后移植肾发生结石的概率也很高。术前为结石体质，术后移植肾发生结石的概率也高，肾移植后发生结石的年限较正常人短，经过治疗完全取出结石后，术后很短时间内复查，又重新形成结石；术前患者伴发的代谢性疾病如甲状旁腺功能亢进等，也可以导致术后的移植肾结石。

（2）术后尿路感染 术后患者终身要口服免疫抑制药物，患者处于免疫抑制状态，加上移植肾输尿管较短，输尿管扭曲，尿流缓慢，加上抗反流吻合不理想，使患者较正常人更容易发生尿路感染，增加感染结石的概率。

（3）术后药物影响 有报道称移植肾泌尿系结石主要成分是尿酸盐。国外有学者证实，有一半服用环孢素 A 的患者，术后血尿酸增高，环孢素 A 可以导致高尿酸血症，高尿酸血症可以促进结石的形成；另外，术后大量应用呋塞米，也可以抑制尿酸排出，引起高尿酸血症；类固醇通常也是患者免疫药物中的一部分，它引起钙从骨骼的再吸收，导致高钙血症，从而增加结石形成的几率。

二、移植肾输尿管结石的诊断

1. 临 床 表 现

因为移植肾及输尿管无神经支配，当移植肾

输尿管出现结石梗阻时，常无典型输尿管结石所出现的肾绞痛、放射痛等临床表现，所以移植肾输尿管结石的诊断较为困难，且常引起严重并发症。当移植肾患者正常饮水出现尿量减少、发热、血肌酐增高、肉眼或镜下血尿时，需引起重视，及时行相关检查，并与急性、慢性排斥反应相鉴别。

2. 诊断相关检查

（1）首选彩色多普勒超声检查：输尿管结石梗阻时可见输尿管内强回声伴后方声影，结石梗阻以上部分输尿管扩张，常伴有移植肾积水，此检查可大概判断输尿管结石的大小、位置；同时可观察了解移植肾的血液供应情况。

（2）X线检查（包括静脉尿路造影 IVU）：部分移植肾输尿管结石为阳性结石，可通过 X 线检查观察到。但仍有相当一部分结石为尿酸占主要成分的阴性结石，X 线不能显影。另外因为移植肾常位于骨盆位置，周围骨性组织对 X 线检查亦有影响，故不推荐此方法作为常规检查。

（3）CT：CT 平扫检查可发现 1 mm 的结石，且不受肠管、骨盆等组织影响。对于肾功能未明显减退者，结合增强 CT 可同时对所获得的图像行二维或三维重建，准确判断结石的大小、数量、梗阻位置及肾积水情况。通过 CT 可准确判断结石情况，为手术方式的制订提供重要参考，推荐作为移植肾输尿管结石的首选检查。

（4）磁共振水成像（MRU）：尽管磁共振对尿路结石的诊断不敏感，但 MRU 不需要造影剂即可获得尿路成像以评估尿路梗阻程度，且不受肾功能影响。对于移植肾输尿管结石梗阻或原移植肾功能受损、造影剂过敏、儿童及孕妇等特殊患者，可考虑 MRU 以评估输尿管结石所致移植肾梗阻程度。

（5）血液及尿液检查：血常规、肾功能、电解质等常规检查可判断输尿管结石梗阻对移植肾功能的影响；尿常规、尿蛋白定量等对移植肾浓缩功能可做初步评价；免疫抑制剂血药浓度测定可辅助评价是否存在急性、慢性排斥反应。

3. 鉴别诊断

移植肾输尿管结石需与移植肾术后急性排斥反应及慢性排斥反应相鉴别，根据移植肾术后时间及典型临床表现大部分可以鉴别。

（1）急性排斥反应：作为移植肾最常见并发症，发生于肾移植术后第 6 天至术后 3 ~ 6 个月内，特别好发于移植后 3 个月内，以第 5 周发生率最高。临床表现为：体温突然升高，可达 38℃以上，尿量减少，移植肾肿大、质硬、压痛以及血压升高，常伴有不同程度的乏力、腹胀、头痛、心动过速、食欲减退、烦躁不安，血肌酐上升。

（2）慢性排斥反应：常发生在手术后 6 个月以后。是一种缓慢发展和不可避免的移植肾功能减退，是移植肾功能丧失的最重要原因，表现为移植肾功能逐渐减退或丧失，血肌酐逐渐升高，出现蛋白尿、高血压，进行性贫血，尿量减少，移植肾萎缩，肾血流量减少等。移植肾输尿管结石可有肾积水，但无上述排斥反应的典型表现。

三、移植肾输尿管结石的治疗

移植肾输尿管结石的处理原则和孤立肾输尿管的处理原则相似，要求尽早解除尿路梗阻，最大程度恢复肾功能。手术方式要求尽量降低侵袭性，减少对肾功能的影响。

1. 药物治疗

理论上，一般直径小于 5 mm、无明显肾积水的移植肾输尿管结石可选择药物治疗，可口服排石药物、大量饮水，存在泌尿系感染及电解质紊乱时，需同时纠正，大部分结石可通过药物治疗排出。

2. 移植肾造瘘

移植肾输尿管结石并发急性尿路梗阻或电解质紊乱、血肌酐、尿素氮明显增高时，需尽快解除尿路梗阻，保护肾功能。可在超声引导下行移植肾造瘘术，留置造瘘管，择期再行体外冲击波碎石术（ESWL）或者经皮肾镜取石术（PCNL）。

3. 体外冲击波碎石术（ESWL）

对于直径 < 1.5 cm 的移植肾输尿管结石，可先采用 ESWL，需注意骨盆对 ESWL 定位的影响，采用俯卧位，冲击波治疗工作电压应低于 17 kV，冲击次数小于 2000 次，多次治疗的间隔时间应大于 7 天，以防止反复 ESWL 所造成的继发移植肾纤维化发生。对于早期发现、尚未合并息肉报告的移植肾输尿管结石，ESWL 效果较优。

4. 经皮肾镜取石术（PCNL）

国内外许多学者认为经皮肾镜取石术（PCNL），

特别是 mini-PCNL，是移植肾输尿管结石的首选手术方式。因为移植肾解剖位置的特殊性，应用该技术时需注意：①通道的建立：安全有效的经皮肾通道是手术成功的关键。通常患者取仰卧位，穿刺点经移植肾的前组盏进入集合系统，具体穿刺点选择需结合影像学资料综合考虑肾中心线（轴线）的变化。术前 CT 检查可辅助穿刺点的选定，同时明确是否合并肠管的干扰，术中采用超声结合 X 线双定位方式，可提高安全性。②出血：移植肾行 PCNL 出血风险较高，可因移植肾早期血小板功能障碍引起，移植肾轴线的变化、穿刺等因素理论上也会增加出血的风险。③通道的扩张：因为移植肾靠近体表，较易穿刺到达肾集合系统，然而由于移植肾周围的瘢痕组织较多，通道的扩张相对困难，新型球囊扩张器等器械的开发有利于保证通道扩张的安全性。

5. 输尿管镜

尽管逆行输尿管镜理论上可减少移植肾输尿管结石处理的并发症。但由于移植肾输尿管常种植到膀胱顶部，逆行输尿管镜进镜比较困难，若能入镜，其管腔的视野角度亦较差，因此限制了其在移植肾输尿管结石中的应用，对于有经验的医师可以作为一个选择。国内学者李逊认为经皮顺行输尿管镜或经皮肾镜取石治疗成功率高，但技术要求高且创伤大，先行逆行输尿管镜治疗有可能避免顺行治疗，从而尽可能减少术后并发症。他们的经验是患者取头低下肢过伸截石位，先在膀胱镜下寻找到移植肾输尿管开口并尝试留置导丝或输尿管导管，利用腔内灌注泵帮助寻找输尿管口。对于合并移植肾输尿管狭窄者，则宜行经皮顺行输尿管镜治疗，并可同时行输尿管狭窄内切开术。

6. 开放手术

对于移植肾输尿管结石的开放手术选择需慎重，因免疫抑制药物的应用，开放手术伤口延期愈合和感染的发生率不低，另外移植肾周围瘢痕明显、手术暴露困难，导致开放手术难道增加，且反复开放手术有损害移植肾的风险，故多不应用开放手术治疗。

四、移植肾输尿管结石的预防

1. 移植术后 1~2 个月内发生的移植肾及输尿管结石大多为供肾源性肾结石，完善术前的检查，以及术中手术医师检查肾盂输尿管有无结石，都可以有效地防止供肾源性结石的发生，因为术前、术中发现结石，比术后更容易处理。

2. 肾移植结石患者为了防止将来结石形成，术前应进行代谢评估，获得一个完整的病史以确定供者或受者是否有肾结石病史，了解受者是否有结石体质。

3. 多饮水：摄入更多的水有助于 4 mm 以下结石的自行清除。

4. 口服药物：口服枸橼酸盐和别嘌呤醇等，碱化尿液，降低血尿酸，可帮助预防结石的生成；控制感染，减少感染性结石的发生率。

（杨伟锋　丁泓文　苏泽轩　赖德辉　李名钊）

参 考 文 献

[1] Rifaioglu MM, Berge AD, Pengune W, et al. Percutaneous management of stones in transplanted kidneys. Urology, 2008, 72(3): 508-512.

[2] Klingler HC, Kramer G, Lodde M, et al. Urolithiasis in allograft kidneys. Urology, 2002, 59(3): 344-348.

[3] 关建明. 肾移植病人尿路结石的诊断与治疗. 国外医学：泌尿系统分册, 2003, 23(2): 160.

[4] 李逊, 陆伟, 吴开俊, 等. 移植肾尿路结石的腔内治疗. 中华泌尿外科杂志, 2005, 26(5): 318-320.

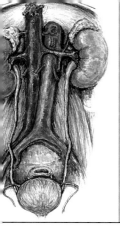

第九章

输尿管炎性疾病

第一节 概 述

输尿管炎性疾病是由于病原体侵犯输尿管黏膜及平滑肌组织所引起的输尿管壁的炎症，细菌是最常见的病原体，此外支原体、衣原体、真菌、病毒、寄生虫都可引起输尿管感染。

一、发 病 率

泌尿系统感染是泌尿外科最常见的疾病，约占门诊病例的 60% 以上，其中绝大部分为非特异性泌尿系统感染。就感染部位而言，可将泌尿系统感染性疾病分为肾感染、输尿管感染、膀胱感染、尿道感染。单纯输尿管感染少见。

二、病原菌及分类

输尿管炎性疾病可分为特异性和非特异性两大类。

非特异性输尿管炎可分为原发性和继发性，占输尿管炎性疾病的大多数。继发性非特异性输尿管炎多为梗阻的后果，称为梗阻性非特异性输尿管炎，国内文献报道较多，常见致病菌包括大肠埃希菌、副大肠杆菌（亚利桑那沙门菌）、金黄色葡萄球菌、产气杆菌、变形杆菌、绿脓杆菌等，可由单一病菌导致，也可多种病菌共同致病形成混合感染。而原发性非特异性输尿管炎是一种原因不十分清楚的、节段性或局限性的非特异性输尿管炎症。

特异性输尿管炎指致病菌、病程演变及治疗处置等方面与一般感染不同的输尿管炎。结核菌、念珠菌、放线菌、淋病双球菌、血吸虫、原虫等引起的感染为特异性感染，可引起较为独特的病变。

根据病程可将输尿管炎性疾病分为急性输尿管炎和慢性输尿管炎。

三、感 染 途 径

输尿管炎性疾病的感染途径包括以下几种：

1. 上行性感染

是指细菌由尿道进入膀胱后，再沿输尿管上行。这与尿道膀胱反流和由于输尿管入膀胱段的结构不良而引起的膀胱输尿管反流有密切关系，输尿管的逆行蠕动为细菌从输尿管下段上行至肾提供了便利条件。上行感染以女性多见，致病菌以大肠埃希菌最常见，这种感染大都引起肾盂肾炎。

2. 血行性感染

细菌由身体任何部位的感染灶经血流而转移到肾、输尿管等泌尿系统脏器。机体及正常肾具有清除细菌的能力，若入侵的细菌过多且侵袭力强而机体局部或全身免疫力下降，可导致发病。若存在尿路梗阻、既往急性肾盂炎后肾内瘢痕形成、肾缺血性改变如低血压及动脉和静脉狭窄，甚至低血钾，均可诱发血行性感染，致病菌主要是毒力强的金黄色葡萄球菌，常伴有肾脓肿。

3. 淋 巴 感 染

造成尿道和膀胱感染的细菌可沿淋巴管经髂淋巴结上升。注入主动脉旁的淋巴结，从而入血，再入肾。亦可沿膀胱、输尿管的淋巴管道上升，最终到达输尿管及肾盂。肠道的细菌也可以经淋巴管蔓延到肾。但该途径在输尿管炎性疾病少见。

4.直接蔓延

由泌尿系统周围邻近器官的感染直接蔓延所致，如阑尾脓肿、盆腔化脓性炎症等，外伤可以使细菌直接进入肾、输尿管而造成感染。

以上几种感染途径通常不是单独存在的。另外，由于泌尿系统是连续的管道系统，首先发生于某一部位的感染，随着疾病的发展，可以侵及整个系统。

四、发 病 机 制

在机体尿路系统的防御机制受到破坏，病原体增多到一定数量或毒力增强到一定程度时，即可导致感染。

1. 机体因素在泌尿道抑菌与感染的平衡中起着重要作用。绝大多数尿路感染的细菌来自宿主自身肠道，通过尿道进入膀胱。机体因素可分为：①固有防御因素；②细菌引起的宿主反应。

机体通过固有防御机制可阻止细菌在泌尿道定植，保持尿路无菌。防御机制包括：排尿、尿流的机械性冲洗作用；尿道口、外阴分布的正常菌群可抑制病原菌生长；膀胱移行细胞分泌的酸性葡萄糖胺聚糖是一种非特异性抗黏附因子，其硫酸多糖带阴性电荷，能与水分子紧密连接，从而排出阳离子溶质和细菌；尿 pH 低，含高浓度尿素和有机酸，不利于细菌生长；免疫球蛋白 IgG、IgA 以及分泌型 IgA 抑制大肠埃希菌的黏附作用，并能通过吞噬细胞杀菌；男性前列腺素液具有抗革兰阴性肠道杆菌作用。由髓袢升支粗段和远曲小管近段合成的 Tamm - Horsfall 蛋白可作为一种抗黏附剂与尿路致病性大肠埃希菌表达的 I 型菌毛结合，形成尿类黏蛋白－大肠埃希菌复合物，然后被排泄。泌尿道上皮细胞可分泌一组阳离子多肽抗生素，当泌尿道暴露于抗原时，产生的阳离子多肽抗生素可以杀灭细菌、真菌和一些有荚膜的病毒。尿液中还含有杀微生物的蛋白，如溶菌酶，可专门溶解革兰阳性菌细胞壁。

革兰阴性细菌细胞壁组成部分 LPS 与 toll - like 受体 4 (TLR4) 结合激活各种先天性免疫细胞。同时病菌的入侵在机体内产生适应性免疫应答，形成免疫记忆，对机体会产生免疫保护的作用。

2. 毒力因子：细菌的数量和毒力对感染的形

成也有重要作用。尿路致病性大肠埃希菌可产生一系列促进细菌定植和感染的毒力因子，包括菌毛、铁运载体和细菌毒素。

五、诱 发 因 素

病原体的侵袭是感染的先决条件，但机体发生感染还有内在因素，包括局部因素及全身因素。

1. 机体免疫功能下降，抗感染能力减弱：病原体与机体的防御机制相互作用是泌尿系统感染性疾病发生发展的重要过程。细菌的致病力与宿主的免疫防御机制相互作用，当抗感染能力下降，细菌等病原体毒力强大时，即造成感染。膀胱与输尿管的上皮下组织直接相连，是细菌侵入输尿管的直接途径。常见的疾病有糖尿病、慢性肝病、慢性肾病、营养不良、恶性肿瘤、先天性免疫缺陷病或长期应用免疫抑制剂等。

2. 梗阻因素：泌尿系统是一个连续的管道系统，在这个管道系统的任何部位发生病变都会引起管腔梗阻，致使尿液引流不畅。尿路排尿动力异常也会造成尿液淤积，引起尿液潴留，促进病原菌在局部繁殖，破坏尿路上皮的防御能力，引起尿路感染。常见的疾病包括泌尿生殖系统畸形、梗阻、结石、结核、肿瘤、前列腺增生或神经源性膀胱等。

3. 医源性因素：留置双 J 管、留置导尿管、留置膀胱造瘘管及肾造瘘管、进行输尿管逆行插管及输尿管镜检查等操作时，如处理不当易招致感染。

六、诊　　断

输尿管炎性疾病的诊断问题，首先要确定泌尿系统是否有感染，然后确定感染的部位是否在输尿管，最后要追查感染复发或经久不愈的原因。

七、治　　疗

治疗的目的在于消除病原菌，缓解症状，防止肾功能损害及感染的扩散。①根据尿液细菌培养和药物敏感实验结果选择抗菌药物，如缺乏病原学依据，应试用主要经肾代谢的广谱抗生素，使尿液中的抗生素达到较高浓度。肾功能不全时，要尽量避免应用肾毒性药物。②针对患者的症状，使用药物以缓解患者的膀胱刺激征及排尿困难症状；调整尿液酸碱度。③去除诱发尿路感染的病变，如尿路梗阻、结石等。④治疗期间要注意营养，休息，多饮水，保持每日尿量在2000 ml以上。慢性输尿管炎是输尿管癌的重要诱因，术后应定期随诊观察，及时发现可能的癌变。

（湛海伦　高　新）

第二节　输尿管非特异性感染

一、急性非特异性输尿管炎

非特异性输尿管炎（non-specific granulomatous ureteritis）是非特异性细菌感染引起的输尿管炎性病变，输尿管黏膜遭受反复炎症损害，导致管壁变厚、变硬，管腔狭窄。分为原发性和继发性两大类。到目前为止，原发性非特异性输尿管炎较为罕见，其病因迄今尚不明确。急性原发性非特异性输尿管炎少见报道，可能与逆行感染有关。主要发生于输尿管中下段，以女性患者多见。

（一）病　理

急性非特异性输尿管炎时输尿管肿大及水肿，表面有点状出血，管壁僵硬，周围组织无明显病变。显微镜下可见输尿管内腔无黏膜上皮组织，肌层内有大量中性粒细胞和少量淋巴细胞，伴出血。病灶愈合后形成纤维化瘢痕，导致输尿管狭窄甚至闭锁。（图9-1，图9-2）

（二）临床表现

1. 发热：突然发热，以大量饮水及输液后明显，输液前后体温之差可达2℃以上，体温最高可达39℃以上，伴头痛、恶心、呕吐等不适，大汗淋漓后体温可下降，以后又上升，持续4～6天。

2. 腰痛：起病初期以腰部酸痛为主，之后逐渐加重，患侧腰痛明显，大量饮水及输液后明显，伴发热，应用地塞米松等激素治疗后体温可下降

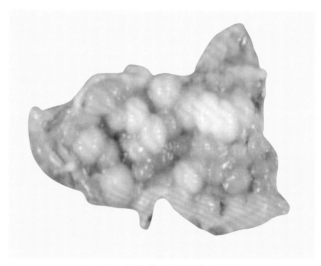

图9-1　急性非特异性输尿管炎

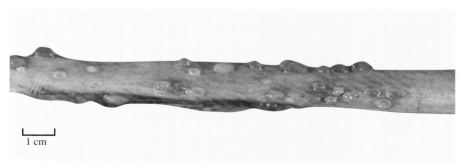

1 cm

图9-2　急性非特异性输尿管炎

但腰痛不缓解。患侧肾区叩痛明显。

3. 膀胱刺激征：一般起病后即出现尿频、尿急、尿痛，肉眼血尿不多见。

（三）诊　断

临床表现为腰痛伴发热，激素治疗后体温可下降但腰痛不缓解。尿常规：隐血试验、白细胞、蛋白定性均阴性。尿培养阴性，血白细胞计数正常或轻微升高，IVU 见患侧肾积液，输尿管上段扩张，中下段输尿管均不显影，延迟 2 h 摄片示输尿管有造影剂残留（图 9-3）。KUB 平片末见结石影。输尿管逆行插管造影时导管插入患侧输尿管数厘米后受阻。具备以上特征时可考虑本病，但最后诊断尚需依赖手术探查和病理学检查。

（四）治　疗

1. 全身治疗：卧床休息，输液，多饮水，维持尿量 1500 ml/d 以上。进食易消化、富含热量及维生素的食物。

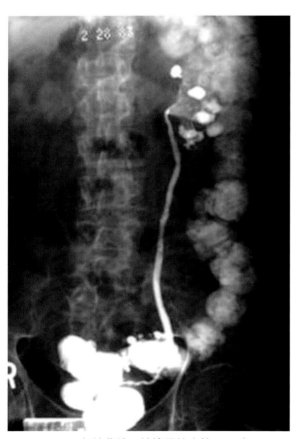

图 9-3　急性非特异性输尿管炎的 IVU 表现

2. 积极采用抗感染及激素抗炎治疗，消除输尿管水肿。急性非特异性输尿管炎多同时合并感染，因此有必要使用抗菌药，可考虑喹诺酮类药物，此药物抗菌谱广、作用强、毒性少，除不宜用于儿童及孕妇外，临床可广泛使用。激素可考虑地塞米松。

3. 手术治疗：若治疗 1 ~ 2 天症状无好转，为保护患肾功能，应积极采取手术治疗。手术方式为切除病变段输尿管，行输尿管端端吻合或输尿管移植于膀胱、皮肤。术后加强利尿，以利于患肾功能恢复。

二、慢性非特异性输尿管炎

一般将非特异性输尿管炎分为原发性和继发性两类。后者多为梗阻的后果，称为梗阻性非特异性输尿管炎，国内文献报道较多。而前者是一种原因不十分清楚的节段性或局限性的非特异性输尿管炎症。本病可能病因有：①继发于泌尿系非特异性急性感染，未治愈迁延至慢性增生性炎性病变；②与输尿管损伤有关，如尿路结石长期刺激、多次 ESWL 治疗等；③机体的免疫机能改变。本病好发于输尿管中、下段，病变范围 2 ~ 15 cm。

（一）病　理

非特异性输尿管炎大都发生在输尿管的中段和下段，呈节段性或局限性。肉眼观察病变分为三型：①带蒂或无蒂的炎症组织突入输尿管腔内；②管腔内出现结节状肿块；③管壁出现弥漫性浸润。显微镜下观察输尿管壁呈炎性细胞浸润，以淋巴细胞、成纤维细胞为主，毛细胞血管丰富，黏膜常充血或溃疡；还可有黏膜上皮增生或非典型增生，Brunn 巢形成，平滑肌、血管、纤维组织增生。病变早期即可在黏膜下层、平滑肌层和输尿管周围出现钙化。根据慢性炎细胞浸润和增生特点可划分出几个特殊类型：①囊性输尿管炎；②滤泡性输尿管炎；③肉芽肿性输尿管炎；④腺性输尿管炎。

（二）临 床 表 现

非特异性输尿管炎临床无特异性表现。可表现为腰胁部疼痛、尿频、血尿等，因此，临床极易误诊。其中腰胁部疼痛及血尿较为常见，检查多有输尿管梗阻。

（三）诊　断

非特异性输尿管炎缺乏典型的临床表现，主要表现为上尿路梗阻症状。诊断主要依靠影像学和内镜检查。B 超只能显示肾、输尿管扩张积水，梗阻病变一般显示不清。IVU 多数患者肾、输尿管不显影，患肾功能良好时，也只能显示肾、输尿管扩张积水，多不能显示梗阻病变，但 IVU能了解对侧肾功能情况，对决定治疗方式有帮助。作为 IVU 不显影补充检查方法的逆行造影和MRU，部分患者梗阻部位示较规则的节段狭窄，一般无充盈缺损。CT 诊断价值较小，但对排除输尿管周围病变导致梗阻有帮助。无法明确诊断时，可行输尿管镜检查及活检以明确诊断。另外，尿细胞学检查对判断梗阻病变的性质有重要价值。

（四）鉴别诊断

1. 继发性非特异性输尿管炎：常继发于输尿管结石、肾输尿管以前的手术、放射治疗、腹腔炎症以及严重的肾感染等。根据病史不难鉴别。

2. 输尿管结核：常与肾结核并存，KUB 平片和 IVU 可见钙化，肾盂、肾盏显示破坏性改变。此外，尿找结核菌、PPD 结核试验等有助于诊断。结核性输尿管炎累及输尿管全层，致使输尿管增粗、变韧，形成僵直的索条，此系输尿管结核的特征。

3. 输尿管结石嵌顿：输尿管结石嵌顿可致近端输尿管扩张及肾积水，KUB 平片常可确诊。对输尿管阴性结石引起的梗阻，应在充分的肠道准备后行 B 超检查，有助于诊断。

4. 输尿管癌：输尿管癌的病程较短，发展快，早期症状多为无痛性间歇性肉眼血尿，出现持续性腰痛时多已侵及邻近器官或组织而产生放射性疼痛。IVU 显示输尿管癌呈结节状或毛刷状等不规则充盈缺损，病变处输尿管边缘模糊、消失，肿瘤下方输尿管呈杯口状扩张。尿脱落细胞学检查可找到肿瘤细胞。

（五）治　疗

非特异性输尿管炎虽属炎症，但黏膜上皮增生、化生致尿路梗阻的特点，决定了其治疗不同于普通尿路感染，应尽可能保护患肾功能，尽量避免行肾输尿管切除。狭窄段<3 cm、梗阻轻、患肾功能正常者，可行输尿管镜电切治疗。腔内气囊扩张及放置双 J 管也是治疗方法之一，但腔内处理存在病变不易根治、容易复发等缺点，尤其是腔内气囊扩张及放置双 J 管的治疗效果有待进一步观察。狭窄段<5 cm、梗阻重、患肾功能不良者，可行狭窄段切除、输尿管端端吻合、输尿管膀胱吻合、膀胱肌瓣代输尿管吻合术等，如输尿管吻合不够长，行输尿管替代手术（膀胱瓣输尿管再植术或肠代输尿管术等）。位置较高、狭窄段>5 cm，可考虑用阑尾、小肠替代治疗；至于病变累及全长者，也可长期留置双 J 导管，定期更换，辅以抗炎、激素治疗，效果也不错，必要时可考虑终生肾造瘘，梗阻很重、患肾功能丧失者，可行患肾输尿管切除，范围包括输尿管病变以明确性质。

三、黄色肉芽肿性输尿管炎

黄色肉芽肿性输尿管炎（xanthogranuloma ureteritis，XGU）为黄色肉芽肿性肾盂肾炎（xanthogranuloma pyelonephritis，XGP）在输尿管处的病理表现，是一种少见的以杆菌感染为主的肾实质及肾周组织慢性非特异性炎性病变。

（一）发病机制

XGP 的发病原因和机制目前尚不明了，多数学者认为可能与以下因素有关：①长期慢性细菌感染导致肾组织的持续性破坏，常见致病菌为变形杆菌、大肠埃希菌等；②尿路结石或阻塞可并发感染或加重感染；③由原发性脂质代谢异常继发炎症反应而引起；④免疫活性的改变；⑤病灶处血液供应不足，局部淋巴回流障碍。

（二）病　理

镜下特点

1. 肉芽肿样结构：XGP 的肉芽肿常由泡沫样巨噬细胞、组织细胞、多核巨细胞和其他炎性细胞等构成。

2. 黄色瘤细胞：单核细胞进入组织后成为巨噬细胞，巨噬细胞吞噬类脂小滴后变为泡沫样，形成特征性的黄色瘤细胞，该细胞核较小且一致，多偏位，细胞质丰富，呈透明或半透明的泡沫样。

3. 纤维结缔组织增生：间质纤维组织、成纤维细胞增生，肾小球纤维化也是本病的一个组织学特征，此为机体受损伤后出现的修复性病理改变。

XGP 多单侧发病，偶发于双侧，病理分为三期二型：Ⅰ期即肾内期，病变累及肾盏或部分肾实质；Ⅱ期即肾周围期，累及肾实质及肾周脂肪；Ⅲ期即肾旁期，累及肾大部或全部，并广泛侵及肾周脂肪和后腹膜。Ⅰ型即弥漫型，病变广泛侵及肾实质和肾周组织；Ⅱ型即局灶型，为肾实质局灶性病变。XGP 多合并结石，病灶处组织破坏，被脓腔及黄色结节替代，其内含有大量吞噬脂质的巨噬细胞（泡沫细胞）、中性粒细胞、浆细胞、淋巴细胞等，偶可见移行细胞癌细胞。

（三）临床表现

XGP 患者以女性较多，尤以 30~50 岁女性多发，与女性易发生泌尿系感染有关。

病程漫长是多数 XGP 的特点，患者早期即有发热、白细胞计数增高、红细胞沉降率明显加快等炎症表现。常见症状还有腰痛、肾区肿块、脓尿等，常被误诊为尿路结石、非特异性肾盂肾炎、肾结核和肾肿瘤等。XGP 患者常表现肝功能异常，此为反应性肝炎所致，主要表现为 α_2- 球蛋白升高、PT 延长、碱性磷酸酶升高。当患肾切除后可恢复正常。

（四）诊　断

XGP 缺乏特异性诊断标准，诊断十分困难，诊断要点如下。

1. 存在反复尿路感染病史的中年女性，如有发热，尿细菌培养发现大肠埃希菌或（和）奇异变形杆菌，贫血，红细胞沉降率增快及肝功能异常（主要表现为 A/G 倒置）应考虑到 XGP 的可能。

2. 若一侧肾区叩痛，同侧触及肿块，无明显肿瘤恶病质表现则进一步支持该诊断。

3. CT 对于 XGP 有重要诊断及鉴别诊断价值，表现为：①弥漫型：肾增大，轮廓不规整，肾盂难以分辨，肾窦脂肪减少，为纤维组织所代替，多并发肾或输尿管结石，肾实质有多个囊状低密度区，代表病变的坏死腔或扩张的肾盏，CT 值为

15~39 HU，增强扫描病灶强化但坏死区无强化，肾功能明显减退或消失，另一重要表现为本病常累及肾周筋膜和腰大肌及肝、脾、结肠等，甚至形成痿管；②局限型：多见于儿童和妇女，肾实质出现局限性囊性肿块，增强扫描脓腔周围强化，中央坏死区无强化。可穿破肾包膜，引起腰大肌炎性肿胀。

4. 肾动脉造影表现为：①病变少血管区，边缘较模糊；②肾动脉主干一般不增粗，血管分支牵张、伸直、拉长、变细、向周围推挤，呈弧形压迹；③肾内血管无粗细不均，无紊乱；④无新生肿瘤血管，无肿瘤染色，无血管池，无动静脉瘘；⑤实质期呈单个密度不均匀充盈缺损或多个囊状结构缺损。

5. 结合以上特点，若尿中发现泡沫细胞则基本可以诊断，必要时可考虑肾穿刺活组织检查以确诊。

（五）鉴别诊断

XGP 常被诊断为尿路结石、脓肾、肾结核和肾肿瘤，其中与肾癌的鉴别尤为重要，这直接关系到治疗方案的选择。以下几点可帮助鉴别：①晚期肾癌患者常有肉眼血尿、腰痛、肿块等症状，XGP 罕见血尿，常并有尿路梗阻和感染；②肾癌 CT 扫描与正常肾实质相近（30~50 HU），XGP 患者 CT 扫描为低密度影，CT 值常为负值，增强不明显；③ DSA 显示肾癌血管粗乱，可见动静脉短路，而 XGP 则无此表现；④病理学检查肾癌有异型细胞。

本病与肾结核鉴别要点是：①肾结核多有膀胱刺激征，常有继发性膀胱改变，尿沉渣检查中可见抗酸杆菌，XGP 少有膀胱刺激征，尿中能找到泡沫细胞；②肾结核钙化多为肾实质内不规则高密度影，肾内有干酪样坏死。而 XGP 多在肾盂、肾盏内有结石，合并肾积水、积脓。

（六）治　疗

外科手术和抗感染治疗是 XGP 的主要治疗方法。放疗、化疗对 XGP 无明显疗效。

对于尿路梗阻、肾功能损害较轻的 XGP 患者，采用手术解除梗阻、加强肾引流和抗感染治疗，可获良好疗效。

对患肾无功能或经保守治疗无效者，应及时手术治疗。手术方式应根据临床分期决定，手术的目的是清除所有肉芽组织。Ⅰ期、Ⅱ期和局限型病变位于肾一极时可采用肾部分切除术，如为弥漫型或Ⅲ期病变，可采用肾切除术及周围可疑病灶清除术。

本病预后良好，鲜有术后对侧肾再发报道，但应定期检查对侧尿路，积极预防和控制感染。

四、腹膜后纤维化对输尿管的影响

腹膜后纤维化（retroperitoneal fibrosis, RPF）是由于腹膜后纤维脂肪组织增生，引起腹膜后广泛纤维化使腹膜后空腔脏器受压而发生梗阻，属于非特异性非化脓性炎症。RPF 病变主要集中在肾门水平至髂动脉的腹膜后区域，病变常包绕腹膜后的输尿管、腹主动脉、下腔静脉、腰大肌和肾蒂及结肠，将两侧输尿管拉向中线、折叠屈曲梗阻，引起输尿管狭窄而致肾盂、输尿管积水。

（一）病　理

光镜下观察，可见组织呈不同程度的炎性反应，早期为多灶性脂肪变性坏死，淋巴细胞、单核细胞、嗜酸性粒细胞和异物巨噬细胞浸润；中期炎性细胞减少，有较多的成纤维细胞出现，毛细血管增生和胶原纤维形成；后期炎性细胞、新生血管、成纤维细胞消失，肉芽肿形成并机化，形成大量致密纤维硬化组织。

（二）临床表现

本病临床表现与病变进程密切相关。约 90%的患者发病早期表现为两侧下腹部或腰骶部疼痛，可放射至两侧外阴部；大部分为钝痛，有时疼痛非常剧烈，服麻醉药镇痛无效。早期可有疲乏、体温升高、体重减轻、食欲缺乏等表现。病变后期纤维组织收缩，如压迫输尿管则可引起上尿路梗阻，出现腰部胀痛。一般无肉眼血尿，偶有镜下血尿，合并感染时尿中有脓细胞。病变严重者可累及肾门、下腔静脉或髂血管，并向两侧发展。

（三）诊　断

由于 RPF 临床缺乏特异性表现，故早期极易误诊。因此，首先应对本病有足够的认识，当出现原因不明的中下腹痛、腰背痛，伴有肾盂、输尿管积水或肾功能受损时，应想到本病的可能，及时行 B 超、静脉肾盂造影、逆行肾盂造影以及 CT、MRI 等相关检查，以早期诊断。

对 RPF 最有诊断意义的辅助检查是排泄性尿路造影，其典型的表现为：①输尿管节段性狭窄或梗阻，最常见于 L4～L5；②输尿管向中线移位；③输尿管腔外压迫的表现，肾积水表现单侧 20%、双侧 68%。逆行尿路造影：通常用于诊断有显著输尿管受压而狭窄且有肾功能损害的患者，尽管有广泛的狭窄，但逆行造影输尿管导管仍可通过。

CT 不受肠气影响，能够提供器官疏松的横切面图像，筋膜平面和腹膜后腔，是一种理想的评估腹膜后疾病的手段。能发现小的腹膜后纤维化病灶以及确定是否有腹膜后肿瘤（图 9-4）。现在普遍认为增强 CT 在诊断腹膜后纤维化中有重要的作用。因 MRI 图像更适合腹膜后空间并优于 CT 图像，且不受碘过敏及肾功能不全影响，故 MRI 更适合于腹膜后纤维化的诊断，有利于制定术前计划及鉴别良、恶性，T_2 加权在良性损害的典型表现为稍低信号区，而恶性表现为高信号不均质区。

（四）治　疗

1. 药物治疗：RPF 首选糖皮质激素，国外有人报道采用泼尼松治疗 6 个月后，输尿管梗阻明显

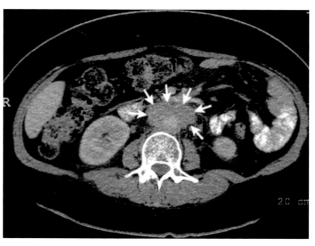

图 9-4　腹膜后纤维化病灶

减轻。早期或进展期患者可行免疫抑制治疗，并定期复查，病情若能控制并缓解，可连续应用半年后再逐渐减量。对肾功能不全和全身情况差者，皮质激素的应用有助于改善全身状况，以备择期手术。

2. 手术治疗：当纤维化并发输尿管梗阻导致明显肾积水和输尿管压迫征象时，可放置输尿管导管或双 J 管行内引流，以改善肾功能。若无效则行单侧或双侧肾造瘘。目前手术治疗多主张单纯松解输尿管并移至腹腔、大网膜包裹外移及腹腔瓣固定输尿管术等。输尿管松解后移至腹腔改善了输尿管的位置，但存在着易成角、屈曲或扭转的缺点。输尿管松解后用带蒂大网膜包裹并置于原位，输尿管的解剖位置不变，有利于蠕动恢复或尿液引流。输尿管被包裹后易与纤维化环境分隔，具有吸收、抗感染等功能，可防止纤维包裹，提高远期疗效。如纤维化累及输尿管壁，术中应尽可能切除病变输尿管，以减少术后复发。吻合后的输尿管应远离原纤维化位置，以免造成炎症复发、再狭窄。近来国外报道腹腔镜输尿管松解术，术中将输尿管移至腹腔内，取得良好疗效。该术具有创伤小、住院时间短、并发症少等优点，有条件的医院可推广使用。

（湛海伦　黄文涛　高　新）

第三节　输尿管特异性感染

一、输尿管结核

（一）病　因

泌尿系统结核是肺外结核好发部位之一，仅次于周围淋巴结结核和骨关节结核。输尿管结核（ureteral tuberculosis）是结核菌感染所致，绝大多数继发于肾结核，原发性输尿管结核罕见。结核菌属于分枝杆菌属，对人有致病作用。值得注意的是，随着人口流动日益频繁，常用抗结核药物耐药菌株的不断增加，使结核病的发病率似有逐渐上升的趋势。

（二）病　理

输尿管结核是泌尿系统结核发展过程中的一部分，而泌尿系统结核常是全身结核的一部分，存在着共同的病理变化，主要为淋巴细胞浸润、上皮样细胞及巨细胞聚集，典型的病理表现为结核结节形成、干酪样坏死、高度纤维化及钙化。当结核菌经肾向下传至输尿管，侵犯输尿管黏膜、固有层及肌层，结核结节在黏膜上形成表浅潜行溃疡，溃疡的基底部为肉芽组织，纤维化反应在溃疡的基底部最为明显，可使输尿管增粗、变硬，形成一僵直的条索，肌肉收缩减退，最后可使输尿管节段性狭窄直至完全阻塞，造成肾功能受损，甚至丧失。输尿管狭窄多见于输尿管膀胱连接部的膀胱壁内段，其次是肾盂输尿管连接部，中段狭窄者较少见。

（三）症状与体征

单纯输尿管结核起病隐匿，症状不典型，较难确诊。输尿管结核病变为结核结节、溃疡及肉芽肿，如果未加控制，则出现管壁纤维化，引起永久性狭窄，造成肾功能受损，甚至丧失。

1. 泌尿系统症状

（1）**膀胱刺激征**　尿频、尿痛、尿急是泌尿系统结核最典型的症状之一，尿频往往出现最早。早期尿频的原因是患肾排出带结核杆菌的脓性尿液刺激膀胱引起，后期则是结核性膀胱炎，膀胱黏膜广泛溃疡的病理改变引起。当输尿管结核发展到输尿管梗阻时，出现"肾自截"，膀胱刺激征消失，尿液实验室检查可无阳性发现，导致疾病的诊断困难。

（2）**血尿**　输尿管结核引起的血尿多为全程血尿，一般为镜下血尿，也可因血块刺激或堵塞输尿管引起绞痛，但这种情况少见。

（3）**脓尿**　尿多为米汤样，尿中可含干酪样物质或血丝，这在肾结核患者中普遍存在，只是程度不同。

（4）**腰痛及腰部包块**　较少见。在肾破坏严重引起结核性脓肾或有肾周围炎时，可有患侧腰痛或局部压痛。一侧肾结核对侧肾积水时，也可出现腰痛。当明显肾积水时，有时可触及腰部或腹部包块。

2. 全身症状

早期输尿管结核患者全身症状多不明显，严重肾结核或输尿管结核时，可出现消瘦、贫血、发热甚至高烧等结核中毒症状。

3. 晚期输尿管结核的表现

晚期输尿管结核导致输尿管梗阻，出现"肾自截"，膀胱刺激征消失，梗阻上段输尿管可有扩张，肾盂积水，肾不同程度增大，引起肾区胀痛，肾功能丧失，久之肾萎缩。

（四）诊断

目前诊断输尿管结核主要有以下手段。

1. 实验室检查

尿常规检查可见尿中有红细胞、白细胞、酸性尿，经抗感染治疗无效者继发感染时有大量脓细胞。有时尿沉渣涂片抗酸染色亦可找到结核菌，但尿培养周期长、阳性率低，临床意义不大。

尿液检查：尿 PCR 结核检测仍为除病理检查外最敏感的诊断依据，尤其是对提高术前确诊率具有重要意义。但部分患者由于输尿管梗阻，导致结核菌不再持续下排，尿液检查可为阴性，所以需要连续多次检查尿液。

ESR 作为非特异性指标，高于正常，对诊断有参考价值。

2. 影像学检查

B 超检查无创、快速、可重复，但特异性较差。适用于门诊筛选和治疗后复查。

静脉尿路造影（IVU）和逆行尿路造影对肾结核的诊断有重要意义，静脉肾盂造影（IVP）可显示早期肾结核的肾盏侵蚀变形及结核性脓肿形成，对肾盂、肾盏的狭窄所致的积水能显示其全貌，但对早期输尿管结核意义不大，早期因梗阻不明显，静脉肾盂造影常仅表现为病变段输尿管无造影剂滞留，呈"激惹"现象。对晚期输尿管结核排泄性尿路造影检查显示肾结核性改变及输尿管管腔狭窄，表面不光滑呈虫蚀样、串珠样改变，输尿管僵硬变直，无自然蠕动波形（图9-5）。当管腔完全梗阻，导致肾功能减退，排泄性尿路造影不显影时，可行逆行性尿路造影或肾穿刺造影。

逆行尿路造影有利于显示多数空洞性破坏阴

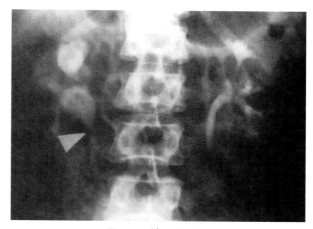

图 9-5 输尿管结核

影。输尿管结核溃疡和狭窄，在造影上表现为输尿管僵直，虫蛀样边缘，管腔狭窄，有时可见输尿管钙化阴影。

CT 能显示肾实质损害所形成的空洞、钙化、积脓等表现，对于中晚期结核实用价值较大。尿路造影 3D 重建，能清楚地反映狭窄段的部位和形态。输尿管结核梗阻的特征是：狭窄段边缘不光滑；狭窄段之间输尿管扩张，具有多处狭窄与扩张并存的输尿管结核典型表现；输尿管呈念珠状或螺旋状外形；晚期可呈烟斗柄状，累及整个输尿管。

MRU 对输尿管结核所致梗阻积水敏感性高，适用于肾功能不全、老年人及碘过敏患者。

3. 输尿管镜检查 + 活检

对于早期影像学检查只有单纯积水或输尿管狭窄的患者，输尿管镜检查 + 活检不仅可以在直视下发现、了解病变，而且可直接取组织活检明确病变性质。

输尿管镜可直观局部病变情况，又可活检明确诊断，对于临床表现不典型尤其以梗阻为主要症状者是安全、有效的诊断方法。大多数结核性输尿管狭窄发生在输尿管下段，此项检查较易发现病灶。病变在镜下表现为狭窄处输尿管黏膜粗糙不平整、充血水肿，或为黏膜苍白、糜烂样改变，有时伴干酪样坏死组织堆积，堵塞管腔，造成进镜困难。切勿强行进镜，以免输尿管穿孔、撕裂造成感染扩散，应尽可能通过活检证实。

膀胱镜检查典型病例可见三角区及输尿管口

周围充血、水肿、结核结节、溃疡，输尿管口萎缩、凹陷呈"高尔夫洞穴"样改变，此项检查可作为补充性诊断措施。

（五）治 疗

1. 抗结核药物治疗

早期的输尿管结核患者及时进行抗结核药物治疗。

2. 放置双 J 管

对输尿管结核病变范围不大的患者，可考虑放置双 J 管解除输尿管梗阻，防止肾功能的恶化，同时结合抗结核药物治疗，不仅可以保护肾功能，而且有可能免于手术。放置方法可采用皮肾穿刺或经膀胱置入双 J 管。

3. 手 术 治 疗

绝大多数患者需行手术治疗，术前要对病变范围、部位作出正确估计。肾盂输尿管连接部梗阻或上 1/3 段输尿管梗阻，病变不超过 3 cm 者可采用病灶切除端端吻合术，输尿管内置 F6～8 双 J 管 4～6 周。输尿管中段狭窄超过 3～5 cm 时，多采用 Davis 手术将狭窄段纵行切开，留置双 J 管 6～8 周，也可用回肠代输尿管术。下段病变较易处理，切除病灶后，行输尿管膀胱再植。对输尿管缺损过长但在 10 cm 以下者，可将膀胱向上牵引缝于腰大肌上，以减轻吻合口张力，或采用膀胱壁瓣缝成管状向上延伸与输尿管吻合。如缺损段超过 10 cm 可行回肠代输尿管术。如输尿管狭窄伴严重肾破坏，而对侧肾功能正常时，可切除患侧肾及输尿管。如为孤立肾，且积水严重，可选择肾造瘘术或输尿管皮肤造瘘术。无论何种术式，均有再狭窄的可能性。手术要充分切除病变的输尿管、保证吻合口的血供和无张力，注意防止尿液反流，适当延长输尿管支架管的留置时间等是防止术后尿瘘和再狭窄的重要措施。术后应继续常规抗结核治疗半年，并定期复查 B 超和 IVU，以了解病情转归及手术疗效。

二、输尿管念珠菌病

（一）病 因

念珠菌是人体正常菌群之一，正常人带有念珠菌并不一定发病，接触念珠菌也不一定被感染。发生念珠菌感染的易感因素有：①机体抵抗力下降，患有长期慢性消耗性疾病，如白血病、糖尿病、肺结核、恶病质。②大量应用广谱抗生素，杀死大量细菌而促使念珠菌繁殖，引起菌群失调。某种能够合成复合维生素 B 的肠道细菌被抑制，维生素 B 缺乏，使黏膜组织抵抗力降低，利于念珠菌生长。③长期应用皮质类固醇激素或长期应用免疫抑制剂以及化疗、放疗期间等可抑制炎症反应，降低吞噬功能，致使机体抗感染能力下降，从而易引起发病。④长期应用各种引流管，如气管切开、耻骨上造瘘管、留置尿管、静脉高营养导管、腹腔透析管等。⑤多次胸、腹部手术及严重烧伤。⑥免疫缺陷，如艾滋病患者、晚期肿瘤、慢性消耗性疾病等。⑦泌尿系本身病变导致局部抵抗力下降，如尿路梗阻、神经源性膀胱等。

目前随着抗生素、免疫抑制剂的广泛应用，泌尿系念珠菌感染率日益上升。致感染的念珠菌来源不外乎内源性和外源性两种。念珠菌多侵犯肾及膀胱，可因血行播散感染，也可能由尿道逆行感染，如导尿、膀胱镜检查等。

（二）症状与体征

输尿管念珠菌病常伴有念珠菌性肾盂肾炎，多系血行感染所致，呈脓肿表现，继而坏死，双侧病变影响肾功能。症状与细菌性肾盂肾炎相似。如高热、寒战、尿频、尿急、尿痛、脓血尿、脓尿、气尿等。尿中可出现胶冻样物质，呈黄色簇状或血色组织碎片。其中以尿中排出白色真菌团块"真菌球"为其特点。有时真菌球通过输尿管时，可引起肾绞痛，易与输尿管结石相混淆。如果双侧输尿管同时被真菌球堵塞，可引起无尿。

（三）诊 断

尿路非特异性感染经过长期抗菌治疗无效，若有念珠菌感染易感因素存在，尿中有白色悬浮物或白色碎渣样沉淀时，应高度怀疑念珠菌感染。取尿沉渣涂片直接镜检可见到卵圆形芽孢及假菌丝，有时在尿中可见到真菌球。革兰染色念珠菌菌丝及孢子呈蓝色，但着色不均；过碘酸染色则呈红色；吖啶橙 (1∶1000) 染色后在荧光显微镜下检查，菌体呈亮绿色。尿真菌培养菌落>1000 个／毫升时，才能确诊为念珠菌感染。另外，可取活体组织检查或真菌球切片病理检查及特异免疫病理测定。

（四）治　疗

1.支持疗法

（1）停用抗生素、皮质类固醇或减少其剂量。

（2）贫血或血浆蛋白低时，输全血或血浆。注意补充热量及维生素，以增强机体抵抗力。

2.抗真菌药物

可选择氟康唑、伊曲康唑及两性霉素B。氟康唑，400～800 mg/d，一般服用12～18个月，空腹服用。伊曲康唑，200 mg，每天2次，连用12周至18个月，饭后服用。两性霉素B，首次剂量为1 mg，次日为3 mg，第3天为5 mg，以后成人每天增加5 mg，直到0.6～1 mg/（kg·d），疗程2～3个月或更长，总剂量为1.5～3 g，最多不超过10 g。由于两性霉素B毒性较大，标本培养已转阴3～4周，主要症状及体征基本消失后即可停药。

抗真菌药物可全身用药或经输尿管镜或肾造瘘管局部注入。

（五）预　防

避免念珠菌感染的易感因素，增强机体免疫力，避免长期滥用广谱抗生素及免疫抑制剂，解除尿路梗阻等。

三、输尿管血吸虫病

（一）病　因

人体寄生的血吸虫主要有埃及血吸虫、曼氏血吸虫、日本血吸虫三种。我国流行的只是日本血吸虫；曼氏血吸虫是肠血吸虫，主要分布在非洲、南美加勒比海的一些岛屿上；埃及血吸虫是泌尿生殖系统血吸虫，主要流行于中东和非洲。近年来，我国去非洲等地区援外工作人员中偶有出现感染埃及血吸虫的病例。

（二）病　理

血吸虫病的基本病变是由虫卵沉积于组织中所引起的虫卵结节。当虫卵沉积在泌尿系统的黏膜下时可产生典型的增殖性肉芽肿，并导致结缔组织增生，纤维化，最终出现钙化。在流行区，

裂体血吸虫通过门静脉和输尿管静脉侵入输尿管引起输尿管血吸虫病。泌尿男生殖系统病变主要由埃及血吸虫所致，病变主要累及膀胱、输尿管，肾及生殖系统很少被累及。而国内流行的日本血吸虫侵犯泌尿男生殖系很少见，其虫卵有时沉积在睾丸鞘膜、阴囊壁、附睾、精索和阴茎海绵体引起局部病变，泌尿系受累者更罕见，偶见虫卵沉积在肾髓质、膀胱黏膜或肌层，卵常钙化，周围有轻度炎性反应。

输尿管病变包括输尿管狭窄、息肉、钙化和弥漫的输尿管化生（鳞状化生和腺囊性增生）。埃及血吸虫病主要侵犯膀胱和下段输尿管，尤其是末端输尿管，即输尿管近膀胱段和壁内段，病变一般为双侧性，中段和上段也可以受累，也可以见到多发性狭窄的情况。输尿管末端狭窄所致的肾积水在埃及血吸虫病性肾积水中最为常见。输尿管蠕动失常也是血吸虫性输尿管扩张的常见原因，一般认为与输尿管管壁炎症反应纤维性变和末端动脉炎所致的血供不良有关。这些输尿管病变导致一侧或双侧的输尿管积水或肾盂积水，最后导致肾功能完全丧失。

（三）症状与体征

血吸虫病的临床表现十分复杂，根据感染轻重、病期早晚以及人体免疫反应而不同，或无临床表现，或表现为慢性阻塞性病变的后遗症。累及泌尿系统的血吸虫主要是埃及血吸虫，主要表现为排尿困难、终末血尿和尿频，随着病变发展至侵犯输尿管时，以膀胱壁段输尿管受侵犯最为多见。也可侵犯下段输尿管，输尿管发生纤维化、狭窄，狭窄部以上的输尿管扩张、迂曲、反流和钙化。膀胱及输尿管周围可产生纤维脂肪瘤病，压迫输尿管，更加重了输尿管狭窄，狭窄以上的输尿管及肾积水。输尿管有血吸虫病变时，96%有反流，更加重了肾积水，肾形成瘢痕、萎缩、钙化及结石。84%并发细菌感染，导致肾盂肾炎，重者可形成脓肾。

（四）诊　断

对居住在流行区或到过流行区而有嗜酸性细胞增多，或与此种感染的慢性后遗症相关的症状和体征的人，均应考虑血吸虫病可能。确诊血吸

虫病有赖于人的排泄物中或直肠活检标本中虫卵的发现，通常应用敏感性高的诊断法定量检查粪便和尿液，以沉积后镜检并孵化毛蚴最常用，可采用尼龙袋集卵及孵化透明法。其他实验室检查如皮内试验、环卵沉淀试验、间接血凝试验、免疫酶联吸附试验等可协助诊断。尿常规检查可见红细胞、白细胞。对晚期输尿管血吸虫病B超检查可提示膀胱壁增厚或类息肉样病变、钙化及结石。肾、输尿管积水或钙化、沙斑及结石。KUB平片下膀胱及输尿管可有线样钙化是本病的特殊改变。当膀胱空虚无尿时，呈宽窄不等的横行线样钙化。膀胱充满时，呈蛋壳样钙化。单侧或双侧输尿管钙化也常同时存在，钙化多限于输尿管下段，但有时也会波及整个输尿管。输尿管呈线样钙化，也可见到斑点状或斑块状钙化。偶见肾盂、肾盏钙化。泌尿系往往合并结石。排泄性尿路造影常显示患侧肾显影迟缓，肾积水，甚至不显影。输尿管迂曲、扩张，甚至粗如小肠，输尿管壁内段或下段狭窄。肾不显影时，次日可再做静脉点滴法泌尿系造影，利用X线透视法可鉴别输尿管有无张力及收缩，输尿管扩张的原因是由于梗阻还是由于无收缩力所致。经膀胱镜取膀胱黏膜做活体组织检查有助于诊断。

（五）治　疗

1. 病原治疗

目前普遍采用吡喹酮治疗。外科手术治疗并发症前应先行杀灭血吸虫药物治疗。

2. 对症治疗

输尿管血吸虫病的后果是导致肾积水，使肾功能丧失，保护肾功能是治疗输尿管血吸虫病重要的治疗目标。早期的肾积水，特别是年轻患者，患病时间短，输尿管病变在未纤维化而形成不可逆阻塞的情况下，通过抗血吸虫系统治疗后输尿管梗阻可解除，肾积水有自行改善的可能。

（1）早期输尿管壁段狭窄：经膀胱镜扩张或行输尿管口切开术，远期效果不佳，常会再次狭窄，多主张行输尿管膀胱再吻合术。如果合并输尿管下段狭窄也可切除，行输尿管膀胱瓣吻合术。对输尿管下段狭窄患者采用输尿管膀胱再植术时必须遵守下列原则：一是病变以上部分输尿管必须正常，不仅要求管腔无狭窄，还要求在动力学

上有正常的蠕动；二是正常的膀胱容量和排空功能。

（2）一侧输尿管中段以下狭窄过长，多不主张行输尿管与对侧输尿管吻合术。因为血丝虫病常常是双侧输尿管皆有病变，多主张行回肠代输尿管术。双侧输尿管中段以下都狭窄，可用一段回肠吻合成"Y"形代替输尿管。由于回肠代输尿管术涉及反流和感染，因此需同时采取有效的抗反流装置，可提高手术效果。

（3）无张力巨输尿管、输尿管狭窄同侧脓肾或分泌性尿路造影示同侧肾无功能，皆应先行肾造口术引流，待肾功能恢复后，再考虑治疗方案，不急于做肾摘除术。

（4）双侧输尿管梗阻而突然发生无尿。应急诊行膀胱镜检查及输尿管插管引流。如果插管失败，应急诊手术行肾造口术。

（六）预　防

预防主要有以下三大措施：首先控制传染源，包括普查与普治患者及病牛；其次切断传播途径，查螺、灭螺，严格实行粪管制度，保护水源避免污染；最后要保护易感人群，避免接触疫水，必须与疫水接触时，应做好个人防护措施。

四、输尿管放线菌病

（一）病　因

放线菌介于细菌与真菌之间，不属于真菌界，而属于原核生物界，自然界分布广。常见有以色列放线菌、牛放线菌、赖氏放线菌等。可感染人的主要是以色列放线菌。放线菌病就是一种由以色列放线菌引起的慢性化脓性和肉芽肿性疾病，为典型厌氧性条件致病菌，只有在机体抵抗力下降、受伤或内源性感染时导致组织化脓性炎症，多为无痛过程，组织多有纤维化与瘢痕形成，常伴有瘘管，排出硫黄颗粒为放线菌病特征性表现。输尿管放线菌病少见。

（二）病　理

放线菌病是一种慢性、化脓性和肉芽肿性疾病。起病隐匿，其病理特点主要是在局部形成脓肿。脓肿壁是厚的肉芽及纤维组织，脓腔内充满

大量坏死组织和脓液；脓液由脓肿壁的薄弱处冲破脓壁，破溃到皮肤或管腔表面则形成经久不愈的瘘或窦道；如破到周围组织或体腔内则可继续形成新的脓肿，如此反复，病灶于局部扩散。脓液中有一种颗粒性物质称为硫小结节或硫黄结节，此结节具有相对的特异性，既可在脓肿中的脓液中找到也可在窦道或瘘管中的排出物中找到，是诊断放线菌病相对特异性的指标。结节肉眼观呈淡黄色，密度大于水，清洗后置于载玻片上压碎，于镜下可见典型结构：中心为大团的革兰阳性菌丝体，单一的菌丝体呈特征性的"V"或"Y"形；菌丝体外包绕呈放射状排列的嗜伊红棒状体。

放线菌病虽然为良性病变过程，但由于病程过长，肿块增大压迫邻近脏器也会影响其他系统的功能，如有报道直肠放线菌病由于肿块压迫膀胱，造成右输尿管膀胱入口受阻，产生右肾重度积水，其病理过程酷似癌肿侵犯邻近脏器而产生的相关病变过程。

（三）症状与体征

输尿管放线菌病没有特异性症状。由于病原菌毒力不强，病变进展缓慢，病程长，不易早期发现，而病理学检查的发现往往和体征不一致。早期输尿管放线菌病可表现为慢性输尿管化脓性炎症，如尿急、尿频、尿痛等膀胱刺激征。后期影像学检查发现输尿管壁增厚或占位性病变，导致输尿管梗阻、肾积水，甚至肾功能受损；也可表现为输尿管瘘，包括输尿管皮肤瘘、输尿管周围瘘。

（四）诊　断

慢性起病，症状不典型，其诊断的主要根据有：①慢性化脓性炎症的临床过程，伴肿块，广泛粘连以及瘘管及窦道形成。对于早期输尿管放线菌病表现为慢性尿路感染，尿常规可发现红细胞、白细胞和硫黄颗粒；后期影像学可表现为输尿管梗阻及肾积水，输尿管壁增厚或占位性病变。②病理特征性诊断指脓液中可找到具有相对特异性的硫黄结节。硫黄结节和脓液中含有的菌丝体，在特定的培养基无氧条件下培养2周可获菌种。

（五）治　疗

常需采用药物、手术及支持疗法等综合治疗

措施，尤其是对重症泛发患者。

1. 抗生素治疗

放线菌对多种抗生素敏感，首选青霉素G，每日1000万～2000万U肌内注射或静脉滴注，用药12～18个月。对青霉素过敏者可选用四环素及红霉素族抗生素，氯霉素、磺胺类、利福平、林可霉素、诺氟沙星也有一定疗效。

2. 手　术　治　疗

术前要了解输尿管病变的范围、程度，对肾功能影响的程度。手术前30～45天开始青霉素治疗后再手术。对输尿管周围广泛粘连引起输尿管梗阻的患者，可行输尿管松解术；对输尿管壁占位病变引起狭窄者，若狭窄段不长可切除狭窄段行端端吻合；对肾积水明显引起肾功能严重受损者，可先行经皮肾造瘘；对形成瘘管或窦道者，需切除瘘管或窦道。

（六）预　防

1. 注意口腔卫生，尽早治疗牙齿、牙周、扁桃体疾病。

2. 及时治疗呼吸道、消化道炎症、溃疡灶，以免形成慢性感染灶。

五、输尿管真菌病

（一）病　因

真菌是一种低等植物，没有根、茎、叶和叶绿素，以寄生或腐生等方式吸取营养。其广泛存在于自然界，通常与机体处于共生状态。正常人一般不会感染真菌。但当机体处于以下状态时易感染：糖尿病、长期应用广谱抗生素、接受免疫抑制药使免疫功能低下、免疫功能缺陷疾病、神经源性膀胱及尿路中长期留置各种导管和异物时，糖尿病患者尤其易感。

真菌对人及动物能致病的只有8种。其中以白色念珠菌及热带念珠菌的致病力最强，也是念珠菌病中最常见的致病菌。其他6种：克柔念珠菌、星形念珠菌、假热带念珠菌、光滑球念珠菌、近平滑念珠菌、高里念珠菌在一定条件下才能致病。

真菌特别是念珠菌对人体组织有黏附作用，黏附在尿路上皮后可在局部生长繁殖，或穿透表面屏障进入体内引起内脏真菌病，真菌可在宿主体内形成芽管，能阻止吞噬细胞对它的吞噬作用，真菌还能产生一些水解酶，引起组织器官损伤，导致深部真菌感染或使感染播散；念珠菌与细菌混合感染时，可增加细菌的毒性。泌尿系统真菌感染常累及肾和膀胱，最多见的致病菌为白色念珠菌，严重时可导致真菌性脓肾。

（二）病　理

全身性真菌感染时，真菌常经血流侵入泌尿系统，这种情况较常见；而局限于泌尿系统的真菌感染少见，常为上行性感染引起。尿路真菌感染可分为肾盂炎型、下尿路感染型、梗阻型。其中肾盂炎有两种形式：①多发性肾皮质脓肿；②肾乳头或集合管广泛真菌浸润，有时可发生肾乳头坏死。真菌菌丝与脱落坏死的尿路上皮组织相互缠绕聚集，形成真菌球，可引起输尿管梗阻。

（三）症状与体征

患者输尿管真菌病时多数无明显症状。若并发真菌性肾盂炎时则全身感染的症状较重，常表现为畏寒发热、腰部疼痛，少数还有消化道症状。部分患者有膀胱刺激征，尿液中有白色絮状物漂浮，偶有血尿。真菌菌丝与脱落坏死的尿路上皮组织相互缠绕聚集，形成真菌球，通过输尿管时，可产生肾绞痛，若造成孤立肾或双输尿管梗阻可出现无尿。

（四）诊　断

1. 患者常存在真菌感染的易感因素，如糖尿病、尿路梗阻等。

2. 病原学检查：尿沉渣镜检有时可发现菌丝或孢子，尿或病变组织真菌培养可明确病原菌种类。

目前还没有足够的资料提供一个为大家所接受的、区别正常泌尿系统真菌群和真菌感染的标准，通常判断真菌感染的标准为：导尿做真菌定量培养，如菌落数超过 $10^7/L$，则常为真菌性泌尿系统感染，而未经沉淀的新鲜导尿标本镜检，10 个视野的平均真菌数为 $1 \sim 3/HP$，则相当于菌落数超过 $10^7/L$，有诊断意义，其准确性为 80%。

3. 影像学检查：一般 B 超无特异发现，若肾盂或输尿管内有"真菌球"，则 B 超可探及低回声

团块，静脉肾盂造影或逆行肾盂造影有时可发现肾盂或输尿管内有占位病变，此即"真菌球"。此时应与泌尿系统结石和肾盂输尿管肿瘤进行鉴别。泌尿系结石在 X 线平片上可见高密度影，B 超为强回声伴声影，尿液中无真菌菌丝及孢子。而肾盂或输尿管肿瘤在造影片上的占位表现与"真菌球"所致表现相似，不易鉴别，肿瘤在 CT 片上有时可见病变向周围浸润生长，尿中可查见瘤细胞，但有时确实难以鉴别，需经手术探查证实。

4. 膀胱镜或输尿管镜检查：膀胱镜下有时观察到膀胱黏膜有鹅口疮样斑状伪膜，膀胱内有大量絮状物。输尿管镜下观察常可见"暴风雪"样现象，是由大量真菌菌丝和脱落细胞形成的絮状物，出现梗阻时输尿管镜难以上行。

（五）治　疗

1. 首先消除糖尿病、免疫力低下等易感因素。

2. 应用抗真菌药物。全身应用抗真菌药物或经输尿管镜或肾造瘘管局部注入抗真菌药物。

3. 输尿管真菌球导致梗阻时，解除输尿管梗阻是重要治疗方法。包括输尿管逆行插管，肾穿刺造瘘，开放性手术同时取出肾盂或输尿管内的真菌球，经皮肾镜或输尿管镜直接取出或夹碎真菌球后置输尿管导管引流。解除梗阻后，可将抗真菌药经肾造瘘管或输尿管导管滴入肾盂，以提高局部药物浓度。若一侧肾感染严重形成脓肾而对侧肾功能正常，可切除患肾，手术前后应使用足量的抗真菌药物，应用抗真菌药物期间应注意复查肝功能，以防肝功能损害。

（六）预　防

避免真菌感染的易感因素，增强机体免疫力，避免长期滥用广谱抗生素及免疫抑制剂，解除尿路梗阻等。

六、输尿管软斑病

软斑病一种少见的非特异性炎性肉芽肿性病变，常见于泌尿道，其次为生殖道、胃肠道及腹膜后。发生在泌尿道者，40% 位于膀胱，而位于输尿管较少见。输尿管软斑病常伴有肾、肾盂、膀胱的软斑病，仅在中老年妇女中发现，未见于

男性输尿管软斑病。

软斑病的病因尚未完全清楚。有人认为与大肠埃希菌慢性感染有关。也有人认为属巨噬细胞类疾病，是溶酶体对革兰阴性杆菌的吞噬活性的改变，特别是吞噬功能丧失的结果。还有作者发现在发病过程中有全身或局部的免疫紊乱。

输尿管镜下肉眼观察可见分散或群聚的浅黄色或黄灰色的柔软天鹅绒样或轻度隆起的斑块，斑块一般被未受损的黏膜覆盖，有时有浅表的溃疡，局部可见凹陷，邻近组织有炎症或出血。镜下可见大量泡沫状嗜酸性组织细胞、淋巴细胞、浆细胞及成纤维细胞等形成的肉芽肿性炎症改变。组织细胞内外可见 M-G 小体（Machaekis-Gutman 小体，又称软斑小体）。M-G 小体的存在是与其他肉芽肿性炎症改变鉴别的重要依据，M-G 小体是被巨噬细胞吞噬的革兰阴性杆菌经溶酶体包裹后磷酸钙和含铁血黄素沉着而形成的。

本病无典型的临床特征，可以无任何症状，但常有反复尿路感染的病史。多数为单侧输尿管，少数为双侧。所有患者的共同病变特征是输尿管阻塞，病变范围局限或弥漫。需病理检查才能确诊，诊断主要根据尿液或活检组织中找到典型的 M-G 小体。

软斑病属于炎性疾病，多数患者需长期应用抗菌药物治疗，也可同时配合电灼治疗，效果更好。

（湛海伦　高　新）

第四节　炎性输尿管狭窄、闭锁

各种输尿管特异性及非特异性炎症均可导致输尿管狭窄甚至闭锁。输尿管狭窄的诊断比较困难。其临床表现以腰背酸痛、腹部包块、血尿和尿路刺激征为主，但缺乏特异性。B 超检查多能发现患侧肾积水，但仅能作为筛选手段。

目前，诊断输尿管狭窄的主要手段为 IVU、膀胱镜、逆行和顺行造影检查。IVU 能显示输尿管狭窄者很少，常表现为患侧不显影或肾积水。膀胱镜检查能直接观察到患侧输尿管口蠕动、排尿频率明显少于健侧，逆行肾盂输尿管造影可直接观察狭窄段的直径和长度。针对输尿管闭锁，可同时行经皮肾造瘘术，同时行顺行造影检查，了解闭锁的位置和长度。根据其他影像学所提供的可疑部位进行薄层 CT 或 MRI 扫描，可明确诊断。

治 疗 方 法

（一）保守治疗

炎性输尿管狭窄的治疗原则是解除梗阻，保护肾功能。输尿管炎症早期，狭窄不明显，应用抗生素多数可以治愈。

（二）手术治疗

当输尿管炎症已造成输尿管瘢痕狭窄时，则选择手术治疗。常用手术治疗方法有以下几种：

1. 输尿管输尿管吻合术　适用于狭窄段长度 <4 cm 的中、上段狭窄，手术采用 3-0 肠线全层缝合。如输尿管两断端口径不一致或较细，可行斜形吻合。若估计吻合后输尿管受牵拉张力过高，可充分游离肾，尽量减少张力。

2. 输尿管膀胱吻合术　膀胱悬吊再吻合术或管状膀胱瓣输尿管吻合术适用于狭窄段长度 <4 cm 的中、下段狭窄。

3. 带蒂大网膜包被术　适用于狭窄段长度 4～10 cm 者。术中先松解输尿管，纵行切开狭窄段，切开侧腹膜，找到大网膜后将其裁剪、展平，用带蒂大网膜包被狭窄段，3-0 肠线固定。

4. 阑尾代输尿管成形术　亦适用于狭窄段长度 <4 cm 者。该法适用于病变在右侧者，且阑尾必须正常、管腔通畅、长度适当。术中应保留阑尾系膜及动、静脉，于靠近盲肠 0.5 cm 处切断阑尾，行阑尾尖部与输尿管近端，阑尾基底部与输尿管远端或膀胱（膀胱瓣）吻合，术毕放置输尿管支架管。

5. 回肠代输尿管术　适用于输尿管狭窄段长度 >10 cm 者。由于回肠系膜较长，粗细适当，有良好的蠕动性，故移植后可保证肾盂与膀胱的通畅引流。术中游离带系膜血管的肠袢 30 cm，通过结肠旁腹膜切口，将其放在腹膜外，根据具体情况将游离肠袢上端与肾盂、肾下盏或输尿管用 3-0 肠线间断吻合，外层用 1-0 丝线加固，下端与膀胱吻合。因术后可发生逆流、感染、低钾血症等并发症，故应用时应慎重。

6. 自体肾移植术　适用于输尿管狭窄段 >10 cm 者。

7. 狭窄段输尿管气囊扩张术　先将斑马导丝插入患侧输尿管，再沿导丝将不透 X 线标记的气囊导管放置于狭窄部位，X 线下使狭窄段位于气囊中部，往气囊内注入造影剂，使用加压泵加压使狭窄段完全扩张，扩张过程需要在 X 线下进行，可使"蜂腰症"消失。一般选择 F18 ~ 21 的气囊，扩张压力控制在 15 ~ 20 个大气压，持续时间约 3 min，抽空气囊，再用输尿管镜观察，可见狭窄部分扩张充分，如扩张部位出血，可内镜下电凝止血。

8. 腔内输尿管切开术　主要适用于短段（长度 <2 cm）输尿管狭窄。腹膜后纤维化、输尿管管腔完全闭锁不宜采用该手术。直视下采用冷刀、电刀和激光将输尿管全层切开，切开深度以看见输尿管周围脂肪为宜，输尿管不同部位的狭窄切开部位不同，输尿管上段应在外侧切开，跨过髂

血管处应在内前方、外侧方或前外侧切开，可避开输尿管壁后方的髂血管，以免损伤。壁内段应在 6 点处切开，髂血管以下输尿管在后外侧切开。内切开后应放置 F7 ~ 9 双 J 管 6 ~ 8 周。

9. 记忆合金支架治疗输尿管狭窄　20 世纪 90 年代初国外开始将此法应用于临床。手术要点为通过膀胱镜或输尿管镜，在 X 线下将记忆支架置于狭窄段输尿管内。该方法适用于部分无论是传统的开放手术或是内镜切开球囊扩张处理治疗效果均欠佳的患者，具有操作简单、支架不易移位、创伤小、恢复快的优点。同时，支架有良好的组织相容性，不受狭窄长度的限制。但另一方面，部分记忆合金支架长期放置后容易出现支架上结石附着以及支架内炎性息肉生长情况，从而导致再狭窄的发生，且由于记忆合金支架不容易拆除，因此，永久性的记忆合金支架放置需慎重。近年来，有学者报道可拆卸覆膜支架的应用，因其带覆膜可减少输尿管炎性息肉的增生，且便于拆卸，可替代永久性的记忆合金支架应用于复杂性输尿管狭窄的病例，近期临床治疗效果良好。

（湛海伦　高　新　徐桂彬）

第五节　输尿管上皮化生

一、腺性囊性输尿管炎

腺性囊性输尿管炎是临床上罕见的疾病。主要见于老年人，与性别无关。

该病病因不清。一般认为本病出现在持续存在或复发的泌尿系统感染患者中。除由慢性感染引起以外，血吸虫病、某些化学物质如甲醛可引起该病，泌尿系统先天性畸形、怀孕等可能也是危险因素。

目前公认以炎症刺激导致尿路上皮增殖（Von Brunn 细胞巢）的理论解释其发病机制，认为该病是尿路上皮对外源性刺激的过度反应所致，并认为治疗病因可以防止 Von Brunn 细胞巢的进展。Nodas 通过对囊性（腺性）肾盂输尿管炎和腺性膀胱炎做病理检查，解释了尿路上皮囊肿形成的

机制，认为慢性炎症刺激或物理性刺激可使尿路上皮形成炎性囊肿，然后逐渐出芽性生长为不成熟囊肿，这种不成熟的囊肿尚不被临床发现。Von Brunn 细胞巢即为这种不成熟囊肿的切面观，可逐渐进展为成熟的囊肿。

本病主要的病理特征是腺体增生和形成黏膜面小囊肿。发生于单、双侧，可累及肾盂及输尿管，甚至膀胱同时受累。输尿管病变靠近肾盂输尿管连接处较为明显。输尿管、肾盂黏膜呈不规则增厚，黏膜面许多小囊肿形成，囊肿大小不等，小者仅镜下可见，大者直径可达数厘米，常呈圆形或卵圆形，壁薄。囊内充满胶样、白色或血性液体。镜下可见 Von Brunn 巢，小体，小囊肿，在固有膜内上有不同程度的腺细胞、淋巴细胞浸润。

腺性囊性输尿管炎无特异性症状和体征。患者往往因血尿、腰痛等来就诊。其诊断往往依赖

于影像学检查。其典型 X 线影像为上尿路多发小、圆、光滑的充盈缺损的圆齿状外观，但易与同样表现为上尿路充盈缺损的血管压迫、转移灶、软化斑、息肉等混淆。当发现上尿路充盈缺损影并排除了肿瘤、结核、阴性结石、产气菌感染以后需考虑该病。

一般认为腺性囊性肾盂输尿管炎是良性病，可引起肾积水、高血压病。治疗上应以保守治疗为主。首先应消除原发的慢性刺激因素，如结石、梗阻、感染、矫正畸形等。在此基础上有针对性地适量应用抗生素，同时行激素治疗。治疗后应注意随访，推荐尿常规、尿细菌培养及尿细胞学检查每年 2 次，IVU 每年 1 次。去除感染之后，囊肿仍可能长期存在，根治依赖外科手术。

二、输尿管鳞状上皮化生

输尿管鳞状上皮化生是临床上罕见的疾病。好发年龄为 30 ~ 50 岁。

目前普遍认为其病因是某些慢性刺激或慢性炎症。多数病例合并结石、感染及其他肾疾病。

其病理组织学可有四种类型：腺型、囊型、肠型、鳞状型。以前三型较多见，这些病理类型多数为复合表现，而较少单独存在。

患者大部分主诉有疼痛，可能为角化物阻碍了尿液的排出，并伴有发热等不适。尿中可能有树皮样组织片排出的病史，排出后疼痛消失、发热消退。IVP 可见输尿管长轴方向有不规则索条阴影，或为规则平行的微细、尖锐的皱襞阴影，其病理基础可能与黏膜下水肿、细胞浸润有关。

治疗上，如果输尿管鳞状上皮化生同时有癌变的做肾、输尿管切除；而非癌变、病变局限、肾功能良好者，做输尿管局部切除而保留肾。

三、输尿管肾源性化生（腺瘤）

肾源性腺瘤（nephrogenic adenoma）是一种少见的泌尿系统病变，迄今文献报道约 100 多例，可见于膀胱（大约 80%）、输尿管（约 5%）、尿道（约 15%）、肾盂（少见）及憩室腔内等部位。可发生于任何年龄，多见于成年男性。20 岁之前，女性多见；20 岁之后男性多见（男女之比为 3∶1）。

肾源性腺瘤确切的发生机制仍存在争议，大致有以下 3 种说法：①发育异常：最初 Friedman 和 Kuhlenbeck 认为本病是一种发育异常性疾病，起源于残留的中肾管。②化生性病变：其后的病例回顾发现大约一半的病例见于泌尿生殖系统手术后，包括肾移植术后；其他可能的诱发因素还包括膀胱结石、机械性损伤、膀胱炎、膀胱内化疗和灌注（卡介苗）及免疫抑制剂的使用，提示肾源性腺瘤是一种独特的化生性病变，是对炎症、创伤的反应。③肾小管细胞种植：最近 Mazal 等采用荧光原位杂交和外源凝集素实验研究发生在肾移植受者的肾源性腺瘤，发现这些病变来自于移植肾脱落的肾小管细胞，而不是一种化生性病变。其主要机制是被移植的肾比正常肾更容易发生肾小管细胞脱落，而免疫抑制剂的使用使得膀胱黏膜更脆弱，容易发生缺损，因此脱落的肾小管细胞可以种植在膀胱间质中，生长成肾源性腺瘤。

肾源性腺瘤多为单灶，呈息肉样或乳头状。组织学特征：病变由乳头状或位于黏膜固有层内类似肾小管的细长小管组成，成群分布，表面被覆单层立方或"钉头"样细胞。有的腺管扩张成小囊状。电镜下：腺管外包绕基底膜，上皮细胞胞浆内有多量线粒体，腔面有微绒毛。被覆细胞和管腔内分泌物用胭脂红、PAS 和阿森蓝染色阳性。免疫组织化学检查具有植物凝血素连接特征，类似胚胎肾小管。超微结构无成人肾小管上皮的特征。

本病常无典型的临床症状，可有血尿、尿频或尿痛等。术前一般不能确诊。易与肾源性腺瘤混淆的良性病变包括肠上皮化生、乳头状膀胱炎、息肉状膀胱炎、腺囊性膀胱炎。只要了解肾源性腺瘤独特的类似于肾小管的组织学形态，腺腔内有独特的嗜酸性粉染物质，鉴别诊断并不困难。

本病由于肉眼与癌无法区别，且有局部高复发率，因此，不论是经内镜手术或开放性手术均应完整切除和定期随访。

（湛海伦　高　新）

第六节　输尿管淀粉样变

淀粉样变是以特异性的多糖蛋白的复合体（淀粉样蛋白）在全身各种组织或器官的细胞外间隙沉积为特征的一种代谢性疾病。好发于舌肌、心肌、呼吸道、皮肤等部位。泌尿系淀粉样变临床罕见，通常认为泌尿系淀粉样变约 25% 发生于肾盂，25% 发生于输尿管，50% 发生于膀胱。男女发病均等，以中老年为主，病程长短不一。

本病病因尚不清楚，目前认为与免疫功能异常有关。成淋巴细胞、浆母细胞、单核细胞及某些具有内分泌功能的肿瘤细胞可以产生淀粉样蛋白前体，蛋白前体进入组织间隙后被单核细胞和巨噬细胞吞噬，经溶酶体的聚合和分解作用，形成淀粉样蛋白，再分泌到细胞外的基质内，经过聚合作用形成 β 片层结构，从而具备淀粉样蛋白的特性。根据淀粉样蛋白前体的不同可以将淀粉样蛋白分成来源于免疫球蛋白的轻链 AL 型、来源于血清中前驱蛋白的 AA 型和来源于某种变异的前清蛋白的 AF 型。原发性淀粉样变多为 AL 型，继发性和家族性淀粉样变大多为 AA 型和 AF 型。由于淀粉样蛋白前体不同，促进和诱发因素及局部体液环境不同，因而出现了不同类型的淀粉样变。免疫功能受到抑制时，对这种蛋白沉积有促进作用，沉积的淀粉样蛋白纤维可引起黏膜萎缩、损伤和小血管的破裂，临床上常出现血尿和刺激性排尿，有时可导致大出血、肾功能不全，甚至有诱发恶变的可能。

本病在病理形态上较有特点，大体上可见输尿管增粗、管壁增厚、管腔狭窄，可在腔内形成息肉样新生物，质地脆，极易脱落。光镜下见黏膜下各层有特征性的淀粉样物沉积，血管周围最为明显，病变组织被细胞外的无定形、嗜酸性的蛋白质沉积物所浸润，该沉积物被刚果红染色后在偏振显微镜下为黄绿色双折射，电镜下淀粉样蛋白表现为直径 10 ~ 15 nm 的纤维状物，镜下血管壁的硬化使组织易于出血，肿块的形成及钙化易使临床误诊为肿瘤或结石。

首发症状主要为间歇性肉眼血尿，有时可伴有腰腹疼痛，常有刺激性排尿症状、骨盆痛。B 超、CT 及 IVP 等影像学检查，通常发现占位性病变，存在病变侧输尿管梗阻以上扩张积水等改变，但不能明确诊断。输尿管镜检查可见输尿管内病变，活检加病理检查可以确诊。目前本病最可靠的诊断手段仍然是病理检查，可以采取活检、术中冰冻或术后病检方法，前两者尤为重要，能防止不必要的扩大手术治疗。

原发性输尿管淀粉样变在发病年龄、临床表现、影像学检查及内镜检查上极易与输尿管癌混淆，术前通常不能确诊。

输尿管淀粉样变的治疗应根据病变的大小及肾功能情况而定，若病变 <2 cm，肾无病变且功能良好，可行输尿管病变段切除加端端吻合术；若病变 >2 cm，或为多发性病变且伴有肾功能严重受损，可行肾、输尿管全切术。尽管本病有诱发恶变的可能，目前尚无此病引起移行细胞癌和鳞癌的报道。该病术后极易复发，应定期行输尿管镜检查，必要时活检，并做病理学刚果红染色。

（湛海伦　高　新）

参 考 文 献

[1] 吴阶平. 吴阶平泌尿外科学. 济南：山东科学技术出版社，2004: 551-644.

[2] 马腾骧. 现代泌尿外科学. 天津：天津科学技术出版社，2000: 672-690.

[3] 谷现恩，梁丽莉. 尿石症的诊断与治疗. 北京：人民卫生出版社，2008: 11-36.

[4] 陈茂导，蔡志明. 非特异性输尿管炎 // 王成林，林贵. 罕见病少见病的诊断与治疗. 北京：人民卫生出版社，1999: 618-619.

[5] 周祥福. 输尿管镜治疗输尿管狭窄或闭锁 // 高新，周祥福. 微创泌尿外科手术与图谱. 广州：广东科技出版社，2006: 121-122.

[6] 吴晶晶. 尿路感染研究进展. 国际泌尿系统杂志，2007, 27(3): 385-390.

[7] 张士文，金伯涛，尤林生. 急性原发性非特异性输尿管炎 1 例报告. 临床泌尿外科杂志，1998, 13: 279.

[8] 范本祎，曾向阳，齐范，等. 非特异性输尿

管炎 5 例报告 . 临床泌尿外科杂志，2002, 17: 183-184.

[9] 李汉忠，王惠君，宋宗禄，等 . 原发性非特异性输尿管炎的诊断与治疗 . 中华外科杂志，2000, 38: 761-763.

[10] 廖毅 . 特发性腹膜后纤维化 . 腹部外科，2001, 14: 188-189.

[11] 吴仕和，唐云，尹太臧，等 . 特发性腹膜后纤维化 27 例诊治分析 . 中华普通外科杂志，2005, 20(5): 281-282.

[12] 杨广夫，王亚蓉，王欣璐，等 . 腹膜后纤维化的 CT、MRI 表现 . 实用放射学志，1999, 15: 386-388.

[13] 李翼飞，陈永胜，李哲勋，等 . 黄色肉芽肿性肾盂肾炎（附 16 例报告）. 中国医师杂志，2004, 6: 1019-1021.

[14] 苑任，韩萍，史河水，等 . 黄色肉芽肿性肾盂肾炎的影像学表现 . 中国医学影像学杂志，2002, 10(1): 29-32.

[15] 张弘，谢生元，皮亚平，等 . 黄色肉芽肿性肾盂肾炎 7 例临床病理分析 . 诊断病理学杂志，2004, 11(4): 221-223.

[16] 亢福 . 单纯输尿管结核诊治体会 . 临床误诊误治杂志，2007, 20(9): 61-62.

[17] 周林玉，吴斌，吴绍山，等 . 单纯性输尿管结核早期诊治方法的探讨 . 中国现代医学杂志，2003, 13(4): 102-103.

[18] 郭铁，郭跃先，杨士杰 . 早期输尿管结核 2 例诊断体会 . 山东医药，2007, 47(2): 35.

[19] 夏术阶，荆翌峰，孙晓文，等 . 输尿管镜在不典型泌尿系结核诊断中的应用（附 6 例报告）. 现代泌尿外科杂志，2005, 10(3): 152-153.

[20] 梁国标，沈寅初，罗旭，等 . 肾结核诊治分析（附 52 例报告）. 中华泌尿外科杂志，2004, 25(1): 15-17.

[21] 刘洪 . 泌尿系统埃及血吸虫病的 X 线诊断研究 . 实用放射学杂志，1998, 14(5): 287-288.

[22] 程双管，王明才 . 手术治疗晚期埃及血吸虫病性肾积水 . 临床泌尿外科杂志，1996, 11(2): 98-99.

[23] 罗营 . 放线菌病和盆腔放线菌病 . 国外医学：妇产科学分册，2001, 28(3): 164-165.

[24] 王振声，赵庆利 . 输尿管疾病的诊断与治疗 . 山东医药，2000, 40(11): 38.

[25] 吴开俊，李逊，单炽昌，等 . 腔内泌尿外科技术治疗输尿管狭窄（附 182 例报告）. 中华泌尿外科杂志，2000, 21: 612-614.

[26] 胡卫列 . 肾盂输尿管连接部梗阻的微创外科治疗 . 中国微创外科杂志，2003, 3(2): 179-181.

[27] 薛卫成，钱利华，沈丹华，等 . 膀胱肾源性腺瘤临床病理观察 . 诊断病理学杂志，2006, 13(5): 351-353.

[28] 张征，牛远杰，孙光，等 . 输尿管肾源性腺瘤一例报告 . 中华泌尿外科杂志，2000, 21(10): 638.

[29] 李智，孔垂泽，王侠，等 . 囊性（腺性）肾盂输尿管炎 1 例报告 . 中国医科大学学报，2004, 33(4): 376-377.

[30] 刘东琳，陈佳，吴欣 . 输尿管淀粉样变合并炎症 B 超随访观察 1 例 . 临床超声医学杂志，2004, 6(4): 246.

[31] 宋宁宏，吴宏飞，顾民，等 . 原发性膀胱、输尿管淀粉样变 1 例的形态学和临床诊治分析 . 南京医科大学学报（自然科学版），2002, 22(5): 407-417.

[32] Snyder JA, Haugen BJ, Lockatell CV, et al. Coordinate expression of fimbriae in uropathogenic Escherichia coli. Infect Immun, 2005, 73(11): 7588-7596.

[33] Kau AL, Hunstad DA, Hultgren SJ. Interaction of uropathogenic Escherichia coliwith host uroepithelium. Curr Opin Microbiol, 2005, 8(1): 54 -59.

[34] SaemannMD, Weichhart T, HorlWH, et al. Tamm-Horsfall protein: a multilayered defence molecule against urinary tract infection. Eur J Clin Invest, 2005, 35(4): 227-235.

[35] Reid G, BruceAW. Probiotics to prevent urinary tract infections: the rationale and evidence. World J Urol, 2006, 24(1): 28-32.

[36] Storm PB, Fallon B. Non-specific granulomatous ureteritis. J Uro1, 1997, 117: 794-795.

[37] O'Flynn WR, Sandrey JG. Non-specific granulomata of the meter and bladder. Br J Urol, 1963, 35: 267-270.

[38] Dahl DS. Segmental ureteritis: a report of 4 surgical cases. J Urol, 1973, 105: 642-646.

[39] Mininberg DT, Andronaco J, Nesbit RM, et al. Non-specific regional ureteritis. J Urol, 1967, 98: 664-667.

[40] Farina-Perez LA, Pesqueira-Santiago D, Alvarez-Alvarez C, et al. Diffuse xanthogranulomatous pyelonephritis with a renocolic fistula neglected for more than two years. Actas Urol Esp, 2004, 28(7): 553-555.

[41] Meier P, Gilabert C, BurnierM, et al. Retroperitoneal fibrosis, an unrecognized inflammatory disease, clinical observations and review of the literature. Nephrologie, 2003, 24: 173-180.

[42] Artom A, Gandolfo N. Idiopathic retroperitoneal fibrosis: a case report without increased levels of acute 2 phase reactants. Ann Ital Med Int, 2004, 19: 50-53.

[43] Valentini AL, Summaria V, Marano P. Diagnostic imaging of genitourinary tuberculosis. Rays, 1998, 23(1): 126-143.

[44] Langemeier J. Tuberculosis of the genitourinary system. Urol Nurs, 2007, 27(4): 279-84, 321.

[45] Burrill J, Williams CJ, Bain G, et al. Tuberculosis: a radiologic review. Radiographics, 2007, 27(5): 1255-1273.

[46] Ajit MK, Groenewald EA, Speakman M. An unusual presentation of genitourinary schistosomiasis in a Caucasian woman in the UK. Ann R Coll Surg Engl, 2005, 87(6): 481.

[47] Neal PM. Schistosomiasis - an unusual cause of ureteral obstruction: a case history and perspective.Clin Med Res, 2004, 2(4): 216-227.

[48] Punekar SV, Rao SR, Swami G, et al. Balloon dilatation of ureteric strictures. J Postgrad Med, 2000, 46(1): 23-25.

[49] Razdan S, Silberstein IK, Bagley DH. Ureteroscopic endoureterotomy. BJU Int, 2005, 95 (Suppl 2): 94-101.

[50] Binous MY, Chtourou M, Kbaier I, et al. Ureteritis cystica: case report and review of the literature. Tunis Med, 2003, 81(6): 425-427.

[51] Mazal PR, Schaufler R, Altenhuber-Müller R, et al. Derivation of nephrogenic adenomas from renal tubular cells in kidney-transplant recipients. N Eng J Med, 2002, 347(9): 653-659.

[52] Hoshi A, Yamashita H, Sasaki H, et al. A case of squamous metaplasia of the ureter. Hinyokika Kiyo, 2004, 50(3): 207-209.

[53] Kitsukawa S, Hosoda S, Otsuru N, et al. Localized amyloidosis of the ureter: a case report. Hinyokika Kiyo, 2006, 52(2): 131-134.

[54] Singh SK, Wadhwa P, Nada R, et al. Localized primary amyloidosis of the prostate, bladder and ureters. Int Urol Nephrol, 2005, 37(3): 495-497.

[55] Duffau P, Imbert Y, De Faucal P, et al. Primary localized amyloidosis of the urinary tract: a case series of five patients. Rev Med Interne, 2005, 26(4): 288-293.

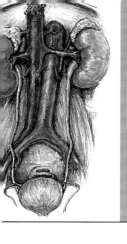

第十章

输尿管肿瘤

第一节　输尿管良性肿瘤

输尿管和肾盂肿瘤占所有尿路肿瘤的 8%，其中 > 90% 是尿路上皮癌。输尿管良性肿瘤，不论上皮型或非上皮型，发生率都少于恶性肿瘤。Scott（1970）对 180 例原发性输尿管良性肿瘤分析发现，良性乳头状瘤占第一位，有 76 例；其次是输尿管息肉，52 例；以下次序为肉芽肿息肉 6 例，纤维瘤 5 例，平滑肌瘤 4 例，血管瘤 3 例。

输尿管良性肿瘤的病理分类，简单地归纳于表 10-1。

表 10-1　输尿管良性肿瘤病理分类

（1）上皮型肿瘤
乳头状瘤（papilloma）
内翻性乳头状瘤（inverted papilloma）
（2）非上皮型肿瘤
平滑肌瘤（leiomyoma）
神经纤维瘤（neurofibroma）
纤维瘤（fibroma）
血管瘤（angioma）
嗜铬细胞瘤（pheochromocytoma）
脂肪瘤（lipoma）
纤维上皮息肉（fibroepithelial polyp）
（3）肿瘤样病变
息肉（polyp）
肉芽肿息肉（granulomatous polyp）

现将几种主要的输尿管肿瘤的临床病理特点做一概述。

（一）内翻性乳头状瘤

内翻性乳头状瘤是良性移行细胞肿瘤，大部分发生在输尿管下段，男性多见。发病平均年龄 55 岁左右。肿瘤可引起血尿，或偶由肾盂造影发现。肿瘤可呈多发性，可伴发泌尿道其他部位的癌，肿瘤基底部较宽，蕈伞样高出黏膜表面。镜下肿瘤由典型的移行上皮组成，有时可形成小腺体结构，黏液上皮化生。与膀胱小的活检组织一样，容易和 Von Brunn 上皮巢、输尿管炎和腺囊性膀胱炎混淆。内翻性乳头状瘤通常认为是良性病变，但常同时或者先后伴发尿路上皮癌。有研究显示输尿管内翻性乳头状瘤有 18% 发生恶性肿瘤。另有学者认为存在 2 种类型的内翻性乳头状瘤，类型 1 为良性肿瘤行为，而类型 2 存在恶性潜能，但目前还没有办法区别这两种类型，因此建议对所有诊断为内翻性乳头状瘤的病例密切随访至少 2 年。

（二）纤维上皮息肉

纤维上皮息肉是一种少见的输尿管的良性间叶性肿瘤，多发生于青年和中年，小儿和老年亦可发生。70% 的患者是男性。其发病原因目前仍不清楚，可能与先天因素、梗阻、感染、创伤、慢性刺激、发育缺陷等有关。其来源于中胚层组织，由纤维组织核心和表面覆盖的上皮组成，没有肌肉成分。患者大多没有症状，只有当息肉引起输尿管梗阻后才开始出现临床症状，多以患侧肾区隐胀痛为主，当息肉出现炎症表皮糜烂时出现肉眼血尿或镜下血尿。患者的临床表现与体征、尿液分析、尿细胞学和影像学检查缺乏特异性，输尿管镜检与活检可显著提高输尿管纤维上皮息肉的确诊率，其镜下观呈灰白色，表面光滑，柱状或分枝状，有狭长的蒂，漂浮于输尿管腔内，最常见的发生位置是输尿管肾盂连接处和输尿管上段。

（三）输尿管息肉

输尿管息肉大部分有细长的蒂部相连于输尿管壁，并漂浮于管腔内，颜色较红，容易出血，由正常输尿管移行细胞增生而成，并掺杂纤维组织与肉芽组织的生长。息肉基底部有较多毛细血管及平滑肌束。输尿管息肉常导致输尿管梗阻，表现为腰痛而就诊者多见。静脉肾盂造影及逆行造影检查是目前临床医师最常用的检查方法，静脉肾盂造影常提示输尿管腔内占位性病变，但输尿管息肉体现出来的充盈缺损，不同于恶性肿瘤。息肉时的缺损周围光滑，边界较清楚，透视下可见肿块呈长条状充盈缺损，有蒂，随输尿管蠕动缺损位置可改变，对诊断本病有价值。输尿管镜检查近年来逐渐得到临床医师的广泛认可，输尿管镜可明确病变部位、数目，同时可活检明确肿块性质，对治疗方案至关重要。输尿管原发性息肉的治疗以手术为主，应依据息肉的数量、部位、累及输尿管的周径和长度选择不同的手术方法。若息肉数量少、蒂细，可行息肉切除加基底电灼术，其途径有传统开放手术与输尿管镜下电切术，后者创伤小、恢复快。若息肉多发、蒂宽、累及输尿管的周径与长度范围较广，单纯息肉切除加基底电灼术有可能造成治疗不彻底或输尿管远期狭窄，此类情况下应行病变段输尿管切除再吻合术。若息肉位于肾盂输尿管连接部（UPJ）且合并 UPJ 狭窄，则行病变段切除加肾盂成形术。若息肉合并重度肾积水、肾感染致无功能，则行患侧肾输尿管大部切除术。

（四）纤　维　瘤

输尿管纤维瘤常有蒂相连而突入管腔，大多发生在输尿管中段，肉眼观察局部输尿管壁可见肿胀或息肉状肿块，表面覆盖淡红色光滑而又完整的黏膜。切面上肿块界限清楚，呈灰白色，质地偏硬，显微镜下肿瘤有正常黏膜覆盖，余者均为互相交织的致密纤维组织丛生而成，偶见肿块表面黏膜发生溃破。

（五）血　管　瘤

血管瘤是不常见的息肉状肿瘤，由大量血管和纤维间质构成，表面覆盖有正常移行上皮。好发生在小儿和成年人，可多发，常引起梗阻。输尿管血管瘤非常罕见。本病是一种来源于血管的良性肿瘤，由胚胎残留的单向潜能成血管细胞异常生长所致。输尿管血管瘤的主要临床表现是血尿及输尿管梗阻所产生的一系列症状，术前较难得到明确诊断。IVU 和逆行尿路造影表现为造影剂在肿瘤近端滞留，呈杯口状改变，输尿管中出现充盈缺损或局限性不规则狭窄，近端输尿管扩张和肾积水。输尿管镜有助于本病的诊断，但因血管瘤组织极易出血，活检时需慎重。本病确诊常依靠术中快速冰冻和术后病理。输尿管血管瘤的治疗应视肿瘤部位、大小及肾皮质厚度和功能情况采取不同的治疗方式。对大部分血管瘤，直视下肿瘤切除是首选方法，对于体积较小的血管瘤可考虑经输尿管镜电切或电灼，如肿瘤体积较大，同侧肾无功能或功能很差而对侧肾功能正常，可予患侧肾输尿管切除术。输尿管血管瘤是一种良性病变，只要及时诊断和正确处理，预后良好，极少复发。

（六）其　　他

输尿管乳头状瘤、平滑肌瘤、神经纤维瘤、脂肪瘤、嗜铬细胞瘤等均罕见，仅见少量个案报道。

（韩　辉　李永红）

第二节　输尿管恶性上皮肿瘤

一、输尿管移行细胞癌

输尿管移行细胞癌是指发生于输尿管移行上皮层的肿瘤，虽然为输尿管最常见的肿瘤，占输尿管肿瘤 90% 以上，但是输尿管移行细胞癌临床较为少见。输尿管内尿液停留时间短，水解酶激活致癌物质成分远低于膀胱，故其发生肿瘤的机会远低于膀胱，其发病率约为膀胱肿瘤的 1/40，占尿路上皮肿瘤的 1% 左右，约占上尿路移行细胞癌的 25%。输尿管移行细胞癌的发病年龄、性别和种族均有较大差别，我国输尿管移行细胞癌多见于 40～70 岁人群，男女比例约为 3∶1；而在美国，男女发病比率约为 2∶1，白种人发病率约为黑种人的 2 倍。近年来随着诊断技术的提高和人均寿命的延长，输尿管肿瘤的发病率逐渐提高。输尿管移行细胞癌 73% 发生于远侧输尿管，24% 发生在中段输尿管，3% 发生在近段输尿管。上尿路移行细胞癌是一种多中心发生的肿瘤，双侧同时发生率 1%～8%，同侧上尿路受累达 27%～36%，约 2%～4% 继发于膀胱移行细胞癌。30%～75% 可继发膀胱移行细胞癌。60% 的输尿管移行细胞癌呈侵袭性。

（一）病 因 学

输尿管移行细胞癌的确切病因尚不完全清楚，目前比较明了的危险因素有：吸烟、滥用止痛药、接触致癌物、中药减肥、慢性感染、尿路结石、职业因素、抗肿瘤药物、遗传因素、巴尔干肾病等。

1. **职业与化学致癌物** 尿路上皮接触的致癌物质是相同的，与膀胱癌有关的联苯胺、四氯基联苯、乙萘胺、油漆、染料、洗涤剂等都可能是输尿管致癌原因。从事燃料、橡胶、纺织、电缆、油漆、染料、农药、制革、汽车修理等职业的人群输尿管癌的发病率高于一般人群。

2. **吸烟与饮食** 吸烟与尿路上皮肿瘤的发病率之间的关系虽然不如肺癌发病率之间那样密切，但目前的研究已经肯定吸烟为尿路上皮肿瘤发病的危险因素，吸烟者发生尿路移行上皮癌的风险是不吸烟者的 3 倍，肿瘤的发生同样与吸烟累计总量相关。McLaughlin 报道长期吸烟者患输尿管癌的风险可以增加 7.2 倍。动物实验发现甜味剂有致癌作用，而随后的试验未证实对人有致癌作用，现已经确定甜味剂并非尿路上皮的致癌物质。咖啡未能证实为尿路上皮肿瘤发病的危险因素。食物与尿路上皮肿瘤的关系报道很少，但是烤、炸食物可能含有致癌成分。

3. **巴尔干肾病** 巴尔干肾病以变质性肾病为特点，病因不明。患有巴尔干肾病的家庭，上尿路发生移行细胞癌的概率明显升高，但多见于肾盂癌，而输尿管移行细胞癌合并巴尔干肾病的报道较少。

4. **药物** 目前已经明确化疗药物环磷酰胺可诱发膀胱癌和输尿管癌，并且环磷酰胺诱发的输尿管癌恶性程度高，侵袭力强。有文献报道输尿管癌与止痛剂的滥用有关。

5. **遗传基因** 近年来对癌基因和抗癌基因的研究发现，遗传基因和免疫状态在肿瘤发生发展过程中起重要作用。输尿管癌也呈现家族性发病现象，McCull-ough 报道父亲和二子发生上尿路多发肿瘤，Gitte 报道三兄弟多发肿瘤。家族性发病也可能与病毒感染、代谢异常和接触致癌物有关。而笔者曾遇到过家庭成员中夫妻先后患输尿管移行细胞癌和膀胱移行细胞癌的病例，显然应该与遗传因素无关，而可能与环境及饮食习惯有关。

6. **多器官发病倾向** 目前基本一致的观点认为尿路上皮肿瘤是一个多中心发生的肿瘤，双侧同时发病率为 5%～8%。肾盂癌患者发生输尿管癌的概率明显高于普通人。

7. **种植癌** 肿瘤细胞可由肾盂随尿液下流而种植，也可以为膀胱肿瘤随尿液反流而种植，顺流种植明显高于逆流种植。肿瘤种植有时与多器官同时发病难以区别。

（二）病 理 分 期

输尿管肿瘤的 TNM 分期以美国癌症联合委员会（American Joint Committee on Cancer，AJCC）2017 年发布的第 8 版分期为依据，见表 10-2。

表 10-2 输尿管肿瘤 TNM 分期

T：原发性肿瘤	
Tx	原发肿瘤无法评估
T0	无原发肿瘤证据
Ta	非浸润性乳头状癌
Tis	原位癌
T1	肿瘤侵犯上皮下结缔组织
T2	肿瘤侵犯肌层
T3	（肾盏）肿瘤侵犯超过肌层至肾盂周围脂肪组织，或至肾实质
	（输尿管）肿瘤侵犯超出肌层至输尿管周围脂肪组织

表 10-2　输尿管肿瘤 TNM 分期（续表）

N：区域淋巴结	
Nx	区域淋巴结无法评估
N0	无区域淋巴结转移
N1	单个区域淋巴结转移，最大尺寸 ≤2 cm
N2	单个区域淋巴结转移，最大尺＞2 cm；或多个淋巴结转移
M：远处转移	
Mx	远处转移无法评估
M0	无远处转移
M1	有远处转移

根据 TNM 分期将输尿管癌分为 5 期，见表 10-3。

表 10-3　输尿管癌分期

0	Tis	N0	M0
	Ta	N0	M0
Ⅰ	T1	N0	M0
Ⅱ	T2	N0	M0
Ⅲ	T3	N0	M0
Ⅳ	T4	N0	M0
	任何 T	N1～3	M0
	任何 T	任何 N	M1

各期病例在肾输尿管全切后 5 年生存率为：Tis 75%、T1 90%、T2 54%～80%、T3 0%～54%、T4 0%～27%。输尿管移行细胞癌肿瘤的细胞分化与分期同样决定输尿管癌的治疗方法和预后。输尿管癌转移至附近的淋巴结，因区域淋巴结交通复杂、定位不明，引流途径不明确，故转移范围和方向不定。

（三）临床表现

临床表现个体差异较大，间隙性无痛性肉眼全程血尿伴一侧上尿路进行性加重的梗阻为输尿管肿瘤的典型临床表现。血尿是最常见的症状，70%～90% 的患者有镜下或肉眼血尿，镜下血尿常见于早期或分化良好的肿瘤。疼痛为另一常见症状，30% 的患者因为肿瘤或血块阻塞输尿管引起腰腹痛，但多数为腰部胀痛或钝痛，多数患者无疼痛。10%～15% 的患者因影像学检查偶然发现；10%～20% 的患者因腹部肿块而就诊，腹部肿块多由肾积水所致。输尿管移行细胞癌有膀胱刺激征则可能伴有膀胱肿瘤，膀胱刺激征由膀胱肿瘤引起。肿瘤晚期阶段可能出现同侧精索静脉曲张、后腹膜刺激症状及全身症状如体重减轻、食欲减退、骨痛等。

（四）诊　断

1. 超声检查：超声检查具有无创、便宜、方便和不需造影剂等优势，能有效地筛选病例，为进一步检查提供线索。超声检查可以发现输尿管梗阻的部位及梗阻上段输尿管和肾盂扩张积水，可以区分梗阻部位为结石还是软组织病变，可以发现管壁增厚，但超声下难以区分肿瘤与坏死组织、血块等。另外，由于肠气的干扰，特别是下段输尿管的细小病变容易漏诊，应结合其他检查方法综合评价。

2. 排泄性尿路造影（IVP）：排泄性尿路造影是输尿管肿瘤诊断的基本方法，可见输尿管充盈缺损和不同程度的狭窄、梗阻，梗阻以上扩张积水，可以显示多病灶，输尿管有充盈缺损而发现肾积水者占 20%（图 10-1）。IVP 可以同时了解双侧肾功能及上尿路情况，为输尿管肿瘤的治疗提供参考。同样 IVP 不能鉴别肿瘤与透 X 线结石、血块等。60%～80% 浸润性输尿管肿瘤可引起输尿管不显影。泌尿系造影正常者 85% 为低期别的肿瘤。排泄性尿路造影检查低期别肿瘤假阴性率

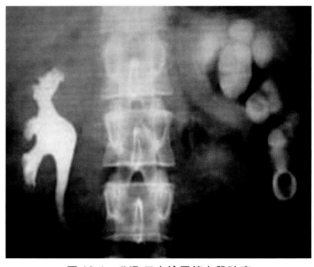

图 10-1　IVP 示左输尿管上段肿瘤

达 96%。排泄性泌尿系造影显影不良时应配合逆行性造影或其他检查。

3. 逆行性尿路造影：排泄性泌尿系造影显影不良时选择逆行性尿路造影（图 10-2），其优点为：①逆行造影更清晰，尤其是排泄性造影显影不良时；②膀胱镜下可能见到患侧输尿管口喷血，下端输尿管肿瘤可由输尿管口突出；③直接收集患侧尿行肿瘤细胞学检查或刷取活检；④膀胱镜检查以除外膀胱内肿瘤。

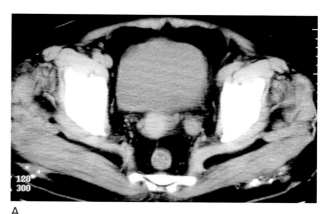

A

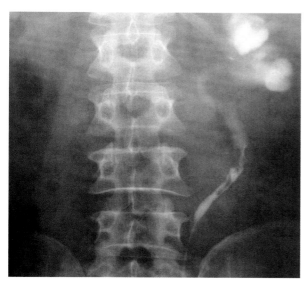

图 10-2　左输尿管肿瘤逆行造影

4. CT 及 CTU：可以清楚显示肿瘤的部位（图 10-3），与输尿管壁的关系，输尿管壁的情况，输尿管周围有无压迫、转移；可以鉴别肿瘤与透 X 线结石，增强扫描可以鉴别肿瘤与血块、炎性软组织。还可以了解梗阻部位以上肾输尿管积水情况（图 10-4），以及是否存在肾盂肿瘤和膀胱肿瘤。CT 敏感性达 90%，对手术前肿瘤分期有决定意义，但有时不易诊断多病灶。

5. 核磁共振（MRI）：MRI 可以更好地鉴别输尿管内软组织，MRI 水成像可以代替上尿路造影，尤其是尿路梗阻 IVP 患侧肾不显影时（图 10-5）。

6. 细胞学检查：输尿管肿瘤的尿细胞学检查阳性率低于膀胱肿瘤。分化良好的低期别肿瘤 80% 假阴性，而分化不良的肿瘤易在尿中找到肿瘤细胞，可以达到 60% 阳性或高度怀疑。若输尿管导管引流尿液中发现肿瘤细胞更加支持上尿路

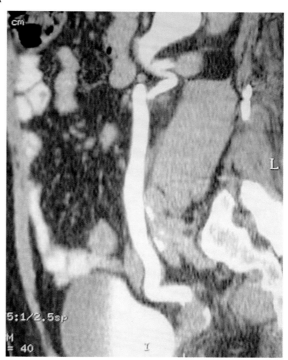

B

图 10-3　CT 示左输尿管下段肿瘤
A，平扫。B，CTU。

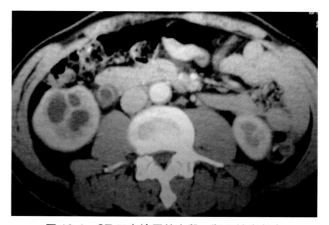

图 10-4　CT 示右输尿管上段、肾盂扩张积水

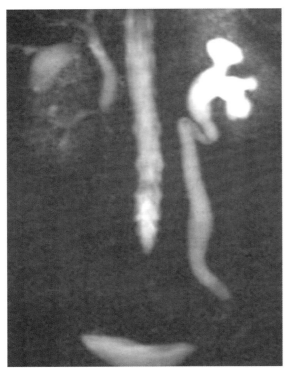

图 10-5　MRU 示左输尿管下段肿瘤

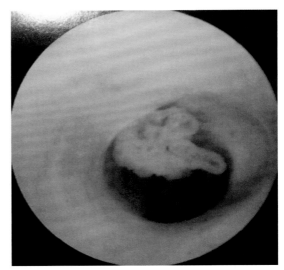

图 10-6　输尿管镜下摄片：输尿管移行细胞癌

肿瘤诊断。为了提高阳性率可以刷取活检，对于临床怀疑肿瘤而细胞学检查阴性者，可在逆行造影后，选择可疑的部位刷取活检，组织可附在刷毛上，取出刷子后输尿管导管流出液内可能有小组织碎块，用少量盐水反复冲洗，收集液体做检查。刷取活检仍有 22% ~ 35% 的假阴性率，且细胞学检查不能确定肿瘤的位置。尿细胞学检测对输尿管移行细胞癌诊断有限，敏感性 10% ~ 70%。输尿管插管刷洗选择性细胞学检查可以提高敏感性和特异性。

7. 输尿管镜：输尿管镜对于诊断和治疗输尿管移行细胞癌具有重要意义（图 10-6）。可直接用于诊断和治疗，输尿管癌诊断准确率可达 90% 以上。但是输尿管镜检查必须在麻醉下进行，并且检查时可能穿透输尿管，损伤输尿管上皮，易于肿瘤种植，并发症约 7%。对下列患者进行输尿管镜检查是必要的：原因不明的血尿，细胞学检查异常但膀胱镜检查未发现膀胱肿瘤者，影像学未能确诊的输尿管充盈缺损，原因不明的输尿管狭窄，突出于输尿管口的新生物，有过肾盂、输尿管、膀胱肿瘤史的患者。

8. 经皮肾镜：目前多数的观点不支持经皮肾

镜诊断输尿管癌，认为穿刺通道易于肿瘤种植。

（五）治　疗

1. 保肾手术

低危输尿管肿瘤可考虑保肾手术，可以避免根治性手术相关的并发症，而且保肾手术与根治性手术在低危输尿管肿瘤术后复发率没有显著性差别。在高危输尿管肿瘤中，在必要的情况下（如肾功能不全或孤立的功能肾）也可考虑。

（1）输尿管镜或输尿管软镜：临床低危输尿管肿瘤患者在下列情况下可考虑输尿管镜或输尿管软镜处理：①内镜下激光可切除的肿瘤；②部分早期肿瘤可以实现完全切除。需告知患者需要更密切、更严格的监视。

（2）经皮肾镜：肾腔内低危输尿管肿瘤可考虑经皮肾镜治疗。可适用于软性输尿管镜无法触及或难以处理的低危输尿管肿瘤。然而，随着输尿管软镜的改进及肾穿刺部位肿瘤种植的顾虑，这种方法临床越来越少应用。

（3）外科开放手术：广泛切缘的输尿管节段性切除术在保留同侧肾的同时，为分期和分级提供了充足的病理标本。在节段性输尿管切除术中也可以实现淋巴结切除术。输尿管远端完全切除加新膀胱造瘘术适用于不能通过内镜完全切除的输尿管远端低危肿瘤，以及需要进行保肾手术以保留肾功能的高危肿瘤。髂骨和腰部输尿管节段性切除的失败率高于盆腔远端输尿管切除。肾盂部分切除术或肾部分切除术几乎从来没有适应证。肾盂或肾盏肿瘤的开放切除术几乎已经消失。

（4）局部灌注用药：对于部分需行保肾手术的低危输尿管肿瘤，经皮肾造瘘行上尿路卡介苗、表柔比星或丝裂霉素C顺行灌注治疗（肿瘤完全清除后）是可尝试的手段，部分文献报道可尝试输尿管逆行灌注，效果尚可。

2. 根治性肾输尿管切除术

（1）开放的根治性肾输尿管加膀胱袖带切除是高危输尿管肿瘤的标准治疗方法，无论肿瘤位置如何（图10-7，图10-8）。根治性肾输尿管切除术必须符合肿瘤治疗原则，即在切除过程中通过避免进入尿路以防止肿瘤种植。

手术切除输尿管远端及其开口是因为该区域有相当大的肿瘤复发风险。切除近端输尿管后，很难通过内镜成像或接近它。有几种技术被认为可以简化输尿管远端切除术，包括拔除技术、剥离、经尿道输尿管壁内电切术等。目前文献报道

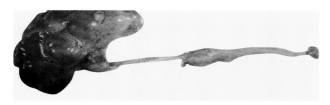

图 10-7　肾输尿管全切标本

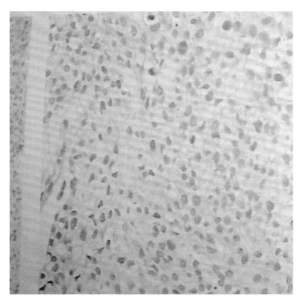

图 10-8　输尿管移行细胞癌

除输尿管剥离外，所有这些技术都不比膀胱袖带切除术差。

（2）机器人辅助下或腹腔镜下根治性肾输尿管切除术：近年来，随着机器人技术及腹腔镜技术的广泛应用，机器人辅助下或腹腔镜下根治性肾输尿管切除术日渐完善，已成为目前高危输尿管肿瘤的主流手术方法。需注意，尽管在气腹环境中操作后，腹膜后转移和沿套管针路径转移的报道很少，但采取下列预防措施可能会降低肿瘤外溢的风险：避免进入尿路；避免器械与肿瘤直接接触；腹腔镜根治性肾输尿管切除术必须在封闭系统中进行；肾和输尿管必须与膀胱袖带一起切除；侵袭性或大型 [T3/T4 和（或）N+/M+] 肿瘤目前不推荐行腹腔镜下根治性肾输尿管切除术。

（3）淋巴结清扫：综合目前国内外文献报道，在高危输尿管肿瘤患者中，淋巴结清扫似乎是不必要的，因为据报道，对于 2.2% 的 T1 以及 16% 的 pT2～4 患者进行淋巴结清扫术，其淋巴结阳性率的增加与 pT 分级有关，而与预后关系不大。

（4）辅助性膀胱灌注：根治性肾输尿管切除术后膀胱复发率为 22%～47%。两项前瞻性随机试验表明，术后立即给予单次膀胱内化疗（丝孢霉素C、吡柔比星）可降低根治性肾输尿管切除术后 1 年内膀胱肿瘤复发的风险，故推荐应用。

3. 全身化疗

基于铂类的联合化疗有望在晚期输尿管肿瘤中有效。目前有几种以铂类为基础的方案如 M-VAC 方案，但并不是所有的患者都能接受辅助化疗，因为根治性手术后存在并发症和肾功能受损。化疗相关毒性，特别是铂衍生物的肾毒性，可能显著影响术后肾功能不全患者的存活率。

4. 放射治疗

放射治疗的疗效并不明确。在特定的患者中，它在局部区域的肿瘤控制方面可能是有益的，但目前临床数据太少，建议谨慎使用。

5. 预后和随访

长期的内镜监视对于早期发现输尿管复发和膀胱肿瘤种植很重要，对于输尿管镜和膀胱镜的应用周期，推荐前 2 年每 3 个月行 1 次内镜检查，第 3 年开始每 6 个月 1 次，第 5 年开始每年 1 次直至终身。对于保肾患者，随访过程中，一旦出现复发，需综合评估病情，必要时可考虑再次手术。

二、输尿管鳞状细胞癌

输尿管鳞状细胞癌临床少见，多见于 50～70 岁老年人，男性明显多于女性。绝大多数学者认可的病因学：由于长期的慢性刺激，移行上皮分化、发育异常，导致鳞状上皮化生而形成鳞状细胞癌。曾有学者认为输尿管鳞癌与 Epstein-Barr 病毒（EBV）感染有关，现在有文献报道 EBV 感染参与尿路上皮癌变过程。临床 90% 的患者有血尿及输尿管梗阻引起的症状，50% 的患者有腰痛和肿块，常伴有上尿路感染和结石。影像学表现与输尿管其他肿瘤类似。诊断依靠组织学，输尿管鳞癌患者确诊时大多处于进展期或晚期。输尿管鳞状细胞癌极少报道癌胚抗原阳性，其临床意义有待进一步研究。输尿管鳞状细胞癌采用肾输尿管切除，术后化疗和放疗对预后帮助不大，尤其有淋巴结转移的患

者预后差，大多数患者在 1 年内死亡。

三、输尿管腺癌

输尿管腺癌比输尿管鳞状细胞癌更少见，文献以个案报道出现。文献报道的输尿管腺癌患者多见于老年男性（72%），常合并有肾盂或输尿管的其他类型的恶性上皮成分或输尿管结石。目前的观点认为输尿管腺癌的发生是由于输尿管长期、慢性炎症刺激而引起移行上皮腺性化生或肠型腺上皮化生。输尿管腺癌临床症状、影像学表现与移行细胞癌类似。癌胚抗原和黏蛋白检测呈阳性。输尿管腺癌采用肾输尿管切除术，术后辅助化疗和（或）放疗。

（齐　范　李文泽）

第三节　输尿管恶性间叶性肿瘤

一、平滑肌肉瘤

平滑肌肉瘤是一种来源于间叶组织的恶性肿瘤，由平滑肌细胞或向平滑肌细胞分化的间充质细胞组成。泌尿系统的平滑肌肉瘤多发于膀胱，原发于输尿管的平滑肌肉瘤临床较罕见，McDade 于 1974 年报道了首例输尿管平滑肌肉瘤，目前文献报道仅约二十余例。多发于 50 岁以上的老年人。平滑肌肉瘤发生与 Epstein-Barr 病毒感染有关。平滑肌肉瘤多为原发性恶性肿瘤，少部分从平滑肌瘤恶变而来，恶性程度高，浸润性强，易复发，早期即可发生血行转移和淋巴转移。临床表现无特征性，多为输尿管梗阻、肾积水、腰腹部隐痛，或者腹部发现巨大肿块而就诊。肿瘤坏死引起继发感染，或者输尿管下段的肉瘤侵犯膀胱可以出现膀胱刺激征。影像学表现为与输尿管关系紧密的腹膜后巨大肿块。输尿管平滑肌肉瘤的诊断依靠影像学和组织学检查。治疗以根治性肾输尿管切除为主，辅以术后化疗。输尿管平滑肌肉瘤生长迅速，可直接侵犯邻近组织，早期发生血行和淋巴转移，预后差，患

者诊断后生存时间在 1 年左右。

二、癌　肉　瘤

输尿管癌肉瘤临床少见，多发于 60 岁以上的老年人，男女比例 4∶1。目前文献报道的病例都是单侧发生，但可以多点发生。输尿管癌肉瘤是一种二相性恶性肿瘤，可能同时包含肉瘤和癌组织成分，或者是两种组织的过渡类型。上皮成分包括移行细胞癌、原位癌、小细胞癌、腺癌、鳞状细胞癌，间质成分包括软骨肉瘤、骨肉瘤、平滑肌肉瘤。输尿管癌肉瘤的临床症状包括：肉眼血尿，输尿管梗阻、肾积水引起的症状。影像学表现为输尿管和后腹腔的占位性病变，肾积水。诊断依靠病理组织学确诊。输尿管癌肉瘤是一种高度恶性的肿瘤，根治性肾输尿管切除是唯一的选择，术后辅助性化疗和放疗效果不佳。输尿管癌肉瘤侵袭性强，早期即可发生血行转移，预后差，绝大部分于术后几个月内复发，2 年内死亡。

（齐　范　李文泽）

第四节　输尿管转移性肿瘤

一、输尿管转移性泌尿生殖系统肿瘤

输尿管转移性肿瘤临床罕见，但来源广泛，最多见来源于泌尿生殖系统，尤其是肾和子宫，晚期子宫癌侵犯输尿管较常见。原发于泌尿生殖系统、转移到输尿管的肿瘤分为以下几种情况：

1. 种植转移　一般认为肾盂移行细胞肿瘤可以顺行种植于输尿管，或者膀胱移行细胞肿瘤逆行种植于输尿管。这是最常见的，也是目前被大家均认同的理论。目前也有文献认为输尿管腺癌也可以由肾顺行种植。此类与多中心发生的泌尿系统肿瘤不易鉴别。

2. 侵袭转移　原发于泌尿生殖腺和腹腔消化道的肿瘤侵袭邻近的输尿管（图10-9），或者腹膜后转移灶累及输尿管，此类最多见。

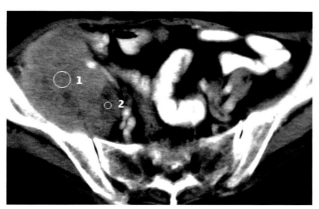

图 10-9　盲肠癌侵及输尿管

3. 血行和淋巴转移　原发于泌尿生殖系统的肿瘤通过血行和淋巴转移到输尿管，此类很少见。

（一）诊　断

输尿管转移性肿瘤临床表现和影像学检查与输尿管的其他肿瘤相似，无特征性；但影像学检查可能可以发现其他部位的肿瘤。

（二）治　疗

输尿管转移性肿瘤应根据原发灶和转移灶的情况综合考虑处置方案。

1. 原发病灶能控制或根治的情况下，单发输尿管转移性肿瘤可以考虑局部手术切除转移灶，解除输尿管梗阻，挽救肾功能，为进一步的化疗和放疗提供机会。对原发灶为同侧肾的患者可行患侧肾输尿管根治性切除。手术治疗被认为是延长生存期的有效方法。

2. 输尿管外的病灶无法控制的转移性输尿管肿瘤选择姑息治疗。患侧留置 D-J 管引流尿液，解除梗阻；或肾穿刺造瘘引流解除梗阻。内科不能控制的出血可以在内镜下钬激光止血，或者姑息性切除输尿管转移瘤，引流同侧尿液。

二、输尿管恶性淋巴瘤

输尿管原发和继发的恶性淋巴瘤均罕见，文献报道多为继发性非霍奇金淋巴瘤，迄今为止报道10余例，绝大部分为老年人，男性多于女性。临床症状以输尿管梗阻、肾积水、肾绞痛、血尿常见。逆行尿路造影可以显示肿瘤于头尾方向呈长条形，输尿管狭窄，内壁光滑。

输尿管恶性淋巴瘤的治疗：化疗为主，视其具体情况再考虑手术切除肿瘤组织。

（齐　范　李文泽）

参 考 文 献

[1] 江鱼. 输尿管外科. 北京：人民卫生出版社，1983: 78.

[2] 吴阶平. 吴阶平泌尿外科学. 济南：山东科学技术出版社，2004: 919-980.

[3] 顾方六. 现代泌尿肿瘤外科学. 北京：科学出版社，2003: 51-54.

[4] 陶令之，丁宇，魏本林. 输尿管息肉的诊断与治疗. 临床和实验医学杂志，2007, 6: 18.

[5] 李培军，余洋，米占虎，等. 输尿管息肉的诊断与治疗（附22例报告）. 中华泌尿外科杂志，2001, 22 (6): 382.

[6] 陈昊，周林玉，诸禹平. 输尿管血管瘤一例

报告 . 中华泌尿外科杂志，2006, 27: 643.

[7] 秦自科，周芳坚，梅骅，等 . 泌尿系血管瘤的诊断与治疗（附 20 例报告）. 中华泌尿外科杂志，2004, 25: 53.

[8] Asano K, Miki J, Maeda S, et al. Clinical studies on inverted papilloma of the urinary tract: Report of 48 cases and review of the literature. J Urol, 2003, 170:1209.

[9] Soderdahl DW, Fabrizio MD, Rahman NU, et al. Endoscopic treatment of upper tract transitional cell carcinoma. Urologic Oncology: Seminars and Original Investigations, 2005, 23: 114-122.

[10] Toktas G, Ergun B, Mansuroglu B, et al. Primary squamous cell carcinoma of the ureter presenting with urinom: a case report. International Urology and Nephrology, 1997, 29 (2): 163-165.

[11] Lehmann J, Suttmann H, Kovač I. Transitional cell carcinoma of the ureter: prognostic factors influencing progression and survival. European Urology, 2007, 51(5): 1281-1288.

[12] Busby JE, Brown GA, Tamboli P. Upper urinary tract tumors with nontransitional histology: a single-center experience. Urology, 2006, 67(3): 518-523.

[13] Hideki K, Nobuaki T, Satoshi K. The role of lymph － adenectomy in the treatment of transitional cell carcinoma of the upper urinary tract. J Urol, 1997, 157(5): 1622-1624.

[14] KF Ng, Chuang CK, Chang PL, et al. Absence of Epstein-Barr virus infection in squamous cell carcinoma of upper tract and urinary bladder. Urology, 2006, 68(4): 775-778.

[15] Muntener M, Nielsen ME, Romero FR, et al. Long-term oncologic outcome after laparoscopic radical nephroureter － ectomy for upper tract transitional cell carcinoma. European Urology, 2007, 51: 1639-1644.

[16] Hara M, Satake M, Ogino H, et al. Primary ureteral mucosa-associated lymphoid tissue (MALT) lymphoma－pathological and radiological findings. Radiation Medicine, 2002, 20(1): 41-44.

[17] Traxer O. Ureteroscopic management of patients with upper tract transitional cell carcinoma. European Urology Supplements, 2007, 6(8): 560-567.

[18] Ilias P, Bruno W, Klaus WJ, et al. Primary squamous cell carcinoma of the ureter and squamos adenocarcinoma of the renal pelvis: 2 case reports. J Urol, 1996, 155(1): 288-289.

[19] Perimenis P, Athanasopoulos A, Geragthy J, et al. Carcinosarcoma of the ureter: a rare, pleomorphic, aggressive malignancy. International Urology and Nephrology, 2003, 35: 491-493.

[20] Kondo T, Nakazawa H, Ito F. Primary site and incidence of lymph node metastases in urothelial carcinoma of upper urinary tract. Urology, 2007, 69 (2): 265-269.

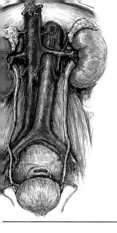

第
十
一
章

输尿管先天性疾病

第一节 概 述

输尿管先天性疾病（congenital ureteral diseases）涉及的范围很广，包括输尿管末端异常、结构异常、数目异常和位置异常四种：① 末端异常包括引起原发性输尿管反流的输尿管口侧方异位和异位输尿管开口；② 结构异常包括输尿管膨出、先天性输尿管狭窄、先天性输尿管瓣膜症、输尿管螺旋状扭转和折叠、输尿管憩室和先天性输尿管高位插入；③ 数目异常包括重复输尿管及其异位开口、先天性盲端输尿管、先天性倒 Y 形输尿管、三重和多重输尿管；④ 输尿管位置异常主要包括由于血管异常累及输尿管的情况，如腔静脉后输尿管、髂动脉后输尿管、肾下极的副肾血管或迷走血管引起的肾盂输尿管连接部梗阻，子宫、脐、闭孔和髂内血管引起远端输尿管梗阻等。

输尿管先天性异常或畸形（ureteral anomalies）可直接影响肾功能，因此在小儿泌尿外科中占重要位置。这些先天性疾病可急性发作或缓慢加重，尤其是后者，如果临床医师对该病不熟悉，患儿家长不警觉，而未能获得及时诊断和确切治疗，其不良后果可能在许多年以后才被发现，如常见的肾盂输尿管连接部梗阻引起肾严重积水和肾功能的破坏。输尿管先天性异常的恰当处理非常重要，临床处理的结果与临床医师的胚胎学、解剖学和生理学知识及患儿伴随的其他相关变异有关。因此，泌尿外科医师必须熟悉众多重建技术，才能在手术中遇到较为少见的先天性畸形时也能随机应变，以达到最佳效果。

一、输尿管先天性异常的定义和术语

1. 重 复 肾

输尿管先天性异常常伴有重复肾，而重复肾具有两套分开的肾盂 - 肾盏系统，各有一个上肾和下肾，输尿管可在任意一点汇合。若汇合点在肾盂输尿管连接处，为不完全的重复，称之为分叉系统（bifid system）或分叉肾盂；若输尿管在较远处但仍在膀胱近端汇合，则称为分叉输尿管（bifid ureters）（图 11-1A）。双输尿管是两根输尿管分别引流上肾和下肾，并分别连接于泌尿生殖系统，为完全性重复（图 11-1B）。引流上肾或下肾的输尿管则分别称为"上肾输尿管"或"下肾输尿管"。

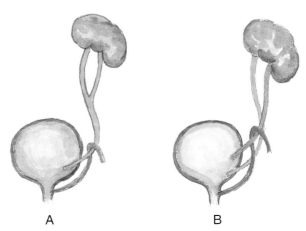

图 11-1 输尿管重复畸形的常见类型

A，上肾和下肾输尿管在膀胱上方汇合，为分叉输尿管。B，上肾和下肾输尿管分别于不同部位入膀胱，为双输尿管。

重复畸形与泌尿系统其他异常的较高发生率相关。由于输尿管芽的异常而导致肾胚基的不正常诱导，肾发育不全或发育异常较为常见。另外，重复畸形患者尿路感染、肾瘢痕和肾积水的发生率也增加。

2. 输尿管异位开口

输尿管开口于正常三角区以外的位置，称为输尿管异位开口。输尿管开口于正常位置的上方和外侧称侧方异位开口，输尿管开口于正常位置的内侧和远端称为尾方异位开口。理论上，这些输尿管口可在正常开口附近和膀胱颈之间找到。但在临床实践中，输尿管异位开口的含义常指输尿管开口更趋远端，即输尿管开口于尿道或尿路以外的部位，有时临床表现为尿失禁。

3. 输尿管膨出

输尿管膨出（ureteroceles）曾称为输尿管囊肿，可分为单纯性或异位性。单纯性输尿管膨出完全在膀胱内正常位置，而异位输尿管膨出可延伸至膀胱颈或尿道。有学者把输尿管膨出描述为狭窄性、括约肌性或括约肌狭窄性、盲输尿管膨出。狭窄性输尿管膨出的狭小或针尖状开口可在膀胱内找到，开口于膀胱颈部远端的输尿管膨出称为括约肌性输尿管膨出。若输尿管膨出的开口不仅狭窄，而且又位于膀胱颈部远端，则称为括约肌狭窄性输尿管膨出。盲输尿管膨出可开口于膀胱内，但沿黏膜下延伸达尿道，这类输尿管膨出可随尿道的膨胀而引起尿道梗阻。

有关输尿管膨出的术语常造成模棱两可的解释或意义的混淆，美国小儿泌尿外科协会的术语、命名和分类委员会提出了术语标准化。按照其分类，若整个输尿管膨出都在膀胱内，称为膀胱内输尿管膨出；若部分输尿管膨出延伸至膀胱颈部或尿道，则称为异位输尿管膨出。根据输尿管膨出数目（单个或重复）和输尿管口累及的类型（狭窄性、括约肌狭窄性或盲端输尿管膨出），可进一步分类。因此，以图11-2为例，从中可看到的输尿管膨出可分类为左侧单系统伴有开口狭窄的膀胱内输尿管膨出，而图11-3的A图显示的应为左侧重复输尿管的异位输尿管膨出。图11-4则为双侧病变，右侧单系统早期输尿管膨出，输尿管不扩张，左侧重复输尿管，上肾输尿管的异位膨出。

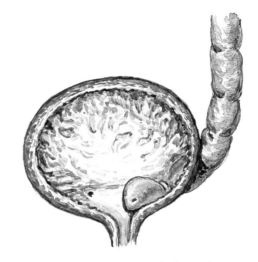

图 11-2　单系统的膀胱内输尿管膨出

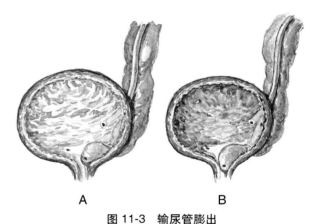

A   B

图 11-3　输尿管膨出

A，膀胱内输尿管膨出，完全位于膀胱内。B，异位的远端部分延伸至膀胱外，进入尿道。

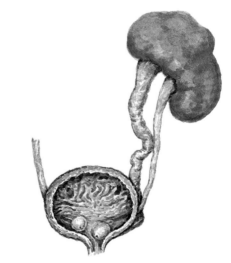

图 11-4　双侧输尿管膨出，右侧为早期病变，输尿管不扩张。左侧为重复输尿管，上肾输尿管异位膨出

Coplen 等产前超声诊断 8 例伴有多囊性肾发育异常的输尿管膨出者，随访发现出生后 18 个月时，输尿管膨出消失的 3 例，病情稳定的 5 例。平均随访 36 个月时无 1 例需手术干预。

二、输尿管先天性异常的胚胎学

了解正常肾发育的过程可正确评价输尿管异常的演化及对临床的意义。妊娠 4 周时，从远端中肾管长出一个突起，称输尿管芽，与间质块即中肾胚基互相作用，使输尿管芽分支，并发育为肾盏、肾盂和输尿管。中肾胚基还诱导形成所有肾单位组成部分，包括集合管、远曲小管、髓袢、近曲小管和肾小球。中肾管近端至输尿管芽的节段称为总排泄管，总排泄管最终并入发育膀胱，形成三角区的一部分。输尿管芽起源点即输尿管开口。当总排泄管吸收并入膀胱后，输尿管口开始在膀胱内向上方、侧方徙行（图 11-5）。

若输尿管芽上升离中肾管较正常远，输尿管口进入膀胱较早，就有较长时间向上方和侧方徙行，导致输尿管口侧方异位，以后临床上可发生原发性输尿管反流；若输尿管芽在中肾管上升较正常近，则输尿管口在膀胱内正常徙行时间短，导致输尿管口向内侧和远端异位；若输尿管芽在中肾管的位置更靠近端，则导致输尿管口仍在中肾管上，最终输尿管开口在膀胱外。男性中肾管的胚胎同类结构为附睾、输精管、精囊和前列腺。女性输尿管芽近端的中肾管成为卵巢冠、卵巢和卵巢冠纵管。若异位输尿管引流入上述任何部位，均可破坏毗邻的输卵管、子宫、阴道上部或前庭。

输尿管芽与中肾胚基的相互作用和反应，对输尿管、集合系统和未来肾的个体发育起至关重要的作用。实验显示输尿管芽与中肾胚基存在紧密的细胞间相互作用，若这些相互作用被改变或破坏，芽基就不能分化为正常的肾单元。临床上终端位于三角区以外部位的输尿管所引流的肾单位，均存在发育不良，异常输尿管开口的部位则反映了输尿管芽从中肾管起源的异常点，表明发育不良是输尿管芽与芽基相互作用欠佳的产物。

输尿管芽从中肾管突出以后，可成为分离的或分叉的结构。分离的结构可产生两套独立的集合系统，最终汇合于一根输尿管。如前所述，这种结构称分叉输尿管的重复肾。分叉远端输尿管则来自中肾管的正常位置，因而在正常三角区仅见一个输尿管口。

从中肾管上发出的两个完全分开的输尿管芽，在输尿管和中肾胚基之间将发生两个完全独立的相互作用，形成两套肾单元、集合系统、输尿管和输尿管口。上肾输尿管开口和下肾输尿管开口在三角区的关系恒定，称为 Weigert-Meyer 定律：较低的或远端输尿管开口实际上是上肾输尿管的开口，较高或上方开口是下肾输尿管开口；下肾输尿管开口在上方和侧方，上肾输尿管开口在下方和内侧。为到达上述位置，两根输尿管和其开口从 7 周开始沿纵轴顺时针旋转 180°（图 11-6），至 12 周时完成。完全重复系统的 Weigert-Meyer 定律，对影像学、膀胱镜检和重建手术均十分重要。

证据表明，重复畸形在遗传学上由一个不完全外显的常染色体显性遗传基因决定。重复畸形先诊者的父母和兄弟姐妹的发生率从 1/125 增加至 1/8 或 1/9。而 2 个不同地域分布的报道还提示环境因素也起一定作用。

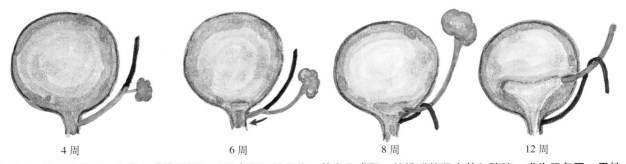

4 周　　　　　6 周　　　　　8 周　　　　　12 周

图 11-5　输尿管芽进一步发育成输尿管和诱导中肾胚基分化，并发育成肾。总排泄管逐步并入膀胱，成为三角区。男性中肾管将最终发育成为输精管

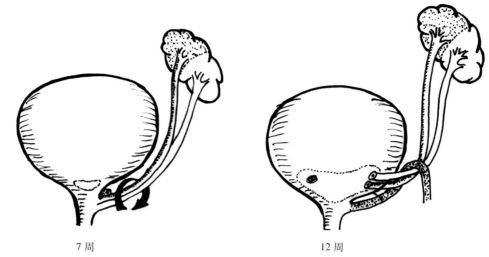

图 11-6　Weigert-Meyer 定律：上肾输尿管和下肾输尿管从 7 周时开始沿纵轴旋转，至 12 周时使上肾输尿管口在下肾输尿管口的下方和内侧

文献中有少数病例与 Weigert-Meyer 定律不符，即上肾输尿管开口不在下方而在上方。Stephens 报道 7 例，并从文献中收集到 4 例。他研究了 2 根输尿管下部的位置关系，观察到上肾输尿管开口的终端位置有变异。当上肾输尿管开口在上方时，上输尿管位于下输尿管的前面，两输尿管不交叉。开口于内侧的上输尿管在内侧走行，开口于远端的输尿管由前向内方随下肾输尿管下降而旋转，最终在下肾输尿管开口的后面。Ahmed 和 Pope 报道的 1 例无交叉完全输尿管重复畸形，下输尿管反流，符合这种类型。Stephens 提出了解释与 Weigert-Meyer 定律例外的胚胎学假设，即位于上内侧的上输尿管开口源于连接部输尿管芽，其立即分叉，并无第 2 个输尿管芽。

三、输尿管重复畸形

输尿管重复畸形发生率大多根据尸检和不完全的临床资料统计，因而有很大差异，无选择的尸检资料对评估发生率较为准确。综合 Nation 的尸检组和 Campbell 成人组，重复畸形的发生率为 1：125（0.8%）。

关于输尿管重复畸形发生率的性别差异，在非选择组中无可靠资料，计算校正数得出女：男为 1.6：1。

输尿管单侧重复畸形发生率为双侧的 6 倍，而右侧和左侧基本相等。除肾盂分叉外，分叉输尿管与双输尿管的发生率似乎无差异，少数双侧重复畸形者一侧为分叉输尿管，另一侧为双输尿管。

每个重复输尿管引流的肾分布有差异。Privett 等详细温习了影像学摄片后，发现单根输尿管引流的总肾盏数平均为 9.4 个，重复畸形者的肾盏数为 11.3，平均上肾 3.7 个肾盏，下肾 7.6 个。单根输尿管的肾 97% 正常，重复畸形者 29% 的肾单元有瘢痕或扩张。做过排尿期膀胱造影检查的重复畸形患者，反流较为常见。17 例无重复畸形的单元中有 2 个单元（12%）反流，31 例重复畸形单元中 13 个（42%）有反流。

输尿管重复畸形者其他畸形的发生率也增加。Nation 组 27 例（12%）伴有尿路的其他畸形，半数以上发生在同侧，包括发育不全和发育异常，及各种输尿管异常，其中上输尿管异位 4 例，占完全性重复输尿管畸形的 3%。Campbell 组 342 例重复畸形中 29 例同时存在泌尿系畸形，多为同侧肾和输尿管的病变，22 例为对侧肾畸形。63 例发现有非泌尿系畸形，主要涉及胃肠道，少数为心肺系统病变。

重复畸形患儿尿路感染的发生率增高。Campbell 报道 1102 例有脓尿的患儿，307 例发现输尿管肾盂畸形，其中 82 例（27%）重复畸形，占全组的 7.5%。Kretschmer 研究中 101 例肾积水的婴幼儿，发现非输尿管畸形 24 例，半数以上为输尿管重复畸形。

输尿管分叉在临床上并不重要，但可发生肾盂肾炎和尿滞留。若Y形连接在膀胱外，尿液可从一个集合系统自由地流入另一集合系统。尿液优先进入轻度扩张的分支，而不是向下进入输尿管总干，造成尿液滞留。Y形连接越靠近远端、分叉支越宽或Y形连接较大时，尿液滞留越明显。膀胱输尿管反流增加了尿液的再加工过程，加重了尿液滞留，产生腰痛。核素肾图检查发现，约1/4患者有明显的尿动力学异常。当连接部非常靠近膀胱壁时，可在切除共同鞘或共同干后，将两个输尿管分别再植于膀胱。存在严重的膀胱输尿管反流和Y形连接部较高时，可做共同鞘的再植术。无反流时，切除1个输尿管支（一般是上支）达Y形连接部后，行输尿管肾盂或肾盂肾盂吻合术即可有效地消除尿液回流。

（叶　敏）

第二节　肾盂输尿管连接部梗阻

肾盂输尿管连接部梗阻（ureteropelvic junction obstruction, UPJO）为引起肾积水的常见上尿路慢性部分梗阻性疾病，多见于儿童。约25%的患者在1岁内发现，50%在5岁时诊断。随着围生期医学的发展，尤其是B超的应用和普及，发现UPJO为肾集合系统扩张的最常见原因，约占48%，胎内诊断率不断提高。UPJO在小儿的发病率为1‰，男女比例为2∶1，双侧病变占10%~40%。

本病在病变过程中，由于连接部功能性或机械性原因，妨碍了尿液从肾盂顺利排入输尿管，尿液流量的降低，肾盂内因尿液滞留而内压升高，集合系统扩张。因此，本病实质上是一种慢性部分梗阻性疾病。慢性梗阻的影响包括肾积水形成、肾实质萎缩和肾功能受损。尽管对尿路梗阻还未能确切定义，但有学者从临床的角度将其定义为"尿液流出道的任何狭窄，如果不处理，将会导致肾功能的进行性恶化"。虽然这一定义在临床上实用，但还存在问题，如需要等待肾功能进行性损害的体征，还需要进行预测哪个可疑梗阻的肾将会受损害的试验。尽管目前已有较新的如压力-流量试验和利尿肾图等诊断试验，可预测哪一个扩张肾将会恶化，但这些试验并不能确切肯定梗阻的程度。某些扩张的、形态不良、发育不良或以前做过手术的没有梗阻的肾，可能出现同样的试验结果。由于试验检测的不同结果和特征，有时会与临床不符，甚至会发生错误。临床医师需注意患者的个体化处理。

一、病　因

肾盂输尿管连接部梗阻多见于儿童，因此多认为由先天性因素引起，与先天性的局部神经肌肉发育不良有关。但组织学、胚胎学和解剖学的长期多方面研究，提示肾盂输尿管连接部（UPJ）发育停滞或输尿管在胎儿期有一实质化和再腔化过程，若再腔化不完全，则造成连接部的内源性梗阻。而确切的病因至今仍不很清楚。

1. 内源性梗阻

1958年，Murnaghan发现肾盂输尿管连接部环行肌发育停顿，其破坏了连接部漏斗状结构，导致尿液引流不畅，而肾积水可加重漏斗状结构的破坏。1968年Nutley、1976年Hanna等在电镜下发现，UPJO处的肌肉排列方向正常，但胶原纤维含量显著增多，由此使肌纤维间的距离加大，许多肌细胞甚至发生萎缩，导致UPJ肌肉收缩功能破坏，肾盂内尿液不能排空。UPJO内源性梗阻的其他原因还有：①输尿管腔内存在瓣膜样黏膜皱襞；②胎儿期输尿管扭曲折叠的残存；③输尿管起始段息肉。这类息肉一般不大，多位于输尿管上段和（或）UPJ，造成输尿管不完全梗阻。患儿可出现间歇性血尿和阵发性腹痛（绞痛），诊断较为困难。治疗后预后良好，很少复发。

输尿管管腔内先天性黏膜皱襞实际上是输尿管瓣膜症的一种，这在4个月以后的胎儿是一种非常常见的现象，甚至可延续至新生儿期。一般而言，黏膜皱襞并不一定造成梗阻，许多胎儿随其生长发育而消失，至年长儿童或成人中很少见。若出生后这中黏膜皱襞残存并不断增厚，并有肌肉组织的长入，或在 UPJ 形成瓣膜样结构，则可造成梗阻。手术时必须切除瓣膜的这段输尿管。

2. 外源性梗阻

最常见的是支配肾下极的副动脉或迷走动脉压迫肾盂输尿管连接部，血管常在 UPJ 前方穿过。由迷走血管引起的 UPJO 占 15% ~ 52%，成人比较多见，小儿很少见。迷走血管使 UPJ 折叠成角。当肾盂充盈时，可在 UPJ 和血管压迫输尿管处形成梗阻，而被迷走血管牵拉折叠向上的输尿管可与肾盂形成筋膜粘连。输尿管长期受压，可以导致局部缺血、炎症、纤维化和狭窄。尽管有学者认为松解粘连和游离血管即可解除 UPJO，但局部输尿管不健康，可再次狭窄，因此，应将病变梗阻的输尿管切除为好。

3. 继发性梗阻

严重的膀胱输尿管反流可引起继发性 UPJO，占 UPJO 总数的 10% 左右。反流引起输尿管的扭曲、拉长、增粗，而输尿管肾盂连接部的相对固定，输尿管的病理改变可使其折叠，导致梗阻。当然，UPJ 的膜性粘连、纤维索带的压迫，甚至输尿管高位连接于肾盂，均可造成 UPJO。

值得注意的是，由肾盂输尿管连接部神经肌肉发育异常引起的原发性 UPJO，有一个病变逐渐发展变化的过程，即由功能性（也称动力性）梗阻向机械性梗阻发展的过程。开始时梗阻轻微，利尿性肾图可无梗阻或轻度梗阻，以后渐渐成为完全梗阻，肾盂和肾盏明显扩大。扩大的肾盂和肾盏与输尿管口径悬殊，加重了梗阻，最后肾皮质变薄，肾功能损害。

二、病　理

肾盂输尿管功能的组成单位是肌细胞，从肾小盏到肾盂输尿管均可见到成束排列的梭形平滑肌细胞。肌细胞间有染色苍白纵行排列的启动细胞，与肌细胞紧密相连并与肾盏互相沟通。这些细胞可自发地或接受肾盂压力后发出信息，引起肌肉收缩。这一部位肌细胞存在先天性缺陷或后天损伤破坏后，就会影响正常的蠕动和收缩功能，

并逐步产生梗阻。

光学显微镜下，肾盂输尿管连接部管壁肌肉层接近正常或有不同程度的缺失或完全丧失，代替以大量的胶原纤维组织。肾盂黏膜下纤维增厚，输尿管内、外纵肌明显减少或几乎消失，环肌层增厚，黏膜固有层纤维化明显，小血管壁内膜下不均匀增厚。电子显微镜下，显示变性的肌细胞及广泛的胶原组织在扩张的近端肾盂壁沉积。Noeley 认为在靠近扩张的肾盂部位的胶原组织增生，形成无弹性的围领样改变，这是形成 UPJ 狭窄的最初原因。有学者还观察到病变部位的平滑肌细胞互相分离，缝隙连接断裂，细胞内基质过多，线粒体出现空泡变性。这些病理改变妨碍了细胞间信息的传递，使 UPJ 平滑肌功能发生障碍，因而认为肌层发育缺陷是引起 UPJ 梗阻的主要原因。电镜下的继发性超微结构的变化，肌肉萎缩及融合膜的破坏，可能是继发于压力扩张所致的病理改变。

也有学者提出机械性梗阻与功能性损害可能为因果关系。正常情况下，UPJ 的协调运动可使尿液顺利通过，当存在局部狭窄或 UPJ 蠕动传导障碍时，尿液通过受阻，并潴留于肾盂，即形成肾积水。肾积水的转归与梗阻的程度、肾盂肾盏顺行性和尿液流量有关。若能达到相对平衡则积水的进展缓慢或达到稳定状态。平衡状态被打破，则肾积水可迅速加重，肾集合系统扩张可导致肾髓质和皮质受压缺血，肾组织逐渐萎缩和硬化，达到不可逆转的程度。

三、病 理 生 理

尿路任何部位产生梗阻都将引起梗阻部位近端的尿路出现尿液储运异常的病理生理学改变，并最终不同程度地影响肾功能，严重时出现代谢产物排泄障碍，水、电解质、酸碱平衡紊乱和内分泌代谢紊乱的终末期表现。

从临床意义上来说，肾盂输尿管连接部梗阻属尿路梗阻中输尿管的部分梗阻，大多为单侧性，有时也可为双侧性。病程发展多为慢性过程，特点为肾盂扩张明显而肾功能损害相对较轻，合并或并发结石嵌顿时可出现急性尿路梗阻的表现。

尽管临床上输尿管部分梗阻很常见，但由于

动物实验模型的标准化欠佳，因此对本病的病理生理学研究还不够充分。文献中有将输尿管包埋于腰大肌隧道中、将放置支架管的输尿管结扎后拔除支架管、聚丙烯珠孔塞置入输尿管内等动物实验模型，但结果各异。Koff等的方法可能至今仍为最常用的实验方法（图11-7），在实验动物的输尿管上端或肾盂输尿管连接部做部分梗阻结扎，之后产生肾积水。将导管插入肾盂和输尿管，在以恒定压力充盈肾盂时测定经连接部的流率。记录不同灌注压时的流出量，绘出压力流量曲线，以检查出梗阻的阻力。压力增高时流率也增加。

肾盂输尿管连接部梗阻的病理生理学的改变如下。

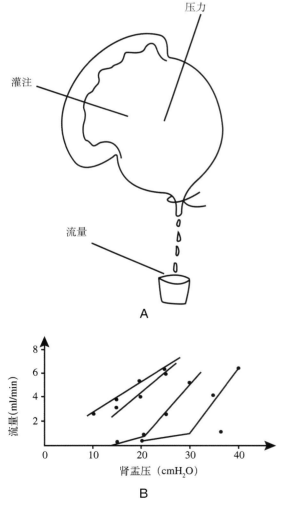

图 11-7 实验性肾盂输尿管连接部梗阻的研究技术

A，实验方法示意图。B，压力 - 流量曲线图。
（摘自 Koff SA，等 . J Urol，1986，136：336）

（一）肾形态学改变

1. **梗阻程度对肾形态的影响** 肾盂输尿管连接部轻度或中度梗阻时，引起肾盂、肾盏的扩张和积水，肾实质形态学改变不明显。重度梗阻时则肾小球体积缩小，进行性肾小球硬化，肾小球萎缩和肾间质纤维化。

2. **梗阻时间对肾形态的影响** 梗阻时间长，肾盂、肾盏壁的肌肉增厚，肾积水明显，肾皮质变薄，肾单位尤其是肾小球的萎缩，肾血管壁增厚、管腔缩窄。幼鼠实验性的 1～15 周输尿管部分梗阻，仅表现为肾小球数目减少的轻度肾损害。

3. **尿量对肾形态的影响** 大量饮水且肾功能正常者可造成明显的肾积水，尿量少者可无明显肾积水。笔者曾遇 2 例肾盂输尿管连接部梗阻继发巨大肾积水患者，大量饮水后并发自发性肾破裂，急诊行肾切除术。

（二）肾生理学改变

肾盂输尿管连接部梗阻对肾生理学的影响包括对肾盂内压、肾血流量、肾小球滤过率、肾小管功能的影响。

1. **肾盂内压的改变** 肾盂内压与肾盂大小和形态直接相关，肾内型肾盂的肾盂压力随梗阻发展而上升较快，对肾实质的损害严重。而肾外型肾盂且肾盂较大者，肾盂内压上升慢，肾实质损害出现较晚。梗阻初期，由于肾血流量、肾小球滤过率维持不变或变化不大，而使肾盂内滞留的尿液量增多，肾盂、肾盏代偿性张力增高，造成肾盂内压增高。肾盂内压升高到一定程度时可降低肾血流量和肾小球滤过率，尿量减少。若未能及时解除肾盂输尿管连接部梗阻，肾内压的进一步升高可导致肾盂逆流和尿外渗。

众所周知，正常肾盂压为 1～10 cmH₂O，梗阻后肾盂内压力可达 60～90 cmH₂O 以上，梗阻后若肾盂压力 > 100～130 cmH₂O 即可发生肾盂逆流。这种肾盂逆流实际上是机体的保护性代偿机制，也可视为一种有益的缓冲作用。肾盂逆流的形式包括肾盂静脉逆流、肾盂肾小管逆流、肾盂淋巴逆流和肾盂间质逆流四种。肾盂周围的尿液外渗在 B 超和 CT 片上可见到液性暗区，严重者可发生尿液性腹水。

2. 肾血流量的改变　肾血流量的改变与梗阻的严重程度和梗阻期长短密切相关。由于是慢性梗阻和部分性梗阻，肾血流量随梗阻时间延长和梗阻的完全性而改变。初期的肾血流量无明显改变，以后则可逐步下降。同时，梗阻侧肾内血栓烷 B_2 的明显升高导致梗阻侧肾血流量下降至正常的 25%，对侧肾内前列腺素 E_2 增多而使肾血流量增加 40%。双侧肾的血流量再分布，肾皮质外带血流减少，皮质内带血流增加，髓质血流保持不变。若此时解除梗阻，5 周后原梗阻侧肾内血栓烷 B_2 恢复至正常水平，但肾血流量不能恢复正常。而对侧肾内前列腺素 E_2 恢复至正常水平，肾血流量也恢复正常。

核磁显影技术可检测肾静脉血流量的变化。动物实验显示，轻度的单侧输尿管部分梗阻后 18 周，鼠的肾静脉血流量才会发生明显变化。严重的梗阻在 10 周后出现肾静脉血流量下降，至梗阻后 24 周，肾静脉血流量可下降至正常的 57%。

3. 肾小球滤过率的改变　肾小球滤过率的改变与梗阻的程度、梗阻期的长短、是否为利尿状态等因素有关。胚胎模型上，单侧输尿管的部分梗阻可造成肾小球滤过率、肾血流量和肾浓缩功能的明显受损，这种功能性改变与肾形态的轻微变化不相称。出生后的动物模型上，轻度梗阻 4 周后肾小球滤过率保持正常，而重度梗阻可使肾小球滤过率下降至正常的 20% ~ 70%。梗阻 5 ~ 9 周后，轻度梗阻者的肾小球滤过率为正常的 84%，而重度梗阻者降至正常的 15%。轻度梗阻 1 年后，肾小球滤过率为正常的 40%。

4. 肾小管功能的改变　梗阻后远端小管和集合管的尿液浓缩功能受损，出现钠重吸收障碍。严重肾积水可破坏髓质和近髓高渗环境，影响髓袢的浓缩尿液的功能。远曲小管和集合管的泌 H^+ 功能障碍及近髓肾单位 HCO_3^- 重吸收减少使肾的排酸功能受损。

四、诊　断

（一）症状与体征

如前所述，肾盂输尿管连接部梗阻为慢性、不完全性梗阻，病变早期多无明显症状，有部分患者在腹部出现包块或因其他原因做上腹部查体或影像学检查时才被发现。

1. 腰部疼痛和肾肿大　肾盂输尿管连接部功能性梗阻可无症状，但有的患者肾积水呈间歇性发作，可交替出现少尿和多尿现象。大量饮水后可出现肾绞痛、恶心和呕吐，即称为狄特尔危象（Dietls crisis）。合并梗阻上方尿路结石时，可出现腰部钝痛、胀痛或典型的绞痛。疼痛常可放射至腹股沟区或大腿内侧，可伴有恶心、呕吐、寒战和发热。双侧梗阻或完全梗阻时，可突然无尿，但可无疼痛。伴发创伤时可有血尿。

肾积水是儿童腹部肿块的常见原因，常突发上腹部剧烈疼痛或绞痛，继之有多量小便，疼痛缓解而肿块缩小或消失。成人肾积水者偶可在腹部扪及囊性肿块。

肾积水的肿块触诊时具有质软、波动感、无触痛、无反跳痛、表面光滑等特点。

2. 多尿和无尿　慢性尿路梗阻导致肾浓缩功能损害时，可表现为多尿。双侧性完全性梗阻、孤立肾或仅一侧有功能的肾完全性梗阻可导致无尿。部分性梗阻，尿量可大于正常，表现为明显的多尿。肾结石间歇性阻塞肾盂时，可出现间歇性的多尿，尤其在多尿时腹块消失或腹胀缓解有助于诊断。

3. 尿路感染　尿路感染是慢性尿路梗阻常见的并发症。肾积水继发感染时，腰腹部出现疼痛和触痛，急性肾盂肾炎则伴有突发性全身感染症状。尿路梗阻伴发尿路感染的特点为感染不易控制，且易复发。因此，临床上对顽固性或复发性尿路感染患者，应做进一步检查，排除尿路梗阻的可能性。

4. 不明原因的肾功能损害　隐性尿路梗阻的第一个临床表现可能为晚期尿毒症。对不明原因的严重肾功能不全患者，首先需排除尿路梗阻的可能性。对这类患者切勿轻易做泌尿系器械检查，以免增加感染危险性。GFR 显著下降的双侧肾实质病变者，如不慎发生其他疾病或并发症，可激发尿毒症，严重者可能危及患者生命。

（二）诊断方法

1. 实验室检查

尿液常规检查常可发现镜下或肉眼血尿、蛋白尿、结晶尿、脓尿和管型。

慢性梗阻时，尿液检查指标中的异常发现常与急性肾小管坏死相似，如尿钠浓度升高、尿渗透压降低、尿/血浆肌酐比率降低。

若急性梗阻不存在肾衰竭时，则类似于肾前性氮质血症，表现为低尿钠和高尿渗透压，血尿素氮和肌酐水平升高，高钾血症和酸中毒。

2.超声检查

超声检查方法简便、无创伤，可重复进行，尤其适用于妊娠女性和对造影剂过敏者，可对尿路梗阻的部位、性质、严重程度作出准确而及时的诊断。在发现肾积水的同时，应检查肾盂扩张程度，有无积脓、血尿，输尿管有无扩张，有无肿瘤存在等。测定肾实质厚度可估计梗阻的时间和程度。对急性梗阻者，超声检查可存在假阳性率，应进行静脉尿路造影检查。间歇性发作者应在发作时进行检查。

3.X线检查

（1）尿路平片（KUB平片）　可显示一侧或双侧肾影增大、肾的位置以及有无结石等。

（2）静脉尿路造影（IVU）　不但能提供解剖和功能改变的详细情况，还可了解分侧肾功能，显示肾盂、肾盏的形态，梗阻的部位和积水程度。UPJO在IVU上最常见特征为扩张的肾盂、纤细的上段输尿管和连接部的不显影（图11-8）。对因梗阻而显影较晚者，应做延迟摄片。

急性尿路梗阻在IVU上的特征为：①梗阻性造影图；②集合系统的延迟充盈；③集合系统的扩张，可能伴有肾体积的增大；④肾盂穹窿可能破裂，伴有尿外渗。

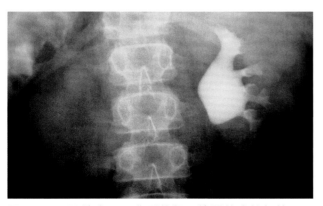

图11-8　IVU片上显示典型的肾盂输尿管连接部的不显影，扩张的肾盂和纤细的上段输尿管

对下尿路梗阻的双侧肾积水或孤立肾积水，可采用大剂量静脉滴注尿路造影检查，在荧光透视下观察肾盂、输尿管动态，以指导手术方案的制订。梗阻病变和水平尚不能完全弄清者可做膀胱镜检查和逆行造影，逆行造影片上可清晰显示连接部的梗阻和巨大的积水（图11-9）。

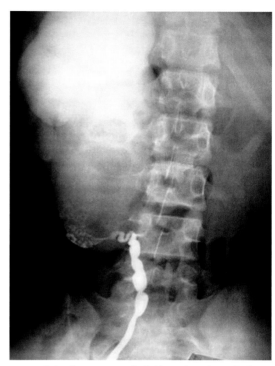

图11-9　逆行造影显示迂曲的输尿管上段和弯曲纤细的UPJ

（3）经皮穿刺肾盂输尿管造影　对逆行插管失败或不可能者，可采用经皮肾穿刺顺行造影。该技术具有以下优点：①方法简便而有效；②通过插管做肾盂输尿管造影，不但可确定梗阻的部位和程度，还可了解梗阻近端尿路的情况；③收集肾盂尿做细胞学检查和（或）细菌培养；④留置肾造瘘管做尿液引流，可暂时缓解尿路梗阻，对恢复肾功能有益。

4.利尿性肾图

利尿性肾图为无创伤性检查，目前越来越广泛地用于评价集合系统有无扩张及程度。常用的肾小管示踪剂为 $^{131}I\text{-OIH}$ 和 $^{99m}Tc\text{-MAG3}$，肾小球示踪剂为 $^{99m}Tc\text{-DTPA}$。

做利尿性肾图检查时，患者的准备和利尿剂

应用的时间极其重要。患者在检查前应大量饮水或静脉补液。对不能自行排尿者需留置导尿，以保证充分排空膀胱，减少假阳性结果，减少对膀胱和性腺的放射剂量。

患者的肾功能对于利尿性肾图的解释有重要意义。若患者肾功能不良，肌酐清除率降低，为达到足够的尿量和减少假阴性结果，必须增加利尿剂的剂量。

传统的利尿性肾图称为 F+20，即应用放射性核素获得肾图，20 分钟后静脉内注射利尿剂（呋塞米，0.5 mg / kg），然后测定示踪剂从集合系统中的半清除时间（$T_{1/2}$）（图 11-10）。为了鉴别是肾功能不全还是尿路部分梗阻，Upsdell 等（1988）应用 F-15，即在放射性核素应用前 15 分钟注入利尿剂。有许多因素影响 $T_{1/2}$，包括肾功能、集合系统的顺应性、集合系统的容量、患者饮水的程度、有无留置导尿管、放射性核素的种类和利尿剂的剂量等。

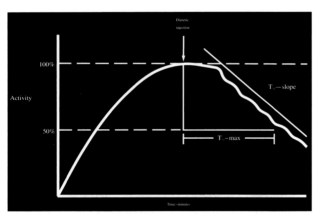

图 11-10　计算半清除时间（$T_{1/2}$）的两种方法
目前较多采用 $T_{1/2}$-max 线性洗出曲线。

放射性核素从肾盂中清除的 $T_{1/2}$ 的结果判断：< 15 min，正常；15 ~ 20 min，可疑；> 20 min，有梗阻。

5. 肾盂压力 - 流量测定

肾盂压力 - 流量测定又称为 Whitaker 试验，可为上尿路机械性梗阻提供尿动力学依据。

患者留置导尿管，俯卧，经皮肾穿刺，留置 18G 导管于肾盂内，以 10 ml/min 速率滴入经生理盐水稀释的造影剂。同时测定肾盂压力和膀胱压力，从压力差判断有无梗阻：< 15 cmH₂O，无梗

阻；15 ~ 22 cmH₂O，可疑梗阻；> 22 cmH₂O，明确梗阻。滴入造影剂时还可在透视下观察梗阻的部位。

由于利尿性肾图的简便有效，目前 Whitaker 试验仅用于上尿路极度扩张或肾功能较差的患者。

6. 多普勒超声肾阻力指数

尿路梗阻时发生肾积水，肾盂压力升高，使肾血管收缩，阻力增大。多普勒超声肾阻力指数可作为对肾积水有无梗阻的辅助诊断检查。阻力指数（RI）的公式为：

$$RI=（最高收缩速度 - 最低舒张速度）/ 最高收缩速度$$

RI 的正常上限值为 0.7。RI 高于 0.7，或病变侧 RI 高于对侧 0.1，即可考虑存在梗阻。目前报道的 RI 的敏感性和特异性分别为 37% 和 84% ~ 100%。

7. CT 和 MRI

CT 平扫和增强扫描对 UPJO 的诊断敏感性优于静脉尿路造影，尤其是梗阻影响肾功能者。在早期病例可能仅见到肾盂轻微扩张，肾实质正常，随着病程的延长，肾盂越来越大，肾皮质渐渐变薄（图 11-11）。螺旋 CT 的矢状或冠状切面成像，可明确尿路梗阻的性质、部位，还可为肾盂穿刺提供指导。CT 上发现的输尿管积水、肾周围渗出、肾积水、输尿管周围水肿、肾肿胀等，均为梗阻的继发征象。三维 CT 尿路成像（CTU）可显示梗阻以上尿路，有时可替代静脉尿路造影检查。

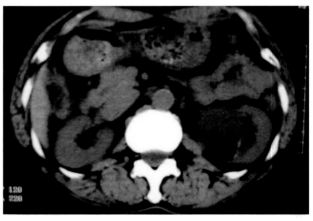

图 11-11　CT 平扫片上显示左侧 UPJO，肾盂扩张，肾窦张开，皮质变薄

MRI 目前已广泛用于临床，当 IVU 片上一侧尿路不显影而疑有梗阻病变时，磁共振水成像（MRU）可清晰显示肾积水的程度、梗阻部位和梗阻原因（图 11-12）。

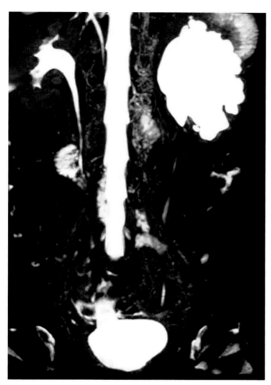

图 11-12　MRU 显示左侧 UPJO

8. 输尿管肾盂镜检查

输尿管肾盂镜具有直视、安全、有效等优点，已广泛应用于上尿路梗阻性病变的诊断和治疗。它不但可迅速明确梗阻的部位和性质，鉴别腔内还是腔外梗阻病变，还可对可疑病变进行活检和及时治疗，如发现结石可行碎石术，对输尿管狭窄可行扩张或切开术等。

（三）病变侧肾功能的评估

病变侧肾功能的评估关系到采取何种治疗（保守抑或手术）以及手术方法的选择（肾盂输尿管成形抑或肾切除），对术后肾功能恢复有重要影响。对上述各项诊断方法的结果，大致有如下结论和共识：① UPJ 积水侧肾实质厚度 > 1.5 cm 者，应保留肾。但对双侧巨大积水的儿童，即使肾皮质菲薄，经短期的经皮穿刺造瘘，肾功能可迅速恢

复，皮质变厚。因此，应尽量先造瘘，待肾功能恢复后，再行成形手术。②巨大肾积水，即肾积水容量超过 24 h 尿量者，预后不良。③积水尿液的 pH < 6.0、FE_{50} < 3%、尿 NAG 和 β_2- 球蛋白含量高，均表示肾功能有较好恢复的机会。④肾核素扫描闪烁照相显示肾小球滤过率、有效肾血浆流量和分肾功能，均可明确判断肾功能的受损程度和恢复的可能性。⑤近年应用 Gd-DTPA 加强的动力磁共振成像，可将患侧肾功能与健侧比较，有较高临床价值。⑥在 Whitaker 试验时，行最大通过流量（MPF）测定，即根据尿流经病变输尿管段排出情况，以接近生理状态下尿液排出速度注入生理盐水，从 1 ml 开始，然后 2 ml、3 ml，不导致压力升高的最大注入量即为 MPF。MPF 达 3 ml 以上者，说明肾功能良好，术后恢复好，3 ml 以下者预后不良。

1978 年，Rickwood 曾提出以婴幼儿肾盂成形术作参考的肾积水分度法（表 11-1），简明扼要，不但可作为术前手术方法的参考，也可用于术后评估手术效果的指标。临床上常将 1 ~ 2 度积水者作为定期随访观察，或行连续性成形术，而 3 ~ 4 度者可做离断性肾盂成形，5 度者应做经皮肾引流，视肾皮质功能恢复情况决定手术方案。笔者等曾报道 3 度以上积水 UPJO 患者共 25 例的 34 个肾盂手术治疗结果，随访 6 个月至 24 年，离断性肾盂成形术的成功率达 92.6%。

表 11-1　Rickwood 肾积水分度法

积水度	肾盂	肾盏	肾皮质厚度
1	扩张	正常	正常
2	扩张	轻度扩张	正常
3	扩张	明显扩张	正常
4	扩张	明显扩张	变薄
5	扩张	明显扩张	明显变薄

五、手 术 治 疗

肾盂输尿管连接部梗阻为先天性肾积水的常见原因，也是青壮年慢性肾积水的常见原因，对能通过手术治疗解除的梗阻病变，只要患者全身情况许可，均应及早进行手术，以去除病因，解除梗阻，并行肾盂输尿管成形术，以争取最大限度地保留和恢复肾功能。总的来说，手术治疗的

时机和具体方法，应根据病因和病理，肾功能受损的进展速度，肾盂、肾盏和输尿管的形态学变化，有无并发症，有无临床症状及严重程度等诸多因素考虑。当然，术者的喜好、对各种手术方法的熟悉程度、技术的熟练程度、操作的精细程度、对组织保护或损伤、组织纤维化或瘢痕形成、炎症感染等，均对手术成败起重要作用。

理想的肾盂成形术应符合以下标准：①使UPJ成为一个逐渐变细的漏斗状；②尿液可顺利通过肾盂至输尿管；③吻合口坚实而不影响其血供；④能切除多余的肾盂，提高并维持肾盂张力；⑤能适合于大多数UPJO的治疗，并易为多数泌尿外科医师所掌握；⑥能去除梗阻病因，切除有病变的组织。

对于需进行手术修复重建的肾，必须注意适应证，即在术前形态和功能检查评估后，明确手术恢复肾功能的可能性。既要及时手术，尽早恢复肾功能，又要避免不必要的手术，因为手术可能伴随并发症。在进行重建手术前，还要熟悉肾解剖，尤其是肾盂、肾盏和上段输尿管的血液供应（图11-13）。肾动脉主干起源于腰椎1~3的腹主动脉，主干又分为前支（腹侧支）和后支（背侧支）。前支供应肾3/4的血液，后支供应其余部分。肾动脉发出5支主要肾段动脉，包括尖段（肾门上段）、上段、中段、下段和后段，分别供

应相应的肾段。叶间动脉发出高度扭曲的螺旋动脉分支，走向相邻肾盏，供应肾动脉丛。肾盂动脉丛位于肾盂周围、肾大盏和小盏壁鞘的结缔组织内。肾盂有时接受肾动脉发出的输尿管分支和肾周脂肪内血管的直接供应。术中尽可能保护这些血管及其分支，以免因血管损伤导致缺血、坏死、感染、纤维化，从而影响手术的效果。

（一）开放性肾盂成形术

开放性肾盂成形术可分为非离断性和离断性两大类。非离断性手术主要有Y-V肾盂输尿管成形术和肾盂转瓣成形术，离断性手术则以Anderson-Hynes成形术为代表。这里简要介绍这几种常用的成形手术。

1. Foley肾盂输尿管Y-V成形术

Foley肾盂输尿管Y-V成形术适应于输尿管高位连接，且肾盂积水尚未达到严重程度者。手术步骤如下：①游离输尿管和肾盂，去除其表面的脂肪和筋膜，但不损伤外膜；②用细硅胶管将输尿管向患者头侧牵拉。在输尿管和肾盂连接部做Y形切开，肾盂切口呈V形。V形的边长为输尿管切口长度的一半（图11-14A）；③插入双J管，上达下肾盏，向下经输尿管达膀胱；④将输尿管牵向患者下肢侧，肾盂瓣的尖部（顶端）向下牵拉，与输尿管平行，最下端一针用5-0可吸收线做U形的黏膜对黏膜外翻缝合（图11-14B）；⑤肾盂瓣两侧与对应的输尿管做间断或连续的缝合（图11-14C）。不置双J管者应放置肾造瘘。吻合口旁放置引流管。

2. Culp-DeWeerd肾盂瓣肾盂成形术

Culp-DeWeerd肾盂瓣肾盂成形术适用于较长段UPJ狭窄，切除狭窄段行离断性肾盂输尿管成形术可能导致吻合口较高张力或根本无法吻合。采用垂直或螺旋形肾盂瓣可解决这种难题。

Culp-DeWeerd肾盂瓣肾盂成形术的手术步骤如下（图11-15）：①显露输尿管上段和扩张的肾盂，去除其表面的脂肪和筋膜，但不损伤外膜及肾盂的血供；②将输尿管上段切开至正常口径处，按其长度和狭窄程度，设计螺旋瓣，并切开，螺旋瓣尖端留置一细线，将螺旋瓣拉向与输尿管切口平行；③以5-0可吸收线将相邻肾盂瓣和输尿管壁做连续缝合；④置入双J管后，缝合输尿管与

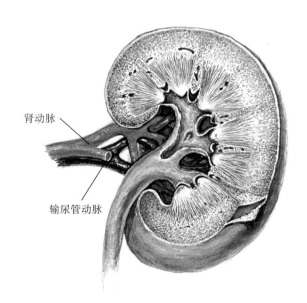

肾动脉

输尿管动脉

图11-13　肾血液供应示意图

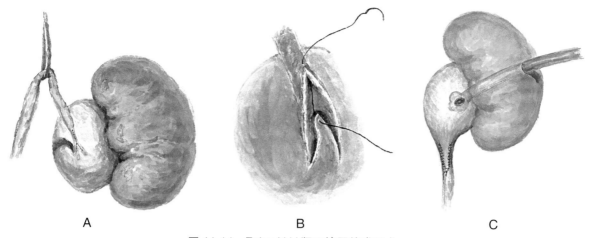

图 11-14　Foley Y-V 肾盂输尿管成形术

A，显露肾盂输尿管连接部，做 Y 形切口。B，肾盂瓣的尖部与输尿管最低部位的黏膜对黏膜吻合。C，肾盂瓣两侧分别与对应输尿管边缘缝合。

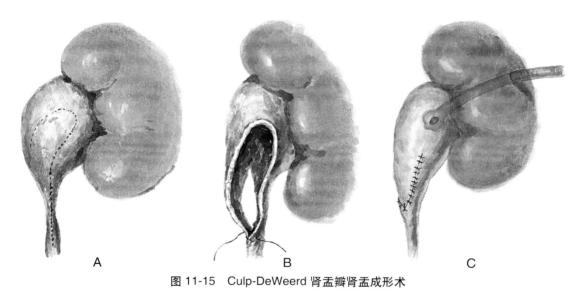

图 11-15　Culp-DeWeerd 肾盂瓣肾盂成形术

A，游离肾盂和上段输尿管，设计螺旋瓣切口。B，切开输尿管上段和螺旋瓣，并将螺旋瓣向下牵拉。C，连续缝合输尿管 – 肾盂后壁，置入双 J 管；连续缝合输尿管 – 肾盂前壁，置引流管。

肾盂的前壁。不置双 J 管者应放置肾造瘘。吻合口旁放置引流管。

3. Anderson-Hynes 离断性肾盂成形术

　　这是处理 UPJO 最常用的手术方法，但主要适用于肾盂有明显扩张的肾盂输尿管连接部梗阻患者。手术步骤如下：①显露输尿管上段和扩张的肾盂，去除其表面的脂肪和筋膜，但不损伤外膜及肾盂的血供；②注意测定和设计肾盂与输尿管吻合口的位置，保证吻合口无张力（图 11-16A）；③肾盂最低位置的顶端留置一牵引线，在其外侧

剪开肾盂。肾盂瓣的长度和宽度应与预期成形术后呈漏斗状的肾盂输尿管连接部相一致；④在与肾盂瓣相对应部位纵行切开输尿管，下端既要达正常口径的部位，又要考虑到切除狭窄段后吻合口无张力（图 11-16B）；⑤将肾盂瓣最低位与输尿管切口的最低点缝合第一针，U 形缝合。输尿管内插入导管或不插导管，5-0 可吸收线，具体缝合为输尿管外 – 内，肾盂瓣内 – 外，肾盂瓣外 – 内，输尿管内 – 外，拉紧缝线打结，使黏膜对黏膜，保证内壁光滑；⑥切除输尿管肾盂连接部和扩张

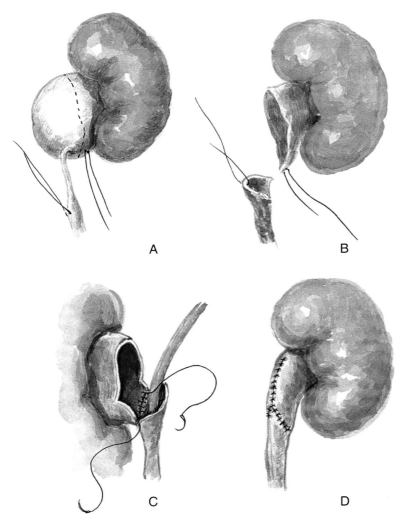

A

B

C

D

图 11-16　Anderson-Hynes 离断性肾盂成形术
A，游离肾盂和输尿管后，设计切口，在肾盂瓣下端和输尿管上端留置牵引线。B，剪开肾盂和输尿管，使预期成形的肾盂输尿管连接部呈漏斗状，且无张力。C，U 形缝合第一针，后壁连续缝合，置入双 J 管。D，连续缝合前壁和肾盂裁剪切口。

多余的肾盂，保留的肾盂应距肾窦 0.5 ~ 1.0 cm。肾盂最上端留置一针牵引线；⑦沿输尿管与肾盂瓣后壁连续缝合（图 11-16C），直至输尿管切开的顶端。置入双 J 管，连续缝合前壁；⑧以 4-0 可吸收线从肾盂顶部牵引线处开始向下连续缝合肾盂，直至与下端缝合汇合（图 11-16D）。吻合口旁放置引流管。

　　开放性肾盂输尿管成形术的基本要点为：①截除多余的扩张肾盂，提高并维持肾盂内张力（图 11-17A）；②新的肾盂输尿管连接处应呈逐渐变细的漏斗状；③吻合口足够大，黏膜外翻，血供良好；④吻合口无张力；⑤吻合口应在肾盂最低处（图 11-17B）；⑥吻合口周围用脂肪保护，以防止吻合口粘连于肾下极或腰大肌，导致成角或再狭窄；⑦吻合口放置双 J 管或支架管。

　　开放性肾盂成形术可同时处理伴随的结石、畸形、交叉的血管，还可处理以前手术后效果不良的病例等，已成为 UPJO 治疗的金标准，成功率达 95% 以上。术中应严格注意上述手术要点，尤其注意吻合口的血供和张力，不要把肾盂或输尿管的筋膜缝入吻合口内，吻合口不能内翻。术中排除远端输尿管存在的狭窄或梗阻也非常重要，这关系到手术的成败。除了常用 F6 输尿管导管向下插入膀胱试验外，可用与输尿管内径相似的导管插入输尿管上端，导管上接一个装满生理盐水的注射器，提高 10 ~ 20 cm 时液体能自由流入，或轻轻做注射动作，液体自由流入无阻力，即表示输尿管通畅。

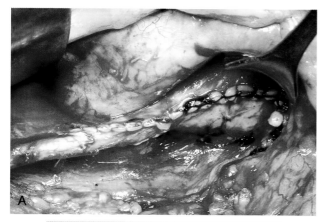

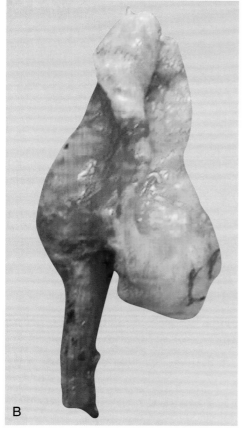

图 11-17　Anderson-Hynes 离断性肾盂成形术

A，切除的多余的扩张肾盂和无功能的连接部。B，肾盂输尿管吻合完成，显示连接部呈漏斗状。

Hensle 认为，Anderson-Hynes 离断性肾盂输尿管成形术的成功必须考虑以下几个重要的技术要点：①手术显露必须充分；②充分切除多余的肾盂；③切除不正常的全部上端输尿管，同时保留上段输尿管的血供；④吻合口长而平整，不漏尿；⑤使用光学放大设备，并用细微的长效可吸

收缝线。

为确保遵循这些手术要点以使手术成功，笔者推荐采用一些专门的步骤：①儿童手术时不使用腰桥，婴儿用柔软毛巾卷，较大儿童用塑料静脉输液袋经血压泵充气后垫高腰部，腹膜后手术野均可满意显示。青少年和成人可用腰桥。②使用自动牵开器，可使手术野空间扩大，避免过多的操作和器械，极大地方便了肾下极和 UPJ 的处理。③术中用细的牵引缝线对松解、显露、牵引和处理 UPJ 组织有很大帮助，可避免用器械钳夹和挤压组织，造成上段输尿管和吻合口部位组织的损伤、缺血、坏死、炎症、纤维化等一系列病理改变，降低了并发症发生率。④准确地设计和规划好切除的多余肾盂，充分切除有神经肌肉异常的连接部组织，可避免将异常输尿管作为吻合口的一部分。⑤并不把留置输尿管支架管或肾造瘘管作为常规。在特殊情况下，如二次手术或吻合口不理想等，肾造瘘管可保护吻合口。⑥通常术后局部留置 Penrose 引流管，膀胱内留置导尿管。

（二）内镜肾盂切开成形术

1. 输尿管狭窄球囊扩张术

影响 UPJO 腔内手术疗效的主要因素包括狭窄段长度、患者年龄、梗阻为初发或复发、肾积水程度、肾功能、梗阻部位有跨越的血管等。输尿管狭窄腔内治疗方法各有优缺点，1998 年 Ravery 等应用球囊扩张术治疗输尿管良性狭窄患者，治疗成功率为 45% ~ 88%，从此，输尿管球囊扩张术开始逐渐广泛应用于输尿管狭窄的治疗中。球囊导管的放置需在 X 线透视下进行定位，加压球囊可见狭窄段呈"蜂腰征"改变，继续加压球囊直至"蜂腰征"消失。球囊扩张术安全性高、损伤小、易操作、可重复治疗。但是，输尿管球囊扩张术远期效果较差，容易复发。输尿管球囊扩张术治疗先天性输尿管狭窄的效果明显优于术后继发性输尿管狭窄，可能与继发性输尿管狭窄的瘢痕形成回缩以及狭窄段较长有关。

2. 腔内输尿管狭窄内切开术

包括经皮肾镜直视下输尿管狭窄内切开或经输尿管镜直视下输尿管狭窄内切开术。内切开的适应证是狭窄段不超过 1.0 cm 或术后吻合

口的局部瘢痕狭窄。切开的方法：显露狭窄处后，为避免损失大血管，UPJ 切开部位应在外侧，可用冷刀、电刀或钬激光将狭窄部位全层切开，直至看到输尿管外周脂肪。文献报道治疗成功率为 55%~88%，平均为 70%。冷刀内切开术对输尿管不产生热损伤，故可避免继发瘢痕和纤维化形成，但因不能同时进行止血，手术操作风险较大，故临床上不推荐常规应用。钬激光目前在临床上主要用于腔内碎石治疗，因其良好的切割作用，近年来也广泛应用于狭窄内切开，同时低能量下还具有闭合血管止血作用，故较冷刀安全。但钬激光切割作用的同时对输尿管以及周围组织产生的热损伤也值得关注，可能加重术后瘢痕和输尿管周纤维化。近年来随着电切设备的发展，腔内电刀对组织有很好的切割作用，同时最大限度地降低热损伤对术后瘢痕的影响，是治疗输尿管狭窄有效的工具。术中出现大出血、损伤输尿管周围大血管是腔内输尿管狭窄内切开术最严重的并发症，也是术中中转开放手术的主要原因，文献报道发生率为 1%~5%。

电刀内切开联合球囊扩张治疗输尿管狭窄也是一种可行的手术方法，何永忠等应用此方法治疗 469 例输尿管狭窄患者，有效率达 72.2%，作者认为此方法比单纯内切开或者球囊扩张成功率高，可作为复杂输尿管狭窄特别是整形手术失败病例治疗的首选方法，可重复多次应用，患者容易接受。手术疗效与输尿管狭窄程度、长度以及患侧肾功能有密切关系，狭窄段较长、狭窄较重、输尿管周围严重纤维化病例，选择腔内治疗应慎重，患肾功能重度受损，残存肾功能小于 25%，这些均提示预后差，建议选择输尿管整形手术治疗或者置入输尿管金属支架。

3. 金属支架置入术

对于整形手术失败、腔内处理狭窄复发的 UPJO 病例，还可以应用输尿管金属支架。常见的金属支架有记忆镍钛合金网状支架、覆膜金属网状支架。永久性金属网状支架远期会有刺激炎性息肉生长、结石形成的风险，部分患者仍需长期更换双 J 管。覆膜金属支架组织相容性良好，可长期留置，患者不需另外留置内支架管，且具有可拔除、可再次更换等优点（图 11-18）。

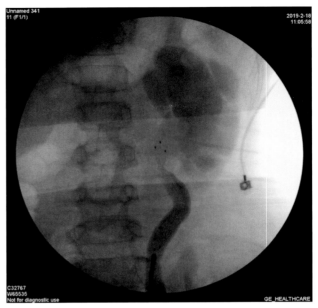

图 11-18　输尿管金属支架

（三）腹腔镜肾盂成形术

自 1993 年 Kavoussi 等报道首例腹腔镜肾盂成形术以来，该手术目前已有相当成熟的经验，基本上开放性手术能做的肾盂成形术在腹腔镜下均可完成。可经腹腔或腹膜后途径手术。腹腔镜肾盂成形手术具有创伤小、住院时间短、恢复快等优点，有些中心已积累 100 多例的经验，有的采用机器人辅助的腹腔镜肾盂成形术。多数学者采用与开放性肾盂成形术相同的标准步骤进行操作，手术时间 2~6 h，出血量 50~180 ml，手术成功率与开放手术相同，达 87%~96%。吻合口瘘为主要并发症。

1. 经腹腔途径的手术

经腹腔途径的手术步骤如下：①麻醉成功后，手术侧输尿管插入 F6 或 F7 双 J 支架管，膀胱内留置 F18 气囊导尿管。②患者取侧卧位，腰部以气枕垫高成 75°。③人工气腹，压力维持 10 ~ 15 mmHg。④置入套管针：在锁骨中线 12 肋缘下 2 横指处置入第一个 10 mm 套管针，在其下方放置第二个套管针，腋前线肋缘下方置入第三个套管针。⑤沿结肠旁沟切开，将结肠向内侧翻开，显露肾。将肾中下极稍做游离并牵起，显露肾盂和上段输尿管（图 11-19A）。⑥沿上段输尿管游离肾盂，注意保留肾盂血供。交叉压迫肾盂或输尿管的细小迷走血管，可夹闭后离断，较粗的血管应予保留。⑦从最低位准备与输尿管吻合的肾盂开始裁剪，将肾盂前后壁裁剪口向上延伸，保留肾窦外 0.5 ~ 1.0 cm 肾盂组织。⑧在肾盂对应侧向下剪开输尿管狭窄处，并向下延伸至正常输尿管，精确估计到吻合口无张力缝合的距离。将最下肾盂瓣与输尿管切开处最低部位吻合第一针，黏膜外翻（图 11-19B）。⑨连续向上缝合输尿管后壁，将双 J 管置入肾盂，再连续缝合吻合口前壁（图 11-19C）。⑩将多余的肾盂裁剪并移去，连续缝合吻合口以上的肾盂（图 11-19D）。置入引流管。

2. 经腹膜后途径手术

经腹膜后途径的手术由经腹腔途径演化而来，基本操作没有太多的差别。优点是避免了腹腔途径的并发症和较多烦琐步骤，显露较直接，缩短了手术时间，缺点是后腹腔空间小而操作较为困难。但随着腹腔镜技术的推广和熟练，器械的改进，经腹膜后途径腹腔镜手术的应用将日益广泛。目前上述开放性手术均能在腹腔镜下顺利完成。

Piaggio 等比较 41 例开放性肾盂成形术和 37 例经腹途径的腹腔镜肾盂成形术的结果，开放组年龄较小，14 个月以下的为 24/41，体重、身高、体表面积、体重指数均低于腹腔镜组，除宫内超声显示开放组肾积水比例较多外，两组患儿其他临床参数无差异。平均手术时间开放组为 144 min，腹腔镜组为 278 min。术中应用肾支架或双 J 管两组分别为 19/41 和 37/37，手术成功率分别为 83% 和 97%。住院时间分别为 2.5 d 和 2.4 d，术后并发症率分别为 35% 和 36%。再入院和再次手术的开放组为 3 例和 7 例，而腹腔镜组没有。腹腔镜组总的效果较开放组好的原因有：①全组平均年龄较大；②腹腔镜的视野清晰并放大；③术中常规放置双 J 管；④随访时间较短（平均 6.3 个月）。

Rassweiler 等比较钬激光内切开（113 例）和经腹膜后腹腔镜肾盂成形术（143 例）的结果，两组平均手术时间分别为 34 min 和 124 min，并发症率分别为 5.3% 和 6.3%，成功率分别为 72.6% 和 94.4%。最近 7 年的腹腔镜组的成功率达 98.3%，

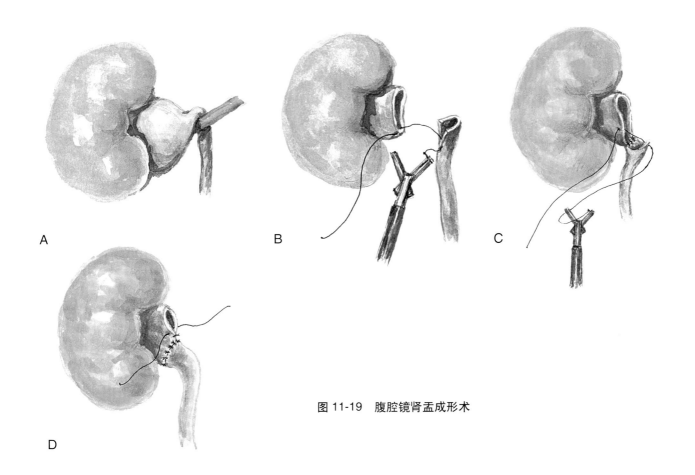

图 11-19　腹腔镜肾盂成形术

与梗阻原因（内源性 100%，外源性 98.1%）和手术类型（Y-V 成形 97%，离断性成形 97.7%）无显著差异。

Moon 等报道 170 例 UPJO，其中原发性梗阻 156 例，继发性 14 例。除 3 例患者外，均用 3 个套管针，平均手术时间 140 min，并发症率 7.1%，改开放手术率 0.6%，术后住院 3 天。随访 12 个月，成功率 96.2%。认为腹腔镜离断性肾盂成形术发展迅速，有望替代开放手术成为 UPJO 治疗的金标准。

Lee 等将机器人辅助的腹腔镜离断性肾盂成形术与开放肾盂成形术作比较，每组各 33 例，年龄分别为 7.8 岁和 7.6 岁（$P= 0.75$），手术时间分别为 219 min 和 181 min（$P= 0.031$），并发症分别为 1 例和 0 例（$P=0.15$），住院时间分别为 2.3 d 和 3.5 d（$P < 0.001$），腹腔镜组止痛剂用量明显少（$P= 0.001$）。肾积水消退、引流改善或症状缓解率分别为 33/33 和 31/33。认为机器人辅助的肾盂成形术安全有效，具有缩短住院时间、减少止痛剂用量和手术时间接近于开放手术等优点，是肾盂成形术的一种选择。

无论经腹还是经腹膜后途径的腹腔镜肾盂成形术对所有年龄儿童均是安全的，并发症率低，短期效果好。但对于婴儿或儿童行腹腔镜肾盂成形术仍是较为困难的手术，尤其在很小的空间里进行缝合需要较长的学习曲线，总的手术时间较开放手术长得多。因此，有学者对腹腔镜手术提出了疑问。Chacko 等首先提出"微创开放性肾手术"的概念，他们在最近 6 年间，对 135 例儿童做了 UPJO 的肾盂成形术、多发囊肿发育不良肾和重复畸形肾的切除。1 岁以内、1～5 岁、5～10 岁、10 岁以上组的平均手术时间分别为（101.4 ± 44.7）min、（87.7 ± 39.3）min、（127.1 ± 62.7）min 和（127.8 ± 38.4）min，手术切口分别为（1.9 ± 0.61）cm、（1.9 ± 0.72）cm、（3.0 ± 1.3）cm 和（3.8 ± 1.6）cm。最近的 20 例 1 岁以内患儿开放性肾盂成形术切口为 1～1.5 cm。术后伤口疼痛轻，全组 90% 在 23 小时内出院。这一微创开放手术方法可能是对新技术的挑战。

（四）肾 切 除 术

对 UPJO 引起的重度积水、肾皮质菲薄、肾自发性破裂、放射性核素检查患侧无功能时，可行肾切除术。但在下列情况下仍应考虑保留肾手术：①经皮肾造瘘后，60 分钟 IVU 片可见造影剂排泄；②患侧肾盂尿 pH < 7.3；③术中测定肾皮质厚度 > 0.5 cm；④术中肾组织冰冻切片发现，正常或接近正常的肾小球占 50% 以上。

（五）输尿管肾下盏吻合术

肾内型肾盂、肾盂输尿管成形术后肾门区纤维瘢痕严重、输尿管太短够不到肾盂者，可将肾下极切除行输尿管肾下盏吻合术，最常用于肾盂输尿管成形术失败后的严重肾积水患者。该手术的前提是巨大积水的肾对维持患者肾功能仍有重要作用，明显扩张的肾下盏表面的肾实质必须很薄，肾盏输尿管吻合术后能充分引流巨大积水的肾。因为有狭窄的危险，还应考虑其他术式，如支架管输尿管切开术、肾游离后下移术、自体肾移植术、回肠代输尿管术和肾切除术。

手术步骤（图 11-20）：①根据术前检查（包括逆行输尿管肾盂造影）结果，若有可能行回肠代输尿管的患者，选择经腹切口。否则，经腰部切口。②按肾盂输尿管成形术游离和显露肾盂和输尿管上部。仔细分离肾盂输尿管连接部的瘢痕，估计能否切除和切除后输尿管的长度是否能与肾

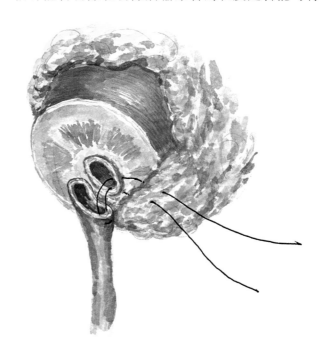

图 11-20　输尿管肾下盏吻合术示意图

盂无张力吻合。瘢痕不能切除或切除后输尿管长度不够，则只能选择输尿管肾盏吻合术。③游离肾下极和输尿管上段，准确估计肾下盏漏斗部在肾表面的投影。将较薄的肾下盏以下的肾表面实质切开并部分切除，将下盏漏斗部修切成 V 形，可防术后吻合口的狭窄。④输尿管上端纵行切开1.5 cm，与肾盏漏斗部长度相等。以 4-0 或 5-0 可吸收线连续锁边吻合肾盏与输尿管，每针必须包括肾包膜、输尿管、肾盏。也可先将肾包膜与肾盏漏斗边缘缝合在一起，输尿管直接与其吻合。⑤吻合口完成前置入双 J 管，上至肾盂，下至膀胱。必要时还需加放肾造瘘管，以保证吻合口的愈合。⑥用带蒂肾周脂肪或筋膜保护吻合口，不够时，选用大网膜包裹吻合口。

术后 3 ~ 6 周拔除支架管，拔肾造瘘管前先夹管，观察有无尿漏或外渗，必要时行造瘘管造影，观察吻合口通畅情况后再决定拔管。

术后并发症主要为漏尿和狭窄。漏尿与缝合技术及组织是否健康有关，但多可自愈。狭窄与下极肾实质保留过多、漏尿、局部感染、瘢痕挛缩有关，应注意避免这些不利因素，保证引流通畅，抗生素控制感染，防止狭窄的发生。

（六）肾盂肾盏吻合术

如同肾盂肾实质切开取石术那样，将肾下极切除，肾盏漏斗切口延伸至肾盂，不需横断肾盂。将肾盂和对应下盏切开的边缘以 4-0 或 5-0 可吸收线连续缝合（图 11-21）。缝闭前置入双 J 管。该手术适于以前未做过手术的肾内型肾盂输尿管连接部狭窄患者。

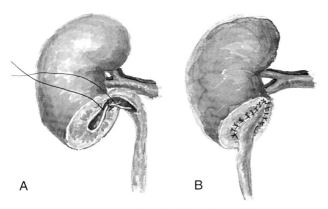

图 11-21　肾盂肾盏吻合术示意图

A，将肾下极切除，肾盏漏斗切口延伸至肾盂。B，肾盂与对应肾盏边缘连续缝合。

六、术后处理

1. 注意呼吸道通畅，全麻患者需在恢复室完全清醒后送回泌尿外科病房。

2. 小儿应避免过早进食以防引起恶心、呕吐，甚至食物吸入导致窒息。待小儿完全清醒后才可给水喝。

3. 静脉补液，维持水电解质平衡。

4. 术后良好止痛。

5. 腰部引流管术后 3 ~ 5 天拔除，上尿路置双J 管的患者导尿管可在出院前拔除。

6. 双 J 管术后 1 个月拔除。

7. 术后 3 ~ 6 个月时复查静脉尿路造影，注意肾功能、肾盂形态、积水改善情况。

8. 复查发现手术侧肾积水加重、吻合口不畅、肾功能减退者，需考虑吻合口瘢痕形成、挛缩、息肉形成、输尿管上段缺血纤维化、吻合口与肾下极或腰大肌筋膜粘连等可能的原因。可行输尿管镜检和腔内处理，必要时再手术。

七、手术并发症及其防治

UPJO 手术并发症包括术中和术后两方面。术中并发症主要有血管损伤和腹腔脏器损伤，术后并发症主要有吻合口漏、吻合口狭窄或闭锁。

（一）术中并发症

1. 血管损伤

血管损伤包括异位血管、肾动脉分支、肾盂血管和输尿管血管的损伤。

如前所述，有部分 UPJO 由异位血管压迫引起，术中可切断这一异位血管解除梗阻，也可在异位血管上方切断肾盂并移至异位血管前吻合。但有时异位血管供应肾实质范围较大，切断（即损伤）后可造成肾局部的缺血损害。有时局部炎症粘连严重，解剖时也可损伤血管。

肾盂血管和肾动脉分支的损伤可发生于扩张肾盂解剖、剥离到达肾窦部时，也可发生在扩大肾盂裁剪时。再次手术时局部炎症粘连更严重，解剖界面不清，更易损伤血管。发生损伤后术中可有较多量的出血，术后还可有局部血肿形成。因此，术中应仔细止血，必要时缝扎止血。肾盂输尿管吻合应用 4-0 或 5-0 可吸收线连续扣锁缝合或全层间断缝合，肾盂裁剪处用 4-0 连续扣锁缝合全层。

上段输尿管的血管供应来自于肾动脉分支和精索内动脉分支，在行离断性肾盂成形术时，供应输尿管上端的肾动脉分支不可避免地被切断，因此精索内动脉必须保留。在切除 UPJO 时，上段输尿管不能做长段的游离，输尿管外膜不能剥离损伤，为扩大吻合口而切开输尿管 1.0 ~ 1.5 cm 时应在输尿管的外侧。

Douenias 等报道 124 例经皮行 UPJO 切开扩张术的成人患者，仅 1 例持续出血，1 例远端输尿管撕脱，均立即做开放手术。

2. 腹腔脏器损伤

行肾盂成形术时损伤腹腔脏器的概率不高，尤其首次手术时解剖界面较为清晰，有筋膜层作为分界，十二指肠和结肠均能较容易地被解剖并推开而不易受损。再次或多次手术时肾已无明确界限，粘连严重，十二指肠和结肠损伤的概率可大大上升。术中解剖时可避开瘢痕严重处，最好能从以前未解剖和手术过的部位，如肾中上极，找到正确界面后，再向 UPJO 瘢痕处推进。此时用电刀的锐性分离比钝性剥离更可行。

一旦发生十二指肠或结肠损伤，应将损伤周围的肠稍做游离，用安尔碘消毒后，间断两层缝合修补损伤处，术后注意胃肠减压通畅和禁食 1 周。

3. 肾盏损伤

肾盏损伤常发生于扩大肾盂的裁剪时，由于部分 UPJO 患者为肾外型肾盂，甚至肾盏颈部与肾盂连接部均在肾外，常规裁剪时可能把肾盏颈部剪断。因此，术中游离肾盂时，应注意裁剪线不能离肾盏颈太近。尤其从最下缘向上裁剪第一刀时，应立即显露肾盂内面，探查裁剪线离肾窦 0.5 cm 时是否与肾盏颈部有足够的距离。如果将肾盏损伤，可用 5-0 可吸收线做肾盂肾盏成形，再行肾盂输尿管成形吻合术。

（二）术后并发症

1. 吻合口漏尿

发生吻合口漏尿的主要原因有缝合不严密、吻合口以下输尿管不通畅、输尿管反流、吻合口血供不良造成组织坏死等，术中应注意避免这些情况的发生。手术留置导尿管后夹管，可使膀胱充盈，既可使手术台上插入双 J 管时见膀胱尿液反流以证明输尿管的通畅和双 J 管已进入膀胱，还可在吻合口完成后使肾盂充盈而观察吻合口有无尿液渗漏。一旦证明无漏尿，应马上开放导尿管引流尿液。若有尿液渗漏，可立即用 5-0 可吸收线修补缝合。观察有无漏尿的另一方法为在完成肾盂输尿管成形后，以细针穿刺肾盂，以生理盐水灌注肾盂，压力达 10 ~ 20 cmH$_2$O 后，可见到渗尿，有渗尿时可及时修补。对观察到吻合口组织血运不良或为再次手术者，术中可游离大网膜，以带蒂网膜瓣覆盖或包裹吻合口。但应注意不要让网膜瓣对输尿管和肾盂连接部造成新的梗阻。市场供应的术中用的组织封闭剂对吻合口漏也有一定作用，对组织健康状况和吻合不太满意者，可在吻合口完成后，以干纱布吸干局部液体后，喷涂封闭剂。

2. 吻合口粘连

肾盂输尿管成形后，由于局部的解剖和分离，尤其是再次手术的患者，局部瘢痕形成严重，吻合口无充分的脂肪包裹，很容易发生局部粘连。粘连最易发生的部位为肾下极包膜和腰大肌筋膜。因此，手术中应注意保留肾下极脂肪，成形完成后，以带蒂脂肪包裹肾盂输尿管成形的吻合口，防止粘连后局部丧失蠕动功能和继发性狭窄。再次或多次手术患者，可切开后腹膜，将大网膜拖出，覆盖吻合口。

3. 吻合口狭窄和闭锁

尿液渗漏、感染、组织局部缺血坏死、吻合口张力较大等，可造成吻合口的狭窄和闭锁，从而导致肾盂输尿管成形失败。因此，预防吻合口的狭窄和闭锁，除了严格遵循低位、无张力、漏斗状、血供好、黏膜对黏膜不漏水的缝合等成形原则外，在满意完成成形后，需注意将吻合口部位放在输尿管正常位置，并游离带蒂肾周脂肪包裹吻合口。笔者常规采取将游离带蒂脂肪包裹肾盂输尿管成形的吻合口，并妥善固定，术后吻合口狭窄和闭锁的发生率极低。

为早期发现术后吻合口狭窄和闭锁，应常规嘱咐患者术后 1 个月时行肾超声随访，3 个月时行静脉尿路造影和放射性核素利尿肾图检查。若有早期的吻合口狭小或不畅，可先试行腔内扩张治疗，或经皮肾镜或输尿管镜下内切开术，再置入支架管。

一旦发生吻合口狭窄和闭锁，再次手术时粘连严重，往往无法显露原吻合部位。因此，再次成形手术的难度大大增加，成功率较低。手术的选择为输尿管肾下盏吻合术，即将肾下极切除，显露扩张的肾下盏，与输尿管吻合。由于不能形成漏斗状吻合口，肾下盏输尿管吻合的排空效果不是最理想。另外的选择为肾游离下移后，若有足够大肾盂，可做肾盂瓣扩大狭窄的吻合口。最后的选择为回肠代全程输尿管，甚至肾造瘘术，以保留器官功能和患者生命。

4. 双 J 管的堵塞、上缩、下滑和遗留

UPJO 的开放性或腔内手术成形后，大多数泌尿外科医师喜欢放置双 J 管，以保证上尿路的引流通畅，有利于肾单位的减压，水肿的消退，肾功能的恢复。由于长期积水、感染、结石形成等病理改变，插入的双 J 管常可被感染脱落的组织、脓苔、坏死组织、细小结石血凝块等堵塞。一旦堵塞，手术引流管内引流量会明显增多，导尿管内尿量明显减少。如果患者出现腰酸胀疼或发热等症状和征象，除增加敏感抗生素和补液外，应考虑紧急更换双 J 管，必要时冲洗肾盂。

由于输尿管的蠕动，双 J 管的上缩或下滑也经常发生。若发生在 1 周内，应将双 J 管重新放入。若术后超过 10 天，双 J 管上缩或下滑后没有发生尿漏、腰胀、发热等，可考虑将双 J 管拔除。

患者出院后往往以为手术很成功，忘了要定期随访，尤其是术后 1 个月要通过膀胱镜取出双 J 管。即使出院记录上有明确记录，但由于双 J 管遗留而导致的不愉快的医疗事件常有发生。大多数患者当产生尿路刺激征、血尿和尿路结石，甚至尿液中排出双 J 管的碎片时，才来医院就诊。临床上双 J 管遗留的时间为 3 个月至 7 年不等。处理时首先经尿路平片证实，然后要严格控制尿路感染，再体外冲击波沿导管冲击碎石，最后在膀胱镜下将双 J 管拔除。若有碎片，应在输尿管镜下将碎片取净，以免以后的难以控制的尿路感染和结石形成。

5. 其他罕见并发症

北京儿童医院泌尿外科黄澄如教授曾遇到成形的肾盂内血肿形成的罕见病例，清除血肿后，切口一期愈合。还有在 713 例 UPJO 患儿做成形术后，发现有输尿管远端梗阻 7 例，并发严重反流 2 例。患儿离断性肾盂成形术后高热，抗生素不能控制，排尿期膀胱尿道造影发现双侧严重的膀胱输尿管反流，做了双侧抗反流输尿管膀胱再植术（Cohen 术式）后，才逐步恢复。

（叶　敏　徐桂彬　杨炜青　蔡奕川）

第三节　髂动脉后输尿管

一、发　生　率

髂动脉后输尿管（retroiliac ureter）属于血管发育畸形导致的输尿管走行的变异，临床属罕见病。由于强调是血管畸形导致的病变，有的学者称本病为输尿管前髂动脉（preureteral iliac artery）。文献中多为个案报道。输尿管可位于髂总动脉后，也可位于髂内动脉后。本病两侧均可发生，单侧多见，双侧性仅有 2 例报道。

二、胚　胎　学

Gray 和 Skandalakis 认为这种畸形源于血管。正常情况下，脐动脉的原始腹侧根应在胚胎 4 周时消失，并被腹主动脉和远端脐动脉间的背侧分支发育所替代。但若背侧根未能形成，将输尿管牵向背侧，腹侧根可继续存在（图 11-22）。Dees

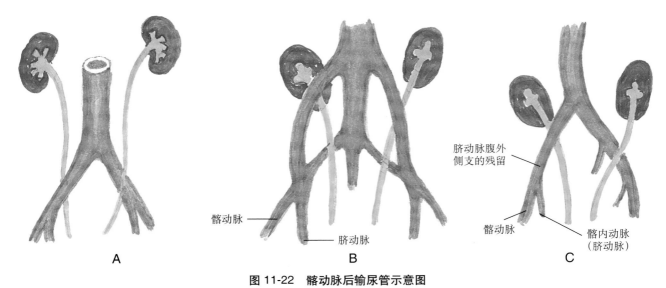

脐动脉腹外
侧支的残留

髂动脉

脐动脉

髂动脉

髂内动脉
（脐动脉）

A B C

图 11-22　髂动脉后输尿管示意图

A，输尿管和髂动脉的关系，左侧不正常，输尿管位于髂动脉后，右侧正常。B，胚胎时髂动脉、脐动脉和输尿管的相互关系。C，左侧髂血管的正
常发育和右侧髂血管的异常（近端脐动脉的残留），导致输尿管位于髂血管后。

也考虑他报道的病例可能为肾向上徙行时，迷走
于髂动脉的背后。

　　本病合并有输尿管或中肾管异位比较常见。
尽管 Dees 的病例未明确证明，但有证据显示其输
尿管口异位开在膀胱颈部，支持肾输尿管发育异
常的概念。Seitzman 和 Patton 的病例显示输尿管
随同侧输精管经残余的总中肾管排入后尿道近端。
Radhrishnan 等的病例为双侧髂血管后输尿管，双
侧射精管异位终止于输尿管。Iuchtman 等报道髂
血管后输尿管异位开口于阴道，因处女膜闭锁子
宫阴道积尿而诊断。任子善等报道的 1 例右肾缺
如，双侧隐睾位于腹膜后。

　　Taibah 等报道 1 例年轻女性少见的髂内动脉
后输尿管引起的左输尿管梗阻。

三、诊　断

　　输尿管受压于髂动脉后，造成的梗阻位于 L5
或 S1 水平。患者可同时存在其他的畸形，如输尿
管的异位开口相当常见。许多病例是由于对输尿
管异位开口的症状进行检查而发现本病。任子善
等报道 1 例主诉为尿频、尿急、尿痛，用抗生素

治疗好转后，静脉尿路造影发现右侧肾输尿管不
显影，左侧巨输尿管。患者同时有双侧隐睾。放
射性核素肾图示左肾功能轻度受损，右侧无功能。
手术探查发现髂总动脉在输尿管前，输尿管上段
扩张明显，下段变细。

　　临床上往往表现为输尿管下段梗阻，手术前
不易直接确诊。伴有的单侧肾不发育尚无准确的
发病率统计，但本病 10% ~ 15% 的男性合并生殖
器畸形。

四、治　疗

　　文献中尚无关于治疗方法的系统报道。但对无
临床症状者不可能明确这一罕见病的诊断，对因其
他原因做影像学检查而发现本病时，若无上尿路梗
阻，可进行观察随访。对存在上尿路梗阻者，可在
梗阻上方扩张输尿管处切断，行端端吻合术。但需
注意从上到下的输尿管应呈漏斗状，以免术后肾积
水改善不满意。也可将下段输尿管游离，移到髂动
脉前，行抗反流的输尿管膀胱再植术。

（叶　敏）

第四节　巨输尿管症

巨输尿管症（megaureter）是一种临床上较少见的先天性病变。由于输尿管末端肌肉结构发育异常（环行肌增多，纵行肌缺乏），导致输尿管末端功能性梗阻，使输尿管从下段扩张，逐步向上发展，严重时导致肾盂、肾盏的积水。女性多于男性，双侧均可发生，但左侧多见，双侧发病率为 20% ~ 40%。巨输尿管症可合并存在多种先天性异常，如合并有梨状腹综合征、后尿道瓣膜梗阻的上尿路扩张等。因此，仍需泌尿外科医师对本病的病因、发病机制、诊断和治疗方法等进行不断研究和探索。尽管手术可治愈本病，但术前明确是否存在梗阻及梗阻程度，对明确手术适应证显得非常重要。这里争议的要点与肾盂输尿管连接部梗阻引起不同程度的肾积水相同，即是否有手术治疗的指征、何时手术、做何种手术效果最佳。临床上许多尿路扩张仅代表了集合系统的变形，虽然有时变形非常严重，但并不表示存在威胁肾实质的梗阻。因此，手术时机的确定对患者和临床医师均存在考验。

一、定义和分类

儿童正常输尿管直径极少超过 5 mm。因此，输尿管宽度大于 7 mm 就可考虑为巨输尿管症。术语"巨输尿管症"曾被用来泛指任何扩张或"大"的输尿管，因此在 1977 年国际分类系统产生前，对早期文献解释曾有许多混淆。该分类系统确定后，成为目前国际上命名的基础，并被作为治疗准则（图 11-23）。根据扩张的原因，扩张的输尿管或巨输尿管症可分为四组：①反流性；②梗阻性；③反流伴梗阻性；④既无反流也无梗阻性。进一步还可分为原发性或继发性。每例患者需做整个泌尿系统的检查，以便根据分类确定治疗方案。

二、发 病 机 制

本病的发病机制至今尚未阐明，但不少学者从组织病理学的研究结果，提出以下观点：①末段输尿管壁的纵行肌缺乏，近膀胱段输尿管蠕动

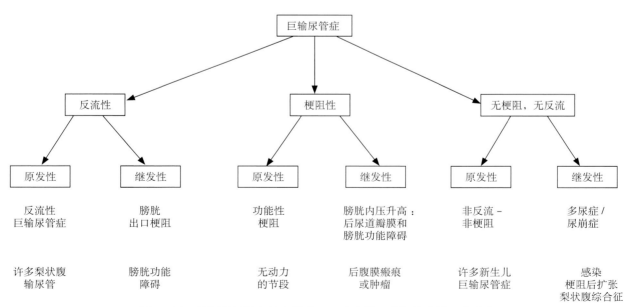

图 11-23　根据原发性和继发性病因而确定的巨输尿管症的三大分类
有些巨输尿管症可见到反流和梗阻的双重原因。

功能较差甚至无蠕动功能，因而无法将尿液有效地排入膀胱；②末段输尿管肌层内胶原纤维沉积，肌层排列紊乱，破坏了细胞的连接和肌电的传送；③输尿管末端的环行肌肥厚，阻力增大，黏膜或黏膜下存在炎性病变。这些因素的综合作用，导致病变近端输尿管内尿液潴留，输尿管扩张和积水，输尿管壁肥厚。病变从下段逐渐向上发展，最终进展为肾盂肾盏积水，甚至肾无功能。

三、病理生理学

（一）原发性和继发性反流性巨输尿管症

原发性和继发性反流性巨输尿管症的病因已在分类中提及，小部分患者可能存在梗阻与反流的双重因素。有一组 400 多根反流输尿管的研究中，约 2% 存在梗阻。远端输尿管发育不良，不仅在壁内段连接中断，而且蠕动功能差。明确反流伴梗阻的输尿管对临床治疗有重要意义，因为梗阻输尿管保守治疗很少成功，需早期手术干预。

（二）原发性梗阻性巨输尿管症

原发性梗阻性巨输尿管症的病因是一段 3 ~ 4 cm 长的近膀胱段输尿管无蠕动功能，不能将尿液按一定速率传入膀胱。该段输尿管异常的原因至今不明。膀胱或膀胱输尿管连接部以上几毫米处输尿管开始扩张。真性狭窄罕见，但有报道组织学变异和超微结构异常而致功能改变，包括肌肉的迷向、肌肉发育不良、肥大、壁内纤维化。光学和电子显微镜下常可发现胶原蛋白的过多沉积，有些巨输尿管症见到肌肉块减少、环行肌占优势、外膜增厚。理论上，基质沉淀的增加改变了细胞与细胞的连接，破坏了肌电的传送和蠕动。输尿管纵断面测绘仪显示病变段输尿管内波形不规则，称为"输尿管律不齐"。常累及远端输尿管的原因不明，但可能与该段肌肉发育停止有关，因为该段输尿管是最后发育的部分。

不管其起源如何，蠕动的改变可阻碍尿液自由排出，导致功能性梗阻。连续的尿流团发生逆流，不能完全通过异常的远端输尿管。较近端扩张输尿管的压力测定，显示为节律失常或无节律波。输尿管扩张程度依赖于向近端逆流的尿液量，反映了远端梗阻程度和尿量。如果集合系统不能

降低近端压力，则输尿管动力学的破坏将会对肾实质产生明显影响。

原发性梗阻性巨输尿管症的其他罕见原因，包括先天性输尿管狭窄和输尿管瓣膜症。

（三）继发性梗阻性巨输尿管症

这类巨输尿管症临床上多见于神经源性或非神经源性排尿功能障碍或膀胱以下的梗阻，如后尿道瓣膜。当膀胱输尿管连接部两端压力差大于 40 cmH$_2$O 时，输尿管推进尿液的难度增加。若这种压力差继续存在而未处理，则必然发生输尿管进行性扩张、膀胱输尿管连接部的解体、反流和肾功能的损害。一旦膀胱内压升高的原因解除，则大多数输尿管扩张基本上可消退。但有些病例仍继续扩张，这可能是顺应性改变或输尿管蠕动机制的永久损伤，或两者兼而有之。有些慢性感染所致壁内段瘢痕形成，尽管输尿管不存在真正的梗阻，但当升高的膀胱内压如同无顺应的水柱向近端推进时，该段输尿管对肾无缓冲作用。输尿管扩张的其他原因，还包括输尿管膨出、输尿管异位、膀胱憩室、再植后输尿管周围纤维化、神经源性膀胱或由于后腹膜肿瘤、肿块或迷走血管的外来压迫等。

（四）继发性非梗阻非反流性巨输尿管症

非梗阻非反流性巨输尿管症较为常见，检查后常可发现病因。急性尿路感染伴细菌内毒素可抑制输尿管蠕动，造成输尿管明显扩张，经有效的抗生素治疗后可消退。肾病变和其他内科情况导致的尿量显著增加超过了输尿管最大的蠕动能力和集合系统处理能力，输尿管可进行性扩张。肾病变和内科情况包括锂中毒、尿崩症或糖尿病、镰状细胞肾病和心因性多饮。非梗阻性输尿管扩张的最极端例子为梨状腹综合征，患者存在明显扩张和扭曲的巨输尿管，但肾实质形态和功能良好。

（五）原发性非梗阻非反流性巨输尿管症

当排除了反流、梗阻和扩张的继发性原因，才可考虑为原发性非梗阻非反流性巨输尿管症。多数新生儿巨输尿管症属于这一范畴，而仅远端输尿管纺锤部扩张的成人巨输尿管症者，也归入这一类型（图 11-24）。对发育过程中输尿管变形

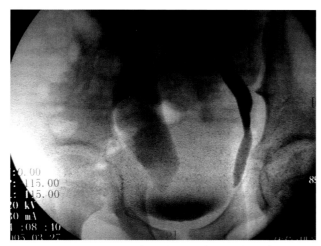

图 11-24　一位 17 岁少年因右侧腰疼和尿路感染行 IVU，发现右侧巨输尿管症。

的解释还有待明确，但以肾生理学的转变和输尿管组织解剖学为基础的多因素病因学最为可能。由于肾小球滤过、肾血管阻力和浓缩能力的差异，胎儿肾产生的尿量为出生后的 4 ~ 6 倍。这种相对大量的尿液以多尿性肾病的相同方式使胎儿输尿管带上扩张的烙印，尤其存在暂时性远端梗阻时更是如此。持久的胚内折叠、输尿管发育延迟或正常蠕动的未完成等均是可能的梗阻原因。婴儿膀胱顺应性差、反射亢进、暂时性尿道梗阻引起膀胱顺应性改变亦是可能的病因。输尿管顺应性的发育改变和形态改变可产生弹性蛋白、胶原蛋白和其他基质蛋白在不同发育期的沉积和定向差异。新生儿输尿管顺应性较成人输尿管好，婴儿远端梗阻的输尿管出生时呈扭结扩张，而年龄较大者输尿管呈“烟管杆”状。因为远端或暂时性梗阻发生于早期，故新生儿的肾可能比近端梗阻（如 UPJ 梗阻）或较晚年龄梗阻的缓冲作用强。

四、诊断和评估

（一）临床表现

巨输尿管症的早期可无任何临床症状，常因其他原因就诊行超声检查或影像学检查而发现异常。或因并发症，如尿路结石、尿路感染、血尿等就诊。儿童患者常有腰部和（或）腹部胀痛，偶有家长发现腹部包块或医师做体格检查时发现腹部包块。

（二）影像学检查

1. 超声检查

任何儿童怀疑有尿路异常时，超声为首选的检查，常可将巨输尿管症与 UPJ 梗阻（为肾积水最常见原因）区别。常见的超声图像为输尿管扩张、肾输尿管积水和结石。对早期病例，超声检查可提供用于随访的肾实质、集合系统、膀胱及肾输尿管积水程度的基线信息。

2. 排尿膀胱尿道造影

对输尿管扩张患者应做 VCUG 检查，以排除 VUR，并评估膀胱和尿道的功能。神经源性功能障碍或膀胱出口梗阻是继发性巨输尿管症的常见原因。

3. 排泄性尿路造影

小儿因难以配合，甚至需要麻醉，因此极少做 IVU 检查。新生儿的肾发育不成熟，肠道存在气体，都会影响摄片质量。但对确定梗阻水平有益。成人和能配合的儿童可选择 IVU 检查。巨输尿管症对肾功能的影响较小，大多可显影，但输尿管巨大扩张者，应做大剂量造影，并做延迟摄片，以使下段输尿管满意显影。有的患者是因并发结石而诊断，此时肾已基本无功能（图 11-25）。

4. 逆行肾盂输尿管造影

过去，逆行造影为诊断巨输尿管症的主要方法。而目前其他方法可明确巨输尿管症的诊断，已极少用逆行造影。成人患者可在门诊进行，而儿童可由术中逆行肾盂输尿管造影。膀胱镜下大多数患者的输尿管开口完全正常，也可见到输尿管口的蠕动和喷尿。输尿管插管顺利，可无任何梗阻，这可用于与梗阻性或反流性输尿管扩张相鉴别。逆行造影可清晰地显示输尿管的形态，由于本病呈上行渐进性发展，盆段的输尿管扩张最为严重，可为纺锤状、杵状或蛇头状。末端 1 ~ 2 cm 的输尿管可不显影或为极细管子，透视下动态观察可见上端输尿管的蠕动增强而病变段输尿管无蠕动或蠕动明显减弱。

5. CT 和 MRI

对造影剂过敏者可考虑做 CT 尿路成像（CTU）或 MRI 水成像（MRU），同样可明确梗阻的部位和程度。

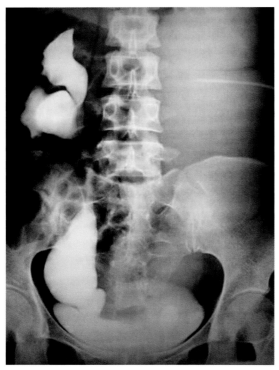

图 11-25　患者因左侧腰部胀痛不适检查发现先天性巨输尿管症。左侧巨大肾积水，肾几乎无功能，下端输尿管结石。右侧中下段输尿管扩张明显，肾盂积水。

6. 利 尿 肾 图

利尿肾图可提供客观、可重复的功能和梗阻参数，最常用的放射性核素为 ^{99m}Tc-DTPA 和 ^{99m}Tc-MAG3。但该检查还存在一定缺陷，如示踪剂的剂量、利尿剂剂量和时间、患儿液体摄入等必须标准化，以保证试验结果的合理比较。在巨输尿管症检查中，利尿剂的应用时间多凭经验。新生儿的肾小球发育不成熟，对利尿剂反应迟钝。应尽可能将该项检查延迟至 3 个月时进行，等待肾小球的成熟。由于集合系统扩张，常规评价引流的扫描（半衰期）仅可获得梗阻的指标。

7. 放射性核素扫描

可在 DTPA 全身应用后测定其摄取率，以评价肾小球滤过率和绝对肾功能。总剂量的百分比（称为提取因子）被肾滤过并可计算出。有些研究所把它作为判定梗阻的客观参数，在开始数分钟内放射性核素的摄取分数应当相等。这种梗阻影响到肾实质水平，而非集合系统内，后者因扩张而排泄率较低。然而，将真正的泌尿系梗阻性扩张与非梗阻性病变进行鉴别仍存在难度，尤其是

双侧巨输尿管症，无正常对照，不能做相互比较。由于早期的梗阻损害，即使不再存在实际的梗阻，肾功能仍可能显示不正常。

8. 压力流量测定（Whitaker 灌注试验）

该试验可用于评估梗阻，但存在侵袭性是其缺陷。另外，测量肾盂内压时的流率（10 ml/min）对小儿而言太大，梗阻参数的确定也靠经验。压力灌注与利尿肾图存在相关性，但与闪烁扫描比较，不提供额外的信息。目前的适应证为肾功能极差的患者和由于集合系统太大而利尿肾图结果模棱两可或难以解释的病例。

五、治　疗

（一）治疗的推荐

1. 原发性反流性巨输尿管症

反流性巨输尿管症的处理随着产前诊断的出现而改变。对Ⅳ级或Ⅴ级反流的新生儿和婴儿已不再常规推荐手术治疗。婴儿期应用药物治疗后，若反流倾向于消退，则药物治疗可继续。临床上出生后输尿管明显扩张婴儿，2 ~ 3 年后造影显示几乎正常。对年龄较大的儿童和成人的持久性高级别反流，仍推荐手术。极少数婴儿药物治疗失败，但做重建手术年龄太小时，单侧反流者可行远端输尿管造口，双侧反流者行膀胱造瘘术是理想的方法。

2. 继发性反流性或梗阻性巨输尿管症

继发性反流性或梗阻性巨输尿管症应针对病因处理，如后尿道瓣膜去除后或神经源性膀胱药物治疗后，反流程度和扩张常可改善。其他继发性原因包括梨状腹综合征、尿崩症或感染等，只需观察。

3. 原发性非梗阻非反流性巨输尿管症

对这类患者是手术还是观察，治疗的决策有时凭临床经验。较小婴儿做巨输尿管症修补存在技术挑战，即使有经验的外科医师，手术并发症率也大大高于年龄较大的儿童。有报道 42 例婴儿在 8 个月龄前手术，其中 5 例（12%）需反复手术。鉴于这些临床观察，多数临床医师认为只要肾功能无明显受损，尿路感染不产生影响，可行观察治疗，抗生素和密切的影像学随访适用于多数患者。1 岁以内每 3 ~ 6 个月检查尿液和超声，

有时复查肾图。若发现扩张程度有改善，则延长复查间隔时间。当肾输尿管积水严重、无改善征象或临床情况继续恶化时，只要技术可行就应做矫正手术，此时患儿年龄常在 1～2 岁。偶然情况下，新生儿存在巨大的输尿管扩张或肾功能严重受损（巨输尿管症罕见）或反复感染，远端输尿管造口可提供有效的引流和保存肾功能，待小儿成长后再行输尿管再植术。

产前诊断巨输尿管症后的结果明显不同。Keating 等评估了 17 例新生儿观察治疗 23 个肾单元，其中 20 例（87%）非梗阻性病变侧的功能无明显下降，继续药物治疗并随访。平均随访 7 年后无 1 例肾功能减退，大多数病例好转。Rickwood 等和 Lill 等的两组共 82 例新生儿巨输尿管症中，13 例（16%）的肾功能恶化或尿路感染发作。巨输尿管症的改善率比 UPJ 梗阻组高约 50%。Pitts 和 Muecke 观察了 80 例先天性巨输尿管，其中 40% 不需要治疗。

偶然发现患原发性巨输尿管症的成人，影像学变化常可稳定多年，远端输尿管的纺锤状扩张为最常见的改变，有时影响全程输尿管。可不存在或仅存在轻度的肾盂肾盏尿滞留。

（二）手术的选择

输尿管膀胱再植术是矫正巨输尿管症（无论其病因）的首选方法。再植术成功的要点是输尿管的口径与黏膜下隧道长度的比例恰当。为了达到这一目的，常需将末段扩张输尿管做裁剪、切除或折叠。狭小的输尿管壁可较好接合，使蠕动更有效。一旦解除梗阻，大多数巨输尿管症近段可重新恢复张力。扭曲常为非梗阻性，会逐步消退。输尿管裁剪后应放置支架管引流，使集合系统减压，蠕动恢复。

有两种方法用于修正巨输尿管：①中度扩张的输尿管可做折叠，以保留输尿管血供。若怀疑血供受损可拆除，重新折叠。②重度扩张的或明显增厚的输尿管可采用切除性裁剪。直径超过 1.75 cm 的输尿管折叠后并发症较多。修正过的输尿管通常采用标准三角区交叉或 Leadbetter 技术再植，而膀胱外修补也可成功。无论采用何种再植技术，成功率约为 90%～95%，不可能比无扩张的输尿管成功率更高。

对重度肾积水和肾功能损害严重者，可考虑行肾输尿管切除术。伴有肾输尿管感染者，可先行肾穿刺造瘘，引流尿液，控制感染后，若肾功能有保留价值，则行输尿管再植术；肾功能不能恢复者，做肾输尿管切除术。

1. 手术方法与步骤

（1）经下腹正中切口或耻骨上横切口入路，正中打开膀胱。

（2）以膀胱内和膀胱外单独或结合的方法游离解剖出输尿管。在膀胱内就可充分游离扩张的输尿管的情况下，输尿管裁剪后可用 Cohen 或 Politano-Leadbetter 方法再植。对非常巨大的输尿管，若膀胱内游离有困难，但又需保留血供时，可在膀胱内解剖后再至膀胱外解剖。仔细保留从内侧发出的下端输尿管的外膜和血供。在膀胱外解剖时，离断闭锁的腹下动脉有助于解剖，也去除了可能的梗阻因素。不必过度游离和去除输尿管的近端迂曲。

（3）输尿管的处理。根据输尿管的大小决定是否行裁剪，根据输尿管的长度决定是否需切除末端。① 输尿管的裁剪法：输尿管腔内插入 F14～16（成人）或 F8～10（小儿）的导尿管，以 Allis 钳置于侧面，用于确定多余的准备裁剪的输尿管，保留内侧的血供。围绕导尿管放置无损伤血管钳，切除多余的输尿管，应避免管腔的狭小（图 11-26）。大多数输尿管需裁剪至髂血管以

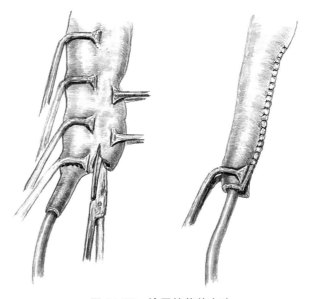

图 11-26　输尿管裁剪方法

上水平。用 4-0 至 6-0 可吸收线连续扣锁缝合近端 2/3 裁剪的输尿管，应避免输尿管被缝线收紧而缩短（图 11-27A，B）。其余输尿管用间断缝合完成，这样，在输尿管引入膀胱后若太长，可做必要的修短。② Starr 折叠法：输尿管内插入导尿管，以确定多余的输尿管，标记出必须折叠的程度。保留血供最佳部分的输尿管，沿血管从近端开始用 6-0 可吸收线以 Lembert 方式间断折叠缝合（图 11-28）。③ Kalicinski 折叠法：沿导尿管缝置两根 6-0 可吸收线。一根置于准备修正的近端，另一根置于新的输尿管口。纵行连续贯穿缝合，两线相对。输尿管分为两个腔，无功能部分做折叠缝合（图 11-29）。准备好的输尿管末端留置 4 号丝线作为牵引。

（4）输尿管膀胱再植术。原输尿管裂孔处后壁用可吸收丝线关闭，黏膜裂口用于安置再植的输尿管口。输尿管再植的常用方法有：① Politano-Leadbetter 再植法。在膀胱外将腹膜从膀胱基部推开，在原输尿管裂口上内侧 3 ~ 4 cm 处膀胱壁做一新裂孔，以血管钳斜向外上方戳孔至膀胱外，扩大到大于输尿管的直径。用直角钳牵住输尿管牵引线，将修正的输尿管经新的裂孔拉入膀胱内。从原输尿管裂孔向新裂孔做黏膜下隧道，隧道尽可能比输尿管直径宽大，以免输尿管穿过隧道发生困难。牵引输尿管穿越隧道。膀胱外以可吸收线将输尿管外膜与膀胱浆肌层固定 4 针。输尿管末端多余部分剪去，做成半乳头抗反流的输尿管再植口。②三角区交叉吻合法：适用于双侧病变者。（可参阅膀胱输尿管反流相关部分）

较小的儿童和膀胱肌肉较薄弱的情况下，输尿管再植术常需与膀胱腰大肌固定术联合应用以加强膀胱后壁强度，效果较好。

DeFoor 等比较输尿管裁剪后，用膀胱内和膀胱外再植两种方法的结果。膀胱内再植采用 Paquin 或 Cohen 技术，膀胱外采用游离输尿管末段并在膀胱输尿管连接部离断，再行逼尿肌修复术，支架管留置 4 ~ 6 周。两种方法的成功率分别为 86% 和 76%。梗阻性和反流性巨输尿管症的手术成功率分别为 90% 和 74%。伴有排尿功能障碍者膀胱内和膀胱外方法的成功率分别为 93% 和 50%。因此，对原发性梗阻性巨输尿管症裁剪后行膀胱外输尿管再植术是安全有效的，对有排尿功

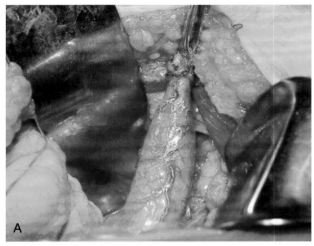

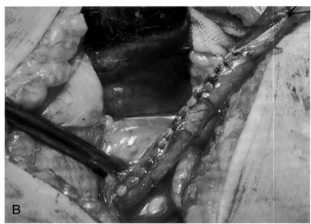

图 11-27　A，解剖出的巨输尿管，显示远端狭窄，近端明显扩张。B，已完成狭窄段切除和扩张段裁剪的输尿管

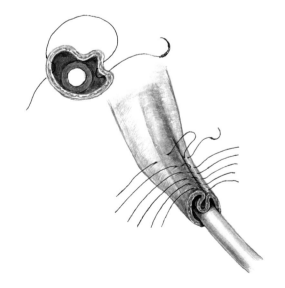

图 11-28　Starr 折叠法。5-0 聚乙醇酸线以 Lembert 方式在恰当导尿管上间断缝合，做输尿管折叠

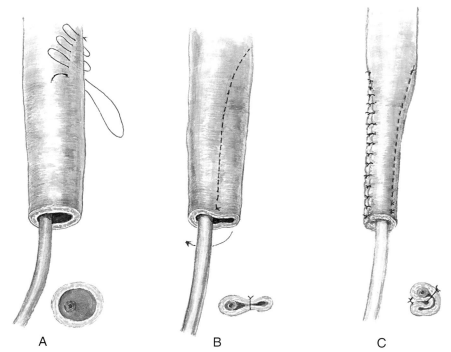

图 11-29 Kalicinski 输尿管折叠法。巨输尿管上纵行连续贯穿缝合，将血供最佳的部分作为功能性输尿管（有导尿管的部分），多余部分做折叠，以间断缝线将两部分缝合在一起。

能障碍或术前有 VUR 的患者，膀胱内再植的方法更好些。

对于双侧病变者，输尿管的解剖和游离可能损伤膀胱的神经，进一步影响术后排尿功能。对于此类患者可借助用于输尿管反流的保留神经的膀胱外修补方法，但应注意切除无功能或功能不良的末端输尿管。

（5）术后处理。裁剪的输尿管留置支架管 5 ~ 10 天，极少发生漏尿。拔除前不必做支架管造影。虽然支架管常易堵塞，但梗阻不常见。折叠的输尿管通常可不放支架管。

2. 手术结果与并发症

巨输尿管症再植术的并发症为持续反流和梗阻，与非梗阻性输尿管相似，但并发症率较高，无论采用切除性裁剪或折叠技术均可能发生并发症。Perdzynski 和 Kalicinsk 引证 56 例巨输尿管症中 52 例（93%）效果良好，4 例失败，包括 2 例狭窄和 2 例反流。有些作者观察到梗阻性巨输尿管症的结果较好，而术前存在反流做裁剪再植后反流不消退的发生率较高，这可能与反流伴随的

膀胱功能障碍发生率较高、肌肉异常更显著有关。

Lee 等进行的组织学研究表明，反流性巨输尿管症的胶原蛋白沉积增多，平滑肌的比例改变，可严重影响功能，而梗阻性巨输尿管症并未发现与对照组有统计学差异。这些学者在后来的研究中还注意到，反流性巨输尿管症的Ⅲ型胶原蛋白水平增加可能为主要原因，胶原引起输尿管内源性僵硬，使再植术的成功率降低。

罕见情况下，即使裁剪成与正常大小的输尿管相似，且有足够长的隧道，但反流仍可持续。这可能是由于：① 反复感染或术前损害后，壁内瘢痕形成而导致内源性输尿管功能障碍。膀胱充盈时，僵硬的远端输尿管不能正常蠕动或恰当接合。② 胎内梗阻导致输尿管肌肉数量和质量的异常，如严重反流的巨输尿管和梨状腹综合征。一侧病变可做横过性输尿管输尿管吻合术，双侧病变可切除瘢痕的远端输尿管，以创造加长的输尿管隧道，长度与口径的比例可达（7:1）~（10:1）。初次再植术后继续存在反流者，可做扩张输尿管的原位裁剪术。一侧病变者应注意保留血供，防

止对侧输尿管的损伤。

Hanna 等收集过去 27 年 400 余例巨输尿管的修补，对膀胱壁薄和（或）输尿管肌肉功能差的患者，如严重反流的巨输尿管和梨状腹综合征者，注意使再植隧道的长宽比例达 7∶1，另加膀胱腰大肌固定术，增加膀胱固定后壁的长度，使黏膜下隧道更长，避免膀胱充盈时后壁活动造成的输尿管成角梗阻。在 61 例年龄小的有反流的巨输尿管患儿，做输尿管裁剪后再植术，成功率达 95%。

David 等将保留神经的膀胱外输尿管再植方法用于 50 例 1～14 岁儿童，手术时间平均 105 min，平均住院 1.7 d，术后仅 1 例（2%）发生尿潴留。作者认为这一方法适合于需双侧再植的患者，可降低因手术损伤神经导致排尿功能障碍的并发症。

（叶　敏）

参 考 文 献

[1] 黄澄如. 小儿泌尿外科手术并发症 // 李炎唐. 泌尿外科手术并发症预防和处理. 北京：人民卫生出版社, 2004: 404-423.

[2] 叶敏，蒋鹤鸣，盛申耀，等. 肾盂成形术治疗肾盂输尿管连接处梗阻. 中华泌尿外科杂志, 1990, 11(6): 351-353.

[3] 任子善，严庆涛，王宏利. 髂动脉后输尿管一例. 中华小儿外科杂志, 2002, 23(3): 233.

[4] Aboutaleb H, Bolduc S, Khoury AE, et al. Polydimethylsiloxane injection versus open surgery for treatment of vesicoureteral reflux in complete duplex systems. J Urol, 2003, 172(4, Pt. 2 of 2): 1563-1565.

[5] Barrieras D, Lapointe S, Houle AM. Is common sheath extravesical reimplantation effective technique to correct reflux in duplicated collecting systems? J Urol, 2003, 172(4, Pt. 2 of 2): 1545-1547.

[6] Caldamone AA. Duplication anomalies of the upper tract in infants and children. Urol Clin North Am, 1985, 12(1): 75-91.

[7] Coplen DE, Austin PF. Outcome analysis of prenatally detected ureterceles associated with multicystic dysplasia. J Urol, 2004, 172(4, Pt. 2 of 2): 1637-1639.

[8] Mackie GG, Awang H, Stephens FD. The ureteric orifice: the embryologic key to radiologic status of duplex kidneys. J Pediatr Surg, 1975, 10: 473-481.

[9] Mackie GG, Stephens FD. Duplex kidneys: a correlation of renal dysplasia with position of the ureteral orifice. J Urol, 1975, 114: 274-280.

[10] Merguerian PA, Byun E, Chang B. Lower urinary tract reconstruction for duplicated renal units with ureterocele. Is excision of ureterocele with reconstruction of bladder based necessary? J Urol, 2003, 170(4, Pt. 2 of 2): 1510-1513.

[11] Shankar KR, Vishwanath N, Rickwood AMK. Outcome of patients with prenatally detected duplex system ureterocele: natural history of those management expectantly. J Urol, 2001, 165: 1226.

[12] Share JC, Lebowita RL. Ectopic ureterocele without ureteral and calyceal dilatation (ureterocele disproportion): findings on urography and sonography. Am J Roentgenol, 1989, 152: 567.

[13] Stephens FD, Smith ED, Hudson JM. Congenital anomalies of the urinary and genital tracts. Oxford: Isis Medical Media, 1996: 243-262.

[14] Bonnard A, Fouquet V, Carricaburu E, et al. Retroperitoneal laparoscopic versus open pyeloplasty in children. J Urol, 2005, 173: 1710.

[15] Clark WR, Malek RS. Ureteropelvic junction obstruction. I. Observation on the classic type in adult. J Urol, 1987, 138: 276.

[16] Chacko JK, Koyle MA, Mingin GC, et al. Minimally invasive open renal surgery. J Urol, 2007, 178(4, Pt. 2 of 2): 1575-1578.

[17] Douenias R, Smith AD, Brock WA. Advances in the percutaneous management of the ureteropelvic junction and other obstruction of the urinary tract in children. Urol Clin North Am, 1990, 17(2): 419-428.

[18] Eden C, Gianduzzo T, Chang C, et al. Extraperitoneal laparoscopic pyeloplasty for

primary and secondary uretropelvic junction obstruction. J Urol, 2004, 172: 2308.

[19] Gonzalez R, Schimke CM. Ureteropelvic junction obstruction. Pediatr Clin North Am, 2001, 48: 1505-1518.

[20] Inagaki TRK, Ong AM, Kavossi LR, et al. Laparoscopic pyeloplasty: current status. BJU Int, 2005, 95: 102.

[21] Jarrett T, Chan D, Charambura T, et al. Laparoscopic pyeloplasty: the first 100 cases. J Urol, 2002, 167: 1253.

[22] Kaneyama K, Yamataka A, Someya T, et al. Magnetic resonance urographic parameters for predicting need for pyeloplasty in infants with prenatally diagnosed severe hydronephrosis. J Urol, 2006, 176(4, Pt.2 of 2): 1781-1785.

[23] Kavoussi L, Peters C. Laparoscopic pyeloplasty. J Urol, 1993, 150:1891.

[24] Kirsch AJ, McMann LP, Jones RA, et al. Magnetic resonance urography for evaluating outcomes after pediatric pyeloplasty. J Urol, 2006, 176(4, Pt.2 of 2): 1755-1761.

[25] Klingler H, Remzi M, Janetschek G, et al. Comparison of open versus laparoscopic pyeloplasty techniques in treatment of uretero-pelvic junction obstruction. Eur Urol, 2003, 44: 340.

[26] Koff SA. Problematic ureteropelvic junction obstruction. J Urol, 1987, 138: 390.

[27] Ku JH, Yeo WG, Choi H, et al. Comparison of retroperitoneal laparoscopic and open nephrectomy for benign renal diseases in children. Urology, 2004, 63: 566.

[28] Kutikov A, Resnick M, Casale P. Laparoscopic pyeloplasty in the infant younger than 6 months—is it technically possible? J Urol, 2006, 175: 1477.

[29] Lee R, Retik A, Borer J, et al. Pediatric robot assisted laparoscopic dismembered pyeloplasty: comparison with a cohort of open surgery. J Urol, 2006, 175(2): 683-687.

[30] Metzelder M, Schier F, Petersen C, et al. Laparoscopic transabdominal pyeloplasty in children is feasible irrespective of age. J Urol, 2006, 175: 688.

[31] Minervini A, Davenport K, Keeley FX, et al. Antegrade versus retrograde endopyelotomy for pelvi-ureteric junction(UPJ) obstruction. Eur Urol, 2006, 49: 536-543.

[32] Moon DA, El-Shazly MA, Chang CM, et al. Laparoscopic pyeloplasty: evolution of a gold standard. Urology, 2006, 67: 932-936.

[33] Piaggio LA, Franc-Guimond J, Noh PH, et al. Transperitoneal laparoscopic pyeloplasty for primary repair of ureteropelvic junction obstruction in infants and children: comparison with open surgery. J Urol, 2007, 178(4, Pt. 2 of 2): 1579-1583.

[34] Rassweiler JJ, Subotic S, Feist-Schiwenk M, et al. Minimally invasive treatment of ureteropelvic junction obstruction: long-term experience with an algorithm for laser endopyelotomy and laparoscopic retroperitoneal pyeloplasty. J Urol, 2007, 177(3): 1000-1005.

[35] Reddy M, Nerli RB, Bashetty R. Laparoscopic dismembered pyeloplasty in children. J Urol, 2005, 174: 700.

[36] Razdan S, Bagley DH, McGinnis DE. Minimizing minimally invasive surgery: the 5-mm trocar laparoscopic pyeloplasty. J Endourol, 2005, 19: 533.

[37] Rickwood AMK, et al. Pyeloplasty in infants and children with particular reference to the method of drainage post-operatively. Brit J Urol, 1987, 50: 217.

[38] Yee D, Shanberg A, Duel B, et al. Initial comparison of robotic-assisted laparoscopic versus open pyeloplasty in children. Urology, 2006, 67: 599.

[39] Gray SW, Skandalakis JE. Embryology for surgeons. Philadelphia: WB Saunders Co., 1972.

[40] Iuchtman M, Assa J, Blatnoi I, et al. Urometrocolpos associated with retroiliac ureter. J Urol, 1980, 124: 283.

[41] Radhrishnan J, Vermillion CD, Hendren WH. Vasa deferentia inserting into retroiliac ureters. J Urol, 1980, 124: 746.

[42] Seitzman DM, Patton JF. Ureteral ectopia: combined ureteral and vas deferens anomaly. J Urol, 1960, 84: 604.

[43] Taibah K, Roney PD, McKay DE, et al. Retro-internal iliac artery ureter. Urology, 1987, 30: 159.

[44] Baskin LS, Zderic SA, Snyder HM, et al. Primary dilated megaureter: long-term followup. J Urol, 1994, 152: 618.

[45] David S, Kelly C, Poppas DP. Nerve sparing extravesical repair of bilateral vesicouretral reflux: description of technique and evaluation of urinary retention. J Urol, 2004, 172(4, Pt. 2 of 2): 1617-1620.

[46] DeFoor W, Minevich E, Reddy P, et al. Results of tapered ureteral reimplantation for primary megaureter: extravesical versus intravesical approach. J Urol, 2004, 172(4, Pt. 2 of 2): 1640-1643.

[47] Grinon A, Filion R, Filiatrault D, et al. Urinary tract dilatation in utero: classification and clinical applications. Radiology, 1986, 160: 645.

[48] Hanna MK. Megaureter // King LR. Urologic Surgery in infants and neonates. Philadalphia: WB Saunders Co., 1988: 160-203.

[49] Heyman S, Duckett JW Jr. The extraction factor:an estimate of single kidney function in children during routine radionuclide renogram with 99m technetium diethylenetriaminepentaacetic acid. J Urol, 1988, 140: 780.

[50] Keating MA. A different perspective of the perinatal primary megaureter // Kramer SA. Problems in Urology. Philadelphia: JB Lippincott, 1990: 583.

[51] Keating MA, Escala J, Snyder HM, et al. Changing concepts in management of primary obstructive megaureter. J Urol, 1989, 142: 636.

[52] King LR. Megaloureter: definition, diagnosis and management. J Urol, 1980, 123: 222.

[53] Lee BR, Partin AW, Epstein JI, et al. A quantitative histologic analysis of the dilated ureter of childhood. J Urol, 1992, 148: 1482.

[54] Lee BR, Silver RI, Partin AW, et al. A quantitative histologic analysis of collagen subtypes: the primary obstructed and refluxing megaureter of childhood. Urology, 1998, 51: 820.

[55] Leissner J, Allhof EP, Wolff W, et al. The pelvic plexus and antireflux surgery: topographical findings and clinical consequences. J Urol, 2001, 165: 1652.

[56] Liu HYA, Dhillon HK, Yeung CK, et al. Clinical outcome and management of prenatally diagnosed primary megaureter. J Urol, 1994, 152: 614.

[57] Parrott TS, Woodard JR, Wolpert JJ. Ureteral tailoring: a comparison of wedge resection with infolding. J Urol, 1990, 144: 328.

[58] Predzynski W, Kalicinski ZH. Long-term results after megaureter folding in children. J Pediatr Surg, 1996, 31: 1211.

[59] Peters CA, Mandell J, Lebowitz RL, et al. Congenital obstructed megeureters in early infancy: diagnosis and treatment. J Urol, 1989, 142: 641.

[60] Rickwood AMK, Lee LD, Williams MPL, et al. Natural history of obstructed and pseudo-obstructed megaureter detected by prenatal ultrasonography. Br J Urol, 1992, 70: 322.

[61] Ravery V, de la Taille A, Hoffmann P, et al. Balloon catheter dilatation in the treatment of ureteral and ureteroenteric stricture. J Endourol, 1998, 12(4):335-340.

[62] Campschroer T, Lock M, Lo T H, et al. The Wallstent: Long-term follow-up of metal stent placement for the treatment of benign ureteroenteric anastomotic strictures after Bricker urinary diversion. BJU international, 2014, 114(6): 910-915.

[63] 吴元翼, 叶林阳, 杨渝, 等. 球囊扩张治疗输尿管狭窄 172 例临床观察. 中国现代医药杂

志, 2009, 11(3):31-33.

[64] 吴开俊, 李逊. 腔内泌尿外科技术治疗输尿管狭窄（附 182 例报告）. 中华泌尿外科杂志, 2000, 21(10): 612-614.

[65] Gupta M, Cha D Y. Ureteropelvic Junction Obstruction. Ureteroscopy. Totowa: Humana Press, 2013: 41-53.

[66] 何永忠, 李逊, 杨炜青, 等. 电刀内切开联合球囊扩张治疗输尿管狭窄. 中华腔镜泌尿外科杂志（电子版）, 2017, 11(2):113-117.

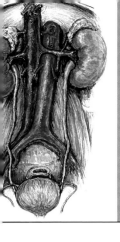

第十二章　输尿管损伤

第一节　概　　述

输尿管是连接肾盂和膀胱的细长管状尿液引流器官。其全长隐蔽在腹膜后的间隙内，受到脊柱、椎旁肌肉、腰部肌肉、腹前壁及邻近腹腔脏器等的保护，再加上输尿管本身有一定的活动度，因此，受到外界贯穿性或非贯穿性暴力打击时，不易损伤。但临床上因腹部、盆腔手术、妇科及泌尿外科手术或内镜检查或手术及其他输尿管本身的手术而造成的输尿管各种损伤却常有发生。若未及时发现或处理不当，近期可引起漏尿、感染、腹膜炎、脓毒血症等；晚期可导致输尿管瘘、狭窄、梗阻、失肾甚至死亡的严重后果。

按照发病原因，输尿管损伤可分为外源性损伤及医源性损伤两大类。外源性输尿管损伤少见，仅占所有泌尿生殖系损伤的 1% ~ 3%。《坎贝尔泌尿外科学》（第 11 版）报道第二次世界大战期间，美国军人战伤所致的单纯输尿管损伤仅 24 例。国内《人民军医》1980 年报道，外伤性输尿管损伤占全部泌尿系损伤的 9.7% 左右。医源性输尿管损伤较多见，其中盆腔手术所致的输尿管损伤发病率为 0.1% ~ 1.0%（Hurd，2001），而 50% 以上因妇产科手术造成。妇产科手术中因子宫颈癌做根治性子宫切除术损伤输尿管最多见，可达 13.4% ~ 36%（Rusche，1970; Ulmsterm，1975）。损伤率的高低与肿瘤的早晚期成正比，单侧与双侧输尿管损伤的比例为 6 : 1；腹式子宫切除造成的输尿管损伤的发生率是阴道式子宫切除术的 6 倍。近 20 余年来，随着妇产科、泌尿外科内镜技术的开展，器械损伤的发生率有所增加，如泌尿外科的输尿管镜检查或取石、碎石手术；输尿管狭窄扩张、切开等，其输尿管损伤率可达 18%，其中穿孔率达 4% ~ 6%（Joseph，1991），继发性输尿管狭窄率达 1.4% ~ 2.3%（Assimos，1994）。

第二节　病因及治疗

一、病　　因

（一）外伤性损伤

外伤性输尿管损伤以枪伤和刀刺伤多见，占外伤性损伤的 81% 和 16%，多合并腹腔脏器或全身多发性器官、组织损伤，输尿管损伤症状常被其他损伤脏器的症状所掩盖，有的病例在受伤一定时期后才表现出输尿管损伤症状，也有些在施行其他脏器损伤手术探查时被发现。

外伤性输尿管损伤包括输尿管部分或完全切割、切断伤，撕脱伤，碎裂伤，输尿管穿孔等。枪弹或弹片瞬时空化作用所致的"爆炸效应"除可直接造成输尿管损伤外，也可因其速度及热力造成输尿管灼伤及周围组织内小血管内膜破坏、血栓形成或缺血，最终坏死。外伤性输尿管钝性挫伤相对少见，仅占输尿管外伤的 8% 左右，一般有钝性伤史，如突然性减速伤（坠落、车祸），胸腰椎过度侧曲、伸展牵拉（图 12-1），尤其是儿童，脊柱活动度较大，更易导致输尿管在第 12

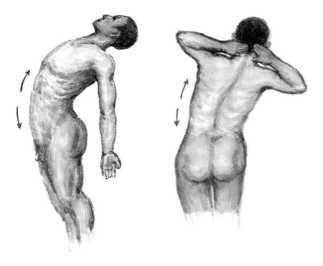

图 12-1　外伤性输尿管损伤示意图

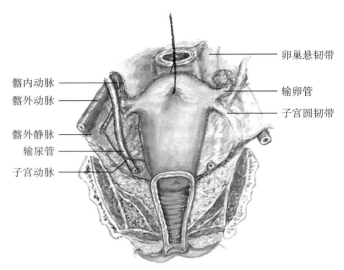

图 12-2　子宫与输尿管的解剖关系

肋及腰椎横突上过度牵拉和撕扯而损伤，且多为肾盂输尿管连接处撕脱伤。此部位的撕脱伤多合并其他多脏器损伤，且 50% 以上的肾盂输尿管连接部损伤的最终诊断往往都延迟达 36 小时以上（Fried，1995）。

（二）手术损伤

手术损伤多见于盆腔及下腹部开放及腹腔镜手术。各段输尿管均有损伤的可能，但多见于输尿管下段，如根治性或次全性子宫切除术、巨大卵巢囊肿手术、肿瘤切除术、结肠或直肠癌根治术等。另外，剖宫产、髂血管、腰交感神经、肾输尿管、膀胱及前列腺手术也有时有输尿管损伤的报道。特别是输尿管有移位、畸形、广泛粘连、显露不良、出血等情况时更易发生损伤。

根据发现输尿管损伤的时间，可分为及时发现及延迟发现，有文献报道，70% 的医源性输尿管损伤为延迟发现（Ostrzenski A，2003；Vakili B，2005）。

1. 子宫切除术

根治性子宫切除术中损伤输尿管的发生率为 13.4% ~ 36%，多在术中处理子宫动脉时误伤输尿管，因此，必须熟悉子宫与输尿管之间的正常解剖关系（图 12-2）。

女性输尿管在横跨髂血管后，沿盆侧壁向后下行，在坐骨棘附近转向前内侧，经骶子宫韧带外侧近子宫阔韧带底部，并在距子宫颈外侧 2 cm 处横经子宫动脉后下方，经阴道穹窿侧部绕向前方，穿过膀胱宫颈韧带达膀胱底部的外上角，移行入膀胱壁，开口于膀胱三角。在此行程中，输尿管与位于髂血管附近的卵巢悬韧带、骶子宫韧带和子宫动脉（宫颈外侧 2 cm 处）几乎紧贴。因此，输尿管很容易于术中在与髂血管交界处、与卵巢窝交汇处、各韧带旁、与子宫动脉交叉处、子宫颈旁进入膀胱处受到损伤。有时在处理阴道时也可损伤输尿管（图 12-3）。

另外，有时术中未直接损伤输尿管，但由于种种原因破坏了输尿管血循环系统，也会导致输尿管节段性缺血、坏死及穿孔。其病理变化为：①输尿管下段的主要血供来源于子宫动脉分支，它通过输尿管、阴道、子宫颈和膀胱的动脉分支到达下段输尿管，若术中从根部将子宫动脉结扎，则阻断了输尿管下段的血液供应；②术中过分地游离输尿管或大面积剥脱输尿管外膜鞘，破坏过多或切断输尿管系膜，致使输尿管远端失去支撑而向下悬垂成角、扭曲，这种病理表现的输尿管下段也易发生缺血坏死，且极易发生输尿管阴道瘘。这种损伤的病理转归约为 2 ~ 3 周。（图 12-4）

除子宫切除外，其他妇科手术，如尿失禁手术、巨大膀胱膨出的盆底修复术、骶棘韧带固定的子宫脱垂手术、阴道穹窿部重建等，也可造成输尿管损伤。

髂内动脉　髂外动脉　髂外静脉　输尿管　子宫动脉　卵巢悬韧带　输卵管　子宫圆韧带

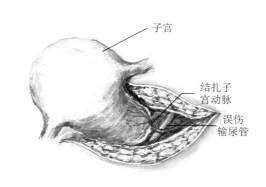

（1）处理子宫阔韧带时损伤输尿管

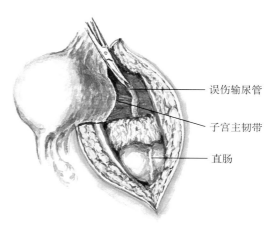

（2）处理子宫主韧带时损伤输尿管

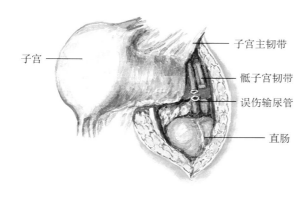

（3）处理骶子宫韧带时损伤输尿管

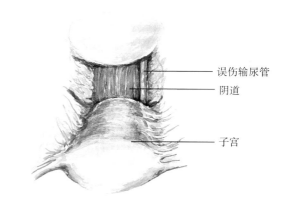

（4）处理阴道时损伤输尿管

图 12-3 妇产科手术中损伤输尿管

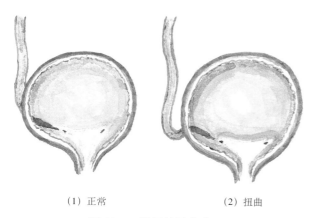

（1）正常 　　（2）扭曲

图 12-4 输尿管缺血病变

2. 直肠癌根治术

发生于结肠、直肠切除手术中的输尿管损伤约占 15%。中下段输尿管在腹膜后，沿腰大肌前面向下移行，前方为结肠系膜，左侧输尿管前面为左结肠动脉，在左精索内血管和乙状结肠系膜间越过，肠系膜下动脉在输尿管内侧平行下行入盆腔。左侧输尿管进入盆腔后，紧贴直肠侧副韧带下行，成钝角进入膀胱，开口于膀胱三角区。直肠癌根治术中，在切断、结扎输尿管内侧与之平行降入盆腔的肠系膜下动脉时，可能误伤输尿管［图 12-5（1）］；在处理乙状结肠系膜及侧腹膜时可能误伤输尿管［图 12-5（2）］；在分离、切开两侧直肠侧副韧带时，可能将输尿管一并钳夹切断［图 12-5（3）］；直肠癌转移或局部浸润波及输

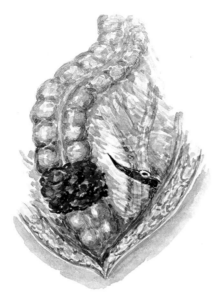

（1）处理乙状结肠下动脉时损伤输尿管

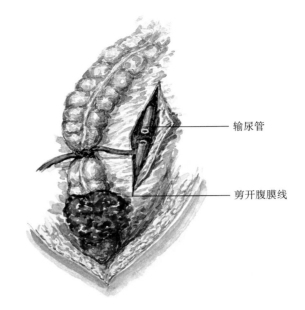

输尿管

剪开腹膜线

（2）处理乙状结肠系膜及侧腹膜时损伤输尿管

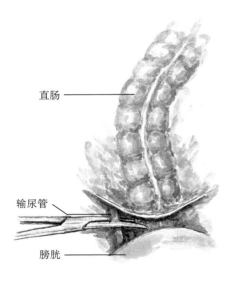

直肠

输尿管

膀胱

（3）处理直肠侧副韧带时损伤输尿管

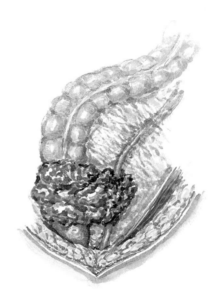

（4）结肠肿瘤侵犯包绕输尿管

图 12-5　直肠癌根治术中损伤输尿管

尿管或包绕输尿管，解剖关系不清晰，强行分离可损伤输尿管或破坏输尿管的血供，甚至不可避免地连同直肠、肿块和部分输尿管一并切除［图12-5（4）］。

（三）器 械 损 伤

　　输尿管的器械损伤多为泌尿外科本身的医疗器械操作不当所造成，占医源性输尿管损伤的

89.4%，偶见于妇科腹腔镜电凝伤及骶子宫韧带时损伤到邻近伴行的输尿管。除输尿管本身的某些病变、管径较狭小、血管脆性较大外，输尿管器械伤多与使用器械不配套及操作粗暴有关。较常见的输尿管器械损伤有：

　　1. 输尿管插管、置管损伤：在诊断某些上尿路疾病时，往往需在膀胱镜下逆行插管造影。在插管的操作过程中，输尿管导管可引起输尿管黏

膜浅表损伤，表现为轻微血尿、疼痛或短时间发热，数日后可缓解。若选用的输尿管导管过硬、型号不符或者输尿管本身存在病变，如输尿管结石、狭窄等，操作者力图强行暴力通过，则可引起输尿管穿孔（图12-6），偶尔也见于正常输尿管，多为暴力所致。某些病例在检查或治疗结束后，往往需置入双J管支撑输尿管及引流尿液，此时的输尿管多已充血、水肿，脆性增加，置管不当时也可致输尿管穿孔。

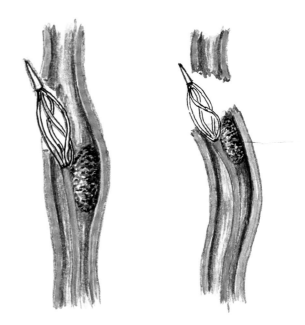

图 12-7　输尿管撕脱、拉断

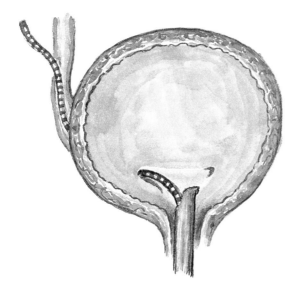

图 12-6　输尿管穿孔

2. 输尿管套石损伤：在冲击波、激光碎石等问世以前，流行用套石的方法治疗输尿管结石。一般采用 Dormia 套石篮，或自制尼龙绳套石篮。这些套石器头一般都较大，很难越过输尿管结石的梗阻部位，或者套石器偏硬，或使用暴力粗糙操作，轻者损伤输尿管黏膜，引起血尿、疼痛，重者可穿通输尿管，更严重者在套住结石或网篮不能回缩而强力牵拉时，将输尿管全部撕脱拉断，造成严重不良后果（图12-7）。也有套拉结石后或套石篮不能回缩而致使套石器嵌顿在输尿管腔内，进退两难，甚至需开放手术处理。随着腔道设备和技术的不断进步，用套石设备取石的方法已不再使用。

3. 输尿管镜检查或治疗损伤：近二十余年来，上尿路的微创检查和治疗已日臻完善并得到普及。

运用不同型号、硬或软输尿管镜，配合气压弹道、钬激光、绿激光、祛激光、冷刀等对上尿路进行检查或治疗某些输尿管疾病也广泛开展。因此，随之而来的各种并发症也相继出现。输尿管镜的检查、治疗可引起输尿管黏膜的挫伤、灼伤，输尿管穿孔、撕脱、镜鞘嵌顿等，其发病率约占全部输尿管损伤的 3.1%～4.7%。主要原因如同上述输尿管逆行插管、置管、套石、取石等，由于设备型号选择不当、操作失误或过度治疗引起。另外，输尿管镜下行输尿管狭窄、息肉的冷刀切开、激光切割等也可致输尿管穿孔、裂开等（图12-8）。

4. 输尿管球囊扩张损伤：运用输尿管球囊扩张法治疗输尿管管腔内的良性狭窄有一定的效果，只要置管的球囊位置正确，囊内充气压力适当，留置扩张时间准确，大多可以收到良好效果。反之，则可能发生输尿管裂开，压迫后的延迟局部缺血、坏死（图12-9）。

（四）放射性损伤

输尿管放射性损伤不多见，发生率仅 0.04%。多见于盆腔脏器肿瘤利用高强度放射性物质照射后，如子宫颈癌、膀胱癌、前列腺癌或其他盆腔新生物利用深部 X 线外照射、^{60}Co 外照射、镭内照射等。输尿管放射性损伤的主要表现为近膀

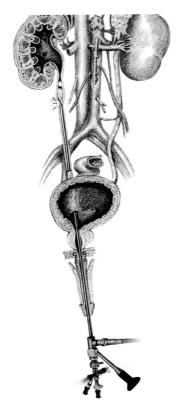

图 12-8　输尿管损伤

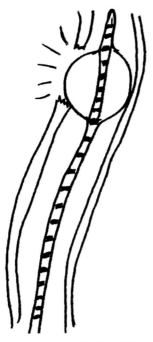

图 12-9　输尿管裂开

胱段输尿管及周围组织充血水肿，输尿管局限性瘢痕纤维化、硬化、狭窄、闭锁等，也有的病例可引起广泛性输尿管盆腔段狭窄及广泛性输尿管壁放射性硬化。95% 的患者可因肿瘤的复发加上输尿管放射性病变而引起输尿管梗阻，导致肾积水、肾功能损害、肾功能丧失。因此在盆腔肿瘤施行放射性治疗时及治疗后，应定期做泌尿系相关检查。

（五）自发性输尿管破裂

较为罕见，多与输尿管本身疾病有关。

二、输尿管损伤的治疗

输尿管损伤的治疗要达到两个目的：①恢复正常的排尿道或建立新的尿液引流通道；②保护患侧肾功能。由于输尿管损伤发生的原因、性质、程度、损伤后发现的时间及是否有合并伤等不同情况，病情复杂多变，因而不可能有完整的固定模式的治疗方案（Gerber，1993）。

（一）治 疗 原 则

1. 首先要判断患者全身情况：判断患者是否处于呼吸循环衰竭、失血、昏迷、休克状态；判断是否有多发性脏器损伤或其他病变，如有严重的头部创伤、胸腹部脏器伤，应予以优先处理。

2. 判断患者泌尿系统状况：及时判断输尿管损伤的侧别、单侧或双侧、损伤部位、性质、程度等。如术中发生并及时发现，若创面清洁无污染，可立即进行适当的修复处理。对于延迟诊断的输尿管损伤，组织充血、水肿，伤口污染明显，或已出现了输尿管梗阻、狭窄、瘘管形成等，在修复的时机上有不同的看法：主张早期修复者认为，延迟手术存在进一步引流不畅或形成完全性的输尿管梗阻、导致肾功能丧失的危险，且早期修复与延迟修复的成功率几乎相等，也不会增加术后并发症的发生率（Kostakopouls，1998），且分期手术的并发症可达 14.2%（Blandy，1991）。不主张立即手术者认为，早期修复手术可能会遇到输尿管损伤部位及周围组织的充血水肿或因尿外渗所致的炎症反应，组织脆性较大，侧支血循环尚未建立，修复能力差，易导致手术修复失败，失败率可达 33.3%（Giberti，1996）。因此，大多数学者主张，损伤超过 24 小时的患者，可先行肾造瘘，3 个月后再行修复处理，若合并有休克、全身条件差或有其他重要脏器损伤时，先行肾造瘘是必要的，而不应进行长时间的输尿管损伤的清创、修复手术。

3. 彻底扩创：对受损输尿管段应彻底扩创，穿孔严重者，撕裂较大而未完全断裂者也应完全切除受损段，直至输尿管两断端有明显渗血、组织新鲜为止，以避免因局部组织缺血、失活而导致术后吻合口溃破、漏尿。扩创时应注意不能过多破坏输尿管鞘膜及周围组织。

4. 修复、吻合、重建：输尿管损伤范围不超过 2 cm，创面清洁，可行输尿管损伤段切除，后在无张力的情况下行输尿管直接端端吻合；若输尿管损伤段超过 2 cm，清创后输尿管段缺失较长，应行输尿管转流术，如输尿管肾盂吻合术、输尿管膀胱吻合术或膀胱瓣成形术、患侧输尿管与对侧输尿管 Y 形端侧吻合术、回肠代输尿管术、自体肾移植术等。

5. 留置支架管：所有修复或成形术，术中都应留置支架管，以保证输尿管引流通畅、修复部位有足够的内径，避免后期修复部位的狭窄。

6. 术后留置引流：在输尿管损伤的修复成形术中以及术后，都难免有不等量的尿液渗漏在周围组织间隙间，如不及时引流或引流不畅，可造成尿液积聚，导致感染。故术后应留置手术创面外引流管。

（二）治疗方法

1. 输尿管插管法

因行输尿管逆行插管、置管或行输尿管镜手术所致的输尿管穿孔，如及时发现，穿孔不大，可立即插入输尿管导管或双 J 管并越过瘘孔上方至肾盂，保留 4~6 周，创口大多可以自行修复愈合。因手术分离缝合输尿管周围组织引起输尿管成角、扭曲、不完全性梗阻时，也可经尿道膀胱镜行输尿管插管或置入双 J 管治疗。某些较大盆腔手术时，为防止术中误伤输尿管，也可于术前留置输尿管支架管，便于术中触摸识别，预防手术损伤。但该方法不一定完全可靠，不能作为常规使用。（图 12-10）

2. 支架管法

术中发现输尿管破裂、部分断裂或长轴方向管壁缺损，但不足管径的 1/3，血循环未受到影响时，经局部清创后可于输尿管腔内留置双 J 管即可（图 12-10），也可用多孔硅胶管做腔内支架管，经肾造瘘管引出（图 12-11）。以往的输尿管 T 管引流，即经吻合口上端（或下端）输尿管造口引流，现已很少采用。

3. 内镜治疗

适用于非完全性输尿管梗阻、狭窄形成小于 3

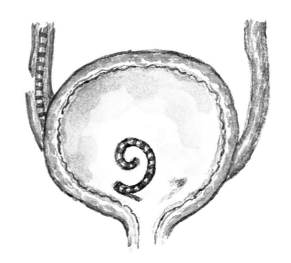

图 12-10　输尿管内插置支架引流尿液

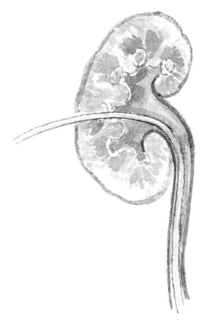

图 12-11　输尿管腔内支架管经肾造瘘引出

个月、狭窄段小于 2 cm 的病例，可行输尿管插管扩张、球囊扩张、输尿管冷刀内切开、激光刀内切开，并置入内支架管。对于输尿管闭锁者，可先经皮肾造瘘，通过内镜下顺行和逆行联合处理下行腔内闭锁复通术，并置入内支架管。闭锁复通手术难度大，仅限于狭窄段小于 2 cm 的病例，同时，需要在 X 线机监视下进行操作。

4. 输尿管阴道瘘的修复

对阴道有漏尿者应行全面检查，确诊为输尿管阴道瘘后择期治疗。对于早期尿瘘者，可留置导尿管 10~14 天，持续开放，充分引流尿液。形成不久的输尿管阴道瘘可试行输尿管镜镜检，镜下多能发现瘘口，如输尿管连贯性存在，则可置入导丝，沿导丝置入双 J 管，保留 4 周后瘘口有望自愈。结合经皮肾造瘘尿流改道，以及放置导尿管保持膀胱内低压能更好地促进伤口愈合。新型可拆卸覆膜支架可一期应用于输尿管阴道瘘患者，其支架覆膜可有效阻挡尿液向瘘口外渗，同时，支架能扩张瘘道部分狭窄的输尿管，防止损伤修复过程造成的输尿管狭窄。如保守治疗无效应手术治疗，视瘘管部位及程度选择上述各种成形修复术。一般多采用输尿管膀胱吻合成形术。不必关闭阴道瘘口，但如果输尿管阴道瘘累及膀胱，则需用可吸收线双层缝合阴道瘘口。

5. 吻 合 法

在彻底清创及无张力的情况下进行。吻合口宜大，一般有斜形、匙形及圆形三种吻合法。（图12-12）

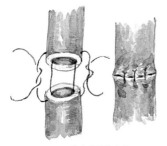 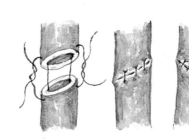 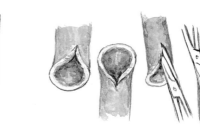

（1）圆形吻合 　　　　　　（2）斜形吻合 　　　　　　（3）匙形吻合

图 12-12　输尿管吻合法

（1）上段输尿管损伤　采用输尿管端端吻合或肾盂输尿管吻合。若上段输尿管缺失段较长，勉强缝合张力太大，可将肾下移 6 ~ 7cm，再行输尿管修复术。若肾盂积水扩大，可行肾盂瓣管状成形，与输尿管做端端吻合。（图 12-13）

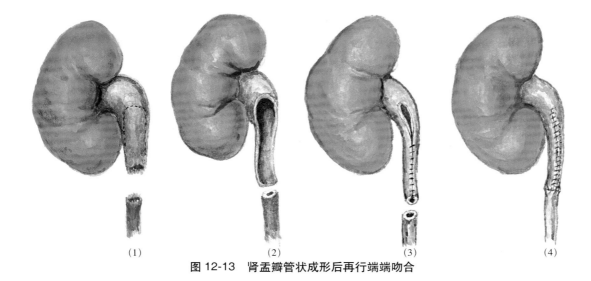

（1）　　　　　　　（2）　　　　　　　（3）　　　　　　　（4）

图 12-13　肾盂瓣管状成形后再行端端吻合

（2）中段输尿管损伤　若输尿管损伤段不长，在多数病例可在充分游离受损处上、下两端输尿管后，无张力地行输尿管端端吻合，也可将肾游离下移。若中段输尿管受损严重，缺失段超过9cm，可于两断端间置入一段回肠，行回肠代输尿管术。（图12-14）

（3）下段输尿管损伤　输尿管下段损伤，尤其是延迟发现的输尿管下段损伤，其远心段多有

血循环破坏，最终将可能发生失用性萎缩，因此不宜采用困难的输尿管直接端端吻合。若输尿管下段仅限于近膀胱段的3~5cm范围内，可行输尿管膀胱直接吻合，要求行抗逆流式吻合法。当下段输尿管缺失段较长，可将远端输尿管结扎，将近端输尿管游离后在脊柱前方拉向对侧，与对侧输尿管行端侧吻合，吻合口不可有张力。该方法临床上已很少采用（图12-15）。也可将近端输尿

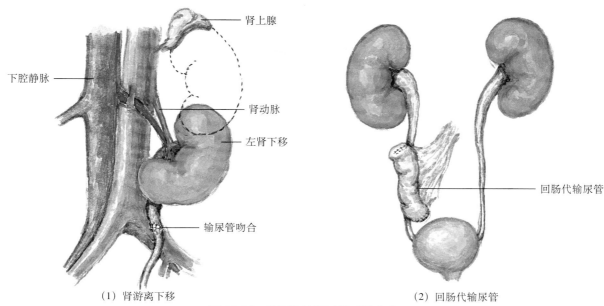

（1）肾游离下移　　　　　　　　　　（2）回肠代输尿管

图 12-14　输尿管缺损过长时的术式

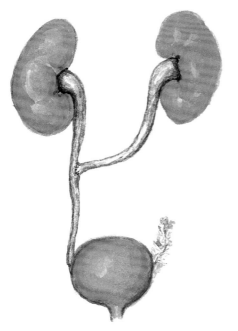

图 12-15　输尿管端侧吻合术

管部分游离下拉，在膀胱前做一基底朝向伤侧的弧形切口，用两手指于膀胱腔内将膀胱向上顶起形成膀胱角，将输尿管采用抗逆流法与膀胱角吻合。若估计有一定后张力，可于事先游离、结扎对侧的膀胱蒂，此方法可治疗输尿管全长 1/5 ~ 1/2 的下段缺损。（图12-16）

如果输尿管远端缺失超过全长的 1/2 以上，可行膀胱瓣输尿管下段成形术。先行 Boari 膀胱翻瓣术，再行输尿管膀胱瓣吻合术，可替代 7 ~ 8 cm 长的输尿管缺损段。（图12-17）

如果输尿管下段损伤严重或双侧输尿管下段都严重受损，上述手术方法无法实施时，也可考虑用回肠代下段输尿管。游离一段已做好肠道准备、代蒂的回肠，上端与输尿管吻合，下段种植于膀胱。（图12-18）

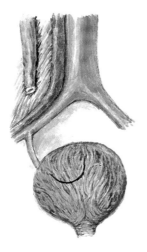

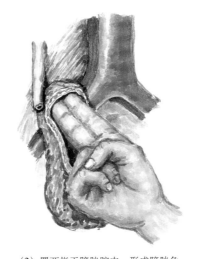

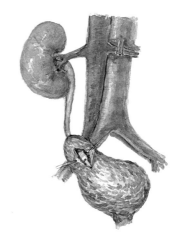

（1）在膀胱前壁做弧形切口　　　　　　　（2）置两指于膀胱腔内，形成膀胱角　　　　　　（3）输尿管膀胱角吻合

图 12-16　输尿管膀胱角吻合法

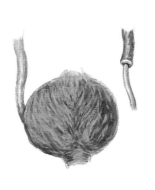

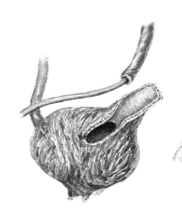

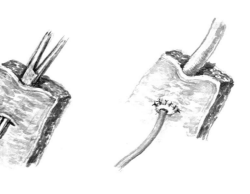

（1）膀胱瓣的设计　　　　　　　　　　　（2）膀胱瓣的形成　　　　　　　　　　　（3）建立黏膜下隧道

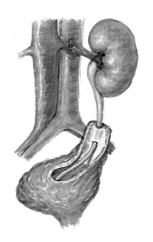

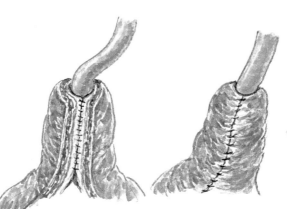

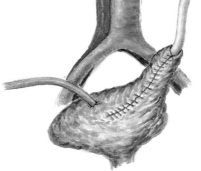

（4）膀胱瓣输尿管下段成形术　　　　　　（5）膀胱瓣与输尿管吻合　　　　　　　　（6）膀胱瓣成形术后支架引流

图 12-17　输尿管膀胱瓣吻合法

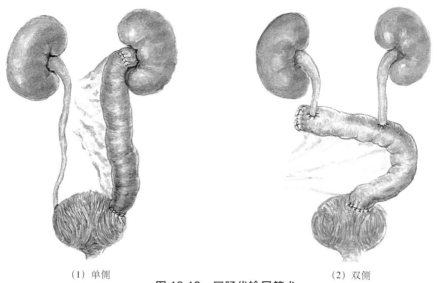

(1) 单侧　　　　　　　　　　　　　　　　(2) 双侧

图 12-18　回肠代输尿管术

（4）全段输尿管损伤　当输尿管损伤段过长，几乎完全失活时，应先行肾造瘘术，做二期手术的准备。一般可选用回肠代输尿管术，将已做好充分肠道清洁准备的带蒂游离回肠肠段，近端与肾盂或肾盏吻合，下端与膀胱吻合；双侧全段输尿管损伤的病人，可采用同一肠段施行双侧回肠代输尿管术。（图12-19）

6. 自体肾移植

输尿管广泛创伤已无生机，但肾功能良好，上述修复成形手术不能实施时，可考虑自体肾移植术。自体肾移植术应严格按照活体供肾术原则进行，将肾移植到髂窝处（Kastelan E, 2004）。（图12-20）

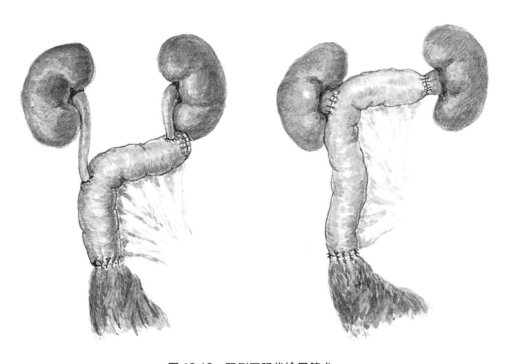

图 12-19　双侧回肠代输尿管术

7.肾切除术

肾切除必须慎重。必须注意：当输尿管完全性梗阻发生后，由于肾盏、肾盂的反流再吸收作用，尿液的生成及排泄可维持正常，2～3个月内肾功能不会完全丧失，解除梗阻后，肾功能有望恢复。因此，在这段相对的安全期内应尽快解除梗阻或转流尿液，保护肾。肾切除的适应证为：①肾功能已严重丧失或完全丧失，已无恢复的可能；②长期尿瘘等因素致使肾严重感染，已无法控制；③因各种原因已无法手术或经多次手术失败者。

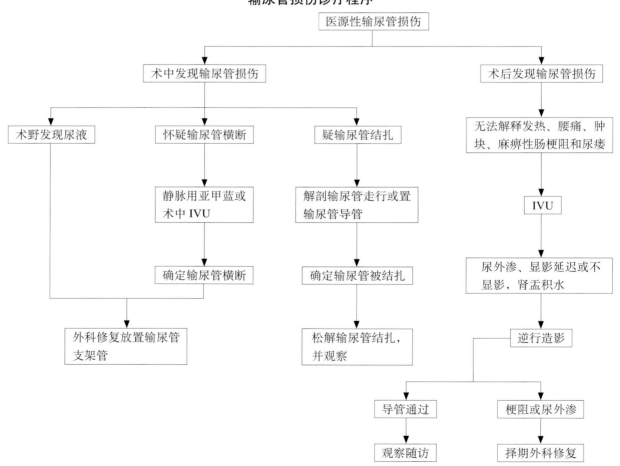

图 12-20　自体肾移植术

输尿管损伤诊疗程序

医源性输尿管损伤

├─ 术中发现输尿管损伤
│　├─ 术野发现尿液
│　├─ 怀疑输尿管横断 → 静脉用亚甲蓝或术中 IVU → 确定输尿管横断
│　│　→ 外科修复放置输尿管支架管
│　└─ 疑输尿管结扎 → 解剖输尿管走行或置输尿管导管 → 确定输尿管被结扎
│　　　→ 松解输尿管结扎，并观察
│
└─ 术后发现输尿管损伤
　　无法解释发热、腰痛、肿块、麻痹性肠梗阻和尿瘘
　　→ IVU → 尿外渗、显影延迟或不显影，肾盂积水 → 逆行造影
　　　├─ 导管通过 → 观察随访
　　　└─ 梗阻或尿外渗 → 择期外科修复

（程海涛　周四维　徐桂彬）

参 考 文 献

[1] Blandy JP, Badenoch DF, Fowler CG, et al. Early repair of iatrogenic injury to ureter or bladder after gynecological surgery. J Urol, 1991, 146: 761-765.

[2] Cholkeri-singh A, Narepalem N, Miller CE. Laparoscopic ureteral injury and repair: case reviews and clinical update. J Minim Invasive Gynecol, 2007, 14(3): 356-361.

[3] Hurd W, Cheess, Gallagher KL, et al. Location of ureters in relation to the uterine cervix by computed tomography. Am J Obstet Gynecol, 2001, 184: 336-339.

[4] Kastelan Z, Derezic D, Pasini J, et al. Renal autotransplantation in management of bilateral ureteral mortar shell injuries: a case report. Miliatry Medicine, 2004, 169(11): 894-895.

[5] Ostrzenski A, Radolinski B, Ostrzenska KM. A review of laparoscopic ureteral injury in pelvic surgery. Obstet Gynecol Surv, 2003, 58(12): 794-799.

[6] VakiliB, chesson RR, Kyle BL, et al. The incidence of urinary tract injury during hysterectomy: a prospective analysis based on universal cystoscopy. Am J Obstet Gynecol, 2005, 192(5): 1599-1604.

[7] 江鱼，姚德鸿.输尿管损伤 // 江鱼.输尿管外科.北京：人民卫生出版社，1983: 87-105.

[8] 梅骅.泌尿外科手术学.2 版.北京：人民卫生出版社，1996: 215-219.

[9] 周四维.女性泌尿系统疾病，尿瘘 // 顾美皎.现代妇产科学.北京：人民军医出版社，2002: 870-896.

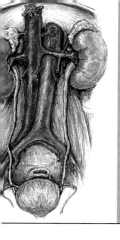

第十三章

其他输尿管疾病

第一节　概　述

临床实践中有一些较少遇到的输尿管疾病，如输尿管的异物、盆腔脂肪增多症、子宫内膜异位症、右卵巢静脉综合征和输尿管的血管病变等。由于少见，患者和医护人员可能会疏忽和遗漏，待到出现临床症状时，往往已导致不可挽回的损伤，如医源性异物，常见的支架滞留或遗留，导致输尿管或尿道的结石、感染、血尿等。回顾近年临床上输尿管异物的病例，最常见的是双J管的遗留，导致血尿、感染、结石形成，严重的有输尿管的失蠕动和肾功能的损害。支架管滞留时间太长时，会有支架的断裂碎片排出，但已不可能完整取出。

造成输尿管异物滞留或遗忘的原因有：①患者对医疗单位给予的治疗不了解或不理解，即使医护人员在出院时反复叮嘱，仍不知道输尿管内有支架管留置。出院后一去不复返，待到感染、结石形成再回头。②患者的依从性差。实际上，任何疾病治疗后总得定期复诊，有复诊就会发现问题。但有的患者即使对容易复发的结石病，治疗后也不来复诊。因此，应加强医疗网络化管理，使每例患者在治疗后得到很好的随访和复查。③出院记录过于潦草和简单，患者看不懂，或者干脆一字不提支架问题。教学医院的许多出院记录由实习医生书写，可能会疏漏，上级医师没严格把好关。④医疗体制管理上缺乏医患关系的融洽，手术医师没有定期随诊自己手术的患者。患者出院时没有仔细关照患者定期随诊和按时拔管。

⑤有支架管质量问题，1个月后拔除时已发生断裂现象。

输尿管的子宫内膜异位症较少见，具有良性表现、恶性行为的特征，具有远处转移和种植能力。但多数临床泌尿外科医师对本病缺乏认识，常有漏诊、漏治和误诊、误治发生，严重者可导致重度泌尿系统梗阻，使肾功能受损。但只要记住一点，即子宫内膜异位症种植于输尿管的任何部位，可随月经周期而发生剥脱、出血，患者有周期性血尿的特点，即可"顺藤摸瓜"而作出正确诊断，避免输尿管梗阻、积水等一系列不良后果。

对临床上反复发作或经久不愈的泌尿系感染或长期不能治愈的菌尿、右侧腰背部胀痛无其他原因解释、月经期或妊娠期加重的下腹坠痛、右肾下垂的女性患者，应考虑到右侧卵巢静脉曲张压迫输尿管引起的综合征。本病少见，缺乏特异的症状和体征，诊断十分困难。

输尿管血管病变中的腔静脉后输尿管、髂动脉后输尿管、异位血管压迫等大家均比较熟悉，且在前面章节中已有详述，而真正的输尿管本身的血管病变，即输尿管毛细血管瘤，可造成大量、间歇肉眼血尿，严重到贫血需要输血的程度，实属罕见。IVU 和输尿管镜检查为主要确诊手段。

（叶　敏）

第二节　输尿管异物

输尿管异物（ureteral foreign body）在临床上较少见。随着腔内泌尿外科的发展及在各地区医院的普及，由于医源性原因导致的输尿管异物逐渐增加。本节叙述的输尿管异物主要是指在医疗诊治过程中，将一些医用材料及医疗材料不慎滞留于输尿管管腔内，并引起的一系列病理生理过程，以及对其的诊断及治疗措施。

一、病　因

（一）内引流管移位滞留

在输尿管疾病的治疗过程中，内镜技术应用越来越多，如肾盂输尿管交界处狭窄，多采用后腹腔镜下病变狭窄段切除，输尿管肾盂再吻合术，术后常规留置双J内引流管，输尿管镜检查及治疗输尿管疾病后都需要常规留置双J内引流管，双J管若放置不当，极易移位，常见的原因为双J管长度不够，在膀胱内卷曲不够180°，肾内端盘曲在肾上盏，发生上移的可能性明显增加。一旦双J管上移至输尿管内，便失去内引流作用，变成输尿管内异物，产生病理生理变化，影响输尿管功能。如图13-1和图13-2所示。

（二）支架管滞留

既往对一些输尿管疾病采用经典的开放性手术治疗，术后也需留置支架管起到支撑及引流作用，如结石切取，狭窄段切除再吻合后，输尿管膀胱内再置，膀胱全切后，输尿管与代膀胱的再置等，术后都需留置支架管在输尿管内，支架管的类型有T型管，普通直径3～5 mm的硅胶管，普通橡胶F8导尿管等。这些支架管放置后常规需用缝线缝合固定，常规用可吸收线缝合固定，到一定时限后线吸收后裂解，支架管可顺利拔除，如可吸收缝线出现质量问题，到期未吸收裂解，支架管无法拔出。再者缝切口时丝线误缝扎在支架管上，支架管也无法拔出。作为输尿管异物可形成结石。再如支架管质量有问题，在拔管时发生断裂，残留支架管在输尿管内也是一种异物，可产生一系列病理生理变化，影响输尿管的功能。

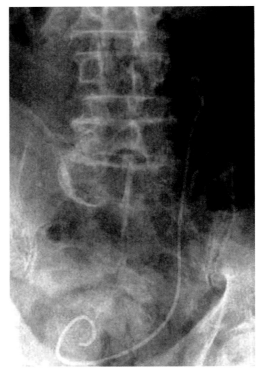

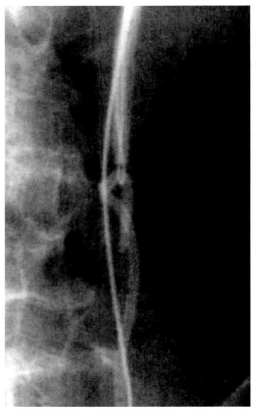

图 13-1　内引流管移位滞留

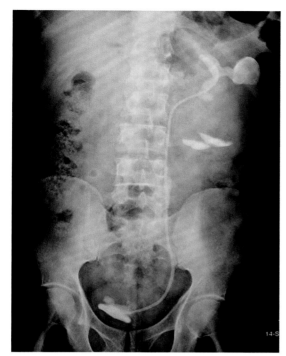

图 13-2　输尿管双 J 管滞留 7 年未取除，导致感染和结石形成

如图 13-3 所示。

二、病 理 生 理

1. 双 J 管留置于输尿管内的时间视病情而定，一般不超过 3 个月，到期后必须拔出或更换，双 J 管在体内放置时间超过 6 周后，发生自发性断裂的可能性增加，有报道双 J 管在肾移植术后患者体内留置 3 个月后拔管过程中，双 J 管断裂上移，还有双 J 管留置体内 2 年，术中发现双 J 管已断裂成 10 余截。断裂的双 J 管在输尿管内便成为异物。

2. 双 J 管一旦在输尿管内移位（主要是指从膀胱内上移至输尿管内）便失去内引流作用，形成输尿管内异物，阻碍尿液引流。时间过长还会形成结石，造成输尿管不全和（或）完全性梗阻，使患侧肾功能受损。同理支架管断裂滞留在输尿管内其结果与前述相同。

三、临 床 表 现

1. 有输尿管疾病采用手术治疗，术中放置双 J 管或支架管的病史。

2. 按医嘱患者来就诊做内引流管拔除前的检查，发现双 J 管上移至输尿管内或术后按期拔除支架管时支架管断裂，部分残留于输尿管内。

3. 按医嘱患者来就医，膀胱镜下拔除双 J 管时断裂，双 J 管近端部分残留在输尿管内。

4. 双 J 管或支架管滞留在输尿管内，近期患者一般无特殊不适的感觉，超过 3 个月如不取出，便会形成结石、梗阻、感染，产生相应的临床症状，详见相关章节。

5. 双 J 管或支架管滞留在输尿管内，部分患者可继发感染，产生腰腹疼痛、血尿等症状。

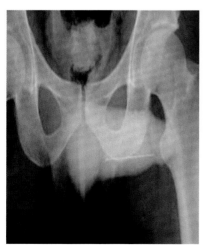
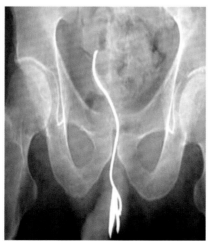
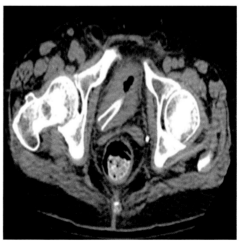

图 13-3　支架管的滞留

四、诊　断

　　1. 有输尿管疾病手术治疗放置内引流、支架管病史。

　　2. 拔管前相关检查发现管上移至输尿管内。

　　3. 拔出双 J 管或支架管的过程中发现管断裂，拔出的管不完整。

五、治　疗

（一）输尿管镜治疗

1. 双 J 管上移至输尿管内的治疗

　　未做输尿管膀胱内再置的患者，发生双 J 管整管上移至输尿管内可采用输尿管镜技术治疗，将输尿管镜置入患侧输尿管，上行至寻及双 J 管，用异物钳夹住双 J 管末端，缓慢退镜，连同双 J 管一同退出即可。但需注意：如果双 J 管留置时间过长，已形成结石垢，则需结合碎石器械，先将结石垢粉碎，然后再取双 J 管。如在肾内端也有结石垢，输尿管镜无法取管，则应先将膀胱内及输尿管内的结石垢处理完毕后，再结合体外冲击波碎石、经皮肾镜碎石取管。术后再留置双 J 管内引流支撑，按期拔出。

2. 双 J 管拔管断裂残留在输尿管内的治疗

　　未做输尿管膀胱内再置的患者，如在拔出双 J 管的过程中发现双 J 管断裂，可立即采用输尿管镜按上述同法将断裂残余双 J 管部分取出。但需注意：输尿管镜取管如在发生管断裂及拔管张力大的情况时需停止本次操作，进一步检查，弄清原因后再处理（图 13-4）。可能的原因有结石形成和（或）管卷曲打结等（图 13-5）。

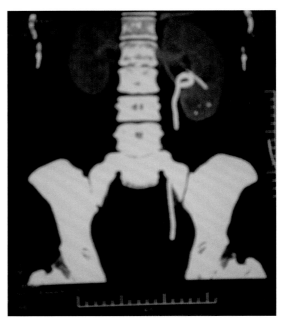

图 13-4　CT 片示双 J 管折断成两节

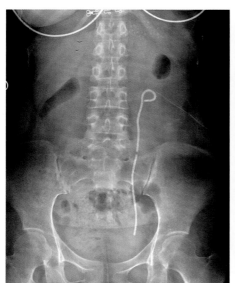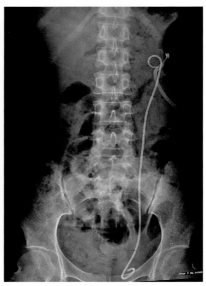

图 13-5　女性，因怀孕期间结石发作置入双 J 管，一年半后取管时取出部分并折断成两节，双 J 管周围结石形成，行体外碎石后将其拔出换新双 J 管

（二）输尿管镜结合经皮肾镜治疗

1. 对于双J管长期存留于体内，沿管均已形成结石垢的患者，可采用输尿管镜结合经皮肾镜治疗，治疗顺序应是先处理双J管膀胱及输尿管部位的结石垢，采用输尿管镜配合碎石器械完成，根据患者的情况同时或间隔一段时间采用经皮肾镜碎石取出双J管均可。术后需再置双J管。

2. 支架管拔管后断裂残留于输尿管内，残留在输尿管上端内如肾盂术前有扩张者可试行经皮肾镜，将肾镜放入上段输尿管，直视可见的情况下用异物钳取出残留管。如残留管位于输尿管中下段也可试行输尿管镜取管术。

（三）开放手术治疗

1. 在疾病治疗过程中如输尿管做过膀胱内移植，肾移植输尿管膀胱吻合术后由于输尿管口不易在内镜下寻及，同时即使找到输尿管口，由于角度的原因，内镜不能顺利置入输尿管，所以此类患者如有双J管支架管残留于输尿管内，多主张开放手术取管。但需术前详细检查，诊断要明确，确定残留管的准确位置，采用最易接近该部位的切口。争取一次性取出残留管，术后需再留置双J管引流支撑，向患者交代清楚一定按医嘱拔管。

2. 对于有双J管或支架管残留于输尿管内，当地医院内镜技术掌握不够熟练或把握不大时，均可采用开放手术取管，其术式可根据患者的病情制定，应符合简便、易行、根治性治疗效果的原则。

（范治璐）

第三节　输尿管子宫内膜异位症

当有功能的子宫内膜组织出现在子宫腔被覆黏膜以外的身体其他部位，发生周期性出血，并引起病变进展而出现症状时，称子宫内膜异位症（endometriosis，EMS）。子宫内膜异位症是育龄妇女的常见疾病，约15%～20%的育龄妇女患有此病，其中以30～40岁为高发年龄。异位的子宫内膜多局限于卵巢、骶子宫韧带等部位，而发生在泌尿系统约占1%～2%，其中发生于膀胱、输尿管、肾的比例为40∶5∶1。输尿管的子宫内膜异位症较少见，多数临床泌尿外科医师对本病缺乏认识，常有漏诊、漏治和误诊、误治发生，严重者可导致重度泌尿系统梗阻，使肾功能受损。

一、病　因

子宫内膜异位症具有良性表现、恶性行为的特征，具有远处转移和种植能力，该病发病原因至今虽未明确，但有多种学说。

1. 种植学说

经血逆流经输卵管种植于盆腔甚至腹腔的各脏器及组织，形成子宫内膜异位种植（图13-6）。

2. 遗传学说

从流行病学资料调查、分析发现，相当一部分该病患者有种族性肾病。因此，推测本病可能和遗传有关。

3. 胚胎学说

有研究资料表明，胚胎期Mullers管组织可附着于输尿管芽上。

目前大多数业内学者较为认同种植学说为本病的主要原因，即输尿管子宫内膜异位症主要是由于经血逆流种植所致。近年来发现，由于手术造成子宫内膜种植于输尿管处也较常见。

二、病理生理

子宫内膜异位症种植于输尿管的任何部位，随月经周期而发生剥脱、出血，再种植，继发炎症反应，造成纤维增生，束缚输尿管，可导致输尿管梗阻、积水等一系列不良后果，最终肾功能受损。

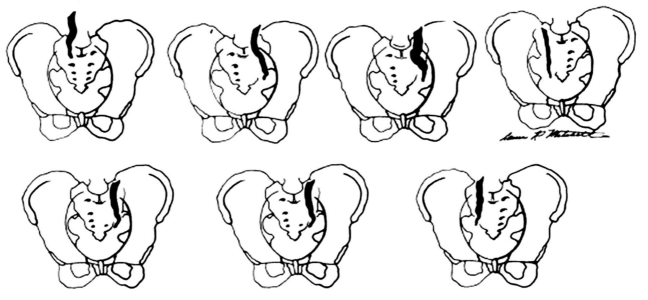

图 13-6　子宫内膜种植于盆腔甚至腹腔各脏器的示意图

三、分 类 系 统

盆腔外子宫内膜异位症多采用 Maykham 分类系统。

（一）分　级

I 级：EMS 病灶累及肠道。

U 级：EMS 病灶累及泌尿系统。

L 级：EMS 病灶累及肺。

O 级：EMS 病灶累及腹腔以外的任何两处以上部位。

（二）分　期

Ⅰ 期：没有器官缺陷。

Ⅱ 期：器官已有缺陷，如泌尿系统已有梗阻、肾功能受损等。

四、临 床 表 现

根据病灶位置，可将输尿管子宫内膜异位症分为外在型与内在型两种，二者比为 1∶1.4。

（一）外　在　型

外在型的病灶在输尿管外周，可有以下临床表现：

1. 初始期常无明显症状。

2. 病变发展，输尿管被束缚后梗阻，继发狭窄可伴有腰痛，向会阴部放射，似输尿管结石。如果梗阻不解除，将导致肾功能受损甚至肾切除。

3. 部分患者还会因梗阻导致慢性肾盂积水，继发肾盂肾炎，表现为发热、尿频、尿急、尿痛等泌尿系刺激症状。

（二）内　在　型

即病灶侵及输尿管壁或管腔，可有以下临床表现。

1. 初始期患者可有血尿，往往是全程肉眼血尿，可伴有尿频。

2. 如出血形成血凝块，通过输尿管有障碍时可出现肾绞痛。

3. 合并输尿管梗阻时，可出现继发肾积水所致的腰痛，合并感染时可出现泌尿系刺激症状。

有研究表明，异位子宫内膜组织中甾体类激素受体密度较正常组织低，其结合形式也与正常组织不同，再加上不同部位的病灶表现不同，其周期性的症状及体征不典型，甚至有些患者的症状与月经周期无明显关系，这给临床诊断带来较大困难。

五、诊　断

　　输尿管子宫内膜异位症临床表现无特异性，术前诊断较为困难，常被误诊以致贻误病情造成不良后果。故对育龄期妇女有周期性血尿、反复的泌尿系刺激症状并伴有妇科病史，尤其是有盆腔手术史者，均应考虑本病的可能。

（一）高危因素

　　本病的高危因素包括：①年龄在 26 ~ 40 岁者居多，月经初潮早、周期短、经期长（周期 < 25 d、经期 > 8 d）；②经期负重、经期性交、不孕症；③盆腔手术史，如刮宫、剖宫产、剖宫取胎等；④家族倾向为多基因遗传；⑤免疫因素以内膜异位症患者及变态反应性疾病发生率高；⑥绝经期后接受雌激素替代治疗者。

（二）血液学检查

　　血清 CA-125 在输尿管子宫内膜异位症呈高表达，并可反映异位内膜的活动及浸润能力，对治疗过程中病情变化的监测很有意义，可以指导药物治疗的剂量及疗程的长短，评价治疗效果，还可以及早测知是否又有复发。另外，有研究认为子宫内膜异位症是一种自身免疫性疾病，患者体内有许多自身抗体存在，测定患者血清抗子宫内膜抗体可诊断子宫内膜异位症，但 EMS 患者抗子宫内膜抗体阳性率仅为 60%，且不与病情严重程度正相关，若与子宫内膜抗体联合监测，则特异性可达 100%，即可明确诊断。

（三）超声诊断

　　输尿管子宫内膜异位症患者最初多因月经紊乱、痛经等妇科症状而就诊，同时伴有周期性的血尿、反复的泌尿系统症状，应常规行泌尿系超声检查，以明确是否有肾积水、盆腔异常肿块等泌尿系统病灶侵犯情况，尤其对于内镜检查易漏诊的外在型病灶，超声检查更具临床意义。

（四）影像学检查

　　影像学检查虽然均难以确诊，但具有良好的密度及空间分辨力，可发现较小的病灶，更清晰地显示子宫内膜异位病灶的形态学改变、邻近结构及并发症等，从而弥补泌尿系内镜检查的不足，并帮助临床医师制定手术方案，最大限度地避免不必要的操作损伤和因切除不彻底而引起病灶复发。静脉肾盂造影不显影，常可见对比剂达骶骨下及盆腔边缘突然变细，呈鸟嘴状改变；静脉肾盂造影不显影者行逆行输尿管造影或磁共振水成像可明确狭窄部位及肾盂积水严重程度；放射性核素双肾动态显像可明确双肾及肾功能损害程度，可作为术前决定是否行肾切除的依据之一（图 13-7）。

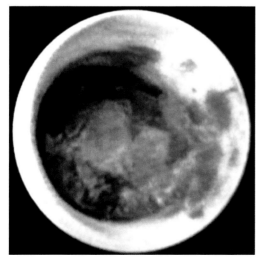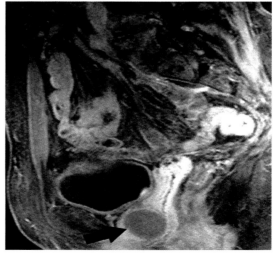

图 13-7　子宫内膜异位症的影像学检查

（五）腹腔镜检查

腹腔镜检查是目前诊断腹腔、盆腔子宫内膜异位症的最佳方法，观察到子宫内膜异位症病灶即可确诊，大大提高了腹腔、盆腔子宫内膜异位症诊断的准确性。并且可以在明确诊断的同时完成手术治疗，最大限度地减少了患者的痛苦。

腹腔镜对子宫内膜异位症的诊断有以下优点：①通过肉眼观察及腹腔镜的功能，可直接识别子宫内膜异位症病灶。并同时观察肿块的位置、范围及与周围脏器的关系，进而为进一步手术治疗提供参考依据。②对可见病灶取活检或抽吸腹水以提供组织学证据，从而确定诊断，但有时可因局部粘连严重而无法取材。③热－色试验：用加热到100℃左右的电凝器接触病灶，若病灶显示棕黑色，为阳性；若为白色，则为阴性。该试验可靠，创伤微小，有很高的特异性和敏感性。④亚甲蓝着色试验：亚甲蓝对子宫内膜有较高的亲和力，有证据表明亚甲蓝染色部位为对促性腺激素激动剂（GnRHa）敏感的子宫内膜异位病灶。虽然腹腔镜检查的优越性已得到公认，但其毕竟是一种有创的侵入性手术，故应对其损伤性及并发症有足够的认识。

六、治　疗

子宫内膜异位症的治疗比较棘手，若病灶侵犯泌尿系统，则还需兼顾泌尿系统疾病治疗原则。一般应根据患者的症状、年龄、病变部位和程度，以及对生育的要求而采取不同的治疗方法。在腹腔镜发明以前，手术切除病灶是唯一的治疗方法，腹腔镜用于临床治疗后，早期子宫内膜异位症得以及时发现，药物保守治疗成为可能。目前，输尿管子宫内膜异位症的治疗仍以手术治疗为主，但术前或术后合并应用药物辅助治疗也引起了极大关注。

（一）药 物 治 疗

对于输尿管子宫内膜异位症，药物治疗只能缓解或消除症状，而不能根治本病，故多作为手术治疗的辅助措施，如术前给药以软化组织，进而利于术中对组织的分离和切除；术后用药可消灭残留病灶以防复发；另外一个作用是，难以确诊的病例，可以进行试验性药物治疗。目前，临床上应用较多的为假绝经治疗，主要药物包括：

1. 达那唑　属甾体衍生物，其结构与炔孕酮（17α-乙炔睾酮）相似，能阻断下丘脑促性腺激素释放激素和垂体促性腺激素的合成与释放，直接抑制卵巢甾体类激素的合成，以及有可能与靶器官性激素受体相结合，从而造成低雌激素、孕激素环境，促使子宫内膜和异位内膜萎缩。

2. 内美通　为18-甲基三烯炔诺酮，可抑制脑垂体卵泡刺激素（FSH）与促黄体素（LH）的分泌，与激素受体结合力强，为达那唑的100倍，并能与雄激素受体结合。与雌激素受体结合的作用微弱。

3. 促性腺激素释放激素激动剂（GnRHa）GnRHa为人工合成的9肽类化合物，对垂体的下调作用强，可显著降低卵泡雌激素、黄体生成素和雌激素的分泌。

4. 米非司酮　副作用轻、疗效好，是一种颇有希望的治疗方法，疗效与GnRHa和达那唑相近。

需要注意的是，药物治疗的副作用较多，主要是由于雌激素水平降低而引起的绝经期综合征，如潮热、盗汗、失眠、情绪改变、老年性阴道炎、骨质疏松、心血管疾病等。为防止副作用，用药时间一般不能超过6个月，并可用反向添加治疗以减少副作用，即用药2～3个月出现以上症状时，应加用雌激素、孕激素，直至疗程结束，可减少其副作用，但不降低其疗效。

（二）手 术 治 疗

1. 目前输尿管子宫内膜异位症的治疗以手术治疗为首选，随着内镜技术的发展，输尿管镜、腹腔镜等内镜技术作为本病的一种治疗手段，在临床上取得了很好的效果。内镜技术与开放手术相比具有操作简单、安全等特点，有创伤小及恢复快等优越性，但也有其局限性。

内镜手术禁忌证为：①病变广泛或侵犯较深；②伴有输尿管受累，如卵巢、输卵管和肠道；③伴有输尿管受累引起肾积水；④明确肿块为异位的子宫内膜恶变者。有上述情况时，更宜选择开放性手术治疗。

2. 具体手术治疗方案，则要综合考虑患者的年龄、生育要求、症状严重程度、病灶分布及大小。若患者年轻，病灶较局限，仅侵犯至输尿管浆膜层或仅有轻微粘连，则首选内镜手术治疗。术中多采用电凝、激光、超声刀等技术，应尽量消灭病灶、分离粘连，术后应辅以药物治疗，以降低术后疼痛并减少复发。对有生育要求而保留子宫、卵巢（至少一部分）者，应在术后鼓励其应尽早受孕，子宫内膜异位症亦可得到缓解。而对于年龄较大、病灶广泛、症状重的患者，应考虑将病灶、子宫、卵巢一并彻底切除。

3. 对于病灶侵犯输尿管造成输尿管狭窄者，应根据狭窄的类型、部位、程度以及肾功能情况，选择最佳手术方式：①异位造成输尿管纤维化狭窄，而肾功能受损轻微者，可行输尿管狭窄部松解术，并放置输尿管支架管，术后辅以药物治疗，症状缓解明确，疗效佳；②若输尿管已完全阻塞，则应行输尿管部分切除及端端吻合术，输尿管内置支架；③输尿管子宫内膜异位症大多位于输尿管下 1/3 段，距膀胱约 5 cm 以内，故输尿管下段近膀胱处若因异位病灶侵犯而发生梗阻者，需行输尿管膀胱再吻合术，输尿管下段长距离病变者行此手术效果良好；④若已导致肾积水，肾功能严重受损，而行输尿管松解术困难的患者，可行经皮肾穿造瘘引流术，挽救残存肾单位，再根据病灶情况及肾功能恢复情况决定进一步手术治疗方案。如诊治及时，多数肾功能可以逐渐恢复。

4. 临床医务人员需要特别注意的是，随着内分泌药物如达那唑、内美通、亮丙瑞林（抑那通）、米非司酮等的普遍应用，子宫内膜异位症造成输尿管梗阻的患者中需要行卵巢切除的已大大减少，但是如果未行卵巢切除而术后辅助内分泌治疗又不规范，也可导致术后欠佳。

5. 输尿管子宫内膜异位症为少见病，在病因和发病机制方面还有许多问题尚未解决，临床表现复杂多样，无特异性的诊断方法，这些给临床的早期诊断和及时治疗带来很大困难。已患子宫内膜异位症的育龄妇女，应定期随访，在诊治中若出现周期性、反复的泌尿系症状，则应高度怀疑此病，并及时行各项相关辅助检查。一旦确诊，就要积极治疗，以消除症状、去除病灶、解除尿路梗阻、保护肾功能。积极合理治疗对于防治输尿管子宫内膜异位症及其并发症有重要意义。

（范治璐）

第四节　右卵巢静脉综合征

右卵巢静脉综合征是指中年妇女卵巢静脉曲张，引起输尿管梗阻，造成肾积水，或并发肾下垂，产生腰痛及下腹疼痛，诱发肾盂肾炎的症候群。

右卵巢静脉综合征较少见，临床表现复杂，诊断相对困难。

一、病　因

（一）解　剖　因　素

卵巢静脉由卵巢静脉丛及汇合来自子宫的大静脉支形成，上升至盆缘时成为单支主干，沿输尿管外侧或紧贴其腹侧面上行，到第 5 腰椎至第 3 腰椎平面时跨过输尿管，回流入右肾静脉或下腔静脉中。

（二）胚胎发育因素

卵巢静脉胚胎发育异常是引起卵巢静脉综合征的解剖基础，正常时卵巢静脉的直径是 9 mm，月经期、妊娠及盆腔充血性疾病，均可使卵巢静脉的血流量显著增加。如卵巢直径在胚胎发育时增粗，大于 9 mm，在月经期、妊娠期及盆腔充血性疾病时此静脉会更粗，对输尿管产生压迫。

（三）血流反压力因素

腔静脉及深静脉回流及产生的反压力，也可经过卵巢静脉传递至邻近的输尿管，使输尿管受压梗阻。

（四）激素作用

孕激素可使卵巢静脉血流量增加，同时会引起输尿管平滑肌蠕动力减弱，二者共同作用，影响输尿管的功能。

（五）组织同源因素

大多数女性右卵巢静脉与输尿管被同一纤维组织鞘包绕，两者在鞘内可相互影响，还有的右卵巢静脉在鞘内分成两支卡夹输尿管（图 13-8）。

二、病理生理

1. 任何因素引起右卵巢静脉血流增加，可使右卵巢静脉压强越变越大。管壁增厚、迂曲对右输尿管产生压迫，引起输尿管梗阻。

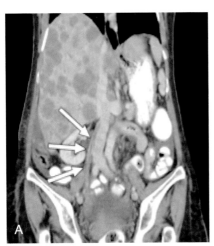

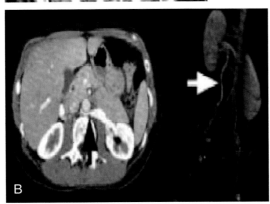

图 13-8　右卵巢静脉综合征的 CT 表现
A，箭头所指为右侧盆腔输尿管段走行。
B，箭头所指为右侧卵巢静脉走行。

2. 右卵巢静脉与右输尿管同在一个纤维鞘内包裹，如发生炎症改变，肿胀会使右输尿管受压，严重者还可使卵巢静脉腔内形成血栓，静脉变得更粗大，加重对右输尿管的压迫。

3. 右卵巢静脉主干位于疏松的腹膜后间隙，周围缺乏有力的支持组织，而该静脉只在近端有少数几个静脉瓣或先天性无静脉瓣，使该静脉能直接传递腔静脉回流产生的反压力至右输尿管，使输尿管受压梗阻。

三、临床表现

（一）症状及体征

1. 反复发作的尿路刺激症状，如尿频、尿急、尿痛。

2. 月经前、月经期反复发作的右侧腰痛和（或）伴有右侧下腹部疼痛。体检时部分患者有右肾区触痛和（或）叩击痛。

3. 部分患者有全程肉眼血尿。

4. 此类患者有相当一部分合并肾下垂，可同时伴有肾下垂的临床表现。

5. 妇科检查时可发现子宫旁右侧较左侧宽，触之有软囊感或海绵感，有时可触及有弹性的血管状条索或触及子宫旁增厚的炎症反应区，表现为触痛明显。

（二）辅助检查

1. 实验室检查

（1）尿常规：尿液镜检可见较多白细胞及脓细胞，有些患者可合并出现镜下红细胞满视野、蛋白（++），也有少部分患者在尿检时为阴性，此类患者多无症状。

（2）肾功能测定：绝大多数患者无异常，偶有合并肾其他病变、累及双肾时，肾功能可出现异常。

2. 静脉肾盂造影检查

轻者可显示右肾积水，右输尿管在病变部位以上处扩张积水、迂曲。

3. 肾图检查

浓集分泌功能欠佳，排泄迟缓或呈梗阻曲线。

4. B 超检查

可显示右肾积水，右输尿管病变部位以上扩张积水。

5. 子宫内底注射卵巢静脉造影

可显示盆腔内右卵巢静脉扩张、迂曲，而左侧正常，有部分患者可显示双侧卵巢静脉均增粗，以右侧更为明显。该造影可能会有失败者。

四、诊　断

结合病史、体征和辅助检查，可作出右卵巢静脉综合征的初步诊断。

（一）病　史

临床表现为反复发作或经久不愈的泌尿系感染或长期不能治愈的菌尿，右侧腰背部胀痛无其他原因可解释，月经期或妊娠期加重的下腹坠痛，右肾下垂。右肾区叩痛或有右肾积水体征。化验检查发现尿路感染迹象。

（二）妇科盆腔检查

盆腔妇科检查可发现子宫旁右侧增宽并可触及曲张血管或软囊者。

（三）B　超

B超发现右肾积水及右输尿管扩张、迂曲，右卵巢静脉在腰大肌边缘与输尿管交叉处，再度出现输尿管梗阻现象，并急剧向外移位，形成较重的纠搭现象，输尿管、肾盂扩张更为明显。

（四）静脉肾盂造影检查

显影者可表现为肾积水及输尿管梗阻、移位，盆段输尿管正常，但可轻度向外侧移位。上行至骶椎与第5腰椎平面时，斜向内行并表现为梗阻征象，上方的输尿管可明显扩张，向背侧移位。不显影者，行逆行肾盂造影在S1水平或输尿管膀胱连接部以上14 cm处呈现斜行充盈缺损（图13-9）。

五、治　疗

右卵巢静脉综合征确诊后，应采取手术治疗，否则原有的症状不能消除，且可继发结石、卵巢静脉炎、腹膜后纤维硬化症等并发症。

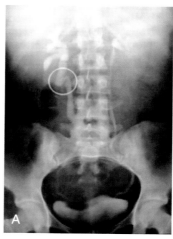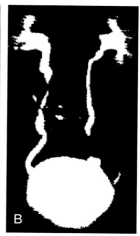

图 13-9　右卵巢静脉综合征的静脉肾盂造影表现

A，圆圈处为卵巢静脉压迫引起其上部分输尿管梗阻迹象。
B，输尿管连续中断处为卵巢静脉压迫所致。

（一）输尿管手术

常规将受累梗阻的两段输尿管从梗阻病变处松解游离出来，如输尿管壁仅为压迫所致，只做松解，恢复其通畅性即可。如输尿管受侵犯，已发生炎性狭窄，则需切除狭窄段，行端端吻合术，恢复其通畅性。

（二）右卵巢静脉手术

应将卵巢静脉主干全程彻底探查并切除主干全长。当有曲张的静脉分支对输尿管产生压迫时，应一并切除曲张的分支静脉。

（三）处理并发症

如合并肾下垂，应一并行下垂肾复位固定术。如术前合并明显的泌尿系感染，围术期应选用有效抗生素类药物控制感染。

六、预　后

本病如能较早期发现、正确诊断和及时治疗，预后良好。若发生误诊，延误治疗时机，将导致右肾功能严重受损的不良后果。

（范治璐）

第五节　输尿管血管病变

输尿管梗阻的原因有输尿管管内原因、管壁原因及管外原因，其中血管压迫为输尿管梗阻的管外原因之一，输尿管毛细血管瘤则是输尿管壁的血管病变。

一、病　　因

（一）腔静脉压迫输尿管引起梗阻

腔静脉后输尿管发生的原因不清楚，可能与胚胎发育时输尿管芽的走行异常有关，也可能与腔静脉位置、移动幅度异常有关。

（二）异位血管压迫输尿管引起梗阻

常见的是副肾动脉压迫输尿管引起梗阻，可能的原因是在胚胎时期，肾从盆腔上升过程中，下位的血管退化，改由上位血管供应。若下位血管不退化，则造成肾血管重复。出生后肾的血供绝大部分是腹主动脉发出的肾动脉经肾门入肾，再分为各段动脉而提供的。肾动脉最常见为每侧各一主干，但在不少病例中出现额外肾动脉。凡不经肾门入肾的额外血管均称为副肾动脉或静脉，或称为肾迷走血管（也称异位肾血管）。肾迷走血管可为单侧，也可双侧同时出现，其出现率约为59.4%。而入肾下极的迷走血管的出现率为6.3%。肾静脉出现率远较动脉少，多数不是动静脉伴行。经肾盂输尿管连接部前方或后方进入肾下极的迷走血管可机械性地压迫肾盂输尿管连接部。

（三）髂总动脉压迫输尿管引起梗阻

髂总动脉压迫引起输尿管梗阻属罕见情况，国内外报道甚少。可能出现的情况有髂总动脉瘤压迫输尿管导致梗阻，另外极少数高血压患者髂总动脉压力过高也可对输尿管产生压迫，导致输尿管梗阻。

（四）输尿管壁毛细血管瘤

这是一种罕见的血管病变，输尿管局部管壁的毛细血管曲张和瘤形成，外观呈蚯蚓状。血管瘤向输尿管腔内破裂，出现大量血尿，可能呈间歇发作。

二、病　理　生　理

（一）腔静脉后输尿管

分型和分度

腔静脉后输尿管可分为两型：① 高祥型：根据 X 线检查结果，显示输尿管在腔静脉后走行起始点较高，呈斜直方向绕行后下行，受腔静脉压迫的面较大，压强较小，常无明显输尿管梗阻及积水，也少有并发症发生。② 低祥型：根据 X 线检查结果，显示输尿管在腔静脉后走行起始点较低，呈 S 形改变，受腔静脉压迫的面较小，局部压强较大，而产生并发症，如肾积水、肾盂感染、结石、肾功能受损等严重并发症。

根据输尿管梗阻程度可将腔静脉后输尿管分为：① 轻度：输尿管受压较轻，没有梗阻或仅有轻度梗阻，无积水或仅有轻度积水，无并发症发生。上述高祥型绝大多数为轻度。②中、重度：输尿管受压较重，产生明显的梗阻、积水、继发结石、反复尿路感染、肾功能受损。上述低祥型绝大多数为中、重度。

（二）异位血管压迫输尿管

最常见的原因是副肾动脉压迫输尿管。副肾动脉途经肾盂输尿管连接部前方或后方，可机械性卡压此部，使尿液流通受阻，局部输尿管扭曲转折，出现肾积水，严重时可导致肾功能丧失（图 13-10）。

（三）髂总动脉压迫输尿管梗阻

盆腔内输尿管的走行与髂血管相交叉，二者可互相干扰影响，髂总动脉压力过高、管腔扩张或髂总动脉瘤正好长在此处都会对输尿管产生压迫，导致输尿管梗阻积水。

（四）输尿管壁毛细血管瘤

这是一种罕见的血管病变，笔者曾遇见 1 例 34 岁女性患者，反复、间歇发作的肉眼血尿，

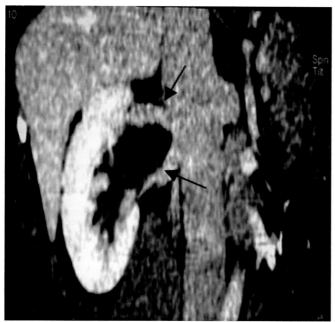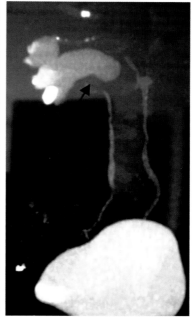

图 13-10　副肾动脉压迫输尿管的影像学表现

有大量条状的血块排出，甚至发生尿潴留。患者严重贫血，血红蛋白低至 6.5 g/L，需输血治疗。膀胱镜检可见患侧输尿管口喷血，逆行造影发现输尿管上端及输尿管肾盂连接部有蚯蚓状改变。

三、临 床 表 现

（一）腔静脉后输尿管

高襻型由于输尿管受腔静脉压迫较轻，大多数患者无明显临床症状，也不易被发现。低襻型者由于输尿管受腔静脉压迫较重，肾积水明显，可并发腰酸、腰痛，并发感染时可有发热，畏寒，继发结石可出现输尿管结石的临床表现。

（二）异位血管压迫输尿管

起始症状为肾区胀痛或隐痛，随病程进展，输尿管受压、梗阻加重可表现为腰痛加剧、血尿，继发感染及结石时可出现相应症状。

（三）髂总动脉压迫输尿管

患者可有长期高血压的临床表现，出现髂总动脉瘤时可有相应的症状及体征，对输尿管产生明显压迫时出现输尿管梗阻、肾积水的表现及腰痛，并发感染及结石时出现相应临床表现。

（四）输尿管壁毛细血管瘤

病变早期可无任何症状，或由于症状的非特异性而难以诊断。随着血管的迂曲、破裂和伴随感染，可出现程度不同的血尿、尿频、尿急、尿痛等症状。上述 1 例女性患者主要表现为严重的间歇性肉眼血尿和严重贫血，逆行输尿管造影才发现输尿管肾盂部位的蚯蚓状曲张静脉。

四、诊 　断

（一）病史和体格检查

根据患者临床症状和体征。临床症状主要有输尿管受压造成的梗阻症状，如腰酸、胀痛和合并的结石、感染等，体征主要有患侧肾区叩痛，患侧输尿管走行区深压痛等。

（二）辅 助 检 查

合并泌尿系感染时，血常规及尿常规可出现

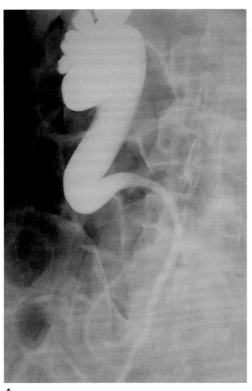
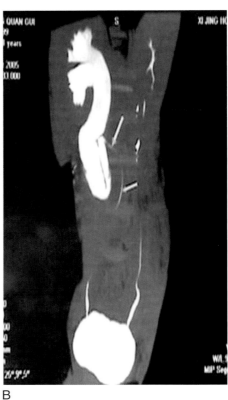

A   B

图 13-11　腔静脉后输尿管的影像学表现

A，IVU 片上表现为典型的 S 形梗阻。B，MRU 显示与 IVU 相似的特征。

相应的异常发现，如血白细胞升高、中性粒细胞升高，尿常规见脓细胞，培养有致病菌生长等。

（三）影像学检查

1. B 超检查　发现患者输尿管梗阻以上部位扩张积水，肾积水，肾副动脉卡压输尿管肾盂连接部时可出现胡桃夹征象。

2. 静脉肾盂造影　显示输尿管走行异常。腔静脉后输尿管，可显示高袢斜行向下走行的输尿管征象，低袢型可显示 S 形扭曲走行的输尿管（图 13-11A，B）。

3. CT 检查　可清楚显示输尿管绕腔静脉后走行（图 13-12）。

4. MRI 检查　血管成像也可清楚显示输尿管走行于腔静脉后。

综上所述，结合上述各种表现的特点，可明确对本病的诊断。

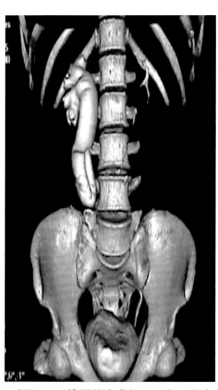

图 13-12　CTU 显示输尿管弯曲梗阻及肾盂和上段输尿管扩张、积水

五、治　疗

（一）腔静脉后输尿管

高袢型患者由于无明显病理生理变化也无临床症状，绝大多数无需治疗，长期随诊观察即可。低袢型患者由于有明显病理生理变化及临床表现，需治疗，常采用手术治疗。开放手术多采用输尿管分离、切断，于腔静脉前行输尿管端端吻合术。近年来后腹腔镜技术被用于治疗本病，也具有良好的效果。

（二）异位血管压迫输尿管

本病多采用手术治疗。传统的开放手术在切除和结扎异位血管的同时，可根据肾、输尿管的积水程度行肾盂输尿管整形术。近年来后腹腔镜手术治疗本病也有了报道，其疗效与开放手术相当。技术熟练的手术者同样可以完成异位血管离断并根据肾积水程度做肾盂成形，包括 Anderson-Hynes 术。

（三）髂总动脉压迫输尿管

本病引起的输尿管梗阻，也多采用手术治疗。

对髂总动脉瘤的病例应在手术切除髂总动脉瘤时，将输尿管上的动脉瘤壁保留，将动脉瘤的其余部分切除，多数受压的输尿管可恢复通畅。对髂总动脉高压、管腔扩张压迫输尿管的病例，应将输尿管受压部位充分游离，如输尿管管腔无器质性狭窄，游离后输尿管管腔恢复原状者，可将此输尿管固定在骶骨峡部的骨膜上。如输尿管受压管腔发生器质性狭窄，可将狭窄段切除，行上、下段输尿管端端吻合术，内置支架管。

（四）输尿管壁毛细血管瘤

对无任何症状的早期病变，即使对于已明确诊断者，也可采取保守治疗。随着血管的迂曲、破裂和伴随感染，出现程度不同的血尿、尿频、尿急、尿痛等症状时，可做相应的对症治疗，包括止血、补液、应用抗生素等。对上述严重的间歇性肉眼血尿和严重贫血患者，逆行输尿管造影有输尿管肾盂部位的蚯蚓状曲张静脉，为了控制出血和贫血，则必须手术治疗，将有曲张静脉的输尿管切除，行端端吻合术。

（范治璐　叶　敏）

第六节　盆腔脂肪增多症

盆腔脂肪增多症（pelvic lipomatosis）为一种病因未明的良性罕见病。1959 年由 Engle 首次描述此病，1968 年 Fogg 和 Smyth 将其正式命名为盆腔脂肪增多症，并定义为直肠和膀胱周围的盆腔间隙内正常脂肪的过度生长。大量脂肪堆积于盆腔，挤压、包绕压迫及牵引局部脏器，使器官变形狭窄或移位，造成输尿管下段、膀胱颈部、后尿道、乙状结肠、直肠等器官的梗阻改变，从而产生泌尿系统及下消化道症状。

一、流行病学和病因

盆腔脂肪增多症是一种临床罕见疾病。美国 1967—1975 年的发病率为（0.6 ~ 1.7）/10 万人口。本病有种族和性别差异，黑人为白人的 2 倍，男：

女为 18：1。患者年龄 9 ~ 80 岁，78% 的患者在 20 ~ 60 岁，30 ~ 40 岁为高峰年龄。

本病病因不明，有学者认为与慢性泌尿系统感染所致的盆腔炎症、激素代谢紊乱、先天性静脉血管异常有关。有学者认为本病是肥胖的局部表现。一组 51 例患者资料显示 65% 患者有不同程度的肥胖，29% 根本没有肥胖，6% 为瘦弱。也有学者认为本病与肥胖无关。Battista 等在动物实验证明带有截短的 *HMGI-C*（high mobility group）基因的转基因大鼠表现为一种以腹部或盆腔脂肪增多占优势的巨大表型，认为可能与 *HMGI-C* 基因有关。而有学者在人类包括脂肪瘤的各种良性间质肿瘤中发现了 12 号染色体上的 *HMGI-C* 基因发生易位。Tong 等报道 2 例越南籍兄弟均患有盆腔脂肪增多症。国内报道 1 例合并先天性隐睾、多发性肠源性囊肿。Kume 等报道软骨发育不全并发盆腔脂肪增多症，而软骨发育不全属先天性遗传性疾病。因此，目前倾向于认为盆腔脂肪增多症可能与先天或遗传因素有关。

二、病　理

盆腔脂肪增多症是一种原因不明的脂肪增生的良性疾病，病理的特征为盆腔脂肪大量、快速增生，堆积于直肠、膀胱、前列腺及女性的子宫周围。图 13-13 为膀胱前列腺切除标本，可见到膀胱周围大量脂肪的堆积。脂肪的增生无边界和包膜，罕见情况下可伴有腹腔内和腹膜后的脂肪增多。显微镜下可见成熟的脂肪组织，有时增生的脂肪组织中可见到纤维结缔组织增生及炎性细胞的浸润。大多数病例伴有膀胱增殖性病变，如囊肿性膀胱炎（图 13-14）、腺性膀胱炎（图 13-15），甚至发生膀胱腺癌（图 13-16）。

三、临床表现

大多数患者因并发症而就诊，主诉泌尿系统症状的约占 50%，胃肠症状的占 22%，有高血压的患者占 62%。泌尿系统症状主要为膀胱刺激症状，如排尿困难、尿频、夜尿增多和血尿。这些

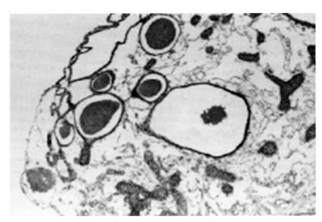

图 13-14　膀胱活检标本中的囊肿性膀胱炎

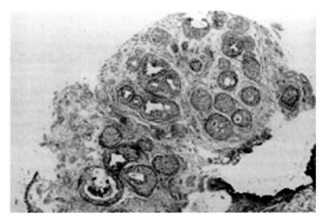

图 13-15　膀胱活检标本中的腺性膀胱炎

症状与增殖性膀胱炎有关。

有些患者开始无症状，但以后表现为并发症，如高血压、双侧肾积水和慢性肾衰竭。Tong 等报道 2 例为兄弟，分别为 36 岁和 38 岁。弟弟血尿和排尿困难 2 天后出现血块，做了膀胱冲洗，怀疑为泌尿道感染而应用头孢类抗生素。尿液镜检无白细胞，细菌（包括厌氧菌）培养阴性，血常规和肾功能正常。兄长在 6 个月后出现间歇血尿和排尿困难，尿培养阴性，血常规正常。影像学诊断为盆腔脂肪增多症伴有增殖性膀胱炎。

约 75% 的盆腔脂肪增多症患者会在其病变过程中发生腺性膀胱炎、囊肿性膀胱炎和滤泡性膀胱炎。增殖性膀胱炎高发生率的原因还不清楚，后尿道的梗阻、尿石症或慢性尿路感染可能导致腺性膀胱炎。增殖性膀胱病变与盆腔脂肪增多症的相关性可能基于一种假设，即膀胱壁引流的梗阻改变了蛋白液丰富的环境，这种蛋白液为增殖

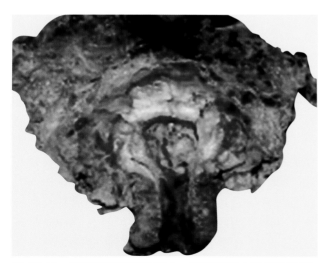

图 13-13　膀胱前列腺切除标本，膀胱周围大量脂肪堆积，膀胱壁明显增厚。膀胱大部分为腺性和囊肿性膀胱炎，三角区有小腺癌灶

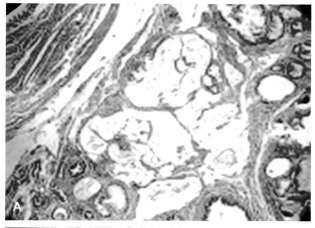

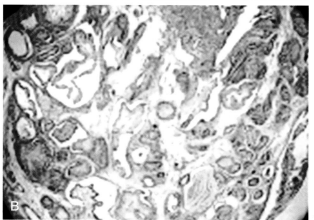

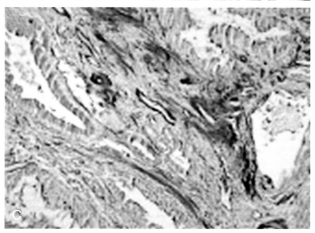

图 13-16 盆腔脂肪增多症伴有腺性膀胱炎，再次活检显示有分化良好的腺癌。腺性膀胱炎局灶性的黏蛋白渗入基质中（A）。广泛的结肠化生伴局灶浅肌膜累及，很像浸润性分化良好的腺癌（B）。免疫组化显示高分化腺癌间的平滑肌束（C）

组织的营养基，造成增殖性膀胱炎。众所周知，囊肿性膀胱炎和腺性膀胱炎已被视为膀胱腺癌的重要癌前病变。尽管这些癌前病变发展为腺癌还有个时间问题，但腺性膀胱炎与膀胱腺癌的相关性文献中已有报道。对这些盆腔脂肪增多症伴有腺性膀胱炎的患者应做密切和仔细的随访，并有必要在随访期间做反复的经尿道切除的活检和（或）活检钳取组织活检。

四、诊　断

由于盆腔脂肪增多症无特异临床症状，诊断主要依靠 X 线、CT 或 MRI 检查。有学者将本病的影像学特征归纳为三联征：膀胱变形伸长，位置抬高，乙状结肠受压伸直和输尿管向正中移位。

1. 膀胱造影

膀胱造影片上可见膀胱颈部变细拉长，膀胱底部上移，整个膀胱呈"倒葫芦"状、"梨"状或"热气球"状，此为本病的特征之一。同时可能见到不规则的多发憩室改变（图 13-17A，B）。

2. 排泄性尿路造影

膀胱造影后可让患者行排泄性尿路造影，此时侧位片可见后尿道延长及膀胱颈部拉长。因骨盆内有大量脂肪，可见骨盆区平片显示"透明骨盆"征。注射造影剂后可见双侧输尿管靠近膀胱处（连接部）受压变窄，而在此狭窄以上的输尿管则扩张积水并向正中移位。膀胱显影不良的重症患者可见到单侧或双侧肾盂积水，肾显影不良或延迟显影。膀胱有被包紧、拉长和抬高的感觉。输尿管下端与膀胱连接部梗阻而造成上方输尿管的积水和扭曲，膀胱呈倒置的"梨"状或"葫芦"状。病变也可两侧不对称发展，膀胱壁因增殖性病变而毛糙（图 13-18A，B）。

3. 钡灌肠

由于直肠亦受脂肪包绕压迫，钡灌肠可见直肠伸直、远段乙状结肠伸直抬高，管腔变细，僵直，呈特征性的"塔型直肠"影像。

4. CT 检查

CT 的密度分辨率高，可区分脂肪组织与其他组织，作出定性诊断，在诊断盆腔脂肪增多症方面明显优于普通 X 线检查。盆腔脂肪增多症的 CT 特点为：①盆腔内大量均匀低密度影，CT 值

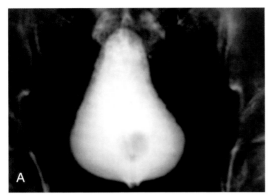

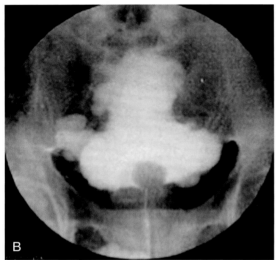

图 13-17　盆腔脂肪增多症的膀胱造影片

A，盆腔脂肪堆积而使膀胱呈梨状。B，膀胱不规则变形，多发憩室。

在 $-100 \sim -40$ HU 左右。脂肪对称性堆积，膀胱和直肠周围分布最多。②局部脏器受压变形，以膀胱和直肠较明显。膀胱有被紧紧包裹的感觉，膀胱壁明显增厚（图 13-19A，B）。直肠伸直、变细、僵硬。两侧盆腔的脂肪大多对称发展，但也可不对称发展。有时 CT 片上还可见前列腺、精囊位置抬高，精囊和膀胱后壁之间的间隙增宽等。在螺旋 CT 三维重建图像的冠状位重建图像上，可见到双侧输尿管几乎全程迂曲、扩张，输尿管的狭窄或受压部位多在近膀胱入口处。双侧肾盂扩张积水，膀胱颈部延长和膀胱周围大量低密度脂肪影。

5. MRI

MRI 可多角度显示脂肪增多和脏器受压的程度。在 MRI 上，因脂肪组织富含质子并具有短的 T_1，可显示醒目的明亮信号，近年来受到国内外学者的重视。周良平等通过对 12 例盆腔脂肪增多症的影像学分析，认为 MRI 是诊断此病的最佳影像学检查方法，特别其矢状面 T_1WI 膀胱形态指数和膀胱精囊角的测量对本症的定量诊断最有价值。本病多合并有膀胱慢性感染改变，包括腺性膀胱炎和滤泡性膀胱炎等，可能与盆腔脂肪增多造成不同程度的淋巴回流受阻有关。

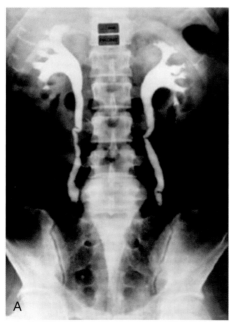
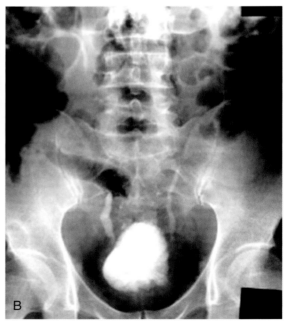

图 13-18　盆腔脂肪增多症的排泄性尿路造影片

A，膀胱向上拉长，颈部变细，呈典型的倒置"梨"状。B，膀胱向上抬高，壁毛糙，输尿管和肾盂无明显积水。

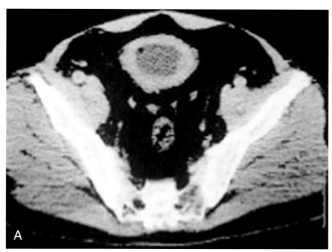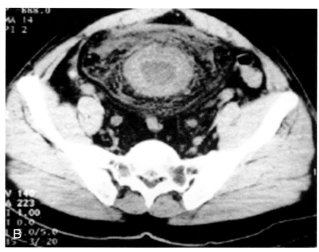

图 13-19　盆腔脂肪增多症的 CT 图像

A，盆腔充满脂肪组织，膀胱挛缩，壁明显增厚。B，盆腔内对称的脂肪包裹膀胱，膀胱壁增厚。

6. 超 声 检 查

超声图像上可见双侧肾盂和输尿管的积水、扩张，但盆部肠道气体对超声检查影响大。因此，B 超探查膀胱直肠周围脂肪远不如 CT 和 MRI 显示清晰。

7. 膀胱镜检查

腺性膀胱炎以后可能发展成膀胱癌，故膀胱镜检仍有一定价值，有时需定期复查。

五、鉴 别 诊 断

盆腔脂肪增多症应与盆腔畸胎瘤、脂肪瘤、腹膜后纤维化、脂肪肉瘤进行鉴别（表 13-1）。脂肪瘤和畸胎瘤虽然也可在盆腔内见到具有脂肪征象的团块，但此团块边缘清晰，范围局限，且无膀胱形态学上的特征性变化。畸胎瘤密度欠均匀，还常伴有钙化。巨大脂肪瘤可呈较明显的分叶状。腹膜后纤维化为腹膜后的广泛病变，病变组织无脂肪特征，故盆腔脂肪增多症主要需与脂肪肉瘤相鉴别。脂肪肉瘤为恶性病变，症状出现早，病情进展快，可有早期的血行转移，患者有恶病质表现。脂肪肉瘤的 CT 片上病变范围广，团块为软组织密度灶，而没有脂肪密度。有侵犯周围组织器官的征象，而非单纯压迫征。CT 和 MRI 上根据本病的特征与以上疾病较易鉴别，是鉴别诊断的首选。总之，由于盆腔脂肪增多症的临床表现变化多端但无特征性，单凭临床表现并不能诊断本病，主要依赖于影像学检查，尤其是 CT 和 MRI 能清晰地显示出脂肪组织和泌尿系统的形态学变化，而成为诊断和鉴别诊断本病的主要手段。

六、治 疗

盆腔脂肪增多症为缓慢进展的良性疾病，至今病因及自然病程不清楚，尚无公认的有效治疗措施。但由于本病的发展无明显规律，多数发展

表 13-1　能导致膀胱成"梨"形的原因

膀胱周围血肿、尿液囊肿、脓肿
髂腰肌肥大
盆腔脂肪增多症
淋巴瘤的盆腔淋巴结转移或沿膀胱周围浸润
前列腺癌等的盆腔淋巴结转移或膀胱周围浸润
下腔静脉梗阻
双侧淋巴囊肿或淋巴积液
双侧髂动脉瘤
双侧髋关节置换有黏合剂挤压出
盆腔纤维化
胰腺假性囊肿
重度脱垂
瘢痕或水肿
脂肪发育形成的淋巴结病
压迫输尿管的气囊

缓慢，但个别可在较短时间内发展为严重肾积水和肾功能不全，而需行尿流改道术。Sharma 等报道的 1 例 30 岁男性患者被诊断为此病，因缺乏随访，7 年后因尿毒症脑病入院。故临床医师应告知患者，保持警惕。

（一）保守治疗

保守治疗的方法包括长期口服抗生素、饮食控制等，但都为个案报道，且随访时间短，疗效不确切。也有报道激素治疗和外放射治疗的，但效果不佳。因此，主张对采取保守治疗的患者定期随访，能在肾功能损害前及时手术治疗。

（二）手术治疗

手术治疗主要针对脂肪增多而造成的尿路梗阻或严重的乙状结肠梗阻。理想的方法为手术剔除多余脂肪组织，松解输尿管下段的压迫。但由于增生的脂肪组织血运丰富，富含纤维，且与盆腔脏器粘连甚重，术中难以找到剥离平面，也难以确定剥离的范围，易造成盆腔脏器的医源性损伤。Klein 等主张，有膀胱形态改变及膀胱刺激征的年轻患者，病情发展较快，较早出现尿路梗阻或尿毒症，应较早外科干预。而老年患者的病情发展较缓慢，可 10 年或更长时间内病情无变化，可定期随访。嘱患者每半年做一次肾功能检查，每年做一次超声检查，每两年做一次造影检查，注意定期膀胱镜检，病情发展时及时手术。

1. 膀胱前列腺及盆腔脂肪切除术

约 40% 盆腔脂肪增多症患者在诊断 5 年内由于输尿管的梗阻，会进展为尿毒症。从保护肾功能的角度，这是膀胱前列腺根治切除和尿流改道的指征。约 75% 的患者还伴有腺性膀胱炎、囊肿性膀胱炎和滤泡性膀胱炎，后尿道梗阻、尿路结石和（或）慢性尿路感染可导致腺性膀胱炎。这些增殖性膀胱病变通常被视为膀胱腺癌的癌前病变，文献中已有不少腺性膀胱炎与腺癌相关性的报道（图 13-13）。因此，对早期病例明确诊断后，应积极随访，反复行经尿道切除或活检钳活检。一旦病变影响到肾功能，或有恶变的倾向时，应行根治性切除术。

2. 输尿管膀胱再植术

对单侧输尿管下段梗阻达中、重度肾积水的

患者，病变已影响到肾功能，单纯行盆腔脂肪清除的方法效果不良，可将输尿管游离后，移植于膀胱上段。应注意防反流的再植技术。Halachimi 等报道 1 例开放手术松解切断输尿管，吻合于膀胱顶部，并采用整形外科的超声抽脂仪抽吸脂肪组织，获得了较好的效果。

3. 输尿管松解术

这是比较保守的手术治疗方法，是将包绕和压迫输尿管的脂肪抽除，松解输尿管。但术中往往界限不清，会遇到较多的出血。程继义等曾对 4 例盆腔脂肪增多症患者中的 1 例，行开放手术剔除膀胱周围过多的脂肪组织，松解两侧盆部输尿管至膀胱入口处，随访 8 个月疗效较好。李锋等亦报道 1 例术后血压恢复正常。周祥福等在腹腔镜下用超声刀将盆腔脂肪逐块清除，输尿管松解达膀胱入口处。术中见到输尿管松解后由细变粗，恢复弹性。剔除输尿管及膀胱周围脂肪组织约 500 g。术后 2 周超声复查见双侧肾积水明显减轻，输尿管较术前变细，随访 3 个月时患者无不适主诉。认为手术的关键是保护输尿管血运，因此输尿管内侧及背侧不可过多剥离以免损伤输尿管及其血供，造成尿瘘。术后留置盆腔引流管充分引流，同时选用有效抗生素预防感染。

4. 单纯性膀胱上尿流改道术

对于全身情况较虚弱的患者，考虑行膀胱上尿流改道术，包括回肠膀胱术、输尿管皮肤造口术、肾造瘘术等，以挽救肾功能，提高患者生活质量。回肠膀胱术最为常用，效果较好，还避免了以后可能的再手术。

5. 经尿道手术

包括经尿道切除前列腺、切除膀胱颈、切除膀胱增殖性病变等手术。这是治疗，也是诊断，可同时解除膀胱出口梗阻和排除膀胱腺癌。但这种手术仅解除膀胱出口的梗阻，对输尿管的周围梗阻无任何作用。

（叶　敏）

参 考 文 献

[1] Andac N, Baltacioglu F, Cimsit NC, et al. Fat necrosis mimicking lipomasarcoma in a patient with pelvic lipomatosis, CT findings. Clin

Imaging, 2003, 27: 109-111.

[2] Battista S, Fidanza V, Fedel M, et al. The expression of truncated HMGI-C gene induced gigantism associated with lipomatosis. Cancer Res, 1999, 59: 4793-4797.

[3] Bukkaptnam R, Seigne J, Helalm M. 1 step removal of encrusted retained ureteral stents. J Urol, 2003, 170(4, pt l): 1111-1114.

[4] Engles EP. Sigmoid colon and urinary bladder in high fixation: roentgen changes simulating pelvic tumor. Radiology, 1959, 72: 419.

[5] Fogg LB, Smyth JW. Pelvic lipomatosis: a condition of simulating pelvic neoplasm. Radiology, 1968, 90(3): 558-564.

[6] Fraascher F, Janetschek G, Klauser A, et al. Laparoscopic pyeloplasty for UPJ obstruction with crossing vessels contrast enhanced color Doppler findings and long-term outcome. Urology, 2002, 59: 500-505.

[7] Gerson ES, Gerzof SG, Robbins AH. CT confirmation of pelvic lipomatosis: two cases. AJR, 1977, 129: 338-340.

[8] Halachimi S, Moskovitz B, Calderon N, et al. The use of an ultrasonic assisted lipectomy device for the treatment of obstructive pelvic lipomatosis. Urology, 1996, 48: 128-130.

[9] Heyns CF. Pelvic lipomatosis: a review of its diagnosis and management. J Urol, 1991, 146(2): 267-273.

[10] Jarrell J, Mohindra R, Ross S, et al. Laparoscopy and reported pain among patients with endometriosis. J Obstal Gynarcol Can, 2005, 27(5): 477-485.

[11] Klein FA, Smith MJ, Kasennetz J. Pelvic lipomatosis: 35 years experiences. J Urol, 1988, 139: 998-1001.

[12] Kume H, Kume Y, Takamoto K. Achondroplasia associated with pelvic lipomatosis. Lancet, 1999, 353: 1017-1019.

[13] Masumori N, Tsukamoto T. Pelvic lipomatosis associated with proleferative cystitis: case report and review of the Japanese literature. Int J Urol,

1999, 6(1): 44-49.

[14] Moss AA, Clark RE, Goldberg HE, et al. Pelvic lipomatosis: a roentgenographic diagnosis. AJR, 1972, 115: 441-445.

[15] Paillocber N, Pessaux P, Catala L, et al. Malignant tumors arising in extraovarian endometriosis: a case report. Gynecol Obstet Biol Reprod, 2005, 34(5): 501-503.

[16] Rehman J, Landman J, Sundaram C, et al. Missed anterior crossing vessels during open retroperitoneal pyeloplasty laparoscopic transperitoneal discovery and repair. J Urol, 2001, 166: 593-596.

[17] Rooks VJ, Ledowitz RL. Extrisic ureteropelvic junction obstruction from a crossing renal vessel: demcgraphy and imaging. Pediatr Radiol, 2001, 31: 120-124.

[18] Sharma S, Nabi G, Seth A, et al. Pelvic lipomatosis presenting as uremic encephalopathy. Int J Clin Pract, 2001, 55: 149-150.

[19] Steiner RA, Fehr PM. Minimal invasive surgery in gynaecology. Ther umsch, 2005, 62(2): 127-138.

[20] Sözen S, Gürocak S, Uzum N, et al. The importance of re-evaluation in patients with cystitis glandularis associated with pelvic lipomatosis: a case report. Urol Oncol, 2004, 22: 428-430.

[21] Toland KC, Pelander WM, Mohrsj. Postpartum ovarian vein thrombosis presenting as ureteral obstruction: a case report and review of the literature. J Urol, 1993, 149:1538.

[22] Tong RSK, Larner T, Finlay M, et al. Pelvic lipomatosis associated with prolaferative cystitis occurring in two brothers. Urology, 2002, 59: 602 XVII -602 XX .

[23] Yalla SV, Ivker M Burros HM, et al. Cystitis glandularis with perivesical lipomatosis: frequent association of two unusual proliferative condition. Urology, 1975, 5: 383-386.

[24] 张青汉，叶绪龙，董能本，等 . 输尿管镜下气压弹道碎石术的应用体 . 2003, 9(12): 84-86.

[25] 曹军，李友芳，陈琦．盆腔脂肪增多症的诊断和治疗．现代泌尿外科学杂志，2006, 11(5): 289-291.

[26] 曹林升，罗义麒．卵巢静脉综合征4例报告．临床泌尿外科杂志，1998, 13 (11)：497-499.

[27] 常德辉，姜华，王养民．卵巢静脉综合征18例临床分析．陕西医学杂志，2003, 32(10): 905-906.

[28] 程继义，王法成，尉立京，等．盆腔脂肪增多症四例报告．中华泌尿外科杂志，1997, 18: 301-303.

[29] 邓仲端．腹膜后炎症和瘤样病变 // 同济医科大学病理学教研室，中山医科大学病理学教研室．外科病理学．2版．武汉：湖北科学技术出版社，1999: 318-322.

[30] 郭刚，洪宝发，符伟华，等．肾迷走血管至肾盂输尿管连接部梗阻20例报告．临床泌尿外科杂志，2003，18(12)：721-723.

[31] 李锋，刘铭，苏旭，等．盆腔脂肪增多症2例．临床泌尿外科杂志，2000, 15: 215-217.

[32] 李庆生，曹结水，汪秀爱，等．盆腔脂肪增多症的CT、MRI诊断．安徽医科大学学报，1998, 33: 316-317.

[33] 李善军，毕东滨，王法成，等．盆腔脂肪增多症的影像学诊断．医学影像学杂志，2003, 13: 494-496.

[34] 李先承，宋希双，张仁科，等．盆腔脂肪增多症误诊4例分析并文献复习．中国误诊学杂志，2005, 5(5): 810-812.

[35] 李逊，何勇忠，曾国华，等．上尿路医源性异物的院内处理．临床泌尿外科杂志，2004, 19(8): 458-459.

[36] 江军，朱方强，姜庆，等，应用输尿管镜腔内碎石取出长期存留输尿管支架管．临床泌尿外科杂志，2004, 1(12): 44-45.

[37] 荆涛，孙立江，东胜国．泌尿系统子宫内膜异位症的诊治进展．医学综述，2006, 12(11): 677-680.

[38] 沈拉平，秦杰．泌尿外科手助腹腔镜手术的进展．临床泌尿外科杂志，2003, 18: 1-2.

[39] 苏开德，周建辉．应用输尿管镜技术处理上尿路医源性异物．中国现代手术学杂志，2006, 10(2): 145-146.

[40] 汪官富，陈戈明，鲁恩保，等．先天性血管压迫致输尿管梗阻的诊断与治疗．临床泌尿外科杂志，2000, 15(10): 457-459.

[41] 周良平，蒋学祥，王霄英，等．盆腔脂肪增多症的MRI诊断．中国医学影像技术，2003, 19: 450-453.

[42] 周祥福，高新，方友强，等．盆腔脂肪增多症诊治分析．中华泌尿外科杂志，2005, 26(2): 125-129.

[43] 张志宏，王广有，马滕骧．输尿管子宫内膜异位症．天津医科大学学报，2004, 10(2): 234-235.

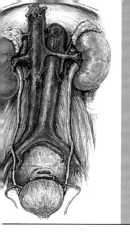

机器人辅助腹腔镜技术在输尿管手术中的应用

第一节　达·芬奇机器人手术系统简介

达·芬奇手术机器人是由 Intuitive surgery 公司研发，于 2000 年开始应用于临床的高级手术平台系统。达·芬奇手术机器人系统包括三个部分：外科医生主操控台、床旁机械臂系统及三维成像视频系统等。手术时，外科医生不与患者直接接触，通过传感器将术者在主操控台的手部动作记录并实时同步给床旁机械臂系统，使安装于机械臂前端的手术器械精准而灵活地模拟术者手部动作，从而完成手术操作。由于达·芬奇机器人手术系统优越的机械性能，目前已被广泛应用于泌尿外科、普通外科、妇产科、心胸外科等众多手术科室。

与传统腹腔镜系统比较，达·芬奇系统具有更加高清的裸眼 3D 影像，使术者对手术野有身临其境的真实感，其高达 10 倍以上的视野放大倍数，更便于术者辨认微小结构；同时安置于机械手臂的器械具有高度自由度的活动关节，非常适合狭小空间的操作，极大地拓展了术者手术的灵巧程度及可及空间；而且该机械手臂在模拟手部动作过程中，可以过滤术者手部的抖动，使手术操作动作更加稳定精准。术者实施手术时无需手部消毒，可以采取舒适坐姿控制主操控台，因此能极大地缓解手术过程中术者手部的肌肉疲劳，确保手术动作的可靠。同时，床旁机械臂的镜头与操作器械由术者一人控制，确保了视野与动作的一致性，避免了常规腹腔镜术者操作需与持镜助手配合的问题。

正是由于上述优越的机械性能，达·芬奇机器人手术系统在涉及腔道重建的手术中优势明显，较传统腹腔镜微创手术，达·芬奇机器人手术系统可明显缩短输尿管重建吻合时间及术后患者住院时间，而且，机器人辅助输尿管重建手术适应证较传统腹腔镜更宽，对于初次手术失败再次行重建手术或梗阻局部炎症粘连、解剖复杂的病例，机器人辅助腹腔镜手术仍可获得较好手术效果。

第二节　机器人辅助腹腔镜肾盂输尿管成形术

一、概述

肾盂输尿管连接部梗阻（ureteropelvic junction obstruction，UPJO）是常见于儿童与青少年的上尿路梗阻性疾病。由于肾盂输尿管功能性或机械性梗阻，妨碍尿液由肾盂顺利排入输尿管，肾盂内因尿液排出障碍而压力逐渐升高，导致集合系统扩张，肾积水形成（图 14-1），同时伴有肾盂平滑肌增生，以增加肾盂排空压力，若梗阻持续，肾盂内高压无法得到缓解，最终可能导致肾萎缩及肾功能受损。

UPJO 的病因目前并不完全明确，管腔本身因素包括 UPJ 肌纤维发育异常，瓣膜、息肉形成以及肾旋转不良导致的高位输尿管开口等。管腔外因素主要是供应肾下极的异位血管或迷走神经由 UPJ 前方跨越（图 14-2），使连接部受压，导致输尿管或肾盂被悬吊折叠。

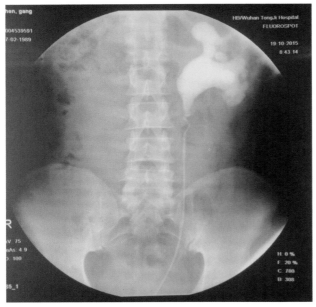

图 14-1　肾盂输尿管连接部梗阻（UPJO）导致肾积水形成

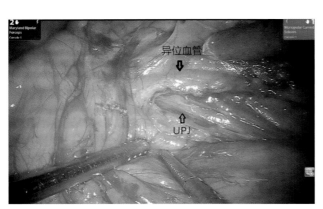

图 14-2　异位血管跨越 UPJ 压迫输尿管

　　解除肾盂出口梗阻，缓解肾盂内压力是 UPJO 手术治疗的关键，早期开放手术包括非离断性和离断性两大类，其中非离断性主要有 Y-V 成形和 Culp-DeWeerd 肾盂瓣肾盂成形术；离断式主要为 Anderson-Hynes 离断肾盂成形术，后者目前是处理 UPJO 最常用的方式，该式式完整切除病变累及的肾盂输尿管连接部，对扩张肾盂进行修整，以漏斗状肾盂与输尿管恢复连续性，其疗效确切，是 UPJO 成形手术的金标准。

　　20 世纪 90 年代 Schuessler 首次报道腹腔镜下离断式肾盂输尿管成形术，认为在保证吻合质量前提下，腹腔镜手术更加微创，患者术后恢复明显加快，随着内镜技术在泌尿外科的迅速普及，

经腹腔镜行输尿管肾盂成形成为该类治疗的主流。但由于传统腹腔镜吻合操作学习曲线较长，而达·芬奇机器人手术平台操控机械臂行吻合，学习曲线短，吻合迅速且质量高，在腹腔镜微创输尿管成形手术中优势明显。

二、手术适应证

　　UPJO 手术适应证目前仍有争议，但肾积水严重程度是重要评估指标，一般采用胎儿泌尿外科学会（Society of Fetal Urology，SFU）肾积水分级及肾盂前后径（renal pelvic anteroposterior diameter，RPAD）两大分级系统评估患者肾积水严重程度。目前公认的 UPJO 手术适应证包括：①患侧分肾功能（differential renal function，DRF）小于 40%；② SFU 肾积水 3~4 级或 RAPD 大于 30 mm；③肾功能在随访期间相应指标出现恶化、肾积水有进行性加重；④ RAPD 虽小于 30，但伴有肾盏扩张；⑤有异位血管压迫或输尿管高位开口，马蹄肾等明确畸形导致的肾积水；⑥伴有肾绞痛、血尿、反复尿路感染、继发性结石生成的情况。也有学者认为，目前 UPJO 腹腔镜微创治疗，手术安全有效，患者创伤小，对患者远期肾功能保护意义明显，而保守观察不可能缓解或逆转肾功能受损情况，因此推荐 UPJO 一旦确诊，应尽早手术治疗。

三、术前准备

　　术前常规安全性评估包括心电图、胸片、血常规、血生化、凝血功能等，术前应根据尿常规及尿培养结果，选择敏感抗生素治疗尿路感染。对于近期有肾积脓高热患者，手术时机选择应谨慎，一般可先行肾造瘘解除肾盂高压感染，择期行手术，否则因术中周围局部炎症粘连，将导致游离肾盂输尿管困难，且吻合口易发生感染、漏尿及瘢痕形成，以致再次狭窄。

　　术前检查还需鉴别肾盂旁囊肿、重复肾积水及局限性肾盏口狭窄导致肾盏扩张等，必要时需行 CTU、MRU、IVU 及逆行插管造影等鉴别。

　　对于肾积水伴感染的患者，还需警惕泌尿系结核导致输尿管狭窄的可能，此类患者如行 UPJO

成形，极有可能导致吻合口及手术创口难以愈合，长期漏尿等并发症发生。

对于既往已行 UPJO 狭窄成形后再次狭窄患者，机器人手术是较好选择，但术前必须重点评估狭窄长度及输尿管周围粘连情况，此类患者多伴有首次手术时周围漏尿、血肿形成等，术前必要时可结合肾造瘘与逆行插管，顺行与逆行造影同时进行，以明确狭窄长度。

四、手术步骤

1. 麻醉和体位　气管插管全身静脉复合麻醉成功后，取健侧斜仰卧位 45°~75°，升高腰桥，肥胖患者取更接近垂直角度以更利于暴露腹腔内手术区域。手术开始前，暂时夹闭尿管。

2. trocar 放置　于患者脐部气腹针穿刺进入腹腔，注入 CO_2 气体，维持气腹压 12 cmH₂O，见腹腔均匀膨隆。由于肾盂积水严重程度及向肾外突出程度不一，trocar 位置根据梗阻狭窄位置确定，依据狭窄位置的腰椎水平及与髂前上棘体表标志的相互关系，于脐部上下，腹直肌旁穿刺 12 mm trocar 作为镜头孔，确保该镜头孔与狭窄位置位于相似的腰椎水平。然后分别取肋缘下 3 cm、髂嵴下 3 cm，分别距镜头孔约 10 cm 处留置 8 mm 机械臂专用 trocar，使其与镜头孔连线夹角约 100°~120°。分别以两机械臂 trocar 与镜头孔连线的垂直线与腹正中线的交点，取 5 mm 与 12 mm trocar 作为辅助孔（简单病例可仅留置一 12 mm trocar），右侧一般不需专门额外留置举肝辅助孔。以脐部与镜头孔连线延长线作为机器人工作臂中心，分别将镜头臂、1 号与 2 号机械臂与 trocar 连接妥当，1 号臂置入单极电剪，2 号臂置入双极马里兰钳。

3. 松解肾周粘连，沿结肠旁沟外侧打开侧腹膜，游离结肠，将其推向内下方，充分显露肾脏腹侧面。（图 14-3）

4. 如肾盂扩张明显，可沿突出肾盂轮廓打开肾周筋膜，游离肾盂表面结构，显露肾盂并向下游离出上段输尿管（图 14-4）。对于肾盂扩张不明显者，依据情况可经肾造瘘管注入生理盐水充盈肾盂或静注呋塞米以增大肾盂积水情况。对于二次手术、继发感染、既往输尿管腔内操作病史患

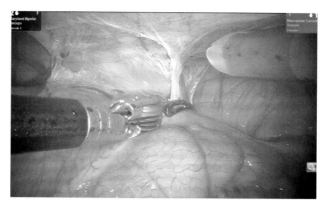

图 14-3　打开侧腹膜，显露肾腹侧面

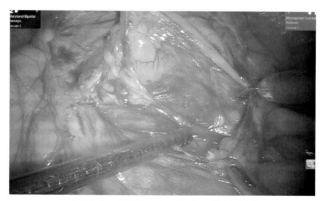

图 14-4　显露肾盂，游离上段输尿管

者，其肾盂输尿管周围可能粘连较为严重，渗血明显，游离肾盂输尿管过程中，尤其是游离输尿管上段时，要注意保持清晰视野，保存输尿管血供，不必过分清除输尿管周围包裹结构，避免对输尿管进行热能止血，如输尿管壁确实出血明显，可用双极马里兰钳尽量精准夹持输尿管出血点组织以止血。

5. 观察输尿管上段蠕动情况，评估病变部位及长度。对于合并结石嵌顿患者，机器人台上助手可持分离钳进一步明确嵌顿部位结石是否移动。从积水扩张肾盂外下方斜行向外上方离断肾盂肾盂输尿管（图 14-5A）。由输尿管残端斜面最低点向下继续纵向劈开输尿管（图 14-5B），完整劈开病变狭窄段输尿管，然后横向剪切输尿管，以完整去除病变输尿管段（图 14-5C），再将切除病变输尿管组织经辅助孔取出。

6. 机械臂更换持针器，吻合肾盂输尿管最低点。以 4-0 可吸收缝线，由肾盂最低点外侧进针，内侧出针后（图 14-6A），由输尿管断端最低点内

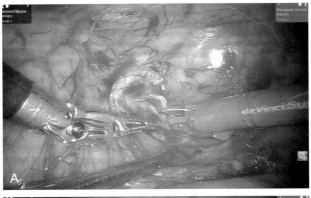

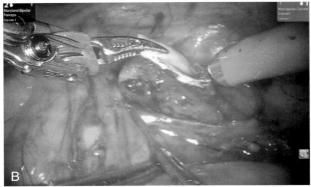

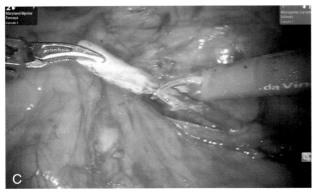

图 14-5　离断肾盂输尿管，纵向劈开，完整去除
病变输尿管段

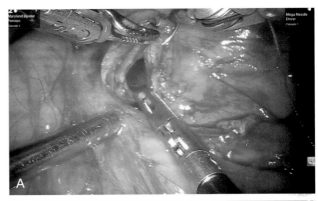

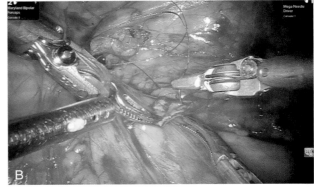

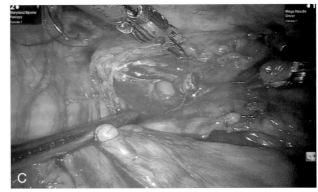

图 14-6　吻合输尿管

侧（输尿管腔内）进针，由输尿管最低点外侧穿出（图 14-6B）。完成肾盂输尿管最低点的定位吻合，吻合过程中，助手可协助肾盂与输尿管断端相互靠近，以保持吻合打结牢固（图 14-6C）。

7. 缝合吻合口后壁。后壁的妥善吻合是避免术后漏尿的关键，要求吻合口对合良好，避免输尿管黏膜卷曲错位。沿第一针吻合位置，由内侧向外侧吻合 3~4 针，必要时助手可帮助牵拉第一针留存线尾，将吻合口后壁牵拉至术者视野前方。（图 14-7）

8. 肾盂被裁剪后，连续吻合肾盂与输尿管对

合的剩余开口部分，由最高点往输尿管吻合口方向缝合，至肾盂开口、吻合口前后壁交接处时，可行 U 形缝合以妥善处理输尿管断端最高点与肾盂的连接，避免输尿管断端最高处卷曲打折。（图 14-8）

9. 经吻合口前壁开口处置入 F7 双 J 管，先由导丝支撑向下插入膀胱，导丝遇明显阻力时可稍抽出，可见膀胱尿液反流，证实双 J 管一端已进入膀胱。（图 14-9）

10. 间断缝合吻合口前壁 3 针（图 14-10）。术野用生理盐水冲洗，以清洗外漏尿液，同时可以

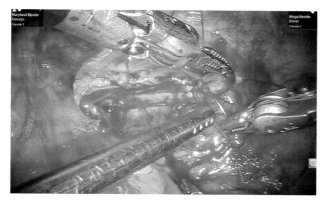

图 14-7　缝合吻合口后壁

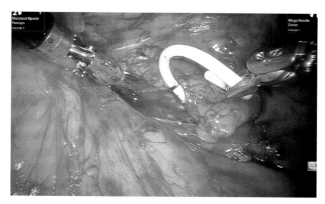

图 14-9　置入 F7 双 J 管

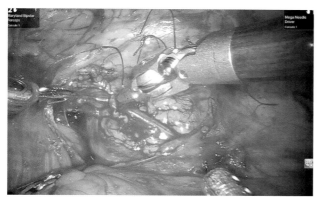

图 14-8　吻合肾盂与输尿管对合的剩余开口部分

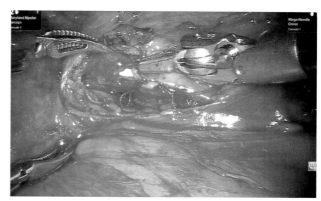

图 14-10　缝合吻合口前壁

观察隐匿的创面渗血。于吻合口旁留置引流管，撤出机械臂取出 trocar，关闭创口。

五、术后处理

术后注意保持尿管通畅，避免因尿管引流不畅导致尿液反流而自吻合口漏出。术后引流管常规留置 3～4 天，尿管酌情保留 1 周左右，拔出尿管后嘱患者勿憋尿；体内双 J 管一般于术后 6～8 周拔除，拔除后应定期复查，监测有无梗阻再发。

第三节　机器人辅助腹腔镜下腔静脉后输尿管矫形术

一、概述

下腔静脉后输尿管是一种罕见的先天畸形，指原本应沿下腔静脉前方下行的右侧输尿管，因胚胎期下腔静脉发育异常，输尿管从下腔静脉后方绕过，再回到前方正常位置下行。此病于 1893 年由 Hochesterler 在尸检中首次发现，报道该病发病率约为 1/1100～1/1500，男女之比约为 (3～4)：1。

依据影像检查特征，本病可分为两型：低袢型（Ⅰ型）与高袢型（Ⅱ型）。低袢型为最常见类型，输尿管上 1/3 多走行正常，呈现扩展积水状态，在 3～4 腰椎水平输尿管折回穿入腔静脉后方，影像学上显示倒 "J" 或 "S" 状走行于腔静脉后方，之后由腔静脉与腹主动脉之间穿出。由于此段下腔静脉紧贴脊柱，间隙小，后方为强壮的腰大肌肌群，柔软的输尿管穿行其间，极易被压迫梗阻，因此低袢型患者多伴有明显肾积水。高袢型患者，其输尿管穿入腔静脉的位置和肾盂水平相近，处于 UPJ 水平或之上，由于此段下腔静脉后方有右肾动脉等通过，可对腔静脉压迫起支撑作用，并且处于腔静脉后方的肾盂部分比较宽大，因此此型患者输尿管梗阻症状较轻微，一般不需外科处理。

虽然本病为先天畸形，但临床症状多在成年后才出现，表现为输尿管梗阻相关的腰部钝痛，甚至绞痛，部分患者可能出现血尿及继发性结石等，临床上需与腹膜后肿瘤向腹正中推挤输尿管相鉴别。对于有症状的下腔静脉后输尿管需手术治疗，离断输尿管后，将下腔静脉后输尿管移位至下腔静脉前方正常走行位置重建输尿管连续性，如被下腔静脉压迫狭窄输尿管段有发育缺陷或纤维条索形成、蠕动功能减退等，需切除该病变段。部分病例可能出现腔静脉后输尿管与腔静脉粘连，不易游离，但一般不建议将腔静脉后输尿管段做旷置处理，如将之残留于腔静脉后，远期可能有发生癌变的风险。

二、手术步骤

1. 麻醉和体位　气管插管全身静脉复合麻醉成功后，取健侧斜仰卧位 45°～75°，升高腰桥，肥胖患者取更接近垂直角度以更利于暴露腹腔内手术区域。手术开始前，暂时夹闭尿管。

2. trocar 放置　于患者脐部气腹针穿刺进入腹腔，注入 CO_2 气体，维持气腹压 12 cmH_2O，见腹腔均匀膨隆。由于输尿管多于 3~4 腰椎水平绕入输尿管后方导致上段积水扩张，因此取脐水平，腹直肌旁穿刺 12 mm trocar 作为镜头孔，确保该镜头孔与狭窄位置居于类似腰椎水平。然后分别取肋缘下 3 cm，髂嵴下 3 cm，分别距镜头孔约 10 cm 处留置 8 mm 机械臂专用 trocar，使其与镜头孔连线夹角约 100°~120°。分别以两机械臂 trocar 与镜头孔连线的垂直线与腹正中线的交点，取 5 mm 与 12 mm trocar 作为辅助孔，以脐部与镜头孔连线延长线作为机器人工作臂中心，分别将镜头臂、1 号与 2 号机械臂与

trocar 连接妥当，1 号臂置入单极电剪，2 号臂置入双极马里兰钳。

3. 松解肾周粘连，沿结肠旁沟外侧打开侧腹膜，游离结肠降之推向内下方，充分显露肾腹侧面（图 14-11）。助手将肠管压向对侧，仔细游离腔静脉表面，注意松解推开腔静脉表面的十二指肠管。

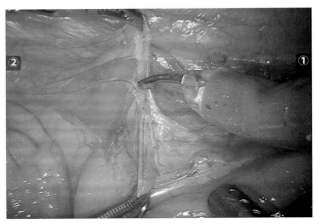

图 14-11　打开侧腹膜，显露肾腹侧面

4. 游离显露扩张积水的肾盂及上段输尿管（图 14-12A），沿上段输尿管继续向下游离至腔静脉外侧缘，助手协助将腔静脉外侧缘轻压向内下以便于尽量向远端游离腔静脉后输尿管（图 14-12B）。继续游离下段输尿管至腔静脉内侧缘，轻轻挑起腔静脉以便于尽量向近端游离腔静脉后输尿管段（图 14-12C）。在第 3~4 腰椎水平腔静脉后方可能有右侧第二腰静脉汇入，游离腔静脉后方时注意避免误损伤。

5. 在下腔静脉外侧缘，上段输尿管绕向腔静脉后方处离断输尿管，楔形裁剪输尿管近侧断端（图 14-13A）。由远端输尿管将腔静脉后输尿管段拖出移位至下腔静脉前方。酌情去除病变输尿管段，然后纵向劈开输尿管远侧断端约 1 cm（图 14-13B）。

6. 4-0 可吸收缝线吻合两断端最低点，由上段断端低点外侧进针，最后由下段断端低点外侧出针。两断端低点吻合妥当后，以 3 针间断缝合吻合口后壁。（图 14-14）

7. 经吻合口前壁开口留置双 J 管，然后间断缝合吻合口前壁。（图 14-15）

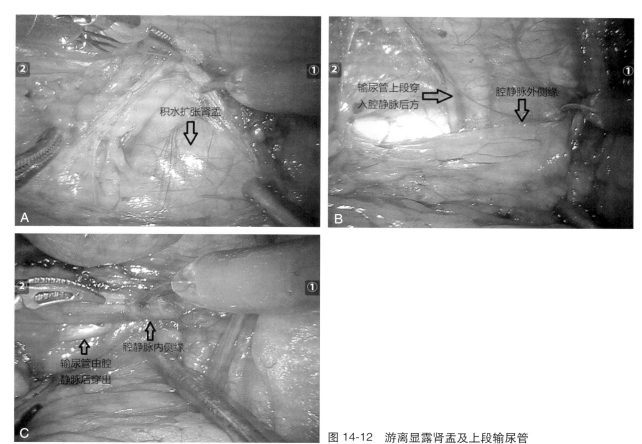

图 14-12　游离显露肾盂及上段输尿管

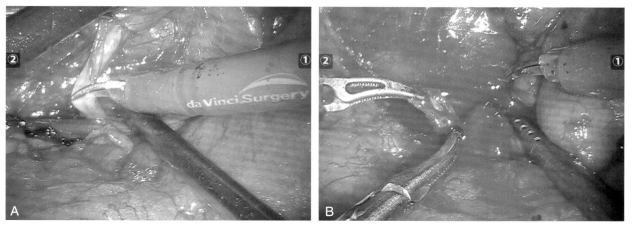

图 14-13　离断输尿管，去除病变，劈开输尿管远侧断端

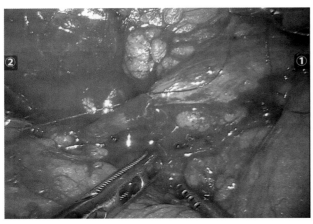

图 14-14　缝合吻合口后壁

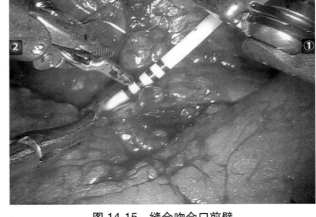

图 14-15　缝合吻合口前壁

8. 手术野用生理盐水进行冲洗,以清洗外漏尿液,同时可以观察隐匿的创面渗血。于吻合口旁留置引流管。撤出机械臂取出 trocar,关闭创口。

三、术后处理

术后注意保持尿管通畅,避免因尿管引流不畅导致尿液反流而自吻合口漏出。术后引流管常规留置 3~4 天,尿管酌情保留 1 周左右,拔出尿管后嘱患者勤排尿;体内双 J 管一般于术后 6~8 周拔除,拔除后应定期复查监测有无梗阻再发。

第四节　机器人辅助腹腔镜输尿管膀胱再植术

一、概述

输尿管膀胱再植术是输尿管出口梗阻与输尿管反流性疾病的常见手术治疗方式。Winfield 在 1991 年首次报道了腹腔镜输尿管膀胱再植术。其后,随着腹腔镜技术的发展与普及,腹腔镜输尿管再植术的临床应用逐渐普及,目前也有机器人辅助系统完成该类手术的报道,2003 年 Yohannes 报道了首例机器人辅助腹腔镜输尿管膀胱再植术。由于输尿管下段梗阻、损伤、反流等病情变异较大,选择开放手术、腹腔镜或机器人辅助腹腔镜主要根据术者个人经验及具备的条件,目前缺乏足够文献支持某种术式具有明显优势,相对而言,腹腔镜或机器人手术具有微创特点,且更方便暴露末段输尿管,在保证吻合质量的前提下,其手术效果与开放手术效果相同。而机器人辅助腹腔镜可以提供更加清晰的视野和灵便的缝合。但是对于既往手术致输尿管损伤,局部瘢痕粘连严重,尤其是与盆腔重要血管难以进行游离时,开放手术仍具有一定优势。

输尿管医源性损伤是下段输尿管狭窄/闭锁的重要原因,随着腔内泌尿外科的发展及各类腔内激光微创手术的应用,输尿管损伤导致狭窄的发病率有增高趋势,目前输尿管腔内操作导致医源性损伤占输尿管损伤约 89.4%,其次为盆腔手术,如子宫切除术和直肠癌根治术等,尤其是根治性子宫切除时,由于输尿管与子宫动脉密切的解剖关系,处理子宫动脉时输尿管损伤发生率约 13.4%~36%,其中迟发性输尿管缺血坏死是其重要病理机制,由于下段输尿管主要血供来源于子宫动脉分支,术中如从根部结扎离断子宫动脉,术后下段输尿管可能逐渐缺血坏死。其次根治术时过度游离或剥脱输尿管外鞘,也是迟发性缺血坏死发生的重要原因。

二、手术适应证

机器人辅助腹腔镜输尿管膀胱再植术适用于各种膀胱梗阻性及反流性疾病，其临床应用的案例也逐渐普遍，尤其是复杂病例如盆腔手术后输尿管狭窄/输尿管瘘，先天性巨输尿管等。目前认为其适应证主要包括以下方面。

1. 髂血管以下输尿管狭窄或闭锁（病变输尿管长度小于 5 cm），此类狭窄或闭锁以医源性创伤为主要病因，多见于盆腔手术或输尿管腔内手术术后，可能伴有输尿管与周围空腔脏器的瘘口。炎症或结核性感染也可能导致输尿管下段狭窄，尤其女性盆腔炎病史等可能是致病原因之一。

2. 输尿管末端膨出或先天性巨输尿管症患者。

3. 膀胱输尿管反流导致明显肾盂积水、输尿管迂曲扩张的患者，此类患者保守治疗预后差，反流对肾损害明显，需积极手术治疗。部分患者尽管反流导致积水不严重或可间断自行缓解，但反复发作肾积水将导致腰部疼痛、感染等，严重影响生活，也建议接受手术治疗。

4. 输尿管异位开口，输尿管阴道瘘等。

三、手术禁忌证

尿道上皮肿瘤原发或累及输尿管下段导致病变段狭窄梗阻者，不适合单纯的输尿管膀胱再植手术；未控制的感染不适合一期行再植术，如伴明显肾积水或输尿管瘘，可先行患侧肾造瘘引流，待输尿管下段感染状况好转后再择期手术。

四、手术步骤

1. 麻醉和体位　气管插管全身静脉复合麻醉成功后，患者取结石位以 Allen 脚蹬妥善固定下肢。消毒铺巾后，留置导尿管。

2. trocar 放置　于患者脐部气腹针穿刺进入腹腔，注入 CO_2 气体，维持气腹压 12 cmH_2O，见腹腔均匀膨隆。环脐以尖刀切口约 10 mm，插入 12 mm trocar 作为机器人镜头孔。然后调整患者体位为 35°~45° Trendelenburg 体位，头低脚高以让盆腔内肠管倒向上腹部。以脐水平以下 2~3 指与两侧腹直肌交点作为两机械臂 8 mm trocar 位置。以 1 号机械臂外上方 5 cm 与腋前线相交处作为台上辅助孔留置 12 mm trocar。将镜头臂与机械臂与相应 trocar 连接。

3. 首先以髂外动脉为解剖标志，沿髂外动脉打开血管鞘，辨别跨过动脉的输尿管。由于多属于再次手术，游离过程中注意首先远离梗阻病变或瘘口部位，从正常输尿管部分开始游离，建立清晰的输尿管与周围器官血管的相关解剖关系后，再游离病变部分输尿管直至输尿管膀胱连接部（或瘘口位置），注意保留输尿管血管，避免游离输尿管外鞘组织。于病变段下端以 Hemolok 夹闭并离断，裁剪除去近端病变输尿管。（图 14-16）

4. 经导尿管注入生理盐水，充盈膀胱。于膀胱后外侧高处打开腹膜，游离膀胱壁，切开膀胱壁全程，助手用吸引器吸出膀胱内液体。如狭窄病变位置较高，预期直接吻合张力过大，可将膀胱充分游离后，将膀胱一角扯向患侧固定，便于吻合（图 14-17A、B 示充分游离膀胱后切开膀胱壁全层）。

5. 4-0 可吸收线吻合输尿管与膀胱开口。首先由膀胱开口 6 点钟方向进针与输尿管断端斜面最高点吻合，注意避免输尿管扭曲，输尿管黏膜和膀胱黏膜妥善对合。输尿管内置入双 J 管，膀胱端放入膀胱内。再分别于 5、7 点，4、8 点等方向将输尿管与膀胱全程吻合，直至 12 点方向吻合妥善。将切开腹膜覆盖吻合口后适当吻合 2~3 针以减轻吻合口张力。（图 14-18）

6. 再次向膀胱内注水充盈检测吻合口有无漏尿。生理盐水冲洗输尿管游离区域，观察有无渗血，留置盆腔引流管后关闭切口（图 14-19）。

五、术后处理

术后注意保持尿管通畅，避免因膀胱内血块堵塞尿管。术后引流管常规留置 3~4 天，尿管酌情保留 1 周左右，拔出尿管后嘱患者勿憋尿；体内双 J 管一般于术后 4~6 周拔除，拔除后应定期复查监测有无梗阻再发。

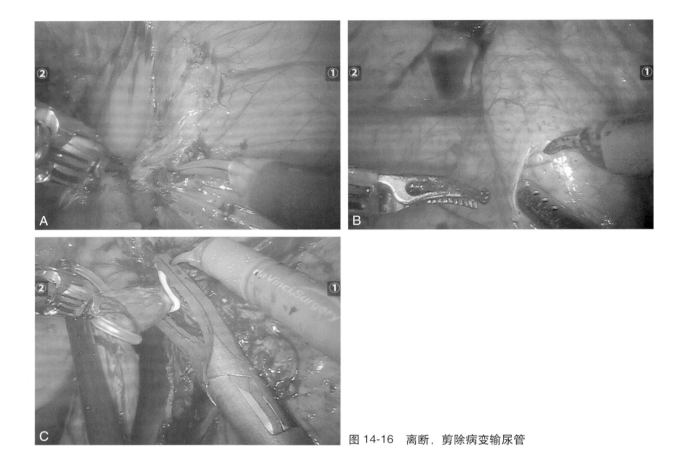

图 14-16 离断，剪除病变输尿管

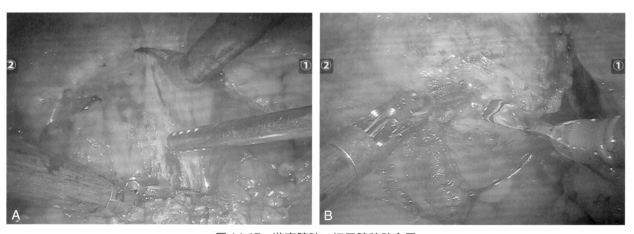

图 14-17 游离膀胱，切开膀胱壁全层

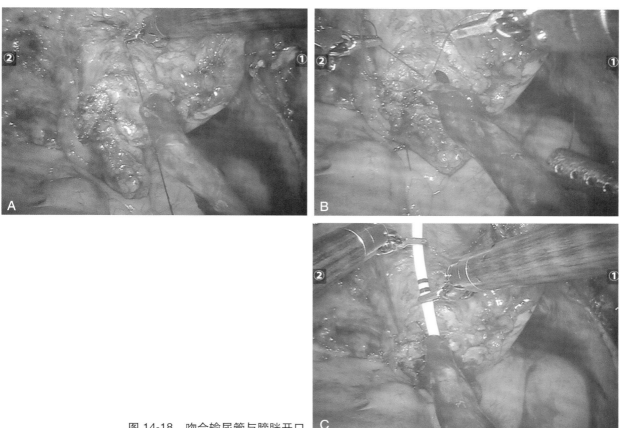

图 14-18　吻合输尿管与膀胱开口

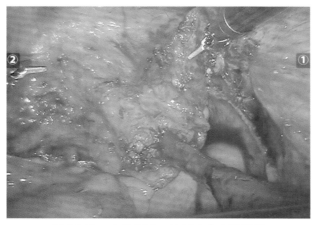

图 14-19　充盈膀胱，检测吻合口无漏尿

（杨　俊　杨为民）

参 考 文 献

[1] 张旭. 泌尿外科腹腔镜与机器人手术学. 2 版. 北京：人民卫生出版社，2015.

[2] 王少刚，刘修恒，叶章群. 现代微创泌尿外科学. 北京：人民卫生出版社，2018.

[3] Tracey AT, Eun DD, Stifelman MD, et al. Robotic-assisted laparoscopic repair of ureteral injury: an evidence-based review of techniques and outcomes. Minerva Urol Nefrol, 2018, 70 (3) : 231-241.

[4] Bilgutay AN, Kirsch AJ. Robotic Ureteral Reconstruction in the Pediatric Population. Front Pediatr, 2019, 7: 85.

[5] Phillips EA, Wang DS. Current status of robot-assisted laparoscopic ureteral reimplantation and reconstruction. Curr Urol Rep, 2012, 13 (3): 190-194.

[6] 简钟宇，陈吉祥，李虹，等. 离断性机器人辅助、腹腔镜和开放肾盂成形术治疗成人肾盂输尿管连接处梗阻疗效的 Meta 分析. 中华泌尿外科杂志，2019，40（6）：456-461.

[7] 徐丹枫，陈明，高轶，等. 腹腔镜输尿管膀胱再植术 [J]. 临床泌尿外科杂志，2007（8）：582-583.

[8] 刘德鸿，周辉霞. 小儿肾盂输尿管连接部梗阻的创新性诊治. 中华腔镜泌尿外科杂志（电子版）. 2017，11（3）：145-147.

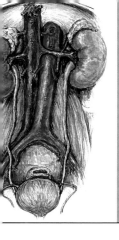

第十五章

输尿管狭窄的临床诊疗

第一节　概　　述

输尿管狭窄（stricture of ureter）指各种原因导致输尿管管腔部分或全段较正常狭小，管腔的连续性虽然没有中断，但已引起不同程度的上尿路梗阻和肾积水。真正的输尿管狭窄是输尿管管腔内明确地持续存在病理性狭窄，其部位固定且永不会变化，可以通过输尿管内插管行输尿管肾盂造影而证实。近年来随着内镜技术的不断发展，输尿管狭窄的发病率呈明显增长趋势，并以医源性因素占主导，且疗效极差，是目前困扰泌尿外科医生的临床难题之一，需引起重视。输尿管狭窄临床表现为患侧腰痛、腰胀，并发感染时有畏寒、发热或脓尿，双侧狭窄可出现尿毒症表现。治疗目的是恢复输尿管管腔连续性及其功能，解除梗阻，根除感染，挽救和保护肾功能。

第二节　输尿管狭窄的病因

诱发输尿管狭窄的因素很多，如先天因素、炎症、结石、医源性损伤、肿瘤侵犯及压迫等。先天性输尿管狭窄常见于先天性肾盂输尿管交界处狭窄，继发性输尿管狭窄常见于损伤、缺血、感染、结石、肿瘤因素等。先天性输尿管狭窄是指肾盂输尿管交界处或输尿管膀胱连接部的先天性狭窄，以前者多见。狭窄较局限，长约1~3 cm，狭窄段一般无炎症表现。其病理基础为输尿管局部纤维肌肉发育不良、输尿管瓣膜或迷走血管、纤维索条引起肾盂输尿管的压迫扭曲所致。继发性输尿管狭窄病因多样，病理基础为病理性瘢痕形成，组织学特点是大量成纤维细胞增生，细胞外基质中胶原、蛋白多糖等物质过度沉积，胶原纤维排列混乱。

输尿管狭窄发生机制在细胞因子水平的研究方面也取得了一定进展。研究表明，狭窄输尿管组织中内皮生长因子（EGF）、转化生长因子β（TGF-β）、纤维连接蛋白（FN）、I型胶原（Col I）a1及a2水平显著高于正常输尿管组织，这些瘢痕相关因子参与了损伤性输尿管瘢痕的构建，对这些细胞因子的干预可调控输尿管损伤后纤维化的形成，可能是未来治疗输尿管狭窄的药物靶点。

第三节　输尿管狭窄的分类

输尿管狭窄按发病部位可分为：输尿管上段狭窄、输尿管中段狭窄及输尿管下段狭窄。其分段标准依据输尿管的解剖学基础，输尿管有三个生理性狭窄。第一个位于肾盂输尿管移行处；第二个位于输尿管跨髂血管处，第三个位于输尿管进入膀胱内壁处，借此将输尿管狭窄分为上段狭窄：自肾盂输尿管移行处至输尿管跨髂血管处；中段狭窄：自输尿管跨髂血管处至膀胱壁；下段狭窄：自膀胱壁内斜行至膀胱黏膜、输尿管开口处（图 15-1）。

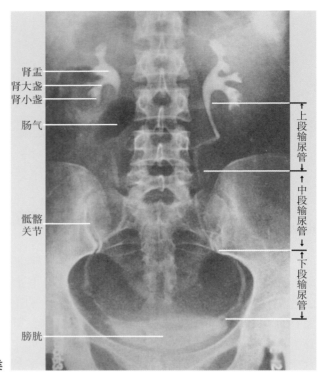

图 15-1 输尿管狭窄分类

第四节 输尿管狭窄的诊断

早期、及时明确诊断并处理是决定输尿管狭窄预后的关键因素。充分全面地了解病史，详细体检和选择合适的检查方法是能否早期、及时诊断的关键。因多数输尿管狭窄缺乏特异的临床表现，合适的影像学检查及必要的有创检查是早期明确诊断的关键。

输尿管狭窄的常用检查方法包括 X 线、超声、CT 和 MRI、输尿管镜检查、经皮肾镜检查以及放射性核素检查等，其中超声检查最常用于输尿管狭窄的筛查，CT 和 MRI 有利于清晰了解双肾、输尿管解剖结构，输尿管镜检为有创检查，可直视下观察狭窄的形态结构与狭窄程度。放射性核素检查可作为输尿管狭窄诊断的补充。

一、常规 X 线检查

1. 腹部平片（KUB 平片）

腹部平片（plain radiography of abdomen）是泌尿系统 X 线检查的基础，一般包括肾、输尿管和膀胱，故简称 KUB 平片。为减少肠腔内积气及内容物而影响成像效果，检查前应行肠道准备。高质量的平片应能显示两侧肾轮廓、腹大肌阴影和脊椎骨纹理等。正常输尿管在腹部平片上不显影（图 15-2），单纯的输尿管狭窄也难以通过腹部平片诊断。输尿管狭窄时，常出现狭窄以上输尿管扩张、肾积水，部分 KUB 平片可见增大的肾影。此外，KUB 平片也可协助诊断部分并发症，包括输尿管结石（图 15-3）。

2. 静脉尿路造影（IVU）

静脉尿路造影（intravenousurography，IVU）也称为排泄性尿路造影，通过静脉注射不透 X 线的碘造影剂，经肾小球滤过后排入尿路，在 X 线照射下显示出肾盂、输尿管及膀胱形态。

IVU 检查前一般应该行碘过敏试验并做好肠道准备，造影时取仰卧位，注射造影剂 30 分钟后，拍摄腹部 KUB 平片，若显影不满意，可以延长摄片时间。

IVU 可显示肾盂输尿管形态结构、输尿管

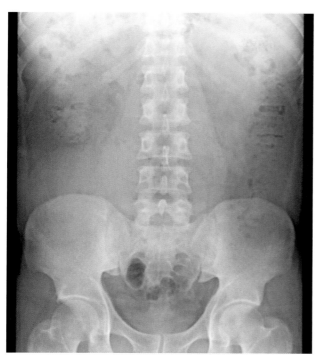

图 15-2　正常 KUB 平片

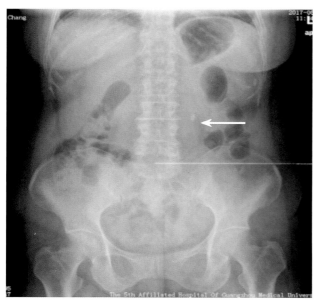

图 15-3　左输尿管上段小结石

行程、充盈缺损，同时可根据排泄时间反映肾分泌功能。当肾功能不全时出现显影延迟或显影不全。

输尿管狭窄在静脉尿路造影（IVU）中的表现

静脉尿路造影在诊断输尿管狭窄有着重要的意义。输尿管狭窄在 IVU 中显示为显影时间延长，狭窄段以上输尿管扩张，扩张段突然缩窄呈"鸟嘴状"（图 15-4），狭窄以下输尿管早期不显影或仅有丝条状造影剂高密度影（图 15-5）。当输尿管闭锁，狭窄以下输尿管不显影。若输尿管出现断续状的显影，应鉴别输尿管蠕动导致的假性狭窄和生理性狭窄。该方法同样适用于移植肾输尿管狭窄、肠代膀胱输尿管吻合口狭窄等疑难病例检查（图 15-6）。

3. 逆行性尿路造影

逆行性尿路造影（retrograde urography）也称为上行性尿路造影，是在膀胱镜下将输尿管导管插入输尿管（图 15-7），注入造影剂使肾盂、肾盏和输尿管充盈，以观察尿路全程情况（图 15-8）。

检查前应做好肠道准备，但不必做碘过敏试验。肾盂输尿管积水较重者应适当增加造影剂剂量，有时为了更好地使输尿管全程显影，可以边拔出导管边缓慢注入造影剂，X 线下密切监视。

逆行性尿路造影不受肾功能影响，相比 IVU 显影更清楚，时效性更好。但尿道狭窄、输尿管口难以寻找等情况会增加逆行性尿路造影的难度。

输尿管狭窄在逆行尿路造影中的表现

正常情况下，逆行插管顺畅，输尿管连续性显影。若出现肾盂、输尿管明显扩张积水，提示可能存在输尿管狭窄。若导管未能通过狭窄处，且狭窄处以上肾盂、输尿管未显影，则可能存在输尿管闭锁。

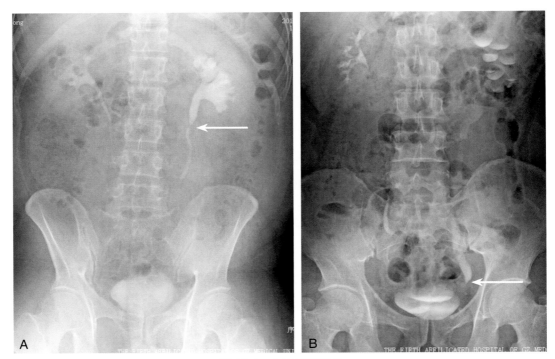

图 15-4　左输尿管狭窄

A，上端狭窄。B，下端狭窄

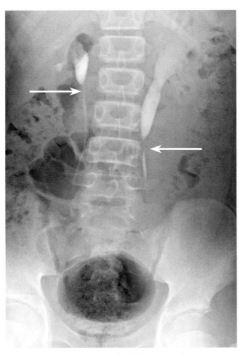

图 15-5　双侧输尿管狭窄

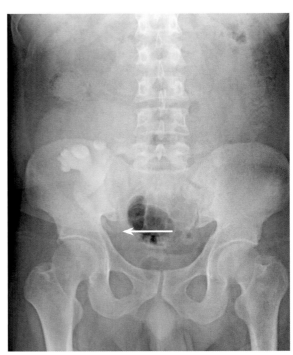

图 15-6　移植肾输尿管狭窄

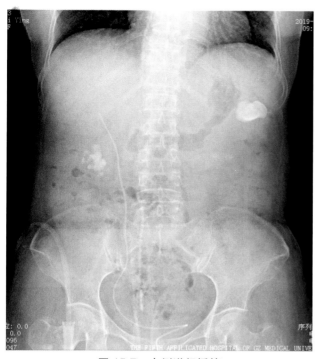

图 15-7　右侧逆行插管

4. 顺行性尿路造影

顺行性尿路造影（Anterograde urography）是由经皮肾造瘘管内注入造影剂，使肾盂、肾盏及输尿管充盈显影以观察尿路情况，该方法是逆行性尿路造影的一种重要补充，如逆行置管失败和输尿管口未寻及等。

检查前做好肠道准备，往经皮肾造瘘管缓慢注入造影剂，应避免肾盂内压增高所致的感染、发热甚至脓毒血症等不良反应。

顺行性尿路造影适用于患肾功能欠佳或逆行性尿路造影失败者，尤其适用于已行经皮肾造瘘术者。但对于凝血功能障碍、心肺功能不全或全身多器官功能衰竭者，应谨慎行使该检查。

输尿管狭窄在顺行尿路造影中的表现

利用造瘘管顺行注入造影剂，可显示肾形态结构、输尿管有无积水扩张。若输尿管扩张段缩窄为"鸟嘴征"，说明存在输尿管狭窄可能（图 15-9）。若狭窄段以下输尿管无造影剂显影，则可能存在输尿管闭锁。而对于输尿管损伤者，则显示为造影剂外渗。

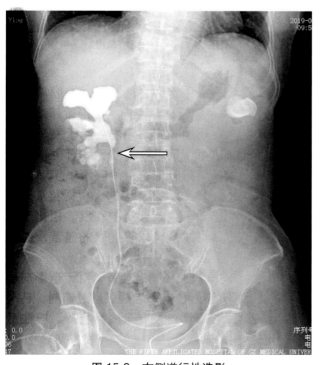

图 15-8　右侧逆行性造影

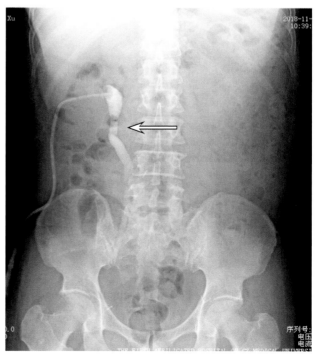

图 15-9　顺行性尿路造影

二、超声检查

超声检查（ultrasonography）是由超声探头向泌尿系统发射超声波，声波在不同组织界面产生反射，反射的声波信息被仪器接收，通过处理后变成人们所能识别的信号。

泌尿系彩超由于使用方便、患者耐受性好、无创、无放射性，常用于输尿管狭窄的筛查。检查前嘱患者增加饮水量，增加尿液生成及分泌，待膀胱充盈后检查。检查输尿管应尽量避开肠管，采用分段扫查法，仰卧位侧腰部扫查可显示输尿管上段、下段，俯卧位背部扫查可显示输尿管中段。

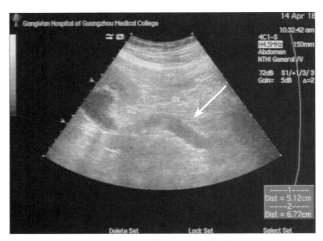

图 15-10　输尿管积水声像

输尿管狭窄在超声检查中的表现

当输尿管出现狭窄上段积水时，积水输尿管纵切图显示 3 条回声，即 2 条平行高回声（输尿管壁）之间夹有低回声或无回声区（积水）；横切面呈圆形高回声，中央呈低回声区或无回声区。正常输尿管可见"由上而下、先扩张后收缩"的节律性蠕动。当狭窄严重或输尿管失代偿时，可见输尿管蠕动减弱或消失。输尿管狭窄将导致肾盂输尿管积水，从积水的肾盂沿着扩张的输尿管向下追踪，可发现梗阻部位（图 15-10）。积水程度与狭窄程度、进展急缓相关，急性输尿管梗阻，积水可不明显，如妇科手术导致的输尿管误伤等；慢性输尿管梗阻，积水明显及肾皮质变薄，如病理性狭窄（肿瘤、结核）（图 15-11）。

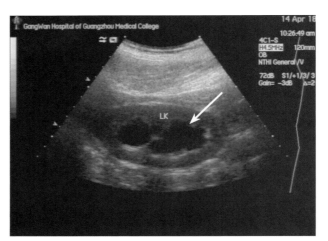

图 15-11　肾盂积水声像

三、CT 和 MRI 检查

1. CT 检查

计算机断层扫描术（computed tomography，CT）是用较窄的 X 线束围绕身体某一部位进行不同角度或螺旋状扫描，根据人体不同组织对 X 线的吸收与透过率的不同对人体进行显像。

输尿管是一个中空的自然腔道，一般需要行 CT 增强扫描以了解输尿管走向、解剖毗邻结构以及管腔情况。皮质期和实质期主要用于发现和鉴别病变，同时也可帮助了解肾功能。肾盂期则侧重于显示肾盂、输尿管形态，能够清晰了解输尿管狭窄部位（图 15-12，图 15-13）。根据狭窄段以下有无造影剂排泄可判断狭窄的程度。相比于逆行性尿路造影，可减少输尿管插管的痛苦及逆行感染。

CT 检查前一般无需肠道准备，对于造影剂过敏者禁止行 CT 增强检查，近期服用过钡剂、钙剂等含金属类药物或体内置有金属异物等，应注意鉴别异物产生的伪影。

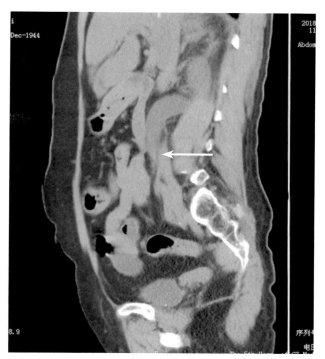

图 15-12　右侧输尿管狭窄（矢状位）

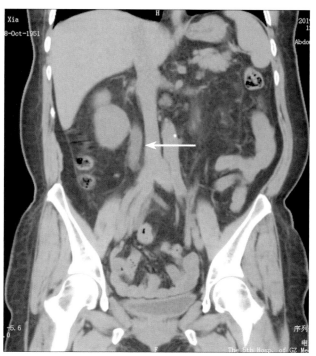

图 15-13　右侧输尿管狭窄（冠状位）

输尿管狭窄在 CT 检查中的表现

　　输尿管狭窄在 CT 上多表现为患侧肾积水（图 15-14），积水程度与梗阻程度、梗阻急缓相关。典型的 CT 图像表现为肾盂期输尿管狭窄以上输尿管及集合系统扩张，狭窄段以下输尿管不显影或仅有丝条状显影。同时可根据 CT 判断狭窄部位、输尿管内狭窄、输尿管外压迫（腔静脉后输尿管、纤维索压迫）及输尿管周围组织情况。此外，通过 CT 三维重建技术，去除骨骼、肌肉、脏器等叠加影像，可更清晰直观地了解全尿路通畅情况（图 15-15）。

2. MRI 检查

　　磁共振成像（magnetic resonance image，MRI）是利用原子核在强磁场内产生的信号经重建成像的一种成像方法。根据组织原子核在强磁场上所产生的不同改变鉴别病变部位。

　　泌尿系 MRI 通过其水成像原理对尿路中的尿液进行成像，检查前应憋尿以充盈膀胱。MRI 在输尿管疾病上的诊断有独特的优点，由于水成分在 T2 加权成像上为高信号，因此无需造影剂就可清晰显示泌尿系统结构（肾盂、输尿管和膀胱）。

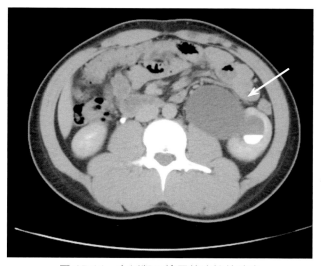

图 15-14　左侧肾盂输尿管连接处狭窄

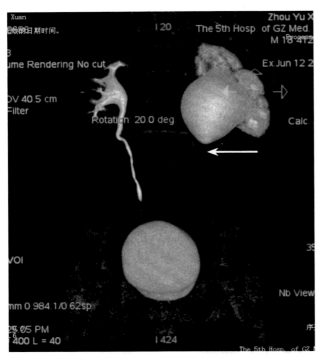

图 15-15　CT 三维重建

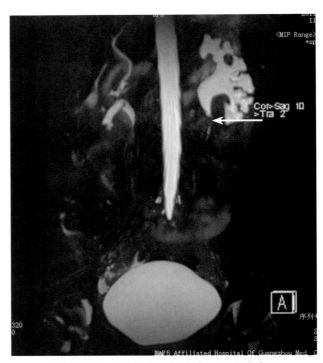

图 15-16　左输尿管上段狭窄（T2 加权相）

MRI 相比 CT 可以更清楚地显示浆膜层及周围的改变，因此，MRI 在输尿管肿瘤或其他肿瘤腔外压迫、腔内浸润、管腔狭窄变化等鉴别上有着更大的优势。

输尿管狭窄在 MRI 检查中的表现

MRI 可把输尿管狭窄分为三种类型：恶性狭窄、良性狭窄和解剖畸形狭窄。恶性狭窄多表现狭窄端毛糙欠光整，呈现鸟嘴样或近似杯口样改变，狭窄段以上尿路积水。良性狭窄多表现为尿路自然中断，狭窄以上积水（图 15-16，图 15-17）。重复肾盂输尿管解剖畸形者，MRI 可显示肾盂输尿管积水，并能见输尿管异位开口处的隔膜形狭窄、输尿管并行畸形及输尿管末端膨出形成。

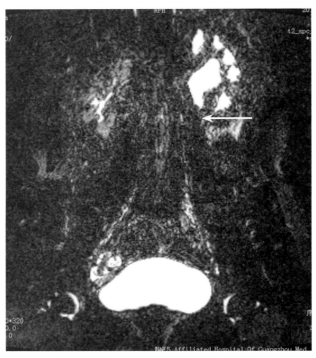

图 15-17　左输尿管上段狭窄（DWI）

四、输尿管镜检查

输尿管镜检查术（Ureteroscopy，URS）是膀胱镜技术在上尿路的延伸，包括硬性输尿管镜和软性输尿管镜。输尿管镜可以直接对病变结构形态进行观察和诊断。

1. 硬性输尿管镜检查

硬性输尿管镜是输尿管狭窄诊断与治疗一个重要的手段，当B超、IVU、CT等检查怀疑输尿管狭窄时，可行输尿管镜检查。同时，可协助诊断输尿管狭窄的病因，如输尿管息肉、结核肉芽性肿物和肿瘤浸润等。

输尿管狭窄在输尿管镜检查中的表现

输尿管狭窄在镜下可见狭窄部位，通常呈环状狭窄（图15-18，图15-19）。输尿管镜检可了解输尿管狭窄程度及长度。对于输尿管镜体无法通过狭窄段者，可在输尿管镜下行逆行造影了解狭窄情况。若造影剂无法通过狭窄段，则说明可能存在输尿管闭锁，必要时可进一步行经皮肾镜检查及顺行性造影。

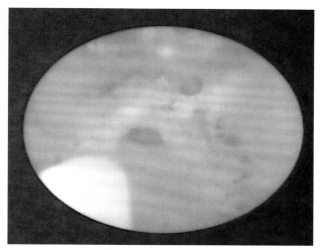

图15-19 输尿管狭窄病例2（镜下视野）

2. 软性输尿管镜

由于输尿管软镜由可弯曲性材料制成，其前端部分可向不同方向转动。因此，对于狭窄位置较高、迂曲或成角的输尿管可考虑行输尿管软镜检查。

五、经皮肾镜检查

经皮肾镜检（Percutaneous nephroscopy，PCN）在输尿管上段狭窄的诊断中同样具有重要作用，可作为逆行性造影的一种补充，特别适用于输尿管狭窄位置高、输尿管上段闭锁及逆行性造影失败者。经皮肾镜检查不适用于凝血功能障碍、肾解剖位置异常、后位结肠及全身多器官功能障碍等情况。

经皮肾镜检一般采取俯卧位，在一定肾积水的基础上，选择肾皮质相对较薄的后组盏予以穿刺并建立经皮肾通道，经皮肾镜进入上段输尿管以了解狭窄情况。

输尿管狭窄在经皮肾镜检查中的表现

经皮肾镜下常需根据肾盂连接处的大体解剖寻找狭窄部位，狭窄程度可根据输尿管导管能否通过予以评估。镜下行顺行性肾盂造影可了解狭窄长度，对于输尿管闭锁者可行顺行造影联合逆行造影以了解狭窄情况及狭窄长度（图15-20，图15-21）。

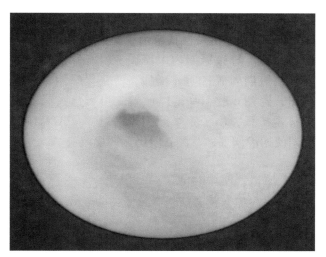

图15-18 输尿管狭窄病例1（镜下视野）

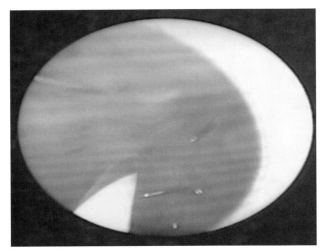

图 15-20　金属支架置入术后狭窄闭锁

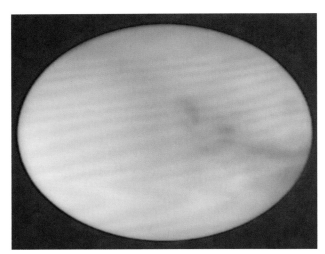

图 15-21　输尿管狭窄呈"腔隙样"改变

六、放射性核素检查

应用于输尿管梗阻性疾病的核医学检查方法主要包括以下几种。

1. 放射性核素肾图

放射性核素肾图（radionucleiorenogram）是经静脉注射由肾小球滤过或肾小管上皮细胞分泌而不被重吸收的放射性显影剂，通过肾图仪在体外肾区连续记录其滤过、分泌和排泄的过程，以了解双侧肾功能及上尿路通畅情况。

正常肾图：由显像剂出现段（a段）、显影剂聚集段（b段）和排泄段（c段）组成。a段：静脉注射显像剂后10秒左右，肾图曲线出现急剧上

升段。此段为血管段，时间短，约30秒，其高度在一定程度上反映肾动脉的灌注流量。b段：a段之后的斜行上升段，3～5分钟达到高峰，其上升斜率和高度主要与肾流量、肾皮质功能（肾小球或肾小管功能）有关。c段：b段之后的下降段，前部下降较快，斜率与b段上升斜率相近，后部下降较缓慢。该段反映显像剂经肾集合系统排入膀胱的过程，主要与上尿路通畅程度和尿流量多少有关（图15-22）。

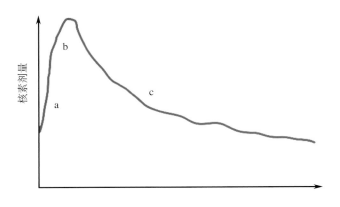

图 15-22　正常肾图

2. 利尿肾图

利尿肾图（diuresis renogram）主要用于鉴别诊断机械性上尿路狭窄和非机械性上尿路狭窄（图15-23）。非机械性狭窄由于肾盂扩张、肾盂内张力降低，导致肾盂内尿液淤积。静脉注射利尿剂后，短期内尿量明显增加，使肾盂内尿液加速排出，肾图c段下降得以改善。机械性狭窄所致的肾盂扩张，由于狭窄原因未解除，使用利尿剂后即使尿液增加，肾图c段仍无明显改善。

输尿管狭窄在肾图中的表现

对于输尿管上段狭窄，常属于慢性病变，肾图表现为低水平延长线型，即a段低，b段上升不明显，基本维持在同一水平，若积水明显者，c段的下降未明显（图15-24）。

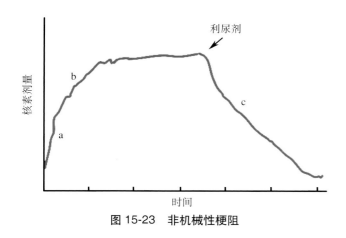

图 15-23 非机械性梗阻

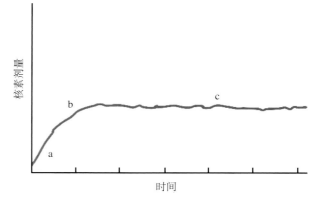

图 15-24 低水平延长型（上段输尿管狭窄）

七、上尿路尿动力学检查

上尿路尿动力学主要研究尿液输送过程中肾盏、肾盂、输尿管的生理学活动，主要检查方法有以下几种：①经肾或输尿管造瘘管导管的压力测量；②经皮肾盂穿刺灌注测压法；③逆行输尿管测压。上尿路动力学适用于输尿管严重狭窄、输尿管闭锁等情况。因临床诊治意义不大，目前临床较少使用。

第五节 输尿管狭窄的治疗进展

关于输尿管狭窄的最佳治疗方法目前尚无统一的意见，无相关指南可依，其治疗仍然是一个挑战。输尿管狭窄的病因、部位、狭窄程度、伴随症状复杂多样，针对各类情况的具体处理也相距甚远，诊治上应采取个性化方案，总体治疗方案应以"争取恢复输尿管连续性、保持尿路通畅和保护患肾功能"为目的。

一、输尿管狭窄的治疗原则

（一）处理患者全身状况

当患者全身状况危急、肾功能异常或伴有其他重要器官损伤时，应积极纠正全身情况，优先处理重要器官的损伤，可考虑先行一期经皮肾造瘘、尿路改道，解除尿路梗阻后，择期再恢复输尿管连续性。

（二）早期及时诊断、及时处理

输尿管早期、及时诊断并处理是影响预后的关键因素，延期诊断常增加了处理的难度和并发症的发生率。

（三）手术修复原则

输尿管因其本身的生理特性，手术修复要遵循相应原则。

1. 开放手术原则

（1）狭窄段需充分游离，保证输尿管狭窄远心端、近心端血运良好；

（2）游离输尿管时要注意保护其外膜，以免影响其血供；

（3）任何吻合都应在无张力的情况下进行，损伤段较长时不能强行吻合；

（4）吻合口宜大，斜形或铲形，防漏，黏膜对合整齐并放置内支架；

（5）必要时用网膜包裹、隔离。

2. 腔内手术原则

（1）输尿管腔内造影明确狭窄段位置、长度；

（2）输尿管配置 X 线设备，动态监测手术过程保证手术安全。

二、手术方法

1. 一、二级的输尿管损伤和输尿管镜所致的输尿管穿孔、假道等形成的狭窄一般较轻，狭窄长度一般较短，常规采用输尿管置管即可，输尿管本身损伤不严重的尿瘘也可首选置管治疗。输尿管置管主要起到尿液内引流和作为输尿管修复愈合的支架的作用。置管最好使用输尿管镜，术中应使导丝通过损伤处到达肾盂，并根据实际情况选用一定口径和一定长度的双J管（F5~8），必要时可考虑放置2根双J管。术中如有条件应做X线定位以确保双J管的放置位置良好，术后留置Foley尿管5~7天防止尿液反流、减少外渗。

2. 对于输尿管狭窄严重、狭窄长度较长以及反复输尿管内支架更换等病例，开放手术行输尿管端端吻合术是修复输尿管狭窄最简单、最直接的方法，但手术的成功取决于合适的病例选择和精良的手术技巧。输尿管重建、复通、确保吻合口无张力是手术成功的关键。开放手术切口的选择取决于狭窄的部位，上段狭窄可采用腰肋部切口，中段狭窄可采用下腹部弧形（Gibson）切口，下段狭窄则采用下腹部斜切口较为合适。术中术者需对可游离的输尿管的长度有清楚的认识，先前的手术史或创伤引起输尿管周围组织粘连造成输尿管的游离困难可能导致该术式失败。损伤处两端输尿管壁应予充分清创，直至两端有良好的血运（渗血）。确认两断端吻合后无张力的情况下，将两端沿180°对应剪开，4-0或5-0可吸收线间断缝合。术中常规留输尿管内支架管，4~6周后拔除。术毕切口留置引流管，膀胱置Foley尿管，5~7天后拔除。术后常规做腹部X线检查以了解内支架管位置。文献报道的输尿管端端吻合术的成功率达90%，常见的并发症包括尿瘘和吻合口狭窄，约4%的患者需再次手术。腹腔镜或机器人腹腔镜输尿管重建手术遵循开放手术原则，手术体位及穿刺套管（trocar）位置根据具体情况选择。

3. 输尿管腔内治疗也是可选择的手术方案。1998年Ravery等应用球囊扩张术治疗输尿管良性狭窄患者，报道治疗成功率为45%~88%，从此，输尿管腔内技术逐渐应用于输尿管狭窄的治疗中。

目前常用的狭窄球囊扩张、输尿管电刀内切开等方法应用较广泛，并取得了一定的临床效果（图15-25）。为提高疗效和安全性，术中需注意以下操作要点：①对于输尿管严重扭曲、导丝不能通过的输尿管狭窄患者，可尝试应用输尿管软镜放置导丝，如果逆行途径不能通过导丝或处理困难，可结合顺行造瘘途径完成，肾穿刺造瘘尽可能选择肾中上盏的后组盏，以便内镜到达输尿管狭窄段，控制切开方向并止血；②内切开前必须确定导丝通过狭窄段，并保证整个过程导丝在位，避免丢失正确的输尿管管腔位置，操作过程必须动作轻柔，避免胡乱穿插导致假道及尿外渗形成；③切开长度应该超过狭窄段0.5~1 cm，以确保狭窄段全长切开，并向瘢痕深处切割，直至切开全层见到周围脂肪，注入造影剂可见到UPJ处有外渗，确定内切开的深度已足够；④为避免大出血，电切方向UPJ应在外侧，髂血管段及壁内段在上方，其他输尿管段在后外侧；⑤需在X线透视下或内镜直视下将球囊放至狭窄段，加压器加压球囊至狭窄"蜂腰征"消失，保持1~3 min，不建议超过3 min，避免长时间压迫使输尿管缺血和坏死等，以致输尿管纤维化和狭窄复发；⑥术中扩张后放置双J管内引流，术后留置双J管的大小对手术有效率不产生影响，我们建议留置两根双J管，

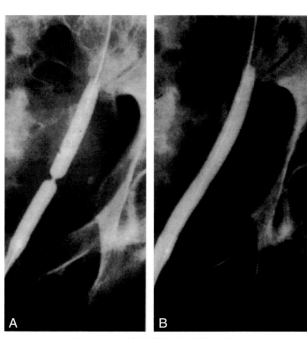

图15-25 输尿管狭窄球囊扩张术

不但能保证狭窄处足够的宽度，留置期间由于两根双 J 管轻微的相对运动，可以适度地扩张输尿管内腔，有利于预防术后的再次狭窄，术中 X 线检查确保双 J 管位置良好。

4. 新型输尿管支架在输尿管狭窄中的应用：复杂性输尿管狭窄的治疗应以保留肾功能为主要目标。对于部分不能耐受复杂手术的患者，输尿管支架管留置可减少肾积水，保护肾功能。目前随着新型输尿管支架的出现和不断改进，支架表面涂有肝素、银离子、抗生素等涂层可以降低支架引发的感染、结石鞘形成等并发症。金属支架于 1988 年开始用于临床，具有很好的支撑力，可对抗输尿管狭窄的压力，临床应用越来越广泛。金属支架分为 4 种，包括自膨胀、球囊膨胀、覆膜和温控支架。按支架长度分类可分为全长和节段两种。

全长型支架包括 Cook 公司的 Resonance 金属支架，它是螺旋形、镍钴铬钼合金、双猪尾、无空腔和侧孔（图 15-26）。全长型金属支架具有很好的支撑力，适合较长和多阶段狭窄，可广泛用于各种类型的输尿管狭窄，包括输尿管结石术后狭窄、移植肾输尿管、输尿管回肠膀胱吻合口狭窄等，但全长型支架可引起反流、膀胱刺激征等并发症。Kadlec 等报道 47 例患者放置 Resonance 金属支架，其中 20 例为良性疾病所致狭窄，平均随访 20 个月，良性狭窄患者支架的通畅率为 80%。Resonance 金属支架用在良性和恶性疾病中输尿管通畅率为 44% ~ 100%，通畅率与留置时间、放疗病史等有一定相关性，支架形成结石鞘

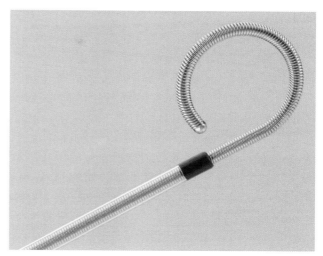

图 15-26　Resonance 金属支架

的比例为 22%，支架相关症状发生率为 65.2%，包括腰痛、尿路刺激症状和肾盂肾炎等。

节段性支架包括以色列 Allium 公司的 Allium 支架，它是具有三层结构的覆膜金属支架，中间层为镍钛金属网，外层为生物聚合物（图 15-27）。此外还有 Boston Scientific 公司、Johnson & Johnson 公司、TaeWoong Medical 公司、Enigeers & Doctors 公司的节段型支架。节段型支架适用于单一节段狭窄，对于多节段狭窄也可放置两个支架，节段型支架较粗，可达到 F24 ~ 30，具有很好的引流效果，也可减少输尿管反流和膀胱刺激征等并发症，在体内留置时间较长，可达 3 年以上，由于其内部有覆膜，可有效避免息肉堵塞支架管腔。Moskovitz 等对 49 例输尿管放置 Allium 支架，初

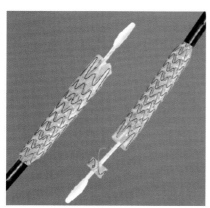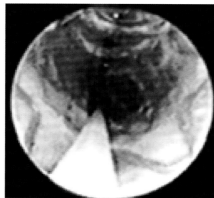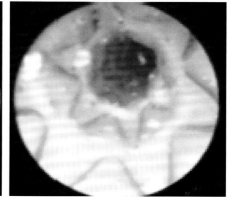

图 15-27　Allium 金属覆膜支架外观及输尿管腔内释放视野

始成功率为 98%，随访 1～63 个月，平均 17 个月后，支架通畅率为 85%。

5. 组织工程学在输尿管狭窄中应用：关注狭窄输尿管替代的组织工程学研究多处于动物实验阶段。早期的研究主要是将非细胞的小肠黏膜（small intestinal sbumucosa，SIS）、胶原蛋白骨架和聚四氟乙烯（polytetrafluoroethylene，Gore-tex）置入动物体内以促进平滑肌细胞和尿路上皮细胞再生，但研究无法获得有功能的细胞和足够的滋养血管，再生的输尿管也无法到达预想的长度。亦有研究将不同细胞包括平滑肌细胞、尿路上皮细胞、间质细胞和干细胞等接种于去细胞生物骨架上，再移植到动物体内以达到组织再生的目的。在结构再生方面的研究也已经取得一定进步，但在细胞选择、生物骨架选择和种植技术等方面仍然需要进一步研究，尤其是输尿管的蠕动功能更需深入研究，以保证输尿管的正常蠕动和低压状态下的尿液运输。有研究通过肾积水的分级来评价输尿管的蠕动情况，也有研究通过寻找新的尿液生物学标记物来评价再生输尿管的功能情况。

总之，输尿管狭窄的处理比较复杂，要根据损伤和狭窄的病因、部位、长度、患者情况、医疗条件和医生的处理水平等综合选择适合的治疗方法。输尿管重建、复通是治疗金标准，但对于不能接受复杂手术的患者，内镜治疗、支架管留置等也可有效保护肾功能，新型材料及组织工程学的开发尚待进一步探究，并有望成为治疗复杂输尿管狭窄的新方向。

（徐桂彬　李协照）

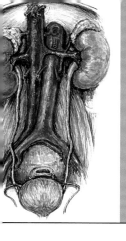

第十六章

输尿管相关使用数据及诊断参考值

第一节　输尿管解剖学及组织胚胎学相关数据

一、输尿管长度相关数据

（一）成人输尿管长度　　　25～30 cm

左侧比右侧长　　　　　　1 cm

（右肾比左肾略低 1 cm)

男性　　　　　　　　28 cm（25～30 cm）

女性　　　　　　　　26 cm（25～28 cm）

黄澄如资料

成人输尿管长度　　　24～34 cm

王涛资料（2005）

成人输尿管长　　　　20～30 cm

（二）小儿输尿管长度

初生儿　　　　　　　6.5～7.5 cm

2 岁　　　　　　　　13.7 cm

6 岁　　　　　　　　14 cm

（三）输尿管长度与身长关系的计算公式

Cussen 公式（1976）

输尿管长度（cm）= 0.175× 身长（cm）- 1

Gill 公式（1974）

输尿管长度（cm）= 0.125× 身长（cm）+ 0.5

（四）输尿管解剖学分段长度

腰段（上段）约　　　　10 cm

髂段（中段）约　　　　3～4 cm

盆段（下段）

成人

　盆段长约　　　　　14～16 cm

　膀胱壁内段长约　　　1.5～2.0 cm

初生儿盆段长约　　　　1.3～1.5 cm

2 岁盆段长约　　　　　3.4 cm

（五）输尿管长度与躯干长度的比例

　　　　　　　　（1∶1.7）～（1∶1.2）

（六）输尿管膀胱连接处的解剖数据

1. 长度的相关数据

输尿管膀胱连接处的长度

　　　　　　　　14.3 mm（3～37 mm）

输尿管膀胱内黏膜下长度

　　　　　　　　9.5 mm（0～22 mm）

输尿管膀胱肌肉内长度

　　　　　　　　4.8 mm（3～10 mm）

膀胱壁厚度　　　3.7 mm（2.5～6 mm）

输尿管直径（外径）3.9 mm（2～6 mm）

2. 比例的相关数据

输尿管膀胱连接处长度与输尿管外径之比

　　　　　　　　3.5∶1

黏膜下长度与输尿管外径之比　　2.4∶1

输尿管膀胱连接处长度与膀胱壁厚度之比

　　　　　　　　3.6∶1

肌肉内长度与膀胱壁厚度之比　　1.3∶1

相关知识

　　输尿管膀胱壁内段斜贯膀胱壁，长约 1.5～2.0 cm；当膀胱充盈时，壁内段的管腔闭合，加之输尿管蠕动，因此，有阻止尿液从膀胱反流入输尿管的作用。若输尿管壁内段过短或肌组织发育不良，则可发生尿液反流。在壁内段炎症和水肿，以及因脊髓损伤而影响神经支配时，也可发生尿液反流。输尿管膀胱壁内段在儿童时期较短，也有尿液反流现象，但是，在生长过程中，由于壁内段不断延长和肌层发育增厚，大部分的尿液反流现象即自然消失。

（七）盆部输尿管的膀胱壁内段（图 16-1）

长度 1.5 ~ 2 cm

（此段是输尿管斜行穿越膀胱壁的一段）

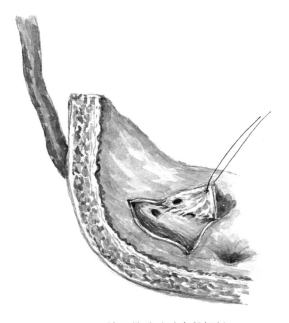

图 16-1　输尿管膀胱壁内段解剖

相关知识

1. 输尿管蠕动时会出现某段瞬间的扩张或变细。先天性巨输尿管具有不同程度的扩张。

2. 患输尿管结石时，结石嵌顿部位以上输尿管可能扩张，内径增大。直径 < 0.8 cm 的输尿管结石，有可能排入膀胱。

3. 输尿管外伤，输尿管炎症，皆可造成输尿管管腔狭窄甚至闭锁，狭窄和闭锁段上方输尿管可能扩张，内径增大。

4. 当膀胱肿瘤、子宫颈癌或其他盆腔新生物采用放射线照射治疗时，可能引起输尿管壁放射性硬化，局部瘢痕纤维化粘连而形成局限性或广泛性狭窄。

5. 盆腔肿瘤病变侵犯输尿管，可以引起输尿管内腔缩小甚至阻塞。

二、输尿管直径相关数据

（一）各部位直径的相关数据

输尿管的全程粗细为 2 ~ 10 mm，其各狭窄段和扩张段直径如下。

肾盂输尿管连接部	2 mm
输尿管跨越髂血管部	4 mm
输尿管膀胱连接部	1 ~ 3 mm
输尿管膀胱壁内段	3 ~ 4 mm
输尿管的膀胱入口	1 ~ 2 mm
输尿管腰部扩张段	10 mm
输尿管盆部扩张段	4 ~ 6 mm

（二）王涛资料（2005）

直径	0.5 ~ 0.7 cm
在肾盂输尿管连接处的直径	0.2 cm
经过髂血管处	0.3 cm
在输尿管腹部的中间部分	0.6 cm

女性输尿管经过子宫颈的外侧，阴道穹窿部的上方，距子宫颈 1.5 ~ 2.0 cm

见图 16-2。

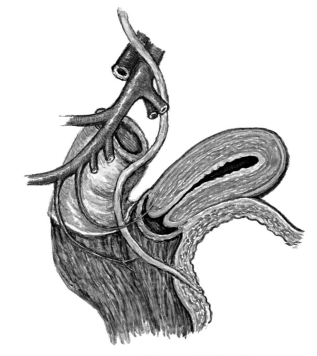

图 16-2　女性盆部输尿管的解剖

三、输尿管分段相关数据

（一）解剖学分段

1. 腰段　起自肾盂，止于输尿管与精索（或卵巢）血管交叉点。

2. 髂段　起自上述血管交叉点，止于骨盆上口。

3. 盆段　起自骨盆上口（与髂血管交叉处稍

上方），止于膀胱（包括膀胱壁内段）。

（二）影像学分段（KUB 平片）相关数据

1. 上段   L5 横突以上
2. 中段   L5 横突至骶髂关节下缘
3. 下段   骶髂关节下缘以下

（三）临床分段

1. 临床分段特点：同影像学分段。

2. 各段长度

上段（腰部）长约   10 cm

中段（髂部）长约   3 ~ 4 cm

下段（盆部）长约   14 ~ 16 cm

相关知识

1. 输尿管通常分为 2 段：腹段和盆段。分段标志：骨盆上口。

2. 腹部输尿管又分为腰段和髂段 (2 段)，所以，输尿管共分为 3 段。分段标志：输尿管与精索（或卵巢）血管交叉点。

3. 上段（腰部）起自肾盂，止于输尿管与血管交叉点。

后面：紧贴腰大肌斜行下降，并通过腰大肌与脊柱的腰丛神经相隔。

前面：右输尿管：由后腹膜与十二指肠降部、胰腺头部、升结肠及其系膜、阑尾及阑尾系膜相隔；左输尿管：由后腹膜与十二指肠空肠曲的左端，降结肠和乙状结肠上端及其系膜等相隔。

腰部输尿管的前内侧与前外侧：精索（或卵巢）血管开始部走行于腰部输尿管前内侧，在抵达腰大肌中点处下方，相当于第 3 腰椎水平偏下方呈锐角转向输尿管的前外侧，于是同输尿管呈一锐角交叉，此即输尿管进入髂部的分界处。

内侧：为脊柱、腹主动脉与下腔静脉。

外侧：为侧后体壁。

4. 中段（髂部）起于髂血管交叉点，止于骨盆上口，再沿着腰大肌内侧缘靠近中线走向盆腔。

右前面：升结肠系膜根部和末端回肠。

左前面：乙状结肠及其系膜，结肠血管。

在骨盆上口，两侧输尿管壁与髂血管交叉，并于髂血管前外方跨越髂血管走向前内方。右侧输尿管跨越右髂外血管，左侧输尿管跨越左髂总血管，然后进入盆腔。

5. 下段（盆部）相当于腰部与髂部两段长度的总和。起于盆腔上口，相当于与髂血管交叉处的稍上方，止于膀胱。

盆部上段走行贴近盆腔壁，又称盆段输尿管的壁部。从骨盆上口开始，逐步由原来接近中线的部位转向后外方，经过腰骶部、骶髂关节的前内侧，跨越闭孔神经、闭孔血管达骨盆的坐骨棘。

盆腔下段从坐骨棘水平以下直至膀胱，又称盆段输尿管的脏部。从坐骨棘开始，输尿管从后外方又转向前内方，回到盆腔的脏器中来。（图 16-3）

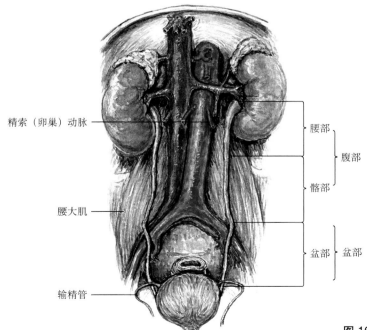

精索（卵巢）动脉

腰大肌

输精管

腰部   腹部

髂部

盆部   盆部

图 16-3   输尿管的位置与分段

四、输尿管狭窄相关数据

（一）狭窄部位的相关数据

1. 输尿管有 3 处生理性狭窄（图 16-4）

第 1 狭窄：肾盂输尿管连接部（输尿管起始部）　　　　　　　　　　　直径约 2 mm

第 2 狭窄：输尿管跨越髂血管部　　　　　　　　　　　　　　直径约 3 mm

第 3 狭窄：输尿管膀胱连接部（穿膀胱壁处）　　　　　　　　　　　直径约 1 ~ 2 mm

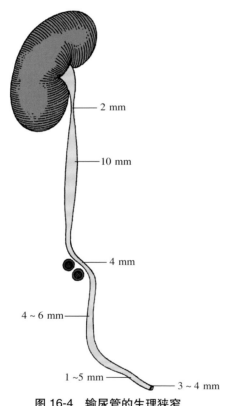

图 16-4　输尿管的生理狭窄

2. 罗秋萍等资料（1996）：三个狭窄处管腔大小

第 1 狭窄	2.1 mm
第 2 狭窄	4 mm
第 3 狭窄	1 ~ 3 mm

3. 赢怀君资料：第一狭窄处内径与输尿管内径的关系

第一狭窄内径不小于输尿管内径的占	50%
第一狭窄内径小于输尿管内径的占	24%

第一狭窄内径与输尿管内径相等的占　26%

4. 根据输尿管结石停留的常见部位，也可将狭窄分为 5 处。

第 1 狭窄	肾盂输尿管交界处
第 2 狭窄	输尿管髂血管交界处
第 3 狭窄	男性输精管、女性子宫阔韧带跨越输尿管处
第 4 狭窄	输尿管膀胱壁内段
第 5 狭窄	输尿管膀胱开口处

（二）每条输尿管内径最狭窄处各段比例

膀胱壁内段	76.7%
输尿管末段	20%
输尿管近段	3.3%

相关知识

1. 输尿管正常生理性狭窄处的近端，易使结石停留、嵌顿，约 70% 的输尿管结石位于输尿管下段，尤其多见于下 1/3 段。结石刺激可引起输尿管绞痛。

2. 输尿管膀胱壁内段结石嵌顿可引起尿频、尿急、尿痛等膀胱刺激征。

3. 输尿管结石经过狭窄部位时，受到阻力最大之处为输尿管膀胱壁内段。

五、输尿管扩张段相关数据

腰部扩张段（第 1、2 狭窄段之间）内径　　　　　　　　　　　　　　10 mm

盆部扩张段（第 2、3 狭窄段之间）内径　　　　　　　　　　　　　　4 ~ 6 mm

六、输尿管位置相关数据

（一）输尿管位置相关解剖学数据

输尿管位于腹膜后间隙脊柱两侧，紧贴腰大肌，左右各一。

输尿管位置	L2 横突平面，距正中线约 3 ~ 5 cm
腰部位置	L2 ~ L5 横突端部
髂部位置	骶髂关节内侧约 1 cm，在此平面两输尿管相距约 5 cm

盆部位置

盆壁部　　　　　　　　坐骨大切迹的前界，
　　　　　　　　　　　向中间走向坐骨棘

盆脏部　　　　　　　　坐骨棘平面内侧 2 cm

在女性子宫颈平面

阴道穹窿两侧，距子宫颈 2.5 cm

在子宫阴道上部水平外侧

约 2 cm

女性输尿管与子宫动脉交叉点距子宫颈侧方

1.5 ~ 2.0 cm

膀胱壁内部位置（包括膀胱三角区）

耻骨联合内界处

（二）CT 测量输尿管盆部相关数据

1. 输尿管 CT 扫描层次　7 层

2. CT 扫描各层的解剖位置

断层一　　　　　　　　L4 ~ L5 椎间盘层面

断层二　　　　　　　　L5 ~ S1 椎间盘层面

断层三　　　　　　　　S1 正中层面

断层四　　　　　　　　S1 下缘层面

断层五　　　　　　　　S2 下缘层面

断层六　　　　　　　　S4 下缘层面

断层七　　　　　　　　S5 下缘层面

（三）输尿管与髂血管的总体位置相关数据（点：分）

说明：下面所列数据是以同侧髂血管位置为中心，将该层面髂血管截面作为钟表盘，输尿管处在该层面钟表盘面的几点几分的位置。

男性右侧输尿管

断层一　L4 ~ L5 椎间盘层面　　　8: 11 ± 0: 36

断层二　L5 ~ S1 椎间盘层面　　　9: 27 ± 0: 39

断层三　S1 正中层面　　　　　　10: 56 ± 1: 56

断层四　S1 下缘层面　　　　　　4: 43 ± 0: 28

断层五　S2 下缘层面　　　　　　5: 03 ± 0: 12

断层六　S4 下缘层面　　　　　　5: 22 ± 0: 12

断层七　S5 下缘层面　　　　　　5: 20 ± 0: 13

男性左侧输尿管

断层一　L4 ~ L5 椎间盘层面　　　3: 25 ± 0: 19

断层二　L5 ~ S1 椎间盘层面　　　12: 37 ± 0: 30

断层三　S1 正中层面　　　　　　8: 46 ± 1: 15

断层四　S1 下缘层面　　　　　　7: 21 ± 0: 25

断层五　S2 下缘层面　　　　　　6: 42 ± 0: 28

断层六　S4 下缘层面　　　　　　6: 42 ± 0: 14

断层七　S5 下缘层面　　　　　　7: 00 ± 0: 08

女性右侧输尿管

断层一　L4 ~ L5 椎间盘层面　　　8: 13 ± 0: 18

断层二　L5 ~ S1 椎间盘层面　　　9: 10 ± 0: 40

断层三　S1 正中层面　　　　　　2: 22 ± 1: 12

断层四　S1 下缘层面　　　　　　8: 08 ± 1: 39

断层五　S2 下缘层面　　　　　　5: 07 ± 0: 49

断层六　S4 下缘层面　　　　　　5: 35 ± 0: 17

断层七　S5 下缘层面　　　　　　5: 18 ± 0: 22

女性左侧输尿管

断层一　L4 ~ L5 椎间盘层面　　　3: 53 ± 0: 24

断层二　L5 ~ S1 椎间盘层面　　　2: 43 ± 0: 35

断层三　S1 正中层面　　　　　　10: 37 ± 1: 39

断层四　S1 下缘层面　　　　　　8: 43 ± 1: 45

断层五　S2 下缘层面　　　　　　6: 56 ± 0: 56

断层六　S4 下缘层面　　　　　　6: 37 ± 0: 24

断层七　S5 下缘层面　　　　　　6: 26 ± 0: 23

（四）输尿管与髂血管距离相关数据（mm）

男性右侧输尿管与髂血管的距离

断层一　L4 ~ L5 椎间盘层面　　　32.23 ± 6.23

断层二　L5 ~ S1 椎间盘层面　　　19.28 ± 5.71

断层三　S1 正中层面　　　　　　8.93 ± 6.37

断层四　S1 下缘层面　　　　　　18.82 ± 7.12

断层五　S2 下缘层面　　　　　　31.53 ± 10.85

断层六　S4 下缘层面　　　　　　67.93 ± 6.60

断层七　S5 下缘层面　　　　　　87.53 ± 2.73

男性左侧输尿管与髂血管的距离

断层一　L4 ~ L5 椎间盘层面　　　28.17 ± 4.18

断层二　L5 ~ S1 椎间盘层面　　　12.25 ± 3.26

断层三　S1 正中层面　　　　　　9.60 ± 2.02

断层四　S1 下缘层面　　　　　　12.73 ± 3.01

断层五　S2 下缘层面　　　　　　19.04 ± 3.49

断层六　S4 下缘层面　　　　　　63.39 ± 5.12

断层七　S5 下缘层面　　　　　　80.44 ± 4.35

女性右侧输尿管与髂血管的距离

断层一　L4 ~ L5 椎间盘层面　　　30.73 ± 4.20

断层二　L5 ~ S1 椎间盘层面　　　11.35 ± 1.84

断层三　S1 正中层面　　　　　　14.45 ± 6.28

断层四　S1 下缘层面　　　　　　17.63 ± 7.91

断层五　S2 下缘层面　　　　　　29.17 ± 7.15

断层六　S4 下缘层面　　　　　　62.70 ± 2.12

断层七　S5 下缘层面　　　　　　65.28 ± 6.29

女性左侧输尿管与髂血管的距离

断层一　L4～L5 椎间盘层面　　24.15±6.75

断层二　L5～S1 椎间盘层面　　12.58±4.69

断层三　S1 正中层面　　　　　7.56±2.09

断层四　S1 下缘层面　　　　　12.53±3.85

断层五　S2 下缘层面　　　　　18.52±0.25

断层六　S4 下缘层面　　　　　49.35±8.91

断层七　S5 下缘层面　　　　　58.43±5.22

（五）输尿管与腰椎、骶椎的椎间盘正中点的位置关系（点：分）

说明：以同一平面椎间盘正中点为中心，将椎间盘作为钟表盘，输尿管处在该表盘几点几分的位置。

男性右侧输尿管与腰椎、骶椎的位置关系

断层一　L4～L5 椎间盘层面　　9：16±0：25

断层二　L5～S1 椎间盘层面　　9：48±0：18

断层三　S1 正中层面　　　　　9：56±0：21

断层四　S1 下缘层面　　　　　10：30±0：17

断层五　S2 下缘层面　　　　　10：47±0：15

断层六　S4 下缘层面　　　　　10：52±0：16

断层七　S5 下缘层面　　　　　10：55±0：17

男性左侧输尿管与腰椎、骶椎的位置关系

断层一　L4～L5 椎间盘层面　　3：00±0：10

断层二　L5～S1 椎间盘层面　　2：14±0：19

断层三　S1 正中层面　　　　　1：55±0：18

断层四　S1 下缘层面　　　　　1：25±0：12

断层五　S2 下缘层面　　　　　12：57±0：10

断层六　S4 下缘层面　　　　　1：12±0：14

断层七　S5 下缘层面　　　　　12：56±0：13

女性右侧输尿管与腰椎、骶椎的位置关系

断层一　L4～L5 椎间盘层面　　9：03±0：06

断层二　L5～S1 椎间盘层面　　9：30±0：08

断层三　S1 正中层面　　　　　9：52±0：25

断层四　S1 下缘层面　　　　　10：15±0：15

断层五　S2 下缘层面　　　　　10：38±0：14

断层六　S4 下缘层面　　　　　10：40±0：13

断层七　S5 下缘层面　　　　　10：54±0：19

女性左侧输尿管与腰椎、骶椎的位置关系

断层一　L4～L5 椎间盘层面　　3：03±0：15

断层二　L5～S1 椎间盘层面　　2：27±0：15

断层三　S1 正中层面　　　　　2：03±0：18

断层四　S1 下缘层面　　　　　1：56±0：15

断层五　S2 下缘层面　　　　　1：26±0：07

断层六　S4 下缘层面　　　　　1：17±0：18

断层七　S5 下缘层面　　　　　1：04±0：22

（六）输尿管与腰椎、骶椎的椎间盘前缘正中点的距离（mm）

男性右侧输尿管与腰椎、骶椎的椎间盘前缘正中点的距离

断层一　L4～L5 椎间盘层面　　32.25±1.89

断层二　L5～S1 椎间盘层面　　33.71±3.21

断层三　S1 正中层面　　　　　35.08±4.37

断层四　S1 下缘层面　　　　　44.36±3.81

断层五　S2 下缘层面　　　　　60.68±3.09

断层六　S4 下缘层面　　　　　66.03±4.23

断层七　S5 下缘层面　　　　　63.68±6.31

男性左侧输尿管与腰椎、骶椎的椎间盘前缘正中点的距离

断层一　L4～L5 椎间盘层面　　34.53±4.51

断层二　L5～S1 椎间盘层面　　35.56±2.64

断层三　S1 正中层面　　　　　41.58±4.26

断层四　S1 下缘层面　　　　　50.66±5.56

断层五　S2 下缘层面　　　　　66.68±4.37

断层六　S4 下缘层面　　　　　75.99±4.32

断层七　S5 下缘层面　　　　　70.55±8.24

女性右侧输尿管与腰椎、骶椎的椎间盘前缘正中点的距离

断层一　L4～L5 椎间盘层面　　31.46±3.12

断层二　L5～S1 椎间盘层面　　32.30±4.73

断层三　S1 正中层面　　　　　34.68±5.51

断层四　S1 下缘层面　　　　　39.48±7.51

断层五　S2 下缘层面　　　　　55.40±6.78

断层六　S4 下缘层面　　　　　61.38±7.09

断层七　S5 下缘层面　　　　　70.10±7.55

女性左侧输尿管与腰椎、骶椎的椎间盘前缘正中点的距离

断层一　L4～L5 椎间盘层面　　29.35±3.25

断层二　L5～S1 椎间盘层面　　32.76±3.08

断层三　S1 正中层面　　　　　36.77±4.07

断层四　S1 下缘层面　　　　　47.23±3.429

断层五　S2 下缘层面　　　　　60.71±4.14

断层六　S4 下缘层面　　　　　73.91±7.06

断层七　S5 下缘层面　　　　　76.30±5.17

（七）两侧输尿管膀胱开口部位

两侧输尿管开口于膀胱三角区的两顶角上，相当于膀胱基底部的 2 点及 10 点钟处。（图 16-5）

相关知识

女性输尿管从坐骨棘水平开始向前、向内、向下，经子宫阔韧带后叶的根部，至子宫颈旁进入由子宫主韧带所形成的隧道中，并距子宫颈侧方约 1.5 ~ 2.0 cm 处与子宫动脉交叉，经子宫动脉后方继续潜行于子宫膀胱韧带形成的隧道中，在子宫颈前侧方斜行进入膀胱，进入膀胱的角度略小于男性。（图 16-6）

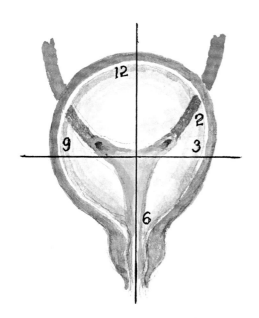

图 16-5　输尿管膀胱内开口部位

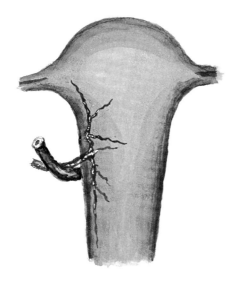

图 16-6　女性输尿管与子宫动脉的关系

（八）输尿管进入膀胱的角度　　90°~ 135°

相关知识

1. 输尿管进入膀胱的角度，女性略小于男性；老年男性因前列腺增生，膀胱三角区抬高，此角度更加增大。

2. 腹膜后间隙感染积脓、肿瘤、外伤等可造成输尿管移位。

3. 输尿管紧贴于腹部上，手术时必须在腹膜上才能找到。

4. 右输尿管在髂窝中与阑尾接近。阑尾炎时，常引起输尿管炎而并发一系列尿路感染症状。

5. 先天性腔静脉后输尿管，右输尿管移位，向正中线越过 L3 、L4，而形成镰刀状或 S 形畸形。

七、输尿管形态相关数据

（一）肾盂分型及相关数据（图 16-7）

1. 任利铃资料，KUB、IVP 观察，分三型，各型所占比例

I	肾内型	61.7%
II	移行型	37.4%
III	肾外型	0.8%

2. 王涛资料

按形态分（依其相连肾大盏的多少分），及各型所占比例

I	分支型	73.3%
II	移行型	16.7%
III	壶腹型	10.0%
IV	壶腹型与移行型的统计比例	
		11.2% 和 14.8%

按位置分（按肾盂与肾门的位置关系分），及各型所占比例

I	肾内型	57%
II	混合型	37%
III	肾外型	6%

3. 王志纯资料，IVP

按形态分三型

I	喇叭型
II	分支型
III	壶腹型
IV	移行型

按位置分二型

Ⅰ　肾内型

Ⅱ　肾外型

相关知识

1. 肾盂分型的目的：研究肾盂形态、位置和输尿管第一狭窄的关系。

2. 肾盂分型的意义

（1）肾外型及移行型肾盂由于其位置关系，肾盂、输尿管移行区狭窄与输尿管第一狭窄不一致。

（2）本分型确定第一狭窄处的标准是内径不大于其下 1 cm 处的输尿管内径。

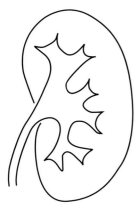

（1）肾内型肾盂

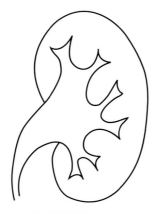
（2）肾外型肾盂

分支型

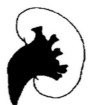

壶腹型

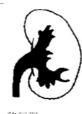
移行型

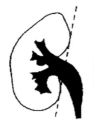
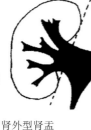
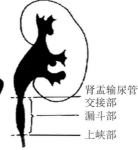
肾盂输尿管交接部

漏斗部

上峡部

肾外型肾盂

图 16-7　肾盂的分型

（二）肾盂移行处相关数据（王涛）

狭窄	50%
不狭窄	50%

（三）输尿管形态相关数据（王涛）

1. 近段输尿管形态

Ⅰ	上窄下宽型，约占	50%
Ⅱ	上宽下窄型	27%
Ⅲ	中间膨大两端狭窄型	13%
Ⅳ	两端宽中间狭窄型	10%

2. 中段输尿管形态

Ⅰ	两端宽中段窄型	57%
Ⅱ	上宽下窄型	23%
Ⅲ	中间膨大两端狭窄型	20%

3. 末段输尿管形态

Ⅰ	中间膨大一端或二端狭窄型	83%
Ⅱ	两端宽中间窄型	10%
Ⅲ	上宽下窄型	7%

4. 膀胱壁内段

Ⅰ	外宽内窄型	63%
Ⅱ	中间膨大两端狭窄型	17%
Ⅲ	中间窄两端宽型	17%
Ⅳ	内外相等型	3%

5. 每条输尿管内径最狭窄处

（1）	位于膀胱壁内段	76.7%
（2）	位于输尿管末段	20%
（3）	位于近段输尿管	3%

八、输尿管弯曲相关数据

输尿管全程呈柔和的"S"形，有 3 个弯曲

第 1 弯曲：肾曲：位于肾盂输尿管连部。

第 2 弯曲：界曲：位于骨盆上口位置，输尿管在此处转向内侧，经骨盆口再转向下方。

第 3 弯曲：盆曲：输尿管越过骶髂关节转向外侧抵坐骨棘，再由坐骨棘转向内侧形成弯曲。

九、输尿管开口间距相关数据

膀胱空虚时	2.5 cm
膀胱充盈时	5 cm

十、输尿管形成时间相关数据

输尿管的发生　　　　　胚胎第 4 周
原始输尿管芽（即输尿管的原基）的产生
　　　　　　　　　　　　胚胎第 4 周
输尿管开口形成最后位置
　　　　　　　　　　　　胚胎第 12 周
输尿管开始输送尿液　　胚胎第 3 个月
输尿管发育趋向完整　　胚胎 5 个月（相当于
　　　　　　　　　　　　胚胎 150 mm 长时）
见图 16-8。

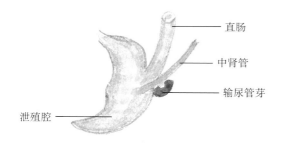

（1）胚胎 5 mm

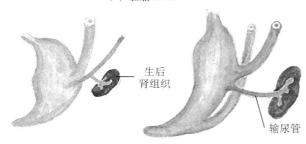

（2）胚胎 6 mm　　　　（3）胚胎 8 mm

图 16-8　后肾及输尿管的发生

十一、输尿管组织学特征相关数据

（一）输尿管各段肌层厚度　　750 ~ 800 μm
（二）输尿管肌束长度　　　　300 ~ 400 μm
（三）输尿管肌束最宽直径　　4 ~ 7 μm
包绕每个平滑肌的基膜厚度
基板（肌膜外层）　　　　40 nm
内层（透明板）　　　　　4 nm
（四）输尿管黏膜组成　　　　2 层
尿上皮（移行上皮）和固有层（下方）
（五）输尿管黏膜固有层厚度　350 ~ 700 μm

（六）输尿管的肌层组成
上 1/3 段肌层组成：
内纵行、外纵行平滑肌，共　　　　　　2 层
下 1/3 段肌层组成：
内纵行、中环行、外纵行平滑肌，共　　3 层
（七）输尿管外膜弹力纤维中弹性硬蛋白的含量及氨基酸成分含量
1. 弹力硬蛋白含量占输尿管成分　9%
相关知识
（1）输尿管正常含量的弹力纤维，是保证输尿管壁具有一定张力和弹性的物质基础。当弹力纤维缺乏时，就易导致输尿管膨出症或巨输尿管症等疾病。
（2）输尿管有扩张病变时，减少到 6% ~ 6.5%。
2. 正常输尿管壁内弹力纤维成分相关数据见表 16-1。

表 16-1　正常输尿管弹力纤维每 1000 份提纯弹性硬蛋白的氨基酸成分

氨基酸	成人输尿管高压处理法	成人输尿管NaOH处理法	儿童输尿管NaOH处理法
OH- 脯氨酸（OH-Proline）	14.5	15.8	13.5
天门冬酸（Aspartic acid）	25.8	15.3	11.0
苏氨酸（Threonine）	24.8	14.4	12.8
丝氨酸（Serine）	24.2	14.4	11.8
谷氨酸（Glutamic acid）	52.5	35.3	28.1
脯氨酸（Proline）	90.3	133.9	116.9
甘氨酸（Glycine）	256.1	70.7	290.6
丙氨酸（Alanine）	193.4	210.3	227.0
缬氨酸（Valine）	85.6	108.3	122.2
异亮氨酸（Isolencine）	34.0	28.5	28.2
亮氨酸（Lencine）	77.0	68.6	67.5
酪氨酸（Tyrosine）	22.7	21.2	14.6
苯丙氨酸（Phenylalanine）	32.4	28.0	27.5
异锁链素（Isodesmosine）	—	—	1.45
锁链素（Desmosine）	—	—	4.3
赖氨酸（Lysine）	28.5	10.0	7.8
组氨酸（Histidine）	6.3	7.2	3.5
精氨酸（Arginine）	31.6	14.7	9.6

（Abatangelo，1977）

十二、输尿管血管相关数据

（一）输尿管的动脉主要来源（图 16-9）

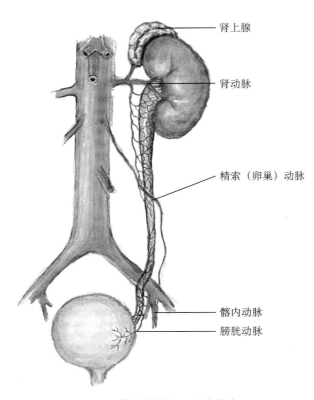

图 16-9　输尿管的主要血液供应

上 1/3 段来自	肾动脉、肾下极动脉
中 1/3 段来自	腹主动脉、腹壁深动脉、精索（卵巢）动脉、第一腰动脉、髂总动脉、髂内动脉及肠系膜动脉的分支
下 1/3 段来自	膀胱上动脉、膀胱下动脉、子宫动脉、骶中动脉等的分支

相关知识

这些血管的分支各自走行于输尿管壁的外膜层，并相互吻合，组成丰富的弓形血管网。所以输尿管壁一般不会因阻断某支供应血管而引起坏死。

（二）动脉进入输尿管方位的比例

1. 输尿管腹部

从内侧进入者	81.17%

2. 输尿管盆部

从内侧进入者	48.63%
从外侧进入者	40.0%
其中	
从前面进入者	8.64%
从后面进入者	2.73%

（三）动脉在输尿管的分布类型（图 16-10）

1. 网状分布	24%
2. 管状分布	76%

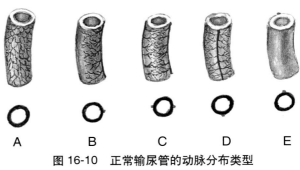

图 16-10　正常输尿管的动脉分布类型

A, 网状分布（24%）

B~E, 管状分布（76%）

说明：长管状分布即 1 根或 2 根长管动脉沿输尿管长轴而行。

（四）数目

腹部输尿管血管每侧	5 条（3~9 条）

十三、输尿管淋巴引流相关数据

输尿管的淋巴管汇集输尿管黏膜基底部、肌层和外膜层毛细淋巴管丛的淋巴液，并互相吻合（图 16-11）。

（一）起点

输尿管黏膜下、肌内和外膜淋巴管丛，相互吻合。

（二）流向

上段输尿管淋巴引流到腹主动脉旁及腰干淋巴结。

中段输尿管淋巴引流到髂部及腰干淋巴结。

输尿管前淋巴管，在女性，淋巴管沿子宫动脉在输尿管前方越过，与脐动脉相交，然后伸入髂外淋巴结的中组和内侧组。

输尿管后淋巴管，沿子宫静脉在输尿管后方通过，止于靠近子宫动脉的髂内淋巴结。

相关知识

1. 输尿管的淋巴管比较丰富，壁层较薄可能是较早发生转移或直接侵犯邻近组织的原因。

2. 输尿管癌一般转移到腹膜淋巴结及远处淋巴结。

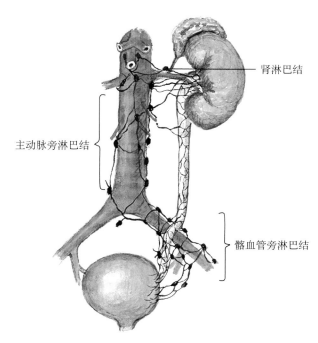

图 16-11　输尿管的主要淋巴引流

十四、输尿管神经支配相关数据

输尿管由自主神经（包括交感神经和副交感神经两大类）的节前纤维支配，节前纤维在神经节内交换神经元后发出节后纤维到达输尿管（图 16-12）。

（一）输尿管的主要支配神经

输尿管上部	肾丛及腹主动脉丛
输尿管中部	肠系膜上丛、肠系膜下丛及腹下神经丛
输尿管下部	腹下神经及下腹下丛、膀胱丛的次级分丛

说明

1. 输尿管的自主神经支配的主要部位是输尿管外膜层，但也有小分支深入到肌层及黏膜层的基底部。

2. 输尿管神经分布及神经节的存在以输尿管下端最多，上中段输尿管相对较少。

（二）输尿管神经的起始位置

胸 10 ~ 12 脊髓段
腰 1 脊髓段
骶 2 ~ 4 脊髓段

（三）上腹下丛（即骶前神经）与下腹下丛的位置

上腹下丛	L5 及 S1 上部的前面
下腹下丛	
男性	位于直肠、精囊、前列腺及膀胱后部的两侧
女性	位于直肠、子宫颈、阴道穹窿及膀胱后部的两侧

（四）输尿管的神经感觉支

1. 来源　　　　　周围神经中的脊神经
2. 节段

髂腹下神经	L1 或 T12
髂腹股沟神经	L1 和 T12
生殖股神经的精索外分支	L1 ~ L2

相关知识

当输尿管结石、输尿管梗阻引起绞痛时，常十分严重，并向腹部及腹股沟、阴囊或阴唇至大腿内侧放射。

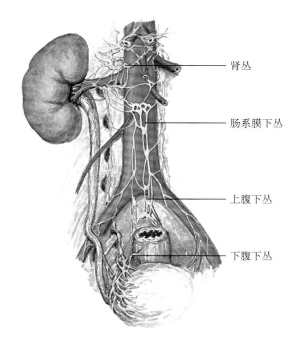

图 16-12　输尿管的神经分布

第二节 输尿管生理学相关数据

一、输尿管平滑肌电位相关数据

（一）静止电位　　　　　约 50 ~ 100 mV
（二）活动电位　　　　　约 80 ~ 130 mV
意义

1. 输尿管蠕动的肌肉收缩是一种电生理变化，也即电位差的改变。

2. 输尿管平滑肌细胞通常处于"静息电位"，即"极化状态"。当输尿管肌肉受到机械刺激（例如充盈、扩张、压力等）或受神经、内分泌、药物等因素影响时，静息电位就发生变化，从原来的静止时的极化状态变为去极化状态，成为一个动作电位。在由静息电位变为动作电位的电生理活动下，输尿管平滑肌细胞内含有肌动蛋白的细肌丝或含有肌浆球蛋白、肌原球蛋白的粗肌丝发生滑动，从而出现平滑肌的收缩。

二、输尿管蠕动相关数据

（一）输尿管正常蠕动频率
　　　　　平均 3 ~ 4 次 / 分（2 ~ 10 次 / 分）
（二）输尿管每次收缩时间
　　　　　约 2 ~ 3 s，最长 7 s
（三）输尿管每次松弛时间　　1 ~ 3 s
（四）输尿管两次蠕动的间隔　7 ~ 9 s
（五）输尿管蠕动速度　　　　3 cm/s
（六）输尿管蠕动收缩压相关数据

1. 输尿管蠕动收缩压　　　1.0 ~ 3.7 kPa
　　　　　　　　　　　　　（10~37 cmH_2O）

相关知识

（1）当膀胱尿液达到 300 ~ 400 ml 时，膀胱内压力可达到 40 ~ 50 cmH_2O。膀胱内尿液越多，内压力就越高。膀胱内压升高，也影响输尿管蠕动。

（2）正常输尿管蠕动，最大收缩力很少超过 50 cmH_2O，当输尿管内压与膀胱内压相近时，输尿管蠕动就会逐渐减弱。膀胱内压超过输尿管内压时，虽有输尿管膀胱连接处的抗逆流作用以阻止尿液回流入输尿管内，但此时输尿管蠕动却可完全停止。一些慢性下尿路梗阻的疾病，如尿道狭窄、前列腺增生等，由于膀胱始终处入高压状态，久之必然影响输尿管与肾盂的功能。

（3）有些因素可以影响输尿管的蠕动，如前列腺素 E_1 可造成输尿管蠕动的一时性抑制；苯海拉明、吡甲胺（tripelennamine）等药物也可终止输尿管的蠕动。

2. 无蠕动收缩时的静止压
　　　　　　　0.5 ~ 1.5 kPa（5 ~ 15 cmH_2O）

相关知识

（1）患输尿管膨出、巨输尿管等症时，输尿管腔内压降低。

（2）输尿管因结石、肿瘤、扭曲等造成完全或部分梗阻时，输尿管腔内压增高。

（3）咳嗽、屏气等引起腹内压增高时，也可升高输尿管腔内压。

3. 膀胱的静息压　　　　　8 ~ 12 cmH_2O
（七）正常输尿管中段的蠕动特征相关数据

1. 正常输尿管中段的蠕动特征（表 16-2）

表 16-2　正常输尿管中段的蠕动特征

项　目	平均值	范　围
频　率	4 波 / 分	3 ~ 6 波 / 分
压　力	1.6 kPa（16 cmH_2O）	1.0 ~ 3.0 kPa（10 ~ 30 cmH_2O）
收缩时间	1.8 秒	1 ~ 3 秒
松弛时间	1.7 秒	1.4 ~ 3.5 秒
静　止　压	0.25 kPa（2.5 cmH_2O）	0 ~ 0.75 kPa（0 ~ 7.5 cmH_2O）

2. 输尿管蠕动的波形（图 16-13）
3. 输尿管蠕动的过程（图 16-14，图 16-15）
相关知识

（1）正常输尿管壁内由于含有充分的弹力纤维，平滑肌细胞又具有正常的生理代谢功能，从而能维持输尿管壁完整的紧张性。

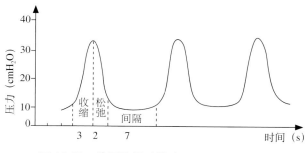

图 16-13 输尿管蠕动的波形（频率与压力）

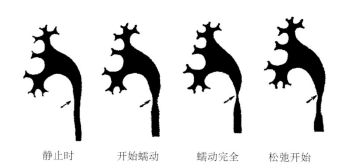

静止时　　开始蠕动　　蠕动完全　　松弛开始

图 16-15 输尿管肾盂连接处的蠕动

图 16-14 输尿管的蠕动过程

（2）当输尿管病变（如输尿管膨出症、巨输尿管症等），壁内的弹力纤维成分减少，肌细胞的代谢也发生紊乱，于是输尿管壁的张力低下，相应也降低了输尿管腔内压，从而使输尿管蠕动收缩频率减少和收缩幅度降低。

（八）每分钟由肾盂排入输尿管的尿量　8 ml

三、正常肾盂静止压

正常肾盂静止压　　　　　　　　5 ~ 7 cmH$_2$O

相关知识

肾盂静止压很少超过 15 cmH$_2$O，如果大于 20 cmH$_2$O，表示吻合口梗阻。

四、狗输尿管组织内的去甲肾上腺素含量

0.35 ~ 0.39 mg/g

第三节　输尿管临床相关数据

一、输尿管结石相关数据

（一）输尿管结石的相关电解质数据

1. 正常血钙　　　　　　9.4 ~ 10.4 mg/100 ml

2. 有甲亢时，血钙　　　> 11 ~ 12 mg/100 ml

3. 血清无机磷　　　　　2.5 ~ 4.3 mg/100 ml

4. 血磷　　　　　　　　< 2.5 mg/100 ml

5. 24 小时正常尿钙排泄量

男性　　　　　　　　　300 mg

女性　　　　　　　　　250 mg

6. 24 小时正常尿胱氨酸排泄量　40 ~ 80 mg

7. 24 小时正常尿酸排泄量　478 ± 70 mg

8. 含钙结石中，草酸钙、磷酸钙所占比例

85%

（二）输尿管结石的发病率相关数据

1. Higgins 资料（1939）

20 ~ 50 岁　　　　　　　69%

男：女　　　　　　　　4.5 ：1

下 1/3 输尿管结石发生率　75.3% ~ 77%

2. Straffon 资料（1970）

男性　　　　　　　　　61% ~ 79%

女性　　　　　　　　　21% ~ 39%

3. 张时纯资料（1959）

下 1/3 输尿管　　　　　70/130

4. 王历畊等资料（1959）　67.9% ~ 78.6%

（三）输尿管结石诊断相关数据

1. X 线平片诊断符合率　　　71.88%

2. 小于 0.9 cm 的结石的 X 线诊断符合率

60.87%

3. CT 诊断的敏感性　　　95%～98%

4. CT 诊断的特异性　　　96%～100%

相关知识

（1）CT 因其密度分辨率高和断面成像的特点，对输尿管结石有较高特异性，尤其对 X 线平片和 B 超不能发现的小结石有独到之处。

（2）为了降低检查费用，许多学者提出重点扫描输尿管解剖生理狭窄处，一般 12～14 层就能完成检查。

5. 输尿管结石停留部位相关数据

Patlas 资料

输尿管结石中，位于上 1/3 段者　　　10%

　　　　　　　　位于中 1/3 段者　　　10%

　　　　　　　　位于下 1/3 段者　　　80%

国内资料：同 Patlas 资料。

从肾脱落下的结石通常停留部位

大于 0.9 cm 的结石　常停留在输尿管上段

小于 0.9 cm 的结石　常停留在输尿管中、下段

（四）输尿管结石的临床症状相关数据（吴德诚资料，1958）

疼痛	92.2%
血尿	90.3%
恶心呕吐	39.2%
尿频	19.6%
发热、寒战	14.4%
排石史	8.8%

（五）输尿管结石治疗相关数据

1. 输尿管结石的治疗选择（2014 版《中国泌尿外科疾病诊断治疗指南》）

对上段直径 ≤ 1 cm 者　首选 ESWL

对直径 > 1 cm 结石　可选 ESWL、输尿管镜

　　　　　　　　　　（URS）和 PNL

对中下段结石　　　可选用 ESWL 和 URS

首选用套石篮或抓钳取石的结石碎片大小

　　　　　　　　　　直径 ≤ 5 mm

2. 自发排石相关数据

输尿管结石自发排除率相关数据（Deirdre 资料）

近段（骶髂关节以上部分）	48%
中段（跨骶髂关节）	60%
末梢段（骶髂关节以下部分）	75%
输尿管膀胱壁内段	79%

3. 输尿管结石排石条件及排石率（表 16-3）

表 16-3　输尿管结石排石条件及排石率

结石大小	部　位	排石率（%）
< 4 mm	下段输尿管	93
> 4 mm	下段输尿管	47
> 6 mm	下段输尿管	20
< 4 mm	上段输尿管	81
> 4 mm	上段输尿管	32
> 6 mm	上段输尿管	0

4. ESWL 相关数据

（1）输尿管冲击波碎石次数相关数据

冲击波碎石次数　　　　　　　≤2700 次

"石街"处理

对"石街"下端较大的碎石块轰击次数

　　　　　　　　　　　　　　500～800 次

对于均为较大碎石块的轰击方式

　　　　　　　　　　　　自上而下轰击

（2）输尿管结石 ESWL 的治疗效果相关数据

输尿管原位碎石结石的清除率　62%～97%

逆行碎石结石的清除率　　　　73%～100%

（3）欧洲 20 000 例 40 篇报告（1987～2003）

ESWL 完全清除率	80%
需要再次行碎石治疗	12%
需要联合治疗	17%
需要局部或全身麻醉	26%

（4）美国 18 825 例 ESWL 治疗（1994）

完全清除率	84%
需要再次碎石治疗	11%

（5）文献报道中 ESWL 治疗输尿管结石的治疗效果（表 16-4）

（六）输尿管镜用于结石相关数据

1. 使用输尿管镜相关数据

适用于输尿管镜取石的结石大小

　　　　　　　　　　　< 0.8~1.0 cm

用于取被超声、液电、气压弹道击碎后嵌顿结石的大小　　　　　> 1 cm

2. 输尿管镜碎石设备相关数据

首选设备：钬激光　　　　　365 μm

光纤　　　　　　　　　　　200 μm

理想的能量设定　　　　　　< 1.0 J

表 16-4　文献报道中 ESWL 治疗输尿管结石的治疗效果

结石部位	病例数	结石清除率 %（范围）	辅助治疗（%）	麻醉（%）	再次 ESWL（%）
近端（30 篇报告）	8825	77.4（63～100）	13.0	11.3	10.0
中端（24 篇报告）	429	80.3（60～98）	4.3	4.3	8.2
远端（38 篇报告）	6896	77.9（59～100）	12.9	11.1	9.4

理想的频率设定	5～10 Hz
手术时间控制	7～45 min

3. 静脉麻醉下输尿管碎石成功率　80%～97%

4. 单次输尿管镜成功率　95%

5. 术后并发症发生率

并发症发生率　5%～9%

近端急性并发症　11%

远端急性并发症　9%

术后唯一的远期并发症——输尿管狭窄的发生率　1%

较严重的并发症发生率　0.6%～1%

说明

（1）主要并发症为输尿管黏膜撕脱。

（2）输尿管狭窄的主要危险因素是结石停留部位的输尿管穿孔，大部分穿孔可在术中发现，置管 2 周即可。

6. 输尿管口扩张或激光碎石后，单 J 管或双 J 管保留时间　1 周左右

7. 术后做腹部平片、超声或 IVP 复诊时间　术后 2～12 周内

8. 治疗效果（AUA 指南，1997）

近端输尿管结石术后无石率　72%

远端输尿管结石术后无石率　90%

结石小于 10 mm 时，这一数据为

近端输尿管结石术后无石率　56%

远端输尿管结石术后无石率　89%

半硬性和（或）软性输尿管镜远端术后无石率　90%～100%

近端术后无石率　74%

（七）手术切开取石相关数据

1. 切开取石结石大小　＞1 cm

2. 嵌顿于输尿管末端狭窄处，造成输尿管扩张、肾积水的结石　＜1 cm

3. 管口插入输尿管支架管留置时间　48～72 小时

（八）输尿管支架引流管留置时间

1. 输尿管内支架引流管（双 J 管）　1～2 个月

2. 外置输尿管支架引流管

一般置管留置时间　8～10 天

输尿管移植术后　1～2 周

二、输尿管梗阻相关数据（黄澄如资料）

（一）输尿管梗阻的基础数据

1. 提示输尿管完全梗阻的肾盂静止压力　6.67～8.00 kPa

2. 表示不完全梗阻的压力　2.13～3.20 kPa

3. B 超能够检查出的最小输尿管膨出的直径　0.5 cm

（二）先天性肾盂输尿管连接部梗阻相关数据

1. 发病年龄　25% 见于 1 周岁以内

2. 胎儿肾集合系统扩张中源于肾盂输尿管连接部梗阻者的比例　80%

3. 发生部位　2/3 在左侧

4. 双侧发病率　10%～40%

5. 男女比例　5∶1

6. 合并其他泌尿系畸形者　50%

7. 合并畸形多见部位　对侧肾

8. 血尿发生率　10%～30%

9. 尿路感染发生率　＜5%

10. 手术矫治成功率　＞95%

11. 手术后输尿管支架管安放时间

（1）成人　4～6 周

（2）小儿　7～10 天

12. 肾窝引流时间　3～5 天

13. 肾或肾盂造瘘管夹管时间　术后 48～72 小时

14. 肾或肾盂造瘘管拔管时间　8～14 天后

15. IPV 复查肾时间　术后 3～6 个月

三、输尿管肿瘤相关数据

（一）原发性输尿管肿瘤发病率占泌尿生殖系肿瘤的比例   < 1%

（二）输尿管良性肿瘤相关数据

1. 良性肿瘤占原发性输尿管肿瘤的比例   20%

2. 输尿管息肉好发部位   上 1/3 段

（三）输尿管恶性肿瘤相关数据

1. 浸润性移行细胞癌发生率   40%

2. 好发部位（Bennigton 资料，1975）

输尿管下 1/3 段   > 60%

中、上段   < 40%

3. 输尿管肿瘤发病年龄

好发年龄   20 ~ 50 岁

平均年龄（范围）   65.8 岁（20 ~ 90 岁）

4. 输尿管肿瘤男女比例   4：1 或 5.5：1

男女比例（Bennigton 资料，1975）   1.7：1

输尿管癌与肾盂癌比例（Bennigton 资料，1975）   2.6：1

5. 输尿管癌发生率与人种的关系（表 16-5）

（四）输尿管癌相关数据

1. 诊断率相关数据

（1）位于输尿管下段癌诊断率（何大鹏等，2007）   70.3%

（2）B 超诊断输尿管腔内占位病变阳性率   22.2%

（3）尿脱落细胞对泌尿道肿瘤的诊断正确率   72%

（4）癌胚抗原测定阳性率   66%

（说明：此数据指抗原含量增加 > 35 ng/ml 时。）

2. 输尿管肿瘤临床症状相关数据

（1）何大鹏等资料（2007）

间歇性全程肉眼血尿所占比例   > 63%

（2）Bennigton 资料（1975）

发生血尿   80%

疼痛   40% ~ 50%

尿频及排尿困难   52%

腹部肿块   7%

脓尿   8%

3. 原发性输尿管癌的存活率相关数据

（1）Bloom 资料

1 ~ 2 级   16%

（2）江鱼资料

1 期 5 年生存率   60%

2 ~ 3 期 5 年生存率   28%

4 期 5 年生存率   0%

四、输尿管损伤相关数据

（一）发病率相关数据

1. 王涛资料（2005）

由妇产科手术引起的输尿管损伤在医源性损伤中所占比例   78% ~ 82%

2. 刘尚莹资料（2001）

手术中输尿管结扎占   75%

3. Benchekroun 资料（1997）

（1）产科手术伤占   57%

（2）妇科手术伤占   21%

相关知识

输尿管损伤多为医源性损伤。损伤的原因主要为开放性手术损伤。其中以子宫切除和卵巢肿瘤切除为主，输尿管在术中牵拉成角、结扎、切断，引起缺血坏死，误伤率与肿瘤早晚期程度成正比。另外还有腔内器械损伤、放射性损伤和外伤，如枪击伤、交通事故或高处坠落伤等。

（3）单侧与双侧损伤的比例   6：1

4. 国内一组资料（1977）闭合性输尿管损伤发生率   0.4%

表 16-5　输尿管癌发生率与人种的关系（Bennigton 资料，1975）

	白种人	黑种人	中国人	日本人	其 他	未指明者	总 计
男	176	2	1	1	1	7	188
女	104	3	0	1	1	1	110
合计	280 (94%)	5 (1.7%)	1 (0.3%)	2 (0.66%)	2 (0.66%)	8 (2.68%)	298 (100%)

5. 输尿管损伤占战伤中泌尿系开放性损伤的比例（1980） 9.7%

6. 输尿管瘘发生率（上海十家医院资料，1973） 0.92%

7. 输尿管损伤后输尿管阴道瘘发生率（Misao资料，1973） 0.5%

8. 输尿管损伤后因局部缺血输尿管坏死发生处距输尿管膀胱开口近端 4～5 cm

（二）输尿管损伤的检查诊断与临床表现相关数据

Carlton 资料（1971）

1. 诊断相关数据

（1）能通过静脉肾盂造影显示的输尿管损伤
> 90%

其中

手术损伤病例中 96%

贯通伤病例中 91%

（2）损伤后尿液检查中未见血尿的病例

贯通性输尿管损伤中 10%

输尿管手术损伤中 88%

2. 临床表现相关数据

（1）腹痛 55%

（2）腹部压痛 44%

3. 发热 31%

4. 阴道漏尿 10%

5. 伤口漏尿 10%

（三）输尿管损伤与治疗相关数据

1. 死于放射性损伤导致输尿管梗阻者（Altvater 资料） 10%～15%

2. 输尿管手术损伤后做端端吻合术（Holt 资料）

（1）放支架管成功率 93.5%

（2）不放支架管成功率 50%

（3）输尿管吻合术后必须安放支架管条件

输尿管缺损超过 1/3 周径者

（4）手术后支架管安放时间

输尿管松解术 4～5 天

端侧吻合术 8～10 天

（5）吻合术后腹膜后引流时间 3～5 天

3. 输尿管缺损修补术后平滑肌长入所需时间
4～6 周

4. 手术近期并发症发生率处理相关数据

（1）黏膜下损伤 双 J 管引流时间 1～2 周

（2）假道 双 J 管引流时间 4～6 周

（3）小的穿孔 双 J 管引流时间 2～4 周

5. 输尿管肠吻合术吻合口的并发症相关数据

（1）漏尿发生时间 术后 3～5 天内

（2）吻合口急性梗阻发生时间 术后 1 周内

五、输尿管先天性畸形相关数据

（一）基础数据

1. 先天性输尿管畸形发生时间
胚胎期 8～9 周

2. 国内统计资料（表 16-6）

（二）输尿管数目异常：重复肾 - 双输尿管畸形的相关数据（图 16-16～图 16-19）

1. 发生率

（1）发生率 约 0.65%

双输尿管发病率（黄橙如资料） 约 0.8%

男女比例 1∶1.6

单侧∶双侧 6∶1

并发其他泌尿系畸形者 12%

输尿管中单系统引流的肾正常者 97%

重复畸形中有瘢痕或（和）扩张者比例 29%

其中有反流者所占比例 42%

无重复畸形者反流所占比例 12%

（2）Campbell 资料（尸解） 0.66%

其中完全性双输尿管所占比例 29.5%

表 16-6 国内 19 所儿科医院泌尿外科住院患者病种统计表（1984～1993）

病种	<1 个月	1～3 个月	3 个月～1 岁	1～3 岁	3～7 岁	7～14 岁	未计年龄	总数
肾盂输尿管连接部梗阻	35	56	146	395	368	230	295	1525
输尿管口异位		3	16	112	217	87	72	507
输尿管膨出	1	9	46	89	45	11	68	269

（3）Thompsen 与 Amar 资料

双输尿管比例　　　　　　　　　　6%

（4）Swenson 与 Ratner 资料

儿童（泌尿系造影）　　　　　　1.55%

完全性双输尿管下行时交叉发生率（1 次或 2 次）　　　　　　　　　　　　87% ~ 92%

完全性双输尿管下行时无交叉发生率

　　　　　　　　　　　　　　8% ~ 13%

相关知识

当两根输尿管靠近膀胱时，共同包裹在同一个膜内，供应血管紧密地连在一起，因此手术切除有病变的输尿管时，解剖分离时应注意勿损伤另一根输尿管的血供。

2. 不完全性双输尿管的汇合点位置

（1）1/2 的病例汇合点在　　　　　下 1/3 段

（2）1/4 的病例汇合点在　　　　　上 1/3 段

（3）1/4 的病例汇合点在　　　　　中 1/3 段

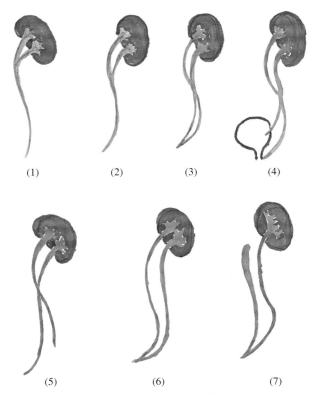

（1）　　　　（2）　　　　（3）　　　　（4）

（5）　　　　　（6）　　　　　（7）

图 16-17　各种肾盂及输尿管的重复畸形

（1）重复肾盂，单一输尿管；（2）重复肾盂，部分输尿管重复；（3）肾盂及输尿管均重复；（4）重复输尿管及肾盂，一条输尿管通入尿道；（5）重复输尿管及肾盂，一条输尿管呈盲袋；（6）单一肾盂，重复输尿管；（7）单一肾盂，重复输尿管之一为盲袋。

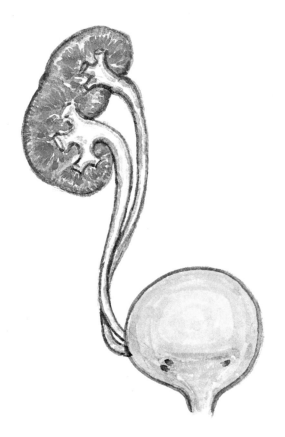

图 16-16　完全性双输尿管开口位置（Weigert-Meyer 定律）

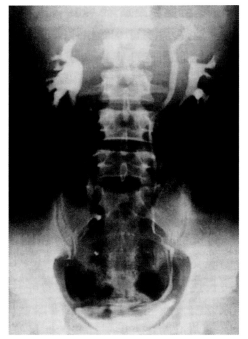

图 16-18　重复肾、输尿管畸形（左侧）

IVU 显示：左侧两套肾盂、肾盏影像，左侧肾轮廓明显大于右侧。

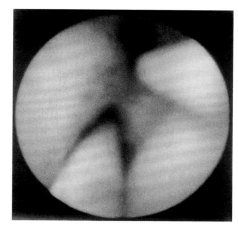

图 16-19　内镜显示重复（双）输尿管的起源

3. 倒 Y 型输尿管的相关数据

倒 Y 型输尿管的 3 种状态

Ⅰ 型　两根输尿管均开口于膀胱

Ⅱ 型　一根输尿管开口异位

Ⅲ 型　一根输尿管远端闭锁

倒 Y 型输尿管结合部位　　　　中或下 1/3 段

4. 盲端输尿管相关数据

多数盲端输尿管是倒 Y 型输尿管的一根

（1）男女比例　　　　　　　　1∶3

（2）左右比例　　　　　　　　1∶2

相关知识

形成倒 Y 型输尿管的原因：胚胎第 12 周，输尿管口形成最后位置。正常位置发生的输尿管芽在生长一段时间后分支。如果在胚胎第 15 周，输尿管长入后肾胚基后分支，则形成分支型肾盂。如果在胚胎的第 5 周以前输尿管芽分支，则形成分支型输尿管（即 Y 型输尿管），一根输尿管与膀胱相连。（图 16-20）

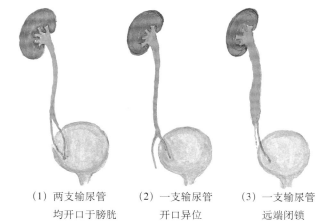

（1）两支输尿管　　（2）一支输尿管　　（3）一支输尿管
　　　均开口于膀胱　　　　开口异位　　　　　远端闭锁

图 16-20　倒 Y 型输尿管的三种状态

（三）输尿管位置异常相关数据

1. 输尿管异位开口相关数据

（1）分　类

Ⅰ　重复肾输尿管异位开口

Ⅱ　单输尿管异位开口

（2）Thom 分类（图 16-21）

Ⅰ　一侧单一异位输尿管开口

Ⅱ　双侧单一异位输尿管开口

Ⅲ　一侧重复肾双输尿管并上肾部异位输尿管开口

Ⅳ　一侧重复肾上输尿管并上、下肾部异位输尿管开口

Ⅴ　双侧重复肾双输尿管并一侧上肾部异位输尿管开口

Ⅵ　双侧重复肾双输尿管并双侧上肾部异位输尿管开口

Ⅶ　单肾并异位输尿管开口

（3）发病率

重复肾输尿管异位开口占（国外资料）

　　　　　　　　　　　　　　80%～90%

并发于重复肾双输尿管的上输尿管的异位输尿管开口比例　　　　　　　　80%

双侧输尿管异位开口比例　　7.5%～17%

男∶女　　　　　　　　　　　1∶2.9

女性输尿管异位开口中，双输尿管比例　80%

男性输尿管异位开口中，单一输尿管　占多数

见图 16-22～图 16-24。

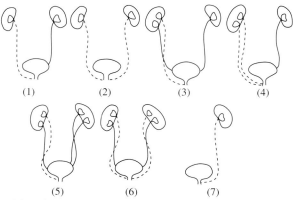

（1）　　　（2）　　　（3）　　　（4）

（5）　　　（6）　　　（7）

（1）一侧单一异位输尿管口；　（2）双侧单一异位输尿管口；
（3）一侧重复肾双输尿管并上肾部异位输尿管口；
（4）一侧重复肾双输尿管并上、下肾部异位输尿管口；
（5）双侧重复肾双输尿管并一侧上肾部异位输尿管口；
（6）双侧重复肾双输尿管并双侧上肾部异位输尿管口；
（7）单肾并异位输尿管口。

图 16-21　异位输尿管开口 Thom 分类

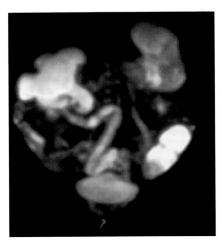

图 16-22　肾盂输尿管积水，输尿管异位开口

MRU 显示右侧扩张积水的肾盂和输尿管影像，异位开口位于膀胱下方（箭头）。

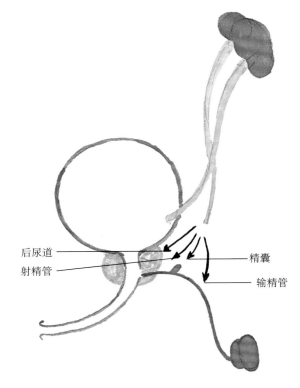

图 16-24　男性输尿管开口异位示意图

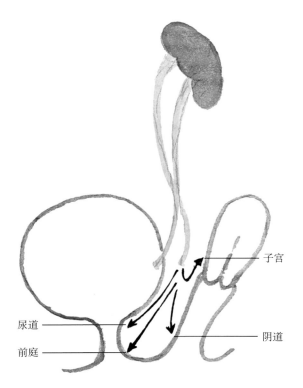

图 16-23　女性输尿管异位开口示意图

国内黄澄如资料

肾发育不良伴输尿管异位开口（小儿）24%

江苏连云港市第一人民医院（1995～2005）资料

肾发育不良伴输尿管异位开口　　　　78.8%

相关知识

（1）本病少见，医务人员对其认识不足或检查问诊不细可以造成误诊、误治。

（2）发育不良肾往往小于 2 cm，且不在正常位置，各种辅助检查不易发现，常导致误诊为尿失禁、肾缺如等，无法确诊。

（3）明确诊断并确定发育不良肾的位置极为重要。

（4）B 超列为首选检查方法，诊断明确，有利于手术切除发育不良肾。B 超如能发现患侧扩张的输尿管，沿其向上，常可查及发育不良肾。

（5）IVU 检查应作为必查手段。由于病肾功能差，浓缩力低，病肾往往不能显影或显影极淡，此时需加大造影剂的剂量，或延缓摄片时间。

（6）MRI 的水成像对该病诊断非常灵敏。虽价格昂贵，但可考虑。

2. 下腔静脉后输尿管相关数据（图 16-25，图 16-26）

（1）发病率	0.07%
男：女（尸检）	（3~4）：1
（临床）	2.8：1
吴宏飞（临床资料）	
发病率	0.02%
男：女	3：1
董登云资料	
发病年龄	多见于 30~40 岁

（2）分型：分 2 型

Ⅰ型　有肾积水及典型梗阻现象，梗阻近端输尿管呈鱼钩样，梗阻部位在髂腰肌缘。该型是输尿管先向头侧，再走向腔静脉后。

Ⅱ型　没有肾积水或仅有轻度积水。此型输尿管在更高位置走向腔静脉后，肾盂及输尿管几乎呈水平位，无扭曲，如有梗阻是因为腔静脉侧壁的输尿管受椎旁组织的压迫所致。

3. 髂动脉后输尿管

梗阻位置　　　　　　　　位于 L5 和 S1 水平

相关知识

输尿管由于受动脉的压迫而梗阻。

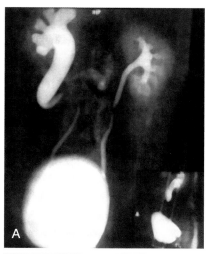
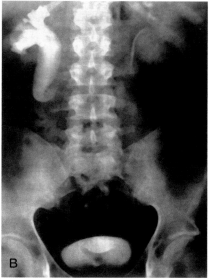
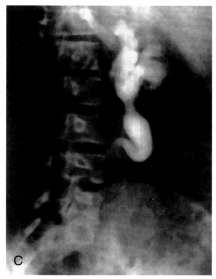

图 16-26　下腔静脉后输尿管

A，MRU 显示右侧近段扩张输尿管向下腔静脉后方围绕。B，IVU 示下腔静脉后输尿管，右侧。C，IVU 示下腔静脉后输尿管，侧位，右侧。

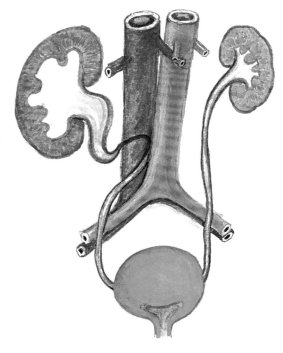

图 16-25　下腔静脉后输尿管示意图

腔静脉后输尿管及其所致的右肾肾盏、肾盂及上段输尿管积水

（四）输尿管结构异常相关数据

1.巨输尿管症相关数据

（1）定义：小儿输尿管直径＞0.7 cm者。

（2）分类

1976年国际小儿泌尿外科会议（美国费城）分类法

分3类

Ⅰ类　反流性

原发性　先天性反流

继发性　尿道瓣膜、神经源性膀胱

Ⅱ类　梗阻性

原发性　先天性输尿管远端狭窄、无功能段输尿管等

继发性　肿瘤、尿道瓣膜、神经源性膀胱等

Ⅲ类　非反流非梗阻性

原发性　原发性巨输尿管症

继发性　糖尿病、尿崩症、巨输尿管症手术后残留的输尿管扩张

相关知识

先天性巨输尿管积水定义：输尿管极度扩张、伸长、迂曲，直径大于正常10倍以上，常合并输尿管远端狭窄或闭锁以及重复肾双输尿管畸形。与巨大输尿管积水相连的肾多为无功能发育异常的肾。膀胱容量及功能正常。

（3）先天性巨输尿管症相关数据（图16-27）

发病率

出生前即获得诊断的婴儿 20%

在有泌尿道梗阻病变的新生儿中，膀胱输尿管连接处梗阻发生率 23%

男：女 4：1

双侧发生率 25%

左：右 ＞（1.6～4.5）：1

（4）梗阻性巨输尿管症相关数据

梗阻段长 约3～4 cm

双侧病变所占比例 25%

对侧肾发育不良者所占比例 10%

相关知识

所致梗阻位于输尿管远端。管腔无解剖狭窄，只是无蠕动功能，近端输尿管扩张。

（5）反流性巨输尿管症相关数据

后尿道瓣膜患者发生输尿管反流者 40%～60%

治疗状况

电灼后有缓解者 1/3

药物可以控制者 1/3

需要手术者 1/3

远端无动力性输尿管双侧病变者 25%

巨输尿管症输尿管插管留置时间 12～14天

2.输尿管反流相关数据

（1）发生率

反流的发生率 0.8%～18.5%

发生反流的病人中女性所占比例 85%

出生前B超发现肾盂积水的儿童出生后反流发生率 37%

有泌尿系感染的儿童反流发生率 70%

患有尿路感染的男性反流发生率 29%

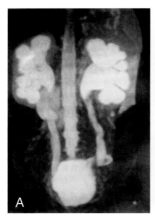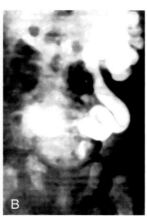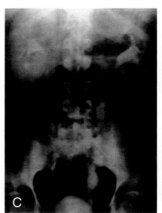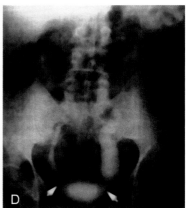

图 16-27　先天性巨输尿管症

A，MRU 显示双侧迂曲扩张的输尿管，双侧肾盂积水。B，IVU 示左肾输尿管巨大、积水，左输尿管迂曲。C，IVU 示左侧原发性巨输尿管。D，IVU 示左侧原发性巨输尿管，排尿后。

患有尿路感染的女性反流发生率　14%

反流病人的同胞兄弟姐妹患病率高于正常人群比例　45%

同胞中患病呈无症状性反流者　75%

反流性肾病致终末期肾病

儿童发病率　3%~25%

成人发病率　10%~15%

膀胱输尿管反流的患者有肾瘢痕证据者
　　　　　　　　　　　　30%

（2）膀胱输尿管反流的分级

分5级（图16-28~图16-30）

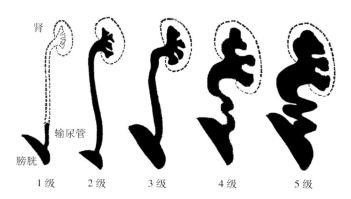

图 16-28　膀胱输尿管反流的分级

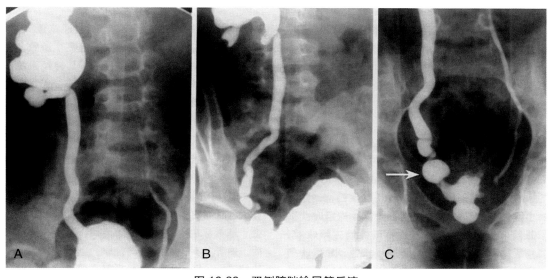

图 16-29　双侧膀胱输尿管反流

A~C,逆行膀胱造影显示：右侧输尿管Ⅳ级反流，左侧Ⅱ级反流。膀胱排空后（C），右侧输尿管远段见憩室（箭头）。

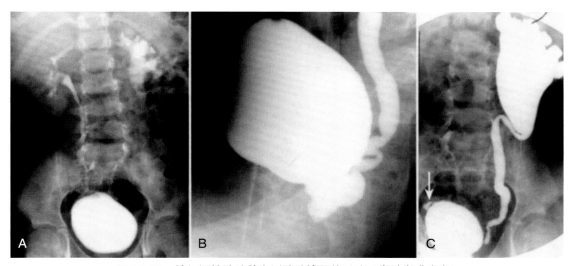

图 16-30　神经源性膀胱并左侧膀胱输尿管反流（脊髓脊膜膨出）

A,静脉尿路造影：左侧肾盂积水，L3~L5脊柱裂。B,静脉尿路造影：左侧输尿管积水，扩张，迂曲，延长。C,静脉尿路造影（排空像）：左侧肾盂、输尿管积水、扩张，膀胱肌肉小梁肥厚，膀胱边缘呈憩室样改变（箭头），膀胱内中等量残留尿。

第Ⅰ级　有反流进入输尿管但不扩张。

第Ⅱ级　有反流进入肾盂和肾盏但不扩张。

第Ⅲ级　输尿管、肾盂和肾盏轻度至中等程度扩张，杯口变钝。

第Ⅳ级　输尿管中等程度迂曲，肾盂和肾盏扩张。

第Ⅴ级　输尿管、肾盂和肾盏重度扩张，乳头压迹消失和输尿管迂曲。

（3）输尿管开口位置与反流相关数据

输尿管开口位置分区

根据 Mackie 1975 年胚胎发育缺陷学说，输尿管开口位置分 3 个区域（图 16-31）

第Ⅰ区　正常区

第Ⅱ区　头部区

第Ⅲ区　尾部区

分区与反流发生相关数据

位于头部区的输尿管开口反流发生率　80%

发生反流者膀胱黏膜下输尿管长度　　＜ 9 mm

不发生反流者膀胱黏膜下输尿管长度　＞ 9 mm

输尿管开口于尿生殖膈以上者，反流发生率（江鱼资料）　　　　　　　　　10% ~ 15%

（4）输尿管开口形态变异与反流的相关数据

输尿管开口的分型（Lyon 资料）

输尿管开口形态分 4 型（图 16-32）

第Ⅰ型　正常开口

呈圆锥形，状如"火山"；

第Ⅱ型　椭圆形开口

常较正常开口位置偏向外侧。膀胱黏膜下输尿管段发育良好，但有时

也伴有反流，但随年龄增长，反流常自行停止；

第Ⅲ型　马蹄形开口

开口位置比椭圆形开口更偏向外侧面，其开口面向膀胱颈部，膀胱黏膜下输尿管段具有纵行肌纤维，长度一般很短，虽能闭合，但往往存在反流；

第Ⅳ型　高尔夫洞形开口

位于最外侧，直接开口于膀胱侧壁上，膀胱黏膜下输尿管段完全缺如，虽然洞口有收缩和放松功能，但它不能完全闭合，缺乏活瓣作用，因而无法防止尿液的逆行。

（5）其他病变引起的输尿管反流数据

膀胱神经性功能障碍者输尿管反流发生率

23%

前列腺增生、前列腺癌及膀胱颈挛缩者输尿管反流发生率　　　　　　　　　　13%

（6）输尿管反流治疗相关数据（Poitano 资料）

用各种方法治疗，反流永久消失率　0.03%

（7）膀胱输尿管反流治疗的相关数据

抗感染治疗可持续治疗时间　　6 个月

尿常规复查时间　　　　　　　每 1 个月

尿培养复查时间　　　　　　　每 3 个月

膀胱造影　　　　　　　　　　每 4 ~ 6 个月

尿路造影或放射性核素扫描　　每半年 1 次

持续检查时间　　　　　　　　＞ 1 年

（8）膀胱输尿管反流的预后相关数据

膀胱输尿管反流儿童的自愈率　85%

Smellie 和 Normand 资料　　　80%

各级反流的自愈率

Ⅰ级　　　　　　　　　　　　82%

Ⅱ级，经过 5 年药物治疗　　　80%

Skoog 资料

Ⅰ ~ Ⅱ级，长期药物治疗后　　90%

Ⅲ级　　　　　　　　　　　　50%

Burge 资料

3 岁以内、伴有Ⅲ ~ Ⅳ级反流　54%

儿童经内科治疗后痊愈　　　　50%

Ⅴ级　　　　　　　　　　　　不能治愈

（9）膀胱输尿管反流的严重并发症发生率

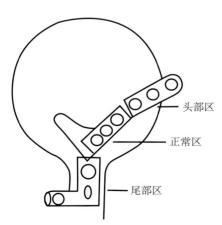

图 16-31　输尿管开口位置分区

膀胱输尿管反流导致肾衰竭者 ＜ 1%

3. 输尿管膨出相关数据

（1）发病率

Campbell 资料（尸检）（1951）	0.025%
Uson 资料（1961）	0.2%
双侧发病	10% ~ 15%
异位型膨出	60% ~ 80%
膨出来自重肾的上肾部输尿管	80%
男女比例	1 : (4 ~ 7)

（2）分型 2 型

第 I 型	单纯型
第 II 型	异位型

Stephens 分型 6 型

第 I 型	狭窄异位型	40%
第 II 型	括约异位型	40%
第 III 型	括约狭窄异位型	5%
第 IV 型	盲肠型	＜ 5%
第 V 型	盲肠异位型	＜ 5%
第 VI 型	无梗阻异位型	＜ 5%

（3）诊断相关数据

输尿管膨出合并上肾功能消失者	90%
超声检查可检出的膨出大小	直径 1 cm

见图 16-33 ~ 图 16-39。

4. 先天性输尿管憩室相关数据

（1）最大憩室含尿量 1600 ml

（2）分类（Cray and Skandalakis，1972） 3 类

第 I 类 盲端分支型

第 II 类 真性先天性憩室包含正常输尿管全层组织

第 III 类 继发性憩室为黏膜疝出

相关知识

真正的先天性输尿管憩室是输尿管芽过早分裂的结果。它有完整的输尿管壁层，包括肌层和黏膜层，形态多呈圆形或椭圆形。

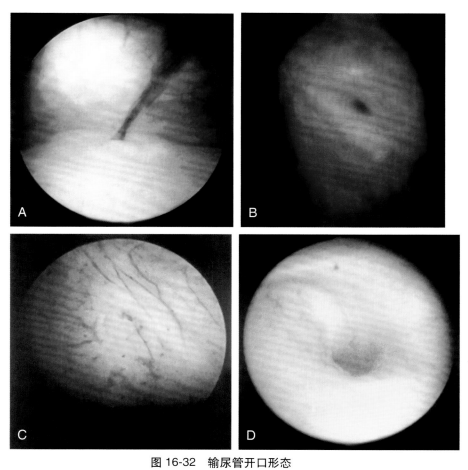

图 16-32 输尿管开口形态

A, 火山口形，靛胭脂试验可见输尿管口喷尿有力。B, 椭圆形。C, 马蹄形，收缩状态下的输尿管开口。D, 高尔夫洞形。

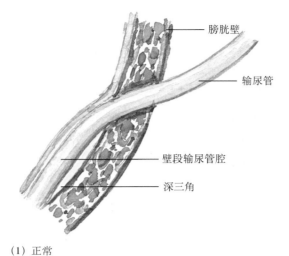

（1）正常

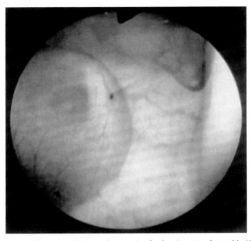

图 16-34　输尿管膨出，靛胭脂试验时可见充盈的薄薄的黏膜囊袋上输尿管口喷尿有力

（2）输尿管膨出

图 16-33　输尿管膨出的解剖结构

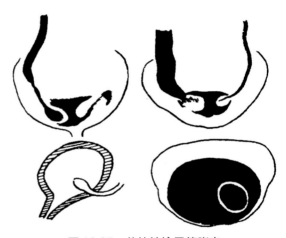

图 16-35　单纯性输尿管膨出

膀胱内充盈对比剂而膨出内无对比剂时，表现为患侧膀胱三角区内边缘光滑的类圆形充盈缺损。膀胱和膨出内均充盈对比剂时，则膨出壁呈环形线状透亮影。充盈对比剂的扩张输尿管及与其相连的膨出在整体上如一条蛇，其头部即膨出突入膀胱内，称为"蛇头征"。

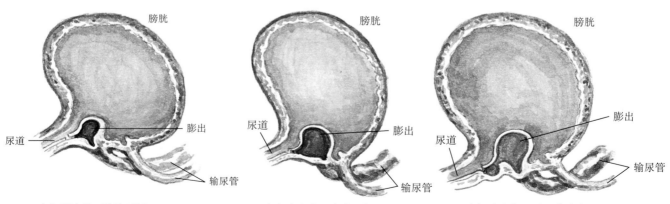

（1）膨出位于膀胱颈部　　　　（2）膨出位于膀胱三角区　　　　（3）膨出位于后尿道后壁

图 16-36　异位输尿管膨出的类型

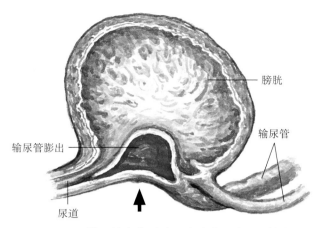

图 16-37　输尿管膨出后壁（膀胱壁）薄弱（箭头）

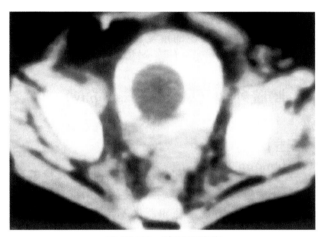

图 16-38　输尿管膨出

增强 CT 显示膀胱后壁囊性低密度充盈缺损影像，边缘光滑。

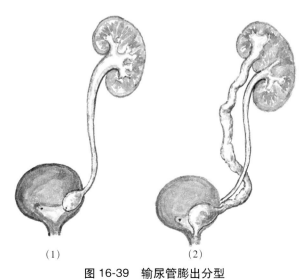

(1)　　　　　　(2)

图 16-39　输尿管膨出分型

(1) 单纯型　(2) 异位型

六、输尿管其他疾病相关数据

（一）输尿管狭窄相关数据

1. 肾结核病输尿管狭窄发生率（Claridge 资料）　37% ～ 50%

未经药物治疗者狭窄发生率（Gale 等）　39%

足量药物治疗者狭窄发生率（Gale 等）　40%

2. 结核病变女性狭窄好发部位

膀胱输尿管连接部以上 2.5 cm 处

输尿管中 1/3 处，特别是输尿管越过髂血管分叉处

最少见肾盂输尿管连接处狭窄

3. 先天性输尿管狭窄发生时间　胚胎 11 ～ 12 周

相关知识

病因为输尿管发生过程中，假性肌肉增生或血管压迫所致。

4. 肾盂输尿管连接部狭窄占连接部梗阻病例的比例　90%

5. 肾盂输尿管连接部狭窄狭窄部断面直径　1 ～ 2 mm

6. 输尿管狭窄扩张术有满意效果者　90%

（二）输尿管结核相关数据

周志耀资料（1964）

124 例肾结核中有输尿管病变者　83.1%

病变深达肌层者　71.9%

（三）腹膜后输尿管纤维化相关数据

1. 年龄与发病率

Koep 资料（1977）

51 ～ 60 岁　30.9%

41 ～ 50 岁　23.2%

2. 男女比例（Koep 等资料）　1.8 : 1

男女比例（Mitchinson 资料，1962）　3 : 1

3. 死亡率　6% ～ 14%

4. 腹膜后输尿管纤维化的主要症状相关数据

见表 16-7 ～ 表 16-9。

（四）囊肿性输尿管炎相关数据

好发部位　上 1/3 段

双侧病例占　1/3

静脉尿路造影表现：输尿管壁上多个充盈缺损，直径　1 ～ 10 cm

（五）盆腔脂肪过多症相关数据

表 16-7 腹膜后输尿管纤维化的主要症状

症状	Lemmen 124 例（1966）		Koep 403 例（1977）	
	例数	%	例数	%
背痛，腹痛	89	71.8	234	58.0
腰痛	73	59.1	137	34.0
全身不适，软弱	64	51.6	10	2.5
体重下降	50	40.3	53	13.2
水肿	24	19.3	11	2.7

表 16-8 腹膜后输尿管纤维化的主要体征

体征	Lemmen 124 例（1966）		Koep 39 例（1977）	
	例数	%	例数	%
高血压	49	39.5	7	18.4
体温升高	26	21.0	6	15.8
肿块	24	19.3	10	26.3
无尿	24	19.3	9	23.7

表 16-9 腹膜后输尿管纤维化的主要化验／诊断结果

	Lemmen 124 例		Koep 213 例	
	例数	%	例数	%
贫血	57	48.0	29	13.6
尿不正常	49	39.5	16	7.5
红细胞沉降率增快	33	26.6	21	9.9

1. 发病率

黑人与白人比例　　　　2∶1

好发年龄　　　　30～60 岁（9～80 岁）

2. 临床分型（Carpenter 资料，1973）相关数据

分两型

Ⅰ型　　　　　　中年健壮或肥胖男性

相关知识

Ⅰ型的临床表现有进行性输尿管阻塞，有不显著的盆腔症状，血尿，尿频，或高血压。

Ⅱ型　　　　　　　　　＞60 岁男性

相关知识

Ⅱ型的临床表现以尿路刺激症状及下尿路梗阻为主，有时出现尿路感染、低热、腰背痛及耻骨上区痛，或轻度肠道症状（如便秘等）。一般无严重后果或显著的进行性脂肪增生。常因其他疾患（通常是前列腺疾病）做检查时才被发现。

3. 检查相关数据

静脉尿路造影显示输尿管向正中移位的部位

输尿管下 1/3

（六）输尿管子宫内膜异位症相关数据

外源性与内源性比例　　　　　　4∶1

相关知识

外源性：指子宫内膜组织在输尿管周围，没有侵入输尿管肌层。

内源性：主要是肌层受侵犯，也可累及黏膜层。

（七）右卵巢静脉综合征相关数据

1. 迷走卵巢静脉压迫输尿管部位

S1 等高处或 14 cm 处

2. 发生右肾下垂者　　　　80%

相关知识

1. 此症 1964 年由 Clark 命名，大多在妊娠期急性发作。

2. 右输尿管在第 1 骶椎等高处或自膀胱输尿管连接部以上 14 cm 处被迷走卵巢静脉压迫。正常的右侧卵巢静脉在第 3 腰椎水平越过右输尿管。

3. 此病症状是在妊娠期出现急性肾盂肾炎症状，也可出现严重腰背痛，右侧肋脊角压痛或右下腹痛并放射至右股内侧。

4. 在非妊娠期可出现间歇性肾盂肾炎或膀胱炎症状，而且病史可追溯至第一次妊娠时。

5. 症状在排卵期、月经期及直立时加重。

6. 80% 病人有右肾下垂。

7. 尿路造影可见右第一骶椎以上输尿管中度或显著扩张。

（八）原发性输尿管淀粉样变相关数据

好发部位

大多数　　　　　　输尿管下 1/3 段

少数　　　　　　输尿管上 1/3 段

（注：人体个体间差异很大，本章数据系根据不同学者获得的相关数据，仅为参考，不作为诊断标准。）

（王齐襄）

参 考 文 献

[1] 王齐襄，苏元华，简新民，等．泌尿生殖外科使用数据及诊断参考值．北京：科学技术文献出版社，2003: 22-28, 55-57, 324.

[2] 江鱼．输尿管外科．北京：人民卫生出版社，1983.

[3] 黄澄如．小儿泌尿外科学．济南：山东科学技术出版社，1996: 1-2, 9-20, 86-129, 157-164.

[4] 王涛．输尿管解剖学观测及其盆段 CT 解剖学研究．CHKD 博硕士学位论文数据库 2005 年硕士论文：6-26.

[5] 王涛．输尿管狭窄及盆段 CT 断层解剖学研究．青岛大学硕士学位论文：32-42.

[6] 樊彩斌，周云．重肾双输尿管畸形 30 例分析及文献复习．苏州大学学报（医学版），2004, 24(2): 270.

[7] 孙德霞，罗洪，顾绍栋．肾发育不良伴输尿管异位开口的诊断和治疗．陕西医学杂志，2006, 35(2): 246-247.

[8] 郭军，许峰，王能斌．原发性输尿管息肉 13 例临床分析．武警医学，2005, 16(4): 282-283.

[9] 詹前策，李楚瑜，许舜．输尿管巨大息肉并输尿管套叠的诊治．临床泌尿外科杂志，2001, 16(8): 379-380.

[10] 何大鹏，王忠，辜福贤，等．原发性输尿管癌的诊断与治疗．当代医学，2007, 151(5): 10-11.

[11] 董登云．下腔静脉后输尿管 2 例报告并文献复习．解剖与临床，2007, 12(3): 206-207.

[12] 吴宏飞．现代泌尿外科诊断指南．南京：东南大学出版社，2005: 322.

[13] 吴阶平．吴阶平泌尿外科学（下卷）．济南：山东科学技术出版社，2004: 1565-1575.

[14] Shokeir AA, Nijman RJM. Primaury megaureter: current trends in diagnosis and treatment. BJU International, 2000, 86: 861-868.

[15] 郭启勇．实用放射学．3 版．北京：人民卫生出版社，2007.

[16] 谷现恩，邹英华．实用泌尿外科影像学．郑州：郑州大学出版社，2003.

[17] Albala D, Grasso M. 腔内泌尿外科彩色图谱．那彦群，张晓春主译．北京：中国医药科技出版社，2000.

[18] 经浩，刘定益．泌尿内腔镜摄影图谱．2 版．北京：人民卫生出版社，2001.

[19] 郭应禄．泌尿外科内镜诊断治疗学．北京：北京大学医学出版社，2004.

[20] 张旭．泌尿系内镜检查．北京：人民卫生出版社，2000 年．

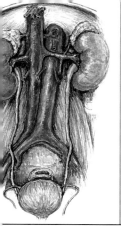
大网膜输尿管成形术	omentoureteroplasty
重复肾盂	duplication of pelvis
重复输尿管	duplication of ureter
发育不良性巨输尿管	dysplastic megaloureter
反流性巨输尿管	reflux megaloureter
分叉型输尿管	bifid ureter
腹膜后淋巴结切除术	retroperitoneal lymphadenectomy
静脉肾盂造影	intravenous pyelography; IVP
巨输尿管	megaloureter
阑尾输尿管成形术	appendix ureteroplasty
离断性肾盂输尿管成形术	dismembered ureteropelvioplasty
泌尿生殖系 X 线照相术	roentgenography of genitourinary system
逆行肾盂造影术	retrograde pyelography
髂动脉后输尿管	retroiliac ureter; preureteral iliac artery
腔静脉后输尿管	retrocaval ureter; postcaval ureter
肾 - 输尿管切除术	nephro-ureterectomy
肾盂输尿管松解术	pelvioureterolysis; pyeloureterolysis
输尿管癌	carcinoma of ureter
输尿管膀胱吻合术	ureteroneocystostomy
输尿管闭锁	atresia of ureter
输尿管肠瘘	uretero-enteric fistula
输尿管 - 肠 - 皮肤尿流改道术	uretero-enterocutaneous diversion
输尿管成形术	ureteroplasty
输尿管发育不良	ureteral dysplasia
输尿管发育不全	ureteral hypoplasia
输尿管梗阻	ureteral obstruction
输尿管积水	hydroureter; hydroureterosis
输尿管畸形	deformity of ureter
输尿管绞痛	ureteral colic
输尿管结核	tuberculosis of ureter
输尿管结石	ureteral calculus; ureterolith

输尿管口切开术	ureteralmeatotomy
输尿管口狭窄	stricture of uretero-orifice
输尿管口异位	ectopia of ureteral orifice
输尿管扩张	dilatation of ureter; ureterectasis; ureterectasia
输尿管良性肿瘤	benign tumor of ureter
输尿管淋巴瘤	lymphoma of ureter
输尿管淋巴肉瘤	lymphosarcoma of ureter
输尿管鳞状细胞癌	squamous cell carcinoma of ureter
输尿管瘘	ureteral fistula; ureterostoma
输尿管袢造瘘术	loop ureterostomy
输尿管膨出	prolapse of ureter
输尿管皮肤尿流改道术	uretero-cutaneous diversion
输尿管平滑肌瘤	leiomyoma of ureter
输尿管平滑肌肉瘤	leiomyosarcoma of ureter
输尿管憩室	diverticulum of ureter; ureteral diverticulum
输尿管切除术	ureterectomy
输尿管切开取石术	ureterolithotomy
输尿管切开术	ureterotomy
输尿管肉瘤	sarcoma of ureter
输尿管乳头状癌	papillary carcinoma of ureter
输尿管乳头状瘤	papilloma of ureter
输尿管神经鞘瘤	schwannoma of ureter
输尿管肾盂连接处梗阻	obstruction at ureteropelvic junction
输尿管肾盂连接处狭窄	stricture of ureteropelvic junction
输尿管肾盂吻合术	ureteroneopyelostomy
输尿管松解术	ureterolysis
输尿管息肉	polyp of ureter
输尿管狭窄	ureterostenoma; ureterostenosis
输尿管纤维瘤	fibroma of ureter
输尿管腺癌	adenocarcinoma of ureter
输尿管腺瘤	adenoma of ureter
输尿管血管瘤	hemangioma of ureter
输尿管炎	ureteritis
输尿管移行细胞癌	transitional cell carcinoma of ureter
输尿管移植术	transplantation of ureter
输尿管乙状结肠吻合术	ureterosigmoidostomy; ureterosigmoidanastomosis
输尿管阴道瘘	uretero-vaginal fistula
输尿管造口术	ureterostomy
输尿管脂肪肉瘤	liposarcoma of ureter
输尿管肿瘤	tumor of ureter
输尿管周围炎	periureteritis

输尿管子宫内膜异位症	endometriosis of ureter
先天性巨输尿管	congenital megaloureter
先天性异位输尿管	congenital ectopic ureter
远段输尿管不发育	distal ureteral aplasia
正常位输尿管膨出	orthotopic ureterocele

（齐　琳）

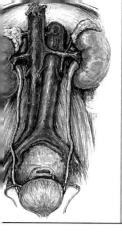